药物临床试验实践

主编　曹玉　元唯安

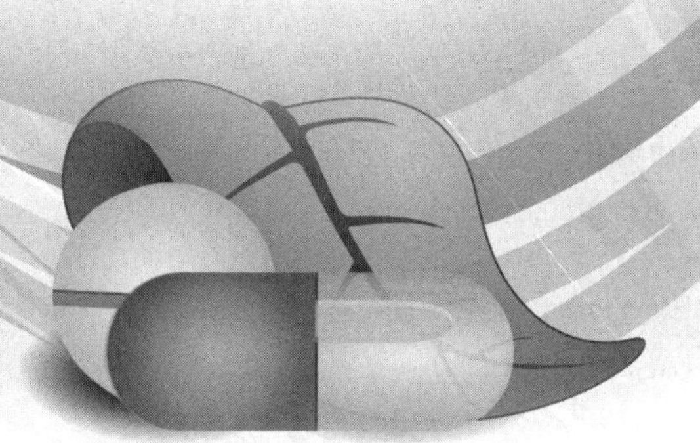

中国健康传媒集团
中国医药科技出版社

内容提要

本书是一部全面阐述药物临床试验的实践指导著作。全书内容主要包括开展药物临床试验的背景、药物临床试验的科学方法、药物临床试验机构备案与管理、药物临床试验研究操作流程，共四篇。本书适合临床试验相关人员，包括新药研发人员、药物临床试验机构管理人员、研究者、监查员、临床研究协调员（CRC）及其他从事临床科研的人员学习参考。

图书在版编目（CIP）数据

药物临床试验实践 / 曹玉，元唯安主编 .— 北京：中国医药科技出版社，2021.6（2024.7 重印）

ISBN 978-7-5214-2407-2

Ⅰ . ①药… Ⅱ . ①曹… ②元… Ⅲ . ①临床药学—药效试验 Ⅳ . ① R969.4

中国版本图书馆 CIP 数据核字（2021）第 070642 号

美术编辑 陈君杞

版式设计 也 在

出版 **中国健康传媒集团** | 中国医药科技出版社

地址 北京市海淀区文慧园北路甲 22 号

邮编 100082

电话 发行：010-62227427 邮购：010-62236938

网址 www.cmstp.com

规格 889 × 1194 mm 1/16

印张 23 1/4

字数 755 千字

版次 2021 年 6 月第 1 版

印次 2024 年 7 月第 2 次印刷

印刷 三河市万龙印装有限公司

经销 全国各地新华书店

书号 ISBN 978-7-5214-2407-2

定价 89.00 元

获取新书信息、投稿、为图书纠错，请扫码联系我们。

编委会

前 言

近十余年来，我国“重大新药创制”计划硕果累累，一些有全球影响力的创新药已经上市或完成临床研究即将上市，同时我国药物临床试验机构建设也取得了较大进展，涌现出了一批与国际水平接轨的临床试验机构。这些创新药的上市以及高水平临床试验机构的建成代表了我国生物医药产业的最先进水平。

整体看来，我国创新药研发的水平与十年前相比较已取得了显著进步，在全球生物医药研发中的地位不断提升。但是我们必须清醒地认识到，我国创新药研发的整体实力还有很大的提升潜力，除了药物本身研究之外，在临床方案设计、临床试验的组织实施以及临床试验质量管理方面仍有很大的提升空间。

在国家“重大新药创制”专项课题（2017ZX09304024，2020ZX09201018，2017ZX09304002）的支持下，我们组织国内活跃在创新药临床研发和临床试验一线的部分专家参与编写了本书。这些专家有的是来自创新药研发企业的一线研发人员，也有的是来自“重大新药创制”资助的临床试验机构一线管理人员和研究者。

本书分四篇，第一篇围绕开展药物研发与临床试验的背景、前沿和法规进行介绍；第二篇围绕临床试验的科学方法进行介绍，希望读者能通过这两篇的介绍对我国创新药研发的情况有所了解；第三篇围绕在当前我国药物试验机构监管模式下，如何做好临床试验机构的备案与管理进行介绍，希望本篇内容能够对药物临床试验机构日常建设管理水平的不断提升有所帮助；第四篇聚焦于临床试验操作流程，采用模块化、流程图的方式，围绕临床试验一些关键环节进行介绍，希望能对提升临床试验质量和工作效率有所帮助。

由于本书作者水平和能力有限，书中内容尚存在一定的局限性，恳请读者批评指正。

编者

2021 年 3 月

目 录

第一篇　开展药物临床试验的背景

第二篇　药物临床试验的科学方法

第三篇　药物临床试验机构备案与管理

第四篇 药物临床试验研究操作流程

第一篇

开展药物临床试验的背景

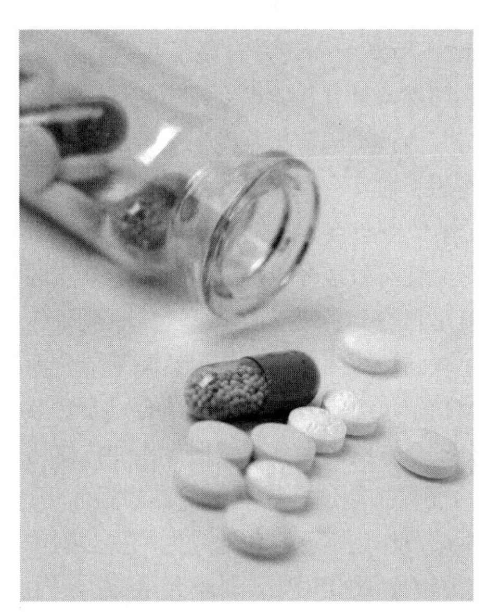

第一章　药物研发热点

一、药物靶点的定义、分类与评估

（一）定义

药物靶点是指能够与特定药物特异结合，并产生良好治疗效果的分子。也就是药物在体内结合的位点，包括基因位点、受体、酶、离子通道和核酸等生物大分子，这些靶点蛋白的基因也称为靶点基因。药物的靶点包括有生化类分子、细菌、病毒、真菌及其他病原体。随着科学技术的发展，更多的靶点被科研工作者们发现，药物靶点的数量一直保持稳定非高速增长，这与药物开发是一个复杂且漫长的过程相吻合。药物靶点必须保持具有特异识别药物的性能，这样的药物靶点与其他种类的药物不发生交叉反应，可降低药物的副作用。通常一个成熟的药物靶点有以下3个特点：①受体靶点与疾病的机制相关，可以通过调节靶点的生理活性有效地改善疾病症状。②靶点的可成药性，也就是药物分析靶向的可行性或一般受体靶点可成药性比较强，因为受体会与天然配基结合而调节其活性，结构上也会有特定的配基结合点或调节区域。另外小分子化合物和大分子蛋白，比如抗体均可被开发或成为受体抑制剂。③受体靶点的副作用，如果该靶点产生调节作用不可避免地产生严重的副作用，那么将其选择为药物作用靶点是不合适的。一个成熟的药物靶点需具备以下的特征：首先，生物大分子可以单独存在或形成聚合体；其次，具有可以与其他结构物质相结合的部位或位点；再其次，该物质的结构可以变化，发挥生理调节功能；还有该物质结构变化产生的生理效应需在复杂的调节过程中起主要作用。病理条件下该物质的表达、活性、结构及特征可以发生变化，可以是原发性的量变，也可以是继发性的；最后体内可能存在内源性与之结合的小分子或外源性配基，其配基具有药理作用且被认识。

（二）分类

药物的靶点包括：受体靶点、核酸靶点、酶靶点。药物的受体是指存在于细胞膜上、胞质或细胞核内，能特异地与药物结合，并引发一系列生理效应的大分子蛋白，其中包括糖蛋白、脂蛋白、化学信号物质（如激素、神经递质、细胞生长因子）以及胞内第二信使分子（如核苷酸等）。而与受体结合的生物活性物质为配体。

受体靶点的主要类型：G蛋白偶联受体、配体门控离子通道受体、有酶结构的单次跨膜受体、无酶结构的单次跨膜受体、核受体。药物与受体结合后所起的药理学效应取决于药物的内在活性和药物受体的亲和力。

核酸靶点，首先核酸包括DNA和RNA，是指导蛋白质合成和控制细胞分裂的生命物质。核酸作用靶点的药物主要有抗病毒药物、抗肿瘤药物、抗感染药物等。这类药物由干扰或阻断细菌、病毒、肿瘤细胞增殖的基础核酸物质合成。以DNA为靶点的药物如伐昔洛韦、喹诺酮类抗菌药、顺铂、甲氨蝶呤。以RNA作为靶点的药物如阿糖胞苷、普卡霉素、瑞德西韦等。

酶靶点，因为酶会参与一些疾病的发病过程，所以酶成为一类重要的药物靶点，它是由细胞合成的对特异底物高效催化的蛋白质，是体内生化反应的重要催化剂。这类药物多为酶抑制剂，他们特异性作用于酶的某些基团，降低酶的活性甚至使其完全丧失活性物质。酶抑制剂一般对靶酶具有高度亲和力和特异性，主要来源于植物、微生物和化学合成。

（三）靶点评估及验证

药物靶点的开发在新药筛选中是至关重要的角色，是药物研发的成功与否的关键因素之一。评估一个新靶点的可行性的最大依据是相关文献，因为全世界无数的科学家都在寻找新的分子通路以及基因和蛋白的新功能。除文献之外，最有价值的参考是分析目标组织或者比较正常组织与疾病组织中RNA和/或蛋白的表达。当综合各信号通路分析强大的整合数据时，这些表达数据能够提供比RNA或蛋白正常调控水平下更多的潜在靶点的信息。就蛋白质组学而言，基于活性的蛋白图谱（ABPP）可以比较出疾病和正常组织中酶活力水平的不同，从而确立靶点，进而大大拓宽了靶点确立范围。还有一种新药物靶点信息的来源基于小鼠敲除基因改变和表型变化、体细胞突变、基因融合以及拷贝数变化等等，这些信息来源更适用于癌症靶点。其次是要了解候选靶点分子的生理作用，明确并证明其在疾病的发生和发展过程中的应用，最后确定其可以阻断或激活候选药物靶分子并产生明确的治疗效果。除了需要收集细胞水平数据之外，还要收集靶标分子水平的数据，根据目前科学发展的情况，收集动物数据、模型模拟数据、基因水平数据和分子药理数据，并将该靶标和药物开发中可能的毒副作用一起纳入至靶点的评估，这是从科学的维度进行考量。其思路如图 1-1-1。

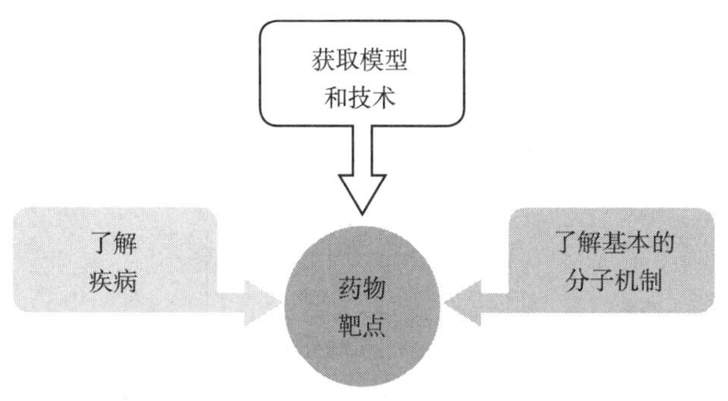

图 1-1-1　如何考量及分析靶点

除此之外，靶点的开发也要考虑市场需求因素。药物靶点的开发是一个长期的过程，其最终产品与对应该靶点的药品还有很长的一段距离，所以新药研究从一开始就作为一种潜在的商品进行对待，从靶点的筛选，到先导化合物的合成发现，其数量从开发到批准上市是个逐步减少的过程，所以市场的需求也是靶点评估的重要组成部分，符合市场经济的发展，市场需求的大小也是评估的关键点。另外知识产权也是药物靶点开发的决定因素，药物和靶标的发现和开发会产生多个专利或者专有技术，知识产权是对现代高科技药物开发的大量投入和为失败付出代价取得相应回报的一种保证。通常药物靶标的知识产权至少应有组成、合成方法、适用方法等专利，但是要构建一个完整的知识产权，开发应有相应的战略，并且这个战略应以获得最大的投资回报为目标。药物靶点必须按照既定的作用方式通过实验加以验证。这里的数据与临床起效的可能性直接相关（如，重要人源细胞和组织实验）。这类功能性实验包括基因下调、基因敲除，如果有化合物库或者工具抗体的话，还可以使用这些特定的工具。体外细胞机制研究可被用来揭示靶点的调控性质以及其所在的信号通路。最后，依据疾病种类的不同，还可以使用合适的动物模型来评估靶点和疾病的相关性。如果小鼠具有与人类同源的功能基因，而合适的疾病模型也存在的话，也可以使用基因敲除小鼠或者转基因小鼠进行靶点验证。总的来说，经过验证的靶点在进行人体验证时也不是没有风险的。因为一些模型对于人体内情况有高度预测性，而另外一些则有很大的偏差。有些疾病是高级灵长类动物特有的，但绝大多数的动物实验都使用老鼠做实验。因此，不是所有风险在早期药物发现过程中都能够被预测。靶点评估流程如图 1-1-2。

二、免疫治疗与抗体技术的开发和运用

查阅资料，不难看出全球热门靶点的开发主要还是集中在肿瘤领域、自身免疫类疾病、内分泌及代谢以及心脑血管疾病领域。细胞治疗、免疫治疗及抗体偶联技术也是近几年来的开发热点。抗体药物的竞争者主要集中在 Roche、AbbVie、J&J、BMS、Novartis 和 Amgen 等国际大药厂，国内的抗体技术在近几年也呈飞速发展趋势，恒瑞医药、信达生物、百济神州等都在积极布局抗体药物市场。HER2、VEGF、EGFR 以及最近接连成功获批的 ADC（抗体偶联药物），还有其他 BTK、CDK4/6、PARP 等是目前全球研究最多的肿瘤药物靶点。在自身免疫类疾病领域，TNF-α 抗体是迄今最成功也是最热门的药物靶点，此外还有多个涉及调节炎症性反应的细胞因子靶点，如 IL-1、IL-5、IL-6/IL-6R、IL-12、IL-17A、IL-23、BCMA，JAK 激酶。在内分泌及代谢领域，目前研究较多的是 GLP-1R、SGLT-2、DPP-4。心脑血管目前较热靶点是 PCSK9、钙离子通道抑制剂等。

（一）免疫治疗 PD-1/PD-L

PD-1（又称 CD279），是一种相对分子量为 55000~60000 的 Ⅰ 型跨膜蛋白，主要表达于活化的 $CD4^+$ T 细胞、$CD8^+$ T 细胞、B 细胞、NK 细胞、单核细胞和树突状细胞等免疫细胞上，促进 T 细胞的成熟。PD-1 的配体属于 B7 家族成员，包括 PD-L1 和 PD-L2。其中，PD-L1 是 Ⅰ 型跨膜蛋白，主要表达于抗原递呈细胞、B 细胞、T 细胞、上皮细胞、肌细胞、内皮细胞和肿瘤细胞上，并参与肿瘤相关的免疫应答反应。PD-1 和 PD-L1 共同组成 PD-1/PD-L1 信号通路，抑制生长因子的生成和细胞的增殖，并对 T 细胞的激活和调控免疫应答起到至关重要的作用。在机体的免疫应答过程中，T 细胞充当了适应性免疫的发生中心。当抗原进入机体后，APC 上的 MHC 分子递呈的抗原肽与 T 细胞受体（T cell receptor，TCR）结合，同时 B7 分子与 CD28 协同作用传递信号，从而激活 T 细胞，使其分化增殖为效应 T 细胞，发挥免疫杀伤作用。在 T 细胞活化过程中会分泌 IFN-γ 分子，上调

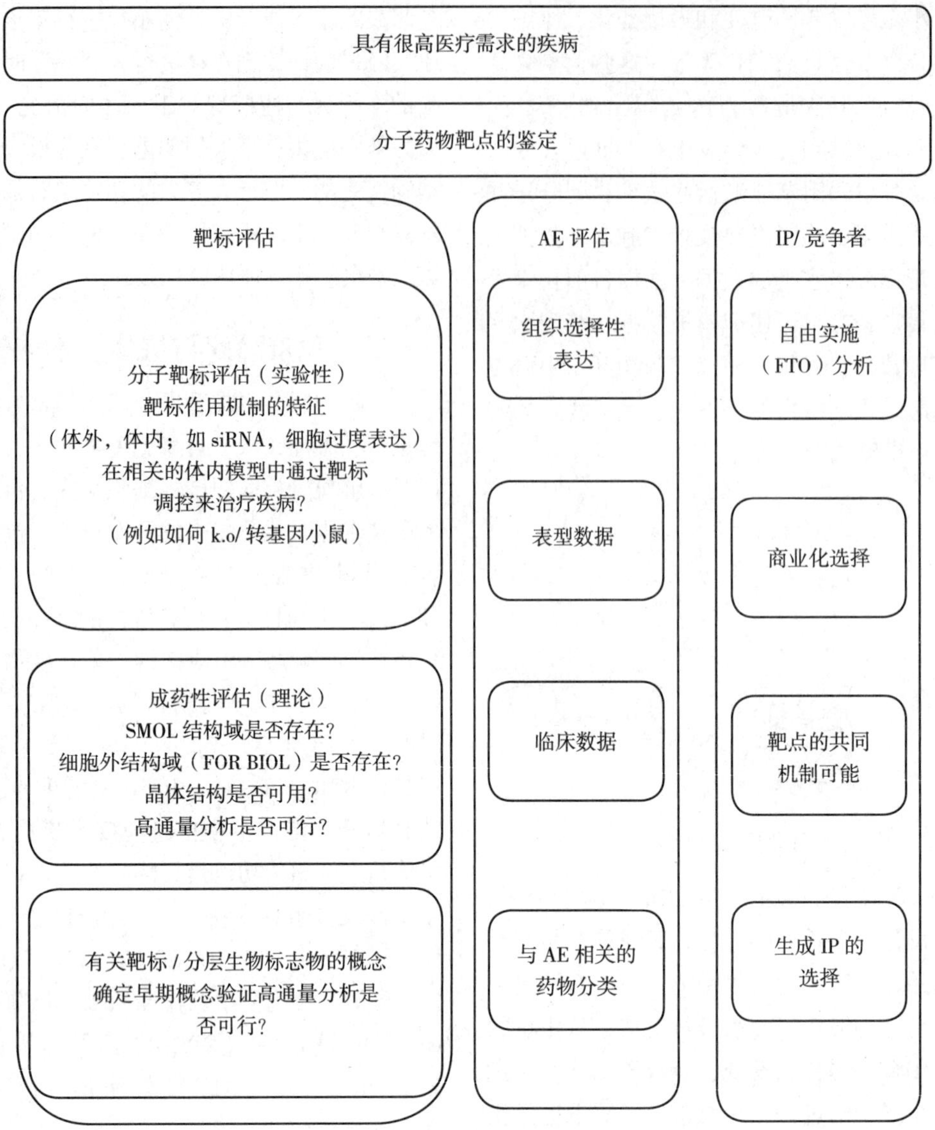

图 1-1-2　靶点评估流程

树突细胞上的 PD-L1 的表达，同时，T 细胞的激活能够诱导 PD-1 的表达，树突细胞上的 PD-L1 与 T 细胞上的 PD-1 结合会产生抑制信号，使 T 细胞增殖受到抑制从而功能受损，避免了 T 细胞的无限增殖，使其维持动态平衡。在机体对肿瘤细胞的免疫过程中，浸润在肿瘤组织中的 T 细胞过度表达 PD-1，或肿瘤细胞过度表达 PD-L1 配体，二者相互作用在一定程度上抑制了机体的细胞免疫反应，从而使肿瘤得以逃避免疫系统的监视和杀伤。PD-1/PD-L1 抗体免疫疗法就是利用抗 PD-1、PD-L1 的单克隆抗体阻断 PD-1/PD-L1 信号通路，恢复 T 细胞的免疫杀伤功能，使其能够发挥良好的免疫功效。

自 2014 年至 2019 年，全球共批准上市了 10 款 PD-1/PD-L1 药物，其中包括 6 款（统计至 2020 年 7 月为 8 款）在中国上市的国产 PD-1 单抗。恒瑞 PD-1 艾立妥获批，誉衡药业的赛帕利单抗也于 2020 年 2 月 18 日在中国递交了上市申请。PD-1/PD-L1 赛道愈发拥挤，但是这类药物的市场规模扩张速度也让人惊讶，短短 5 年内已经超过 230 亿美元。

目前 PD-1/PD-L1 抗体药物单药治疗或联合治疗的适应证包括肺癌、黑色素瘤、乳腺癌、淋巴瘤、头颈部癌、尿路上皮细胞癌、食管癌、胃癌等。

免疫检查点抑制剂虽然被誉为“抗癌神药”，但却只对 20% 左右的肿瘤患者有效，也就是说，对 80% 的患者可能会不起作用。开发者手握特效药，却缺少有效的筛选患者的方法。目前，学术界已经开发出众多的预测标志物，比如 FDA 优先审批的 TMB，以及 PD-L1 表达、MSI、dMMR、TIL，甚至肠道菌群分析等。

（1）TMB（肿瘤突变负荷）全称是“肿瘤基因突变负荷”（tumor mutational burden）。说白了，就是看看患者肿瘤组织中到底有多少个基因突变。肿瘤组织中突变的基因越多，就越有可能产生更多的异常的蛋白质；这些异常的蛋白质，就越有可能被免疫系统识破，从而激活人体的抗癌免疫反应，因此对肿瘤免疫治疗的疗效就越好。

（2）MSI（micro satellite instability）是指微卫星不稳定，MMR（mismatch repair）是指基因错配修复功能。人类错配修复基因（MMR 基因）经转录翻译后可表达相应的错配修复蛋白，如果任意 MMR 蛋白表达缺失可造成细胞的错配修复功能缺陷，则对 DNA 复制过程中的碱基错配丧失修复功能而造成累积，导致微卫星不稳定（MSI）的发生，约 15% 的结直肠癌是经由 MSI 途径引发的。MSI 分为高度不稳定（MSI-H）、低度不稳定（MSI-L）和稳定（MS-S）；MMR 分为错配修复功能缺陷（dMMR）和错配修复功能完整（pMMR）。dMMR 等同于微卫星高度不稳定（MSI-H），pMMR 则等同于微卫星低度不稳定（MSI-L）或微卫星稳定（MS-S）。

（3）PD-L1 表达是最早被发现的，也是 FDA 批准用于预测免疫检查点抑制剂药物疗效的生物标志物之一。PD-L1 的检测是基于细胞蛋白水平的检测，采用免疫组化方法作为临床试验中的主要试验方法。免疫组化是检测蛋白表达的经典手法，其操作原理是在手术或穿刺后取得的肿瘤组织，通过特异性抗体着色后由病理医师镜下观察，根据着色深浅来评价表达情况。

（4）肿瘤浸润 T 细胞（TIL 细胞）含量：肿瘤的炎性状态为 Biomarker 探索带来启示。已有相关报道，免疫治疗的效果和肿瘤是否被免疫细胞浸润有关，若是肿瘤中无肿瘤浸润 T 细胞，PD-1 抑制剂将毫无用武之地。所以，肿瘤组织中有丰富的 T 细胞，那它对免疫疗法的响应较高。T 细胞炎性基因表达谱 GEP 可作为 T 细胞炎性肿瘤微环境（TME）的炎性 Biomarker。

（二）抗体偶联药物（ADCs）

抗体 - 药物偶联物（Antibody-drug conjugates，ADCs）技术是通过 linker 将单抗和药物分子偶联在一起，利用抗体的特异性靶向运输药物分子到靶组织发挥作用，降低药物的系统性毒副作用，提高药物治疗窗和拓展抗体治疗潜能。血液中循环的 ADC 与靶抗原结合后，通过网格蛋白介导的内吞作用被内化。内化的复合物随后进入内体 - 溶酶体途径，大多数情况下，先被转运至早期的内体，然后转运至溶酶体。酸性环境和蛋白水解酶会导致包含 ADC 的溶酶体降解，从而使细胞毒性药物释放到细胞质中。释放的细胞毒性药物随后流出到细胞质中，通过 DNA 插入或抑制微管合成等方式诱导细胞凋亡。因此正确的靶标、抗体、linker 以及 cytotoxic payloads 成为影响 ADCs 药物的四个关键因素。代表药物：曲妥珠单抗抗体 - 药物偶联物 ado-trastuzumab emtansine（Kadcyla），维布妥昔抗体 - 药物偶联物 Adcetris。

（1）正确靶标（target）的选择：ADC 的成功开发依赖于抗体对靶抗原的特异性结合，理想的 ADC 靶标是在肿瘤细胞表面高表达，在正常组织低表达或不表达，或至少限定在特定的组织中，例如 CD138、5T4、mesothelin、leukemia 和 CD37 低表达或不表达。在正常组织表达的靶标会摄入 ADC 药物，不仅导致“脱靶”CD138、5T4、mesothelin 毒性效应，而且降低癌组织内富集的 ADC 剂量，降低 ADC 药物治疗窗。有效的 ADC 活性与细胞表面的抗原数量相关。除了特异性和足够的表达，最佳的靶抗原还应引起有效的 ADC 内在化。抗体与靶细胞表面抗原的结合可以触发抗体 - 抗原复合物进入细胞的内化路径，从而实现药物的细胞内递送。目前，白细胞表面分化抗原是最先广泛采用的 ADC 靶标，处于临床开发阶段的 20 种 ADC 药物的靶标有 8 种（CD33、CD30、CD79b、CD22、CD19、CD56、CD138、CD74）是白细胞表面抗原。许多 ADC 药物靶向白细胞表面抗原在很大程度上是由于这些抗原在肿瘤组织中高表达，在正常的造血组织中不表达，或表达水平极低。此外，一些实体瘤表面受体分子逐渐被发现是合适的临床 ADC 靶标，如针对前列腺癌上的 PSMA、表皮生长因子受体 EGFR 和卵巢癌组织 nectin-4 等 ADC 药物都已进入临床Ⅱ期。2013 年 FDA 批准上市的 Kadcyla，靶标为 HER2。2019 年 FDA 批准上市的 Padcev，靶标为 nectin-4，是全球第二个获批上市治疗实体瘤的 ADC 药物靶点。

（2）抗体的选择：抗体分子的高度特异性是实现 ADC 药物疗效的基本要求，从而将细胞毒药物集中在肿瘤部位。依赖高亲和力的特异性抗体，除了避免对健康细胞的毒性外，缺乏肿瘤特异性的抗体可能会被循环系统消除，导致 ADC 药物还未到达肿瘤组织就已“消耗殆尽”。因此，通常将细胞毒性药物附着 mAb 的 Fc 部分或恒定区，以防对抗原的检测和结合产生影响。由于这些 150KDa 的抗体分子不仅包含多个天然位点进行缀合，而且还可以被修饰用于其他反应位点，目前所有的 ADC 抗体都是 IgG 分子。IgG 分子的优势在于其对靶抗原的高亲和力和在血液中较长的半衰期，这导致其在肿瘤部位的积累增加。与其他 IgG 分子相比，IgG1 和 IgG3 的抗体依赖性细胞毒性（ADCC）和补体依赖性细胞毒性（CDC）要强得多，但由于 IgG3 具有较短的半衰期，所以不是 ADC 药物的理想选择。另外与 IgG2 和 IgG4 相比，IgG1 在胞内形成的铰链容易还原，因此基于半胱氨酸生产的 ADC 药物难以生产。由于 IgG1 具有相对强的 ADCC 和 CDC，半衰期长，易于生产等特点，目前大多数 ADC 药物是采用 IgG1 支架构建。ADC 的免疫原性是循环半衰期的主要决定因素之一。早期的 ADC 使用鼠单克隆抗体引起人体强烈的、急性的免疫反应（HAMA），目前大多数 ADC 均采用人源化抗体或完全人源化抗体。总体而言，用于 ADC 体系结构的理想 mAb 应该是能够选择性结合肿瘤细胞而不与健康细胞发生交叉反应的人源化或完全人源化 IgG1 分子。此外，ADC 内在化可能是成功治疗的重要而非绝对因素。

（3）毒素分子（payload）的选择：毒素分子是 ADC 药物研发成功的关键因素，注射入体内的抗体仅仅只有很小的一部分聚集在实体瘤组织中，因此要选取具备亚纳摩尔级别的毒性分子，且毒性分子必须具有可偶联的合适的功能基团，强大的细胞毒性，具有疏水性，且在生理条件下非常稳定。目前用来进行 ADC 药物研发的毒性分子可分为两大类：微管抑制剂和 DNA 损伤剂，其他小分子如 α-amanitin（选择性 RNA 聚合酶Ⅱ抑制剂）也在研究中。前者以 Seattle Genetics（现已更名为 Seagen）的 MMAE、MMAF 和 ImmunoGen 公司开发的 DM1、DM4 为代表。后者以 calicheamicin、duocarmycins、Spirogen 公司开发的 PBD 为代表，这些毒素都有相应的 ADC 药物在临床阶段进行探索开发。

（4）连接分子（linker）的选择：尽管根据肿瘤细胞的类型选择特异性抗体和 payloads 很重要，但就药代动力学、药理学和治疗窗口来说，通过选择合适的 linker 来约束抗体和 payloads 是成功构建 ADC 的关键。

三、近年热门药物靶点分析

（一）EGFR

针对表皮生长因子受体（epidermal growth factor receptor，EGFR）开发的分子靶向药物主要分为两类：①单克隆抗体类，如西妥昔单抗和帕尼单抗，可以与 EGFR 胞外区结合，阻断依赖于配体的 EGFR 活化。②小分子抑制剂类，包括小分子酪氨酸激酶抑制剂（EGFR-TKIs，可以抑制 EGFR 胞内区酪氨酸激酶活性），以及小分子多靶点受体酪氨酸激酶（RTKs）抑制剂。EGFR（HER1、cErbB1）属于 Her 家族。本身具有酪氨酸激酶活性，一旦与表皮生长因子组合可启动细胞核内的有关基因，从而促进细胞分裂增殖。其中，胃癌、乳腺癌、膀胱癌和头颈部鳞癌的 EGFR 表达较高；表皮细胞生长因子受体（EGFR）是一个巨大的跨膜糖蛋白，分子量约为 180KDa，具有配体诱导的酪氨酸蛋白激酶活性，它是 ErbB 这个保守的受体家族的一个成员，这个家族的其他成员包括 HER2/Neu/ErbB2、HER3/ErbB3 和 HER4/ErbB4；EGFR 不仅调节人体正常细胞生长，肿瘤发生后也促进肿瘤细胞增殖。表皮生长因子（EGF）和转化生长因子 α（TGF-α）活化膜受体 EGFR 酪氨酸激酶，促进 EGFR 构象变化形成二聚体，激活下游信号包括 Ras、Raf 和 PI3K-AKT 等。临床研究发现，通过抗体阻断 EGFR 可以抑制直肠癌等肿瘤细胞通过上述信号通路引发的血管再生、肿瘤转移及耐药。比如单克隆抗体西妥昔单抗，是一种以人表皮生长因子受体 EGFR 作为靶点的 IgG1 型人鼠嵌合型单克隆抗体，可以竞争性抑制表皮生长因子受体 EGFR 与其配体的结合，通过抑制与受体相关的酪氨酸激酶的活化而抑制细胞周期进程、诱导凋亡，减少基质金属蛋白酶和血管内皮生长因子 VEGF 的产生，降低肿瘤血管生成、细胞的迁移和侵袭。西妥昔单抗还具有激发补体介导的细胞杀伤效应和抗体依赖的细胞杀伤效应发挥间接抗肿瘤作用。对于小分子 EGFR 抑制剂，主要药物开发集中在肺癌的治疗，比如 EGFR 第一代药物是易瑞沙、特罗凯和凯美纳，第二代药物是阿法替尼和达克替尼，第三代药物泰瑞沙（奥希替尼）。除此之外，neratinib maleate（马来酸来那替尼），最初由辉瑞研发，2011 年授权给 Puma；2017 年 7 月 17 日获得美国 FDA 批准上市，商品名是 Nerlynx。该药是一种全酪氨酸酶抑制剂，为口服片剂，具有抗 HER1、HER2 和 HER4 活性，用于治疗既往接受过曲妥珠单抗治疗的 HER2 阳性转移性乳腺癌。

（二）BTK

布鲁顿酪氨酸蛋白激酶（Bruton’s tyrosine kinase，BTK）是 B 细胞受体通路重要信号分子，在 B 淋巴细胞的各个发育阶段表达，参与调控 B 细胞的增殖、分化与凋亡，在恶性 B 细胞的生存及扩散中起着重要作用，是目前针对 B 细胞类肿瘤及 B 细胞类免疫疾病的研究热点。BTK 主要负责 B 淋巴细胞中的各种细胞内外信号的传导与放大，是 B 细胞成熟所必需的。BTK 上游的信号受体包括生长因子和细胞因子受体、G 蛋白偶联受体如趋化因子受体、抗原受体［尤其是 B 细胞受体（BCR）］和整联蛋白等。BTK 反过来激活许多主要的下游信号通路，包括磷酸肌醇 -3 激酶（PI3K）-AKT 通路、磷脂酶 -C（PLC）、蛋白激酶 C 和核因子 κB（NF-κB）等等。BTK 在 BCR 信号传导和细胞迁移中的作用已得到很好的证实，而这些功能似乎也是 BTK 抑制剂的主要靶点。

目前已上市的 BTK 抑制剂主要包括伊布替尼、阿卡拉布替尼、泽布替尼等。艾伯维拥有伊布替尼的美国市场商业权利，强生拥有伊布替尼在美国以外市场的商业权利。伊布替尼目前已经获批的适应证包括慢性淋巴细胞白血病、小淋巴细胞性淋巴瘤、套细胞淋巴瘤、Waldenström 巨球蛋白血症、移植物抗宿主病、边缘区淋巴瘤等，并且已经于 2017 年 8 月 24 日在中国获得批准。在伊布替尼和阿卡拉布替尼之后，第 3 款 BTK 抑制剂是百济神州的泽布替尼，2019 年 11 月通过 FDA（美国食品药品监督管理局）批准，用于治疗既往接受过至少一项疗法的套细胞淋巴瘤（MCL）患者。泽布替尼不仅是百济神州在全球范围内获批上市的自研药物，也是一款完全由中国企业自主研发、在 FDA 获准上市的抗癌新药，实现了“零突破”。这是中国药企拓展海外国际市场的一个新篇章。泽布替尼已于 2020 年 6 月在中国批准上市，用于治疗至少接受过一种治疗的成人套细胞淋巴瘤（MCL）患者和既往至少接受过一种治疗的成人慢性淋巴细胞白血病（CLL）小淋巴细胞淋巴瘤（SLL）患者。

（三）CDK4/6 抑制剂

细胞周期蛋白依赖性激酶（cyclin dependent kinase，CDK）属于丝 / 苏氨酸蛋白激酶家族，是参与细胞周期调节的关键激酶。目前已报道有 20 个不同的 CDK，它们都含有一段 PSTAIRE 的同源序列，并通过该序列与相应的调节亚基——细胞周期蛋白（cyclin）结合形成有活性的异源二聚体，参与转录、代谢、神经分化和发育等生理过程。根据 CDK 功能的不同，可以将其分为两大类。一类 CDK 参与细胞周期调控，主要包括 CDK1、CDK2、CDK4、CDK6 等。另一大类 CDK 参与转录调节，主要包括 CDK7、CDK8、CDK9、CDK10、CDK11 等。FDA 已经批准了三个 CDK4/6 抑制剂，用于激素受体阴性 / 人类表皮生长因子受体阴性（HR-/HER2-）乳腺癌的治疗。目前全球共批准上市了 3 款 CDK4/6 抑制剂，2018 年市场规模 46.08 亿美元，其中辉瑞的 Ibrance 独占近 90%。礼来的 Verzenio 比诺华的 Kisqali 晚上市了 6 个月，但是市场表现更佳。

由于国外已经上市了 3 个 CDK4/6 抑制剂，乳腺癌市场已经基本上达到了饱和状态，所以国外在研 CDK4/6 抑制剂项目相对较少，而且都是走差异化路线，寻求新的适应证。

国内乳腺癌市场潜力巨大，所以众多国内药企在 CDK4/6 抑制剂都有所涉及，目前进展最快的是恒瑞公司。2018 年 8 月 14 日恒瑞公司的吡咯替尼被 NMPA 批准用于 HER2 阳性的乳腺癌，也是国内第一个靶向乳腺癌药物。而作为国内乳腺癌靶向药市场的主要厂家，要想进一步挑战辉瑞、罗氏等外企，靶向 HER2 阴性乳腺癌的 CDK4/6 抑制剂是恒瑞布局的重要管线之一。

（四）Janus 激酶（Janus kinase，JAKs）抑制剂

Janus 激酶（Janus kinase，JAKs）是一类非受体酪氨酸激酶，由 JAK-1、JAK-2、JAK-3 和 TYK2 四个成员组成，作用于细胞因子信号通路，与炎症和自身免疫性疾病相关。TYK2 与 JAK-2 共同在 IL-23 和 IL-12 信号传导中发挥重要作用，也与 I 型干扰素信号传导相关，类似于 JAK-1。TYK2 被报道与克罗恩病、溃疡性结肠炎、牛皮癣、系统性红斑狼疮和风湿性关节炎相关。在正常的造血功能中，JAK2 的激活需要造血生长因子，如促红细胞生成素、血小板生成素的介导。JAK2V617F 突变体是组成型激活的酪氨酸激酶，可介导非细胞因子依赖的细胞增殖，导致细胞对细胞因子的高度敏感，可在缺乏细胞因子时自发激活自身和细胞因子受体。JAK/STAT 途径激活在免疫系统的调控、促进细胞生长、抗凋亡及促进细胞周期方面发挥重要的作用；JAK/STAT 途径激活与肿瘤的发生发展也有着密切的关系，对造血细胞的生长发育也有着重要的调控作用。JAK2 抑制剂通过抑制 JAK2V617F 的激酶活性阻断 JAK/STAT 信号传导途径。

JAK 抑制剂可选择性抑制 JAK 激酶，阻断 JAK/STAT 信号通路，主要用于血液系统疾病、肿瘤、类风湿关节炎及银屑病等治疗。目前海外已上市 3 个产品，分别是诺华治疗血液病的 Jakafi（芦可替尼 / ruxolitinib），治疗类风湿关节炎的辉瑞的 Xeljanz（托法替布）和礼来的 Olumiant（巴瑞替尼）。辉瑞的 Xeljanz（托法替布）是一款 JAK2/3 抑制剂，获批的适应证集中在自身免疫疾病领域，包括类风湿关节炎、溃疡性结肠炎和银屑病关节炎，2019 年销售额为 22.42 亿美元。托法替布还有斑块状银屑病、幼年特发性关节炎、强直性脊柱炎的适应证正在开发。礼来的 Olumiant（巴瑞替尼）是一款 JAK1/2 抑制剂，当前获批的适应证为类风湿关节炎，2019 年销售额达到 4.27 亿美元。巴瑞替尼下一个主打的适应证是系统性

红斑狼疮、特应性皮炎，这两个疾病领域可选择药物不多，也都存在巨大的市场需求。

JAK药物市场在2019年新增了3个厂家，艾伯维的JAK1抑制剂Rinvoq（upadacitinib），用于治疗类风湿关节炎；百时美施贵宝的JAK2/Flt3抑制剂Inrebic（fedratinib），用于治疗骨髓纤维化；安斯泰来的JAK1抑制剂Smyraf（peficitinib），用于治疗类风湿关节炎。作为小分子化合物，JAK抑制剂容易作为外用药物通过皮肤屏障吸收，芦可替尼和托法替布均在海外开展了斑秃或银屑病的外用膏剂的临床试验，并取得了较好的实验结果，展示出外用JAK抑制剂在免疫类皮肤疾病中的潜力。

（五）针对NASH治疗的靶点药物

非酒精性脂肪性肝炎（nonalcoholic steatohepatitis，NASH）是非酒精性脂肪肝的一种极端发展形式，定义为伴随有炎症及肝细胞损伤的脂肪变性现象。NASH可导致晚期肝脏纤维化、肝硬化、肝衰竭及肝脏肿瘤的产生。在过去的20年里，NASH的前驱疾病非酒精性脂肪性肝病（nonalcoholic fatty liver disease，NAFLD）发病率已翻倍，现已成为西方国家中最为常见的肝脏疾病。导致NASH的主要危险因素包括肥胖、2型糖尿病及血脂异常与代谢综合征，在中国发病率也在逐步升高。针对NASH的靶点药物临床开发竞争激烈，目前，还没有获批治疗NASH的药物。

1. 目前潜在的NASH靶点药物

奥贝胆酸（OCA）是唯一一款获FDA授予治疗伴纤维化NASH突破性药物资格的实验性药物，且在治疗NASH的关键性Ⅲ期临床研究REGENERATE取得了积极数据，但奥贝胆酸也反映出一定的毒性，如瘙痒症、肝胆事件以及低密度脂蛋白胆固醇（LDL-C）的可逆性增加。另外，selonsertib的第一个Ⅲ期临床惨遭失败，错过一级终点。目前elafibranor的Ⅲ期临床数据未公布，但其在Ⅱ期临床中在NASH（主要用于对肝脏的脂肪变性、小叶炎症和肝细胞气球样变3项组织学特征进行评分）缓解方面并不比奥贝胆酸出色。同样未公布Ⅲ期临床结构的cenicriviroc在Ⅱ期临床试验两年期的追踪结果中发现，与安慰剂组相比，cenicriviroc组有更高的肝纤维化程度，但依然远逊于奥贝胆酸在Ⅱ期临床中同一终点的表现。不过鉴于独特的作用机制和良好的安全性，cenicriviroc被认为是NASH复合疗法的理想组分之一，已被FDA授予治疗NASH合并肝纤维化的快速通道资格。

法尼酯X受体（farnesoid X receptor，FXR）激动剂，FXR是一种核激素受体，其配体为胆汁酸，在调节脂质和葡萄糖代谢，炎症和纤维化过程中具有关键作用。作为FXR激动剂的奥贝胆酸（OCA）是天然胆汁酸鹅去氧胆酸的半合成衍生物，其以更高的效力结合FXR。FDA批准用于治疗原发性胆汁性肝硬化（PBC）的药物，可显著改善对熊去氧胆酸（UDCA）治疗应答不佳或不耐受的PBC患者的生化指标，并已被证明对治疗非酒精性脂肪性肝炎（NASH）有效，美国FDA已授予其突破性疗法认定。

selonsertib是吉利德另一个凋亡信号调节激酶1（ASK1）抑制剂，在其第一个Ⅲ期临床试验（STELLAR-4）错过一级终点。STELLAR-4试验结果显示：在接受研究药物的877名受试患者的研究中，使用selonsertib 18mg治疗的患者中有14.4%，selonsertib 6mg治疗的患者中有12.5%达到纤维化改善≥1期，治疗48周后NASH没有恶化；接受安慰剂的患者达到纤维化改善≥1期为12.8%。selonsertib通常具有良好的耐受性，安全性结果与之前的研究一致，但是错过预先设置的48周临床终点。

过氧化物酶体增殖物激活受体（peroxisome proliferator-activated receptors，PPAR）激动剂elafibranor是一种双重PPARα/δ激动剂，但是2020年5月，Genfit公布了其备受瞩目的NASH药物、PPAR激动剂elafibranor一个Ⅲ期临床的中期分析结果，elafibranor与安慰剂比较未能显著改善脂肪肝（纤维化无恶化），错过一级终点。PPAR α/δ激动剂在临床前模型中显示出对不同NASH阶段的预防效果。RESOLVE-IT的Ⅲ期临床招募1070位NASH患者，结果用药72周120mg elafibranor组应答率为19%、安慰剂组为14%，未能达到统计显著区分。关键二级终点、纤维化改善比例分别为24%和22%，其他代谢相关二级终点也无统计显著区分。

与当年Ⅱ期临床失败原因类似，Genfit说这个失败是因为安慰剂组表现超常。

cenicriviroc（CVC）是艾尔建公司研发的一种双重CCR2和CCR5拮抗剂，具有潜在的抗炎和抗纤维化活性。为期两年的Ⅱb期临床试验评估了CVC（150 mg）在NASH和无肝硬化纤维化患者中的作用。在接受1年安慰剂和1年CVC的患者中，20%的患者至少具有一个阶段纤维化的改善，并且NASH无恶化，而接受安慰剂治疗两年的患者为13%。在连续接受CVC治疗两年的患者中，只有纤维化评分基线较高的患者展示出至少一个阶段纤维化改善并且NASH无恶化。与安慰剂相比，CVC能够显著降低炎症的四种标志物IL1-b、IL-6、高敏C-反应蛋白和纤维蛋白原。

无明显不良反应报道。

还有其他一些关于 NASH 治疗的靶点药物，比如吉利德的 GS-0976 是乙酰辅酶 A 羧化酶（ACC）的有效变构抑制剂，Ⅰ期临床试验结果显示 GS-0976 对肝脏新生脂肪（DNL）的抑制呈剂量依赖性。126 例活检证实，在 NASH 和 F1-F3 纤维化患者中进行的 GS-0976 治疗 12 周的Ⅱ期临床研究中与安慰剂相比，接受 GS-0976 的患者通过磁共振成像 - 质子密度脂肪分数测量的肝脏含量显著降低。Galmed Pharmaceuticals 公司的 Aramchol 是胆酸和花生酸的结合物，是合成脂肪酸 / 胆汁酸结合物（FABAC）家族的一员，目前正在进行一项Ⅲ / Ⅳ期研究旨在评估活检证实的非肝硬化 NASH 患者（NAS ≥ 4）中较高剂量 Aramchol（400mg/ 天和 600mg/ 天）治疗 1 年的疗效。主要终点是通过 MRI 检测肝脏脂肪含量是否降低，而组织学终点如 NASH 的改善或消退被定义为次要终点。FGF19 和 FGF21 是代谢类激素，是 NAFLD 和 NASH 的有希望的治疗靶点。美国加利福尼亚州南旧金山的 NGM 生物制药的 NGM282 正在进行Ⅱ期临床研究，初步评估其对 82 名经活检证实的 NASH 患者肝脏脂肪含量减少的效果。主要终点是通过 MRI-PDFF 从基线到第 12 周测量的肝脏脂肪含量绝对降低至少 5%。用 3 mg 或 6 mg NGM282 治疗后观察到绝对肝脏脂肪含量显著降低（79% 的患者达到主要终点，34% 的患者在 12 周时达到正常的肝脏脂肪含量）。NGM282 还显著改善了肝功能、脂质代谢和纤维化的血清生物标志物。BMS-986036 是百时美施贵宝（BMS）公司在研的一种 PEG 化人成纤维细胞生长因子 21（FGF21）类似物，在临床Ⅱ期研究中观察到该药能改善非酒精性脂肪性肝炎（NASH）患者的肝脂肪变性、代谢参数和纤维化生物标志物。研究认为 BMS-986036 耐受性普遍良好，健康日本和非日本成人之间在安全性和 PK 方面没有临床意义差异，支持在两个群体中使用相同剂量。

2. 国内 NASH 药物研发现状

由于中国 NASH 患者人数占全球患者的 1/3，国内对开发 NASH 疗法拥有巨大市场需求。中国药企和相关科研单位在政府的大力支持下，积极参与全球 NASH 新药研发活动。但大多国内 NASH 自研项目属于 Me Better，刚开始临床概念验证研究阶段。国内有 NASH 管线的公司有近二十家，包括众生、广生堂、正大天晴、君圣泰、东阳光、微芯、歌礼、先为达、拓臻、天士力、科伦、派格、康哲药业等，外企在国内研发中心也有管线比如诺华。靶点涵盖了目前临床较有希望的中后期 NASH 化合物，比如 FXR 胆汁酸和非胆汁酸类、ASK1 抑制剂、PPAR（α、γ、β/δ）双重激动剂、CCR2/CCR5 抑制剂、GLP-1 激动剂、A3AR 激动剂、SSAO/VAP1 抑制剂、FASN 抑制剂、FGF21 类似物等。LMB-763 是诺华的 FXR 靶点新药，在国内可能是最早引进并开展Ⅱ期临床的产品。众生的 ZSP1601 是国内自主研发第一个获批进入临床试验的全新靶点药物，目前已经完成Ⅰa 期并展现出良好的安全性和耐受性。众生另外还有两个 NASH 新药在研，是国内管线最多、走得最快的公司。杭州先为达生物刚刚宣布融资近两亿用于 NASH 生物新药的开发。药明康德数年前就开始和国内公司合作开发了多款 NASH 新药，部分已在临床试验或者很快将获得临床批件，包括和众生合作的国内第一个获批进行临床试验的全新靶点药物。从 NASH 机制来看，FXR 激动剂、PPAR 激动剂和 ACC 抑制剂等单一疗法在治疗脂肪肝和心血管代谢疾病方面兼具一定优势。但具有明确抗纤维化作用的药物可能更受肝病科医生青睐。NASH 是一种多因素综合征，鉴于目前正在评估的新药中没有一个能够展现出所有主要临床终点的改善，理想的治疗应该是使用联合疗法。NASH 药物市场前景广大，2014 年德意志银行发布的报告显示，到 2024 年，全球 NASH 药物市场规模将超过 300 亿美元；而 EvaluatePharma 预测，到 2025 年，全球 NASH 药物市场规模将达到 400 亿美元。

（六）内分泌及代谢药物

截至 2019 年 6 月，全球已上市 10 个 DPP-4 抑制剂类药物、8 个 GLP-1 受体激动剂类药物、7 个 SGLT-2 类药物。其中 5 个 DPP-4 抑制剂在国内上市，2 个已经有仿制药上市，分别为江苏奥赛康药业的沙格列汀、豪森和齐鲁的维格列汀。另外，GLP-1 类药物有 4 个产品在我国上市，SGLT-2 类药物有 3 个产品在我国上市。

1. 胰高血糖素样肽 -1 受体（glucagon-like pepfide-1 receptor，GLP-1R）

胰高血糖素样肽 1（GLP-1）是人体胃肠道黏膜天然分泌的一种“肠促胰酶素”，可以与胰岛细胞上的受体结合并刺激胰岛素分泌，进而产生降低血糖的作用。GLP-1 受体激动剂类降糖药物的优点在于低血糖事件的发生率明显低于胰岛素，而且可以减少食物摄取和延缓胃排空，有利于控制体重，可以保护胰岛 B 细胞功能。虽然 GLP-1R 不算是一个新靶点，但是凭借降糖和减重的双重效果以及可以每周给药 1 次的便捷性，长效 GLP-1 受体激动剂的开发仍成为热点，并且从市场表现来看，也是降糖药市场表现最好（增幅最快）的一个细分领域。截至目前，全球共批准了 8 款 GLP–1R 激动剂上市，其中可以每周注射 1 次的长效 GLP–1R 激动剂有 4 款，分别是阿必鲁肽（GSK）、度拉糖肽（礼来）、索马鲁肽（诺和诺德）、洛塞那肽（豪森）。

GLP–1R 激动剂类降糖药的整体市场规模接近 100 亿美元。诺和诺德依靠利拉鲁肽和索马鲁肽占据 51% 的份额，礼来凭借度拉糖肽（Trulicity）占据 42% 的份额。两家公司牢牢统治着 GLP–1R 药物市场，这也使得 GSK 的阿必鲁肽生不逢时，赛诺菲黯然决定放弃糖尿病的新药研发。礼来度拉糖肽 2019 年的销售额是 41.28 亿美元，是目前最畅销的 GLP–1R 药物，不过诺和诺德的索马鲁肽（Ozempic）在上市第 2 年也快速达到 16.85 亿美元的高度，口服剂型 Rybelsus 在推向市场的短时间内也获得了 700 万美元的销售收入。度拉糖肽和索马鲁肽成为未来糖尿病药物市场最受关注的一组对手。

2. 钠 – 葡萄糖协同转运蛋白

钠 – 葡萄糖协同转运蛋白（sodium–glucose co–transporter–2，SGLT–2）主要在肾脏表达，SGLT–2 抑制剂是近年来上市的新型糖尿病药物，主要通过减少肾脏对葡萄糖的重吸收，促进多余葡萄糖排出而发挥降糖作用，被视为不同于传统降糖药的糖尿病治疗新途径，也是糖尿病药物开发的热门靶点。全球目前共批准上市了 7 款 SGLT–2 抑制剂，其中托格列净、鲁格列净、伊格列净仅在日本获批。国内已上市的药物有恩格列净、达格列净、卡格列净。最新研究证明，除降糖作用外，SGLT–2 抑制剂还具有降压、改善心脏和肾脏预后等作用。

（七）心血管药物靶点

前蛋白转化酶枯草杆菌蛋白酶 /kexin9 型

前蛋白转化酶枯草杆菌蛋白酶 /kexin9 型（proprotein convertase subtilisin/kexin type 9，PCSK9）是一种神经细胞凋亡调节转化酶，不但参与肝脏再生，调节神经细胞凋亡，还能与肝细胞表面的低密度脂蛋白受体（LDLR）结合，干扰 LDLR 的再循环，降低肝脏从血液中清除 LDL–C 能力，进而导致高胆固醇血症。研究表明，PCSK9 水平与胆固醇、ox–LDL、甘油三酯显著相关，是他汀类药物之后公认的最有效的降脂靶点。全球目前共批准 2 款 PCSK9 抑制剂上市，分别是安进的 Repatha（依洛尤单抗）和赛诺菲 / 再生元的 Praluent（阿利西尤单抗），均已在中国获批。这两个药物降低 LDL–C 的疗效和心血管获益有可靠临床数据证实，但因为最初定价较高，市场反馈并不理想，2017 年市场规模仅 4.9 亿美元。2018 年安进和赛诺菲 / 再生元市场规模达到 8.11 亿美元，2019 年达到 9.19 亿美元。除了小分子 PCSK9 药物之外，The Medicines Company 公司研发的 RNA 干扰疗法（小干扰 RNA）inclisiran 同样针对 PCSK9 靶点，通过 RNA 的干扰作用降低 mRNA 水平并抑制 PCSK9 蛋白的生成，已经在 ORION–11 研究中证实在降低 LDL–C 水平方面的不俗疗效。inclisiran 可以化学合成，相比单抗药物的生产成本要低，更厉害的是一年只需给药 2 次，可以给高脂血症患者带来极大的便利。

对于 inclisiran，诺华已于 2019 年底向 FDA 提交了 NDA，并获得优先审评资格，并于 2020 年第一季度向欧洲提交 NDA。国内公司信达开发的 PCSK9 单抗 IBI306 也已经推进至Ⅲ期临床阶段。

参考文献

[1] 郭增军 . 新药发现与筛选 [M] . 西安：西安交通大学出版社，2017.

[2] Abdollahpour–Alitappeh M，Lotfinia M，Gharibi T，et al.Antibody–drug conjugates（ADCs）for cancer therapy：Strategies，challenges，and successes [J] . Cell Physiol.2019 May，234（5）：5628–5642.

[3] 药渡网 . 秒懂 EGFR 药物全球研发状况 [EB/OL] .https://mp.weixin.qq.com/s/BlbHNB86RbTh__RezuQrGg，2017–07–23.

[4] Drugfocus 药研视界 . 2019 年全球上市新药荟萃 [EB/OL] . https://m.sohu.com/sa/364737961_120178065，2020–01–04.

[5] 医药魔方 . 全球 10 大热门靶点新药销售概况：PD–1/PD–L1 市场规模超 230 亿美元 [EB/OL] . https://card.weibo.com/article/m/show/id/2309404483407307473132 ? _wb_client_=1&from=singlemessage，2020–03–27.

[6] 药时代 . 综述 | NASH 主要靶点新药动物和临床研究进展 [EB/OL] . https://www.drugtimes.cn/2019/02/20/52451028e5，2019–02–10.

（阮小庶　陈　卓）

第二章　药物研发流程

药物研发基本流程包含药物从实验室发现到上市应用的整个过程，总体可以分为药物的发现和药物的开发两个阶段，药物开发过程中最重要的一个环节就是药物临床试验。随着全球药物研发能力不断提高，各种辅助药物研发技术的产生，药物发现的方式越来越多样化，持续不断地有新的候选药物进入药物开发阶段。根据2020年颁布的《药品注册管理办法》，药品可分为中药、化学药和生物制品。以化学药为例，药物的开发主要包括成药性研究阶段的药学研究（包括原料药的研究和药物制剂研究）、非临床研究（包括药理药效学研究、毒理学研究和药代动力学研究），以及确定临床候选药物后开展的Ⅰ、Ⅱ、Ⅲ、Ⅳ期临床研究，药物开发的基本流程如图1-2-1。药物的发现和开发是一项多学科交叉渗透、多领域互相协作的技术密集型系统工程，本章节主要按照化学药品开发思路，将逐个模块简介药物研发基本流程的总体面貌。

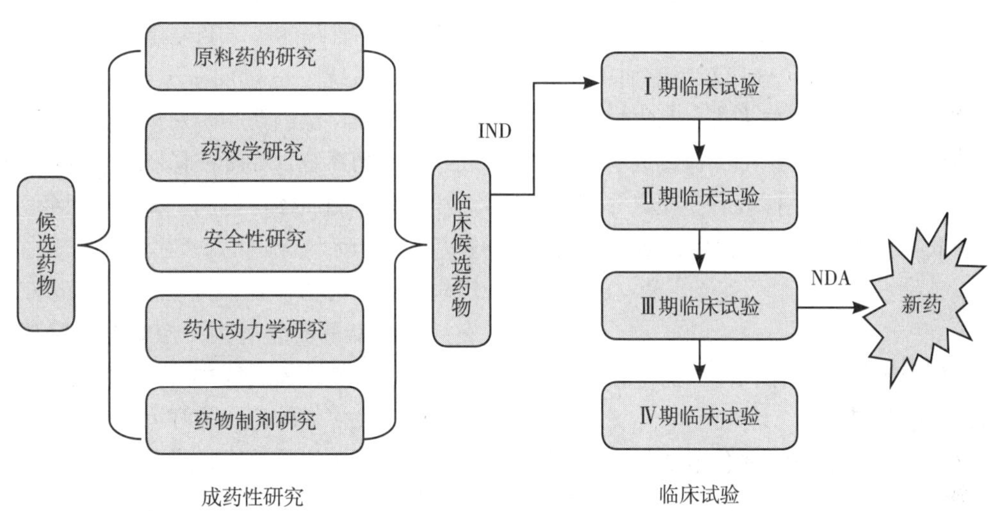

图1-2-1　药物开发的基本流程

一、药物的发现

药物的发现是药物研发的起始点，是发现具有潜在药物活性的化合物分子的过程。新的化学实体从何而来？是从天然产物中寻找有生物活性的化合物还是通过靶点、作用机制、进行人工或者机器合成筛选？药物的初始发现阶段，研究者们聚焦于学术及科学技术价值，当进入药物的开发阶段，研究者们更关注其临床价值、市场价值及今后的经济效益。总而言之，药物的开发是一个复杂、长期的过程，需要将成熟的技术、稳固的学术基础、完整的开发策略、充足的资金支持、精益求精的科学态度、各司其职的科学团队以及一些小小的运气全部结合，才有可能成就一个新药的诞生。

（一）药物发现的模式

科研人员可能会“巧遇”一种全新的化合物、蛋白多肽、天然植物或动物、海洋生物等，也可能应用相应的筛选方法和技术，主动合成或者开发一种全新的药物。

1.“巧遇”

自从科学诞生以来，很多经典药物是科研工作者在一次次试验中意外诞生的，其中最为出名的就是“青霉素”，其他例如肝素、顺铂、链霉素等。当然还有一些药物让其出名的不是原本计划开发的“适应证”而是在临床实践中发现其在其他医疗实践中更具影响力，比如“伟哥”——西地那非，起初因为是想“走心”作为一款舒张血管扩张剂用于治疗高血压，但未曾想到最后“走了肾”，因其使某些男性患者在治疗心血管疾病时“额外获益”，临床发现其对勃起功能障碍（ED）的治疗作用非凡，现在西地那非作为著名的“蓝色小药丸”而成为辉瑞的重磅产品。除此之外，其他从生活中发现而被开发为药物的例子也不在少数，大名鼎鼎的镇痛药——吗啡，最初是从鸦片中提炼而来制成毒品，现在则作为强效镇痛剂用于临床镇痛。其他类似药品发现还包括金刚烷的抗帕金森作用、氨基蝶呤的抗肿瘤作用等。

2.“刻意”成就

由于科学技术的日益发展，医药学从业人员的不断探索，人们对某种疾病的认知不断深入。但随着疾病谱的变化，人类对健康发展的需求越来越迫切，对于那些致力于推进人类健康事业发展的个人、企业、集团、科研机构来说，通过偶然发现药物的方式寻找新药已难以令人满意，“主动出击”才意味更加高效和精准。属于这一类的方法有，从天然产物中分离提取药物，对已有药物进行结构改造优化开发为me-better或者first-in-class药物，老药新用增加适应证，根据靶点开发药物，通过现代技术进行高通量的化合物筛选，人工模拟药物的药学指标并通过数字技术和人工智能分析、发现新分子实体或者新靶点等等。相信未来药品的开发过程将更具创新性、精准性和高效性。

（二）药物发现方式

1. 来自天然产物

从天然产物中发现新药是药物发现的重要途径之一，超过50%的已上市药物都与天然产物相关。什么叫天然产物？天然产物是指植物、动物、微生物、昆虫、海洋生物等体内的组成成分或其代谢产物。这些年，FDA批准的基于天然产物开发的新药数量保持稳定，这也说明天然产物是药物发现的重要组成部分。药物研究者根据历史经验及文献资料，对天然产物的潜在生物活性进行研究，进而发现和开发出新的药物，比如青霉素、链霉素、头孢菌素。随着科学技术的日新月异，药物发现的方法指南也愈发规范和高效。针对某一类疾病找到一个靶标来开展相应工作，对自古以来疾病治疗的已知情况进行优化，是一种行之有效的药物发现方法。如疟疾曾是危害全球各国的世界性难题，我国科学家屠呦呦经过多年的不懈努力，终于从青蒿中发现和提取了可有效治疗疟疾的药物——青蒿素，并因此获得诺贝尔奖；阿尔兹海默病是一种神经退行性病变的疾病，科研人员从天然产物中发现了一种可有效抑制乙酰胆碱酯酶（AchE）、结合和调节烟碱型乙酰胆碱受体（NACHR）的药物——加兰他敏（galantamine），该药物于20世纪50年代初在俄罗斯获批上市，我国也上市了加兰他敏衍生物药物，如氢溴酸加兰他敏、氢溴酸二氢加兰他敏等。

2. 结构改造和修饰

对已有药物进行结构修饰和改造，是药物研发过程中常用的开发手段，已成为各国医药公司广泛采用的研发策略。基于对药物分子药效基团的研究，对分子的结构基团进行针对性地改造，可能会获得药理活性更优越的药物，增加同类药物的品种。国内外通过结构修饰和改造获批上市的药物有很多，如对紫杉醇C-13侧链基团进行改造，获得作用时间更强、破坏能力更强的抗肿瘤药物——多西紫杉醇；具有喹诺酮母核的药物——萘啶酸，于1962年首次由美国科研人员发现，在之后的几十年研究中，研究人员以4-喹诺酮为母核，不断对其基团进行修饰和改造，获得诺氟沙星、左氧氟沙星、克林沙星等一系列抗菌谱广、抗菌活性高的喹诺酮类药物。

释药系统（drug delivery system，DDS）的优化也是目前应用广泛的药物研发策略，目前已有很多发展成熟的释药系统，如缓控释制剂、透皮释药制剂、微球注射剂、脂质体注射剂、无针注射释药系统等，大量基于释药系统改进的新剂型药物已获批上市。根据疾病特点、药物释放、药理活性等特点，选择适合疾病治疗特点的药物制剂，控制药物释放的速度和程度，可以有效地提高药物治疗的效果。如布洛芬片剂常用于中度疼痛的症状缓解治疗，需要每4~6小时服药一次，而布洛芬缓释胶囊通过延缓药物释放，每天只需服药两次，显著提高了患者的依从性；传统的疫苗注射一般需要注射多次，而疫苗的微球注射剂可以在注射后分为两次释放药物：注射后立即释放一次药物，3~11周再次释放药物，不仅减少了疫苗注射次数，抗体水平也得到了显著提高。

3. 老药新用

“老药”是临床已上市使用的，药动学、安全性已被广泛研究和验证的药物。由于人类机体的复杂性，药物的生物活性可能未被充分发现，在上市后随着其药理研究的不断深入及临床应用数据的扩大，往往会发现药品适应证外的药理活性，由此开发获得新的适应证。如沙利度胺于1957年上市用于抑制妊娠妇女早孕反应的，1961年被发现存在致畸风险而被紧急撤市，通过对其药理学作用及超适应证用药的研究发现，沙利度胺具有抑制新生血管的生成和肿瘤细胞与底物微粒的附着等药理作用，并被美国FDA批准用于肿瘤疾病的治疗；阿司匹林是最早被广泛应用于解热、镇痛和抗炎的药物，是医药史上的经典药物之一。通过回顾性分析及药理学研究，发现了阿司匹林新的药理作用。2015 年美国预防服务医疗小组起草推荐书，建议将阿司匹林用于预防心脑血管疾病和结直肠癌，目前阿司匹林已被广泛用于心脑血管疾病患者的血栓预防。

4. 基于靶点发现药物

药物往往是通过与机体中生物大分子的特定部位相结合发挥药效，这些结合的部位被称为药物的靶点，药物靶点常常与机体内的受体、蛋白质、离子通道、基因、酶等大分子物质有关，新药物靶点的发现极大地推动了靶点药物的研发工作，已成为药物研发过程中的关键环节。随着药物作用靶点研究的深入和新靶点的发现、确证，越来越多的基于靶点发现的药物获批上市。据统计，截至 2017 年全球已上市的靶点药物有两千多个，其中不包括仿制药、组合药物及无确证靶点药物。2018 年美国、欧洲和日本批准上市的新药中，有 39 个药物具有明确作用机制的靶点，其中 13 个靶点为全新的靶点，如基于回肠 Na^+/胆汁酸转运体（ileal sodium/bile acid cotransporter）、成纤维细胞生长因子 23（fibroblast growth factor 23）、Cap 依赖型核酸内切酶等。

肿瘤疾病的治疗一直困扰着世界各国的医务人员和患者，肿瘤药物的开发仍然艰难和紧迫。随着对肿瘤发病机制的研究不断深入，对肿瘤细胞信号传导途径有了更加全面的认识，大量肿瘤治疗相关的分子靶点被发现，推动了肿瘤药物的开发工作，不断有治疗效果更好、不良反应更轻的抗肿瘤药物获批上市。如阿斯利康公司研制的一种选择性 EGF 受体酪氨酸激酶抑制剂吉非替尼，罗氏公司研发的对肿瘤细胞具有选择性作用的细胞毒类靶向药物卡培他滨等。百时美施贵宝、默沙东、罗氏等公司，相继研发出具有不同疗效特点的程序性死亡受体 1（programmed death-1，PD-1）抑制剂/细胞程序性死亡-配体 1（programmed cell death 1 ligand 1，PD-L1）抑制剂，已广泛应用于临床，成为肿瘤治疗领域关注的焦点，为广大肿瘤患者提供了新的治疗选择。

5. 现代药物筛选技术

随着化学和机体生物分子领域学科的发展，人类对药物分子的三维结构有了更深的认识，组合化学得以发展和应用。组合化学可以帮助人类在短时间内合成大量的化合物，建立不同类型的化合物库，如肽库、小分子库、衍生物库等，摆脱基于天然产物发现药物的途径，引领药物开发进入新时代。

高通量筛选技术能够在分子和细胞水平上，进行大规模的化合物筛选的工作，具有自动、高效的特点，一个普通的高通量筛选实验室每天能够筛选超过 10 万个目标靶分子。在药物研发过程中，常将高通量筛选技术与组合化学结合使用，利用高通量筛选技术对通过组合化学建立的化合物库进行高效筛选，从而发现具有药物活性的线索分子，再对这些线索分子进行筛选研究，开发成药物。

虚拟筛选技术是一种基于计算机辅助技术，对药物分子进行模拟设计的药物研发新技术。借助计算机软件，科研人员能够建立具有特定生物大分子三维结构的模型，或者根据定量构效关系（quantitative structure-activity relationship，QSAR），建立 QSAR 模型，然后从小分子数据库中寻找与靶标生物大分子结合或符合 QSAR 模型的化合物；虚拟筛选技术还可以预测化合物与靶标分子的结合能力，对化合物的活性进行预测，筛选出可能成为药物的化合物，从而减少药物筛选的数量，极大地降低研发成本。

近几年，人工智能（artificial intelligence，AI）和数字科技的运用在药物开发的过程中被频繁、广泛地提及，但其实 AI 在药物的开发应用中已有超过 60 年的历史。AI 可以被应用于药物研发的全流程，包括信息合成分析、药物设计和临床试验，运用最多的是在药物设计阶段。相较于传统的利用高通量筛选，AI 技术可以降低药物的研发时间和成本，越来越多的企业选择人工智能进行虚拟开发。AI 可以预测设计药物的潜在有效性和安全性，构建及优化新型药物分子，筛选有效的生物标志物，及研究新的组合疗法。目前多家医药巨头已经开始以合作的方式和 AI 医药公司展开合作开发，比如辉瑞与 IBM Watson health 利用云端技术快速挖掘，海量分析孤立数据，用于肿瘤类新药的靶点开发及患者治疗策略的选择；还有默沙东联合 Atomwise 在抗疟疾药物的开发中利用 AI 进行深度卷积神经网络自主分析药物和靶点的结合规律以预测小分子化合物的活性。随着 AI 技术水平的不断运用和提升，相信越来越多的药企会考虑尝试将药物开发和人工智能相结合，这是机遇；但由于现有的技术和壁垒及药物开发本身的不确定性，这一方向还有很长的路要走，AI 最终是否能成功地成为药物研发工具，这还是挑战。

二、成药性研究

药物研发早期阶段需要对药物理化属性和生物学特性进行充分、详细的研究，以确定药物的疗效和安全性，此类研究统称为成药性研究。研究内容包括药学研究（包括原料药的研究和药物制剂研究）、非临床研究（包括药理药效学研究、毒理学研究和药代动力学研究）。

（一）原料药的研究

原料药研究的主要目的，是为药物开发的各个阶段提供合格的原料药。按照一般的药物开发规律，原料药研究主要包括以下几个过程：目标化合物的确定、工艺研究、质量研究、稳定性研究。四个研究过程，不是线性流程进行的，而是交互进行。

1. 目标化合物的确定

确定目标化合物的研究内容包括：通过文献调研、药效学筛选试验，确定先导化合物；通过各种方式，设计和改造先导化合物，获得候选化合物。确定候选化合物或者目标化合物，只是原料药研究和药品注册的起点。

2. 工艺研究

工艺研究的目的是开发和研究经济、可行和环保的生产方法，能够持续稳定地制备目标化合物。根据工艺研究的不同阶段和基本过程，可以将工艺研究分为实验室研究阶段、小量试制阶段、中试生产阶段和工业化生产阶段。

（1）工艺研究的基本过程：工艺研究的基本过程，可以分为设计路线、化合物制备、结构确证、工艺优化、中试和大生产的研究。合成路线的设计是指根据文献和经验，设计可行、经济和环保的制备方法。根据设计的路线或工艺，采用化学、生物学或多种方法相结合的方法获得满足一定质量要求的目标化合物。采用物理和化学的方法，确认所制备的化合物符合预期结构。在综合考虑物料、反应条件、安全环保等因素的情况下，对工艺条件、工序等进行优化。通过试验，确定能够稳定、连续地生产出符合质量要求的产品的工艺，进行中试和大生产的研究，确保能持续提供质量稳定的化合物，满足研发和市场的需要。

（2）工艺研究的技术要求：在原料药的工艺研究过程中，要遵循和满足相应的技术法规要求，如：起始物料的选择应满足注册法规对于起始物料的要求；应建立起始原料、反应物和试剂的控制要求，满足监管要求；工艺的变更研究，需要满足变更研究的要求等。除了技术法规要求外，工艺研究的过程还需要满足和符合环保和安全方面相关法规的规定，如：三废（废液、废气和固体废弃物）的处理、生产人员的职业健康和安全。

3. 质量研究

原料药的质量研究根据其研究过程主要可以分为三个部分：结构确证、质量标准的研究和制订、分析方法及其方法学验证。

（1）结构确证：化合物结构的正确与否，是药理、毒理、临床研究和其他相关注册研究的前提保障。结构确证的目的主要是确认所开发工艺制备出来的原料药结构是否与预期目标化合物结构一致。其研究的一般过程符合常规的科学研究过程。对于结构确认的研究过程，主要包括目标化合物的结构验证、样品的制备、理化常数的研究、样品的检测和综合解析。

结构确证的研究工作，贯穿于原料药研究的全过程。从实验室的样品制备和工艺路线的确定，以及上市变更工艺的研究，均有可能需要进行该项工作。

结构确证的研究手段主要包括：元素组成分析、紫外吸收光谱、红外吸收光谱、核磁共振（包括氢核磁共振和碳核磁共振）和质谱。根据其是否有多晶型、手性结构、复杂的结构及是否含有一些特殊的杂原子，确定检测手段，可能需要用到一些特殊检测手段，如：粉末 X- 衍射（X-ray powder diffraction，XRPD）、圆二色谱（CD）、二维核磁共振谱等。

（2）质量标准：质量标准的研究和制订，主要是从安全、有效、质量可控三个方面考虑，根据预期的临床治疗目的和生产工艺，研究其与药效和毒理相关的关键质量属性，设置相关的检测项目和限度。参照药品监管部门所颁布的相关技术指导原则的要求，科学合理地进行试验内容的设计、实施和结果评估。原料药的一般研究项目包括性状、鉴别、检查和含量（效价）测定等几个方面。

性状，在一定程度上可以体现原料药的质量等级，主要是对药物的外观和一些物理常数进行规定。其内容主要包括：描述药物的外观、色泽、臭、味和溶解度等理化常数等。对于特殊类别的药物，要有相关的理化指标，如碘值、酸值等。

鉴别的目的是确定和辨别原料药的真伪，可以采用化学法或色谱法，其中最重要的是红外吸收光谱法（infrared absorption spectrum，IR）。

检查项目的设置主要是考虑纯度、有效性和安全性三个方面。其中纯度主要通过杂质的控制来实现，要结合安全性和生产实际制订杂质的限度要求。杂质研究是原料质量研究中的重要内容。杂质来源主要有工艺过程和贮存过程。杂质类型主要有有机杂质、无机杂质，如起始原料、中间体、降解产物和残留溶剂。随着研究深入和认识的提高，元素杂质的检测取代了重金属检查；元素杂质的检测范围也远比原重金属检查范围广。

某些结晶性原料药，其不同晶型所表现出的稳定性是有差异的。因此，对于这些药物，需要制定晶型相关的控制要求。

与结晶性药物相似，不同的异构体在安全性和有效性方面也可能存在着一定的差异，也需要进行异构体的控制检查。

其他需要控制的项目还有：原料粒度及粒度分布、溶液的颜色和澄清度、酸碱度、干燥失重和水分、平均分子量、异常毒性、无菌、含量或效价等。

（3）分析方法及其方法学验证：质量标准中的检测项目应建立相应的分析方法，并且保证该分析方法经过充分的方法学验证。

（4）稳定性研究：稳定性研究的目的，是指从一系列设计的试验结果中获得原料药在一定的时间和温度等条件下保持其物理、化学、生物学和微生物学等相关特性的能力及变化规律，设计满足预期使用目的的合适的包装方式和贮存条件。原料药的开发、制造、使用和保存，均受到其稳定性的影响。因此稳定性的研究是贯穿于研发的整个过程。稳定性试验主要有：影响因素试验、加速试验和长期试验。

影响因素试验是考察原料药对光、湿、热、酸、碱、氧化等各个环境因素的敏感性，为方法验证、放置条件确定和包材选择提供参考。

加速试验是在高于或偏离正常贮存条件的温度和湿度条件下，考察原料药的质量变化，从而确定长期试验条件和中间条件稳定性试验的必要性。

长期试验是考察原料药在拟定贮藏条件下的稳定性，从而确认包装、贮藏条件和有效期 / 复检期。

考察项目，应有物理化学和生物学等指标，能从质量、安全和有效性三个方面反映其质量的变化。因此其研究所用的样品应具有代表性。详细的试验条件（温度、湿度和光线等）的设置和考察时间点的要求，可以参照相关的药品监督部门颁布的稳定性研究指导原则，结合产品的特性，进行相应的研究工作。

（二）非临床药效学研究

1. 主要药效学研究

筛选和确定目标药物的过程中，一般会持续进行药效学研究，用于初步评价药物的预防、诊断和治疗作用，探索药物的基本药效学性质。如布洛芬的抗炎作用，阿卡波糖的降血糖作用，硝酸甘油的预防和治疗心绞痛作用等。

主要药效学研究为药物进入临床试验提供有效性依据，通过量效关系、时效关系、构效关系了解药物作用的强弱和范围，预测人体起效剂量，为临床试验方案的设计提供依据。主要药效学研究中一般重点关注试验设计、试验方法、观察指标、系统 / 动物模型、药物和对照组设定等。

主要药效学研究方案中一般选择特异性强、敏感性高和重现性好、可以通过客观反映、定量或半定量的药效学指标。选择动物模型时，根据药物特点选择与临床拟定适应证相关及人类同源性高的模型，一般选用大 / 小鼠、兔、比格（beagle）犬和猴等，常规至少选择2种动物模型对药物的药效学进行充分的评价。

主要药效学研究一般分为体外和体内试验。体外试验是在分子、细胞、离体组织或器官等水平上的研究，初步了解药物的作用机制；体内试验是在动物相关适应证模型上的研究，用于探索临床拟用适应证的药效作用。一般情况下，体内外模型与药效相关程度依照下列顺序增加：分子模型 < 细胞 < 器官组织 < 整体清醒动物 < 人类。药效学研究模型推荐采用整体清醒动物，且与临床拟定适应证相近的成熟疾病模型。主要药效学研究中一般设立溶媒对照、阴性对照（空白）、模型对照和阳性对照，根据统计学要求确定各组别的样本量。

此外，复方制剂进行主要药效学研究时，会进行复方制剂组方的合理性研究，对制剂及其组方中的成分进行药效对比试验，考察确定最终配方比例合理性。

2. 主要药效学研究关键点

在进行主要药效学研究时，需对几个关键点进行重点控制。①药物的适应证需要精确描述，防止出现药物适应证不明确，致使药物主要药效学研究完成后，观察药效缺乏针对性。②选择阳性对照药时，一般选择与药物适应证、剂型、给药途径相同的制剂，如药典 / 部颁标准收载，或正式批准生产的药物，或目前公认有效的药物，阳性对照药可设立≥ 1 个剂量组，一个受试药可以设多个阳性对照药。③剂量设置应低于长期毒性研究剂量，剂量组设置需合理，过少可能导致无法获得准确的量效关系。分析具有统计学差异的数据时，一般结合药物的量效 / 时效关系、历史背景数据等，评价其药效学差异与临床的相关性。④采用的药物不能代表临床拟用样品，如研究期间所采用工艺与临床拟用药物的相关工艺不一致且变更前后样品未进行对比分析，此时，修改工艺前的药效学研究结果不能代表修改工艺后临床拟用药物的疗效。

（三）非临床安全性研究

药物完成临床前药效学评价之后，如果药效学指标未达到预期药效，放弃对该药物的继续开发或对药物重新进行结构修饰，再次进入新一轮的临床前药效学评价研究；如果药效学指标达到预期药效，证明药物有进一步开发价值，药物将进入系统的安全性评价阶段。药物安全性评价研究主要包括安全药理学，急性毒性试验，长期毒性试验，刺激性、过敏性、溶血性试验，药物特殊毒性试验，药物依赖性试验，毒代动力学试验。对于生物技术药物，除了上述几种研究，还须进行免疫原性试验。安全性评价研究需要在经过国家药品监督管理局认证的符合《药物非临床研究质量管理规范》(good laboratory practice，GLP) 要求的机构中开展。

1. 安全药理学研究

安全药理学主要观察药物对中枢神经系统、心血管系统、呼吸系统的作用，部分药物有特殊情况的会补充其他安全药理学研究。神经系统研究主要观察给药后的活动情况及行为变化；心血管系统研究主要观察对心率、心电图和血压等的影响；呼吸系统研究主要观察给药后对呼吸频率、深度的影响。安全药理学研究主要是为了确定药物的非预期药理作用，了解药物的病理生理作用，预测药物进入临床研究后可能出现的不良反应，并进一步预测药物的不良反应发生机制。

安全药理学研究采用的模型主要是活体动物、离体器官和组织、体外培养的细胞及酶等，其中首选整体清醒动物。一般采用溶媒或辅料作为阴性对照，部分药物选用阳性药研究药物的安全药理学特征。观察时间依据不同药物的特点和采用的动物模型确定，一般设置 3 个剂量组来进行，3 个剂量组分别为引起不良反应的剂量、产生主要药效学的剂量、拟用在人体的有效剂量。给药方式尽可能与临床拟定途径一致，通常为单次给药，如主要药效学结果显示药物在给药一段时间后起效，或长期给药出现了令人关注的安全性问题时，则根据具体情况设计给药频率。具体参照“药物安全药理学研究技术指导原则等 8 项药物非临床安全性研究技术指导原则”。

2. 急性毒性研究

急性毒性研究，又称为单次给药毒性研究，广义上指在单次或 24 小时内多次给药后，一定时间内产生的毒性反应研究。急性毒性研究中获得的信息可为：①长期毒性研究的剂量设计；②某些药物临床研究起始剂量的选择；③人体药物过量导致急性中毒等提供依据。

急性毒性研究遵循随机、对照、重复的原则。急性毒性试验的受试药物与后期临床拟用药物生产工艺一致，且质量稳定，若是研发过程药物生产工艺改变，则应开展相应的安全性研究。研究中至少选择 2 种哺乳动物开展研究，通常包括啮齿类和非啮齿类动物，根据药物特性和试验目的，确定动物的性别、年龄、种属等，动物数量根据统计学分析需求确定，通常动物为成年且性别雌雄各半。研究中至少设 3 个剂量组，同时应设溶媒或空白对照，观察时间一般为给药后至少连续 14 天，观察指标包括临床症状、体重变化、死亡情况等。研究结束后对参与研究的所有动物进行解剖，当组织器官的体积、颜色等发生变化时，对相应组织器官进行组织病理学检查，初步预测毒性靶器官。根据各剂量组的毒性反应、动物死亡率等研究结果，明确毒性反应剂量和无毒性剂量；通过合适的方法，如近似致死量法、半数致死量法、上下法（序贯法）等，计算半数致死量（LD_{50}）、最小致死剂量（minimum lethal dose，MLD）、最大耐受剂量（maximal tolerance dose，MTD），并推测药物安全窗。具体参照《化学药物急性毒性试验技术指导原则》。

3. 长期毒性研究

长期毒性研究，又称为重复给药毒性研究，指多次重复给药后，产生的毒性反应研究。该研究可以：①预测药物可能引起的不良反应；②判断毒性靶器官或组织；③观察未出现毒性反应的剂量水平；④推测临床研究起始剂量。

开展长期毒性研究时对药物工艺和质量的要求与开展急性毒性研究时一致。一般选择已有历史数据作为参考的动物模型，所选动物模型对药物敏感，药物在该动物模型体内过程与人体内过程类似。啮齿类动物首选大鼠，非啮齿类动物首选 beagle 犬，部分研究会选用猴和小型猪。原则上，长期毒性研究至少包括 3 个剂量组，即低、中、高剂量组，1 个溶媒或辅料对照组，特殊情况下可设立空白对照组、阳性对照组，一般低剂量组应高于有效剂量且不产生毒性反应，高剂量组会产生明显的毒性反应。给药方式应与临床拟给药途径一致，若选用替代途径，应说明原因，一般应每天给药，特殊类型药物根据药物特性进行给药频率设计。必须对血常规、血生化、尿常规、组织病理的相关指标进行检测，其他指标根据具体的药物进行增加。给药间期，根据研究时间的长短和受试制剂的特点确定指标检测的时间和次数。长期毒性研究结束后也同急性毒性研究结束后一样，对参与研究的所有动物进行解剖，进一步预测毒性靶器官。具体参照《化学药物长期毒性试验技术指导原则》。

4. 刺激性、过敏性、溶血性研究

刺激性、过敏性、溶血性试验可统称为局部毒性研究，是指药物制剂经皮肤、黏膜、腔道、血管等非口服途径给药，对用药局部产生的毒性（如刺激性和局部过敏性等）或对全身产生的毒性（如全身过敏性和溶血性等）。药物在临床应用前研究其制剂在给药部位使用后引起的局部或全身毒性反应，有利于探索药物的毒性靶器官和安全范围，以应对药物进入临床应用后可能出现的毒性反应。

刺激性试验模型采用与人皮肤、黏膜等反应较相近的动物种属，如小型猪、兔等，研究的对照组选择溶媒或赋形剂，必要时可选用上市制剂。在刺激性研究中，通过给药次数而不是增加厚度来达到相应的给药剂量；给药频率和时间应根据临床拟定应用的情况设计，对重复给药的受试制剂，给药周期通常小于4周；观察指标包括肉眼观察和组织病理学检查，局部反应和给药部位发生的病理变化。根据选择的动物模型和试验方法采用适宜的统计分析方法分析刺激性结果。

过敏性试验，指机体受同一抗原再刺激后产生的一种表现为组织损伤或生理功能紊乱的特异性免疫反应，又称为超敏反应。在进行过敏性试验设计和动物模型选择时，一般重点考虑制剂特点、适应证、给药途径、反应机制等因素，如吸入药物的吸入诱导及刺激试验采用豚鼠作为动物模型；Ⅱ/Ⅲ型过敏反应可结合在长期毒性试验中同时观察；经皮给药药物（包括透皮剂）应进行Ⅳ型过敏反应试验，包括豚鼠最大化试验（guinea-Pig maximization test，GPMT）或豚鼠封闭斑贴试验（Buehler test）或其他合理的试验方法。过敏性试验中一般设置多个剂量组，至少含有临床拟用的最高剂量，同时设立阴性对照组，部分试验选择上市制剂作为阳性对照，探索过敏反应与药物的量效关系，避免因剂量过低或强刺激反应导致的假阴性或假阳性结果。采用合适的统计分析方法对研究数据、结果进行分析和总结。

溶血性包括免疫性和非免疫性溶血，指药物制剂引起的溶血和红细胞凝集等反应。凡是注射剂和可能引起免疫性溶血或非免疫性溶血反应的其他局部用药制剂均需要进行溶血性试验。溶血性试验包括体外和体内试验，常规采用体外试管法评价已有相同给药方式的上市制剂的溶血性，若结果为阳性，应与相同给药方式上市制剂进行比较研究，必要时进行动物体内试验。

若其他非临床安全性（如长期毒性）研究结果可充分反映药物的刺激性、过敏性和溶血性中的某一毒性时，则可不单独进行相应的毒性研究。具体参照《化学药物刺激性、过敏性和溶血性研究技术指导原则》。

5. 特殊毒性研究

特殊毒性研究包括遗传毒性、生殖毒性和致癌性研究。进行特殊毒性研究目的在于预测药物潜在遗传危害性，预测药物可能产生的生殖功能及发育过程中的不良影响，同时预测药物的致癌性。

遗传毒性研究，又称为致突变研究，是指用于检测通过不同机制直接或间接诱导遗传学损伤的药物的体外和体内试验，可检出DNA损伤。遗传毒性研究根据试验检测的终点，可分为基因突变、DNA损伤和染色体畸变研究；根据研究系统，可分为体内和体外试验。遗传毒性研究标准组合一般包含：①细菌回复突变实验（Ames试验）；②哺乳动物细胞体内或体外试验（至少含有1项体内研究）。常规标准组合有两种：①三项试验，包括一项细菌回复突变试验、一项检测染色体损伤的体外细胞遗传学试验或一项体外小鼠淋巴瘤细胞TR基因突变试验、一项体内遗传毒性试验；②三项试验，包括一项细菌回复突变试验、采用两种不同组织进行的体内遗传毒性试验。当遗传毒性试验出现阳性结果时，但有相关证据证明其不直接与DNA发生作用，须提供其未观察到遗传毒性的剂量水平；若确认药物可直接损伤DNA，必要时可被允许用于危及生命的疾病（如晚期癌症），但不能在健康受试者中使用。具体参照《药物遗传毒性研究技术指导原则》。

生殖毒性试验，又称为致畸研究，指通过动物实验反映药物对哺乳动物生殖功能和发育过程的影响，预测其可能产生的对生殖细胞、受孕、妊娠、分娩、哺乳等亲代生殖机能的不良影响，预测其对子代胚胎－胎儿发育、出生后发育的不良影响。生殖毒性试验常用的研究方案涉及以下各阶段的联合研究：生育力和早期胚胎发育、胚胎－胎仔发育、围产期发育（包括母体功能）。一般情况下，研究结果结合药物的特点、药动学、药效学和其他毒性研究结果及已有的临床研究结果，围绕动物发生的生殖和发育毒性进行综合分析。若出现阳性结果，应评估人体中出现毒性风险的可能性。具体参照《药物生殖毒性研究技术指导原则》。

致癌性研究，主要观察药物对动物的致癌性，预期临床用药至少连续6个月的药物或用于治疗慢性和复发性疾病而经常间歇使用的药物，一般都应进行致癌性试验。具体试验方法、动物模型根据已有的研究资料进行选择。致癌试验要求包含动物的大部分生命周期，动物模型推荐采用啮齿类的两种动物，大鼠和小鼠，样本量每组单一性别不少于50只，给药周期分别为不低于24个月和18个月。国际上常规的提前终止试验条件为：①在100周以前，任何一个给药组和性别幸存动物数降至15只时，可考虑处死该组该性别剩余的动物；②当高剂量组一个性别的幸存动物数降至20只时，停止对高剂量组该性别动物的给药；③当幸存动物数降至15只时，处死高剂量组中受影响性别的动物；④如果对照组的幸存动物数降至20只或更少时，处死所有给药组中受影响的那个性别的动物；⑤在100周以后，如果高剂量组的幸存动物降至15只时，处死所有给药组中所有受影响的性别的动物。具体参照ICH S1A~ICH S1C。

6. 药物依赖性研究

药物依赖性研究常规可分为神经药理学研究、躯体依赖性研究及精神依赖性研究，可以为药物临床应用提供药物依赖性倾向的信息，指导临床试验和合理用药，提醒药物滥用倾向。

药物依赖性研究适用于：①与已知具有潜在依赖性化合物结构相似的新的化合物；②作用于中枢神经系统，产生明显的镇痛、镇静、催眠及兴奋作用的药物；③复方中含有已知较强依赖性成分的药物；④直接或间接作用于中枢阿片受体、大麻受体、多巴胺受体、去甲肾上腺素受体、5-羟色胺受体、N-胆碱受体、γ-氨基丁酸受体、苯二氮䓬受体等受体的药物；⑤已知代谢物中有依赖性成分；⑥拟用于戒毒的药物；⑦原认为不具依赖性，而在临床研究或临床应用中发现有依赖性倾向的药物。具体研究内容参考《药物非临床依赖性研究技术指导原则》。

7. 毒代学研究

毒代动力学（toxicokinetics，TK）研究运用药代动力学的原理和方法定量地研究毒性剂量下药物在动物体内的ADME过程和特点，进而探讨药物毒性发生和发展的规律性。

毒代动力学研究在不同的毒性试验中考虑不同：急性毒性研究主要考虑药物剂型选择和给药后的暴露速度及持续时间；长期毒性研究主要是在单次给药到给药结束全过程，定期监测药物的暴露程度和特征；遗传毒性研究需结合暴露量，常规采用不同方法、通过测定血浆或全血药物浓度和相关物质的浓度水平来评价药物体内暴露情况；生殖毒性研究考虑妊娠期与非妊娠期动物的动力学特征可能具有的差异，采集的数据一般包括胎仔、幼仔数据；致癌性研究主要考虑药物及其代谢物的全身暴露情况及其与致癌毒性的内在相关性，常规以最大耐受量（MTD）或治疗剂量的100倍作为致癌试验的高剂量。具体参考《药物毒代动力学研究技术指导原则》。

8. 免疫原性研究

免疫原性指药物刺激机体形成特异性抗体或致敏淋巴细胞的性质，是生物技术药物申请临床试验和注册的重要内容。

免疫原性研究主要包括抗体滴度及其动态变化、抗体的出现时间、出现抗体的动物数、剂量关系、抗体的中和活性、同期的药效、药代、毒性反应的变化、补体激活与否、是否有免疫复合物在肝肾的沉积、终止给药的条件、临床意义分析等。免疫原性试验抗体检测需要建立相应方法，并对方法学进行考察，如灵敏度、不同基质样品中受试品的干扰等。如给药后出现中和抗体并影响了大多数动物的药理活性或产生毒性反应，则可以终止给药。

（四）非临床药代动力学研究

临床前药代动力学研究是通过体外和动物体内试验，揭示机体对药物的处置过程（ADME），即吸收（absorption）、分布（distribution）、代谢（metabolism）、排泄（excretion）的动态变化规律，可作为药物制剂特性和质量评价的重要依据，为药效和毒理研究动物模型的选择提供依据，为临床研究给药方案的设计和优化提供参考。

1. 基本原则

进行临床前药代动力学研究时，应明确研究目的，进行合理的研究设计、综合可靠的统计分析，具体问题具体分析。

2. 总体要求

在采用动物模型开展研究前，一般先选用体外模型，通过比较模型与人体代谢的种属差异来选择与人体代谢类似的动物进行临床前药代评价。药代动力学研究常规选择成年健康的动物，如大小鼠、豚鼠、兔、犬和猴等。一般采用与人体毒理学和药效学试验相近的动物，首选整体清醒动物，同一动物最好可多次采样。创新型的药物进行药代动力学研究时一般选取啮齿类和非啮齿类动物且大于2种；其他药物可采用1种动物，一般为非啮齿类动物；经口途径给药一般不使用兔等食草类动物。

药代动力学研究至少设置3个剂量组，低剂量组在最低有效剂量附近，中、高剂量按特定的比例增加。给药方式应与临床拟给药途径一致。可依据体表面积、药物暴露量进行不同种属的动物间的剂量换算。主要观察在所设的剂量组范围内，体内的药动学过程是否呈线性，为药物的药效学、毒理学以及进一步开发提供信息。

临床前药代动力学研究主要包括血药浓度-时间

曲线、吸收、分布、排泄、与血浆蛋白的结合、生物转化、药物代谢酶及转运体研究、物质平衡。下面以血药浓度－时间曲线为例，详细阐述研究内容。

血药浓度－时间曲线研究中，给药前需采集空白血样，曲线应覆盖药物的吸收、平衡、消除相。根据每个采血点至少采集 5 个数据计算试验所需样本量，建议雌雄各半，若临床拟用单一性别，则选取与其一致的性别。通常给药前禁食时间≥ 12h。对于临床拟长期服用或有蓄积倾向的药物，推荐重复多次给药药代研究。按照验证方法学中的分析方法，计算药物血药浓度数据及药代动力学参数。对试验结果进行科学、综合的分析与总结。对数据进行综合的分析评价，科学全面地阐述药物在动物体内的药代动力学特点，推断临床药代动力学中可能出现的情况，为药物的整体评价和临床研究提供依据，若是创新性的药物，还应阐明其在体内的生物转化、消除过程及物质平衡情况。

（五）药物制剂研究

1. 概述

药物制剂研究主要包括剂型的选择和制剂处方工艺的研究。剂型及其制剂是药物临床使用的必备形式，药物制剂研究的主要功能是：确定给药途径、确定准确分剂量、提高稳定性、提高药效、降低毒副作用、掩盖或改善药物的不良气味和刺激性、控制释药速度和方式等。处方工艺研究是制剂成型的必须过程，通过处方工艺研究，确认制剂的处方组成及最优的制备工艺。

2. 剂型与处方工艺研究

（1）药物剂型选择的基本原则：临床中，疾病的种类多种多样，为了适应治疗疾病的要求，需根据疾病的类别和特点，选择合适的给药途径和相应的剂型。如针对危重患者、急症患者或昏迷患者，优选注射剂等。

剂型还需与给药方式相适应，如在胃肠道吸收的药物宜选择口服剂型，如片剂、胶囊剂、散剂、内服液体制剂等。

剂型的选择还需结合药物的理化性质和生物学特性，理化性质如流动性、可压性和吸湿性等，生物学特性包括药物在体内的吸收、分布、代谢、排泄过程。比如首过效应影响较大的药物就不适宜制成口服制剂，注射剂或外用制剂是更好的选择等。

药品作为一种特殊的商品，需要考虑使用过程中的安全性及使用性。如：缓控释剂型可以使短效药物在较长时间内起作用；靶向制剂利用载体将药物导向靶器官，能增强疗效，减少全身毒副作用。

（2）处方筛选和工艺研究：处方筛选主要指非活性成分种类和用量的筛选研究。非活性成分是主药外一切物料的总称，是药物的重要组成部分。其选择可根据剂型的特点及药品给药途径的需要进行。非活性成分根据加入目的的不同，主要分为填充剂和附加剂两大类。填充剂主要作为药物载体，赋予制剂以一定形态和结构的辅料，如微晶纤维素、乳糖等；而附加剂主要是指用以保持药物和制剂质量稳定性的辅料，如苯甲酸、EDTA 等。按给药途径分类，主要分为注射用辅料、口服辅料和外用辅料。

通过对所选剂型常用制备工艺的分析，并结合药物的自身性质，选择适宜的制备方法；若常规工艺不能满足实际情况，则需对工艺进行修改或采用新的制备方式；工艺的设计和选择应充分考虑大生产过程的可行性。

工艺研究应充分考虑活性成分的理化性质，如具有多种晶型原料，且晶型影响药物的稳定性和生物利用度，工艺研究过程中应考虑原料晶型的改变。湿热不稳定的药物，工艺过程中应尽量避免水分、温度的影响。对于关键步骤，应考虑关键工艺参数控制范围，根据研究结果，建立相应的质量控制范围。对于关键工艺参数的范围，一般是在前期研究（小试、中试）的基础上，结合大生产情况规定。

工艺的验证包括工艺研究阶段的验证及放大生产阶段对工艺的验证，尤其应关注所用工艺是否适合工业化生产。

（3）质量研究及质量标准：药品的质量研究与质量标准的制定是药物研发的主要内容之一。在药物的研发过程中需对其产品质量进行系统地研究，制订出科学、合理、可行的质量标准，并不断地修订和完善，以控制药物的质量，保证药品在有效期内的安全稳定，质量可控。

质量研究的内容应尽可能全面，既要考虑通用技术要求，又要针对具体产品。确定质量研究的内容，应根据所研制产品的特性，使质量研究的内容能充分地反映产品的自身及放置过程中产品质量的变化情况。质量研究所采用的方法要参照 ICH 及国内相关指导原则的要求进行相应的方法学验证。

质量标准一般应包括药品名称（通用名、汉语拼音名、英文名）、来源与含量限度、处方、制法、性状、鉴别、检查、含量（效价）测定、类别、规格、贮藏、制剂、有效期等内容。主要剂型及其基本评价详见《中国药典》四部有关章节。

随着分析技术的进步、产品放置过程中数据的积累以及生产工艺优化，质量标准应进行相应的提高。研究人员通常还应考虑处方及工艺可能发生的改变、更换原料药生产厂家等对质量标准的影响。质量标准的提升过程通常要伴随着产品全生命周期。

（4）药品包装材料的选择：药品包装材料是分为内包材和外包材。本节主要是介绍直接与药品接触的内包材。

药品包装材料对保证药品效期内的质量起着重要作用，因而内包材直接影响药品的安全性。直接接触药品的包装材料和容器是药品的重要组成部分，是产品不可或缺的一部分，在某些产品中，药物本身就是依附包装而存在的（如吸入制剂等）。由于药品包装材料、容器厂家配方的不同、所选择的原辅料及生产工艺的不同，导致包材中成分的迁移、包材的吸附甚至与活性成分发生不相容性，使效期内产品质量发生改变。这就要求在研发过程中，必须要进行包材相容性研究，考察其是否适用于预期用途。

（5）稳定性研究：药物的稳定性是指制剂保持其物理、化学、生物学和微生物学的性质。通过对制剂在不同条件（如温度、湿度、光线等）下稳定性的研究，掌握药品随时间变化的规律，为药品的生产、包装、贮存条件和有效期的确定提供依据，以确保临床用药的安全性和临床疗效。稳定性研究是药品研发过程主要内容之一，与药品质量研究和质量标准的建立紧密相关。稳定性研究贯穿药品研发的全过程，一般始于药品的临床前研究，在药品临床研究期间和上市后还应继续进行。NMPA 和 ICH、WHO 等均发布了有关稳定性研究的指导文件。

稳定性研究的设计应根据 ICH 相关指导原则的要求，根据产品特点设计合理的研究方案进行相应的研究。

根据研究目的和放置条件的不同，制剂的稳定性研究内容和原料一样，可分为影响因素试验、加速试验、长期试验等。

药品在注册阶段进行的稳定性研究，一般并不能够完全代表商业化产品的稳定性，具有一定的局限性。采用商业化生产条件下生产的产品进行的稳定性考察的结果，是确定上市药品稳定性的最终依据。产品正式上市后商业化条件下生产的药品应继续进行长期试验，必要时还应进行加速试验和影响因素试验。根据后续稳定性研究的数据，对包装、贮存条件和有效期进行明确规定。

三、临床试验

（一）临床试验分期及应用

1. 临床试验分期

临床试验（clinical trial），指以人体（患者或健康受试者）为对象的试验，意在发现或验证某种试验药物的临床医学、药理学以及其他药效学作用、不良反应，或者试验药物的吸收、分布、代谢和排泄，以确定药物的疗效与安全性的系统性试验。根据药物特点和研究目的，研究内容包括临床药理学研究、探索性临床试验、确证性临床试验和上市后研究。根据相关法规，药物临床试验分为Ⅰ期临床试验、Ⅱ期临床试验、Ⅲ期临床试验、Ⅳ期临床试验以及生物等效性试验。详细临床试验分期如下。

Ⅰ期临床试验：初步的临床药理学及人体安全性评价试验。观察人体对于新药的耐受程度和药代动力学，为制定给药方案提供依据。

Ⅱ期临床试验：治疗作用初步评价阶段。其目的是初步评价药物对目标适应证患者的治疗作用和安全性，也包括为Ⅲ期临床试验研究设计和给药剂量方案的确定提供依据。此阶段的研究设计可以根据具体的研究目的，采用多种形式，包括随机盲法对照临床试验。

Ⅲ期临床试验：治疗作用确证阶段。其目的是进一步验证药物对目标适应证患者的治疗作用和安全性，评价利益与风险关系，最终为药物注册申请的审查提供充分的依据。试验一般应为具有足够样本量的随机盲法对照试验。

Ⅳ期临床试验：新药上市后应用研究阶段。其目的是考察在广泛使用条件下的药物的疗效和不良反应，评价在普通或者特殊人群中使用的利益与风险关系以及改进给药剂量等。

生物等效性试验，是指用生物利用度研究的方法，以药代动力学参数为指标，比较同一种药物的相同或者不同剂型的制剂，在相同的试验条件下，其活性成分吸收程度和速度差异是否在允许范围内的人体试验。

2. 不同临床试验的应用

新药注册上市之前，一般都需要针对目标适应证，进行系统的Ⅰ、Ⅱ、Ⅲ期临床试验，获得新药针对目标适应证患者的充足的有效性和安全性数据，来支持新药获批上市进入商业化生产，造福患者。部分创新药在进行传统的Ⅰ期临床试验之前，开展小规模人体“微剂量”研究，即零期临床试验。零期临床试验是指活性化合物在完成临床前试验后未正式进入临床试验之前，使用微剂量在少量健康志愿者或者患者身上进行的药物试验，以收集必要的有关药物安全及药代动力学的试验数据，用来评估研发药物是否具有进一步开发为新药或生物制剂的可能性，是从临床前试验过渡到Ⅰ期临床试验的中间环节。对于突破性治疗药物、临床急需的短缺药品、防治重大传染病和罕见病等疾病的创新药和改良型新药等新药注册，一般可以将阶段性研究资料提交至药品审评中心，药品审评中心基于已有研究资料，对下一步研究方案提出意见或者建议，加快药品获批上市。Ⅰ、Ⅱ、Ⅲ期临床试验的开展必须严格遵守《药品注册管理办法》《药物临床试验质量管理规范》(good clinical practice，GCP）及伦理相关法律法规要求，确保试验数据真实、完整、可靠。Ⅰ、Ⅱ、Ⅲ期临床试验是全部临床试验中开展数量最多的临床研究。

新药上市后部分会开展Ⅳ期临床研究。根据研究目的不同，Ⅳ期临床研究一般可分为广泛的应用研究、特殊对象的临床试验、补充的临床试验和不良反应考察试验。

（1）广泛的应用研究：拓展主要适应证人群进行更大规模的临床试验，为新药的有效性和安全性提供进一步评估报告。

（2）特殊对象临床试验：新药上市表明新药有效性和安全性得到基本肯定，为探索在小儿、孕妇、哺乳期妇女、老人及肝肾功能不全患者的用法用量，或新的相关适应证患者的用法用量，常规需根据不同人群的不同情况，设计特殊的临床试验方案，对新药在以上特殊人群中的有效性和安全性做出评价，获得充足的循证医学证据。

（3）补充临床试验：上市前临床试验考察不全的新药在上市后应按新药审批时提出的要求（附条件批准程序），补充针对相应适应证的有效性和安全性试验数据。类似补充临床试验，如由上海药物所、中国海洋大学、上海绿谷制药联合开发的代号“GV-971”的甘露特钠。该药用于轻度至中度阿尔茨海默病，改善患者认知功能，通过优先审评审批程序在中国的上市为全球首次上市，填补了这一领域多年无新药上市的空白。根据NMPA的相关要求，该药上市后继续进行药理机制方面的研究和长期有效性和安全性研究，按时提交有关试验数据。其临床补充申请于2020年2月14日递交至NMPA，并获得批准。

（4）不良反应考察：由于药物不良反应的发生率不同，一些发生率较低的不良反应不易在样本量相对较少的Ⅰ期、Ⅱ期、Ⅲ期临床试验中被发现，需要在Ⅳ期临床试验中进一步考察，在Ⅳ期临床试验结束以后纳入药物不良反应监测计划及药物警戒中，进行药品重点监测研究。

生物等效性试验主要应用于仿制药的注册申报。若仿制药品与原研药品间具有生物等效性，药物的注册申报就不需要按新药申报程序进行，避免了耗时、昂贵的Ⅰ、Ⅱ、Ⅲ期临床试验。生物等效性试验在药物临床试验中占有极其重要的地位。常用于评价制剂间生物等效的评价指标有四种，分别为药代动力学参数指标、药效动力学参数指标、临床终点指标和体外研究指标。用以上指标评价制剂间生物等效性时，各评价指标的证据效力按以上排序依次递减。

（二）不同药物的临床试验要求

药物申报生产时需要针对目标适应证提供足够的人体有效性和安全性的证据。由于不同注册分类的药品，所拥有的现有数据的质量和数量不同，一般需要开展不同的临床研究，来获得其在中国人群中使用时的有效性和安全性数据，用于申报注册。下面将分别介绍不同注册分类药品开展临床研究的一般原则。

1. 创新药临床试验要求

创新药临床试验应按照《药品注册管理办法》要求的程序进行申报，进行系统完整的新药临床试验。部分创新药在开展标准的Ⅰ期临床试验之前会进行零期临床试验。零期临床试验能更早地获得候选药物对靶点的活性，对于有毒副作用的问题药物能及时发现、及早终止。Ⅰ期试验通常在健康受试者（肿瘤等特殊药物使用患者）中进行单次和多次给药，受试者进行适当分组，一般每组3~12例，分别进行耐受性、药代动力学、初步疗效、食物影响、特殊人群用药、药物相互作用和物质平衡等研究。Ⅱ期试验通常在获得Ⅰ期临床安全性及初步药效数据后开展，根据Ⅰ期已经获得数据可同步开展多个Ⅱ期临床研究，进一步探索给药剂量、频率和疗程，在多个候选适应证中探索目标适应证。Ⅱ期试验总体涉及少数人群服用有限剂量，Ⅱ期试验属于探索性临床试验阶段，当获得计划的用药方式和目标适应证后，进入Ⅲ期确证性临床试验。Ⅲ期临床试验在更大病例数的受试者中验证新药的有效性和安全性。部分新药上市后需完成2000例安全性观察的Ⅳ期临床研究，也不排除根据需要，对某些适应证或者试验对象进行小样本的随机对照试验，在药品再注册的时候由申请人将数据提交NMPA。该Ⅳ期研究应考虑新药的可变因素，可同时开展多个不同目的的临床试验，来收集2000例患者使用新药后的安全性数据。

2. 改良型新药临床试验要求

改良型新药的临床试验要求，可参考注册创新药的临床试验技术要求，进行完整的新药临床试验。可以通过评估药物本身性质，改良前后药物差异分析，从而选择合适的临床评价方式评估改良型新药针对目标适应证的有效性和安全性，减少不必要的临床研究。

3. 仿制药临床试验要求

仿制药开展临床试验前，应充分评估境外研究数据，决定是否需要开展验证性临床试验以及如何开展临床试验。当有申请人能提供充足的数据证明仿制药在中国人群中使用的有效性和安全性时，药物临床试验可按照相关法规要求适当减少试验要求；如临床试验数据不够充分，应按照新药技术要求，进行完整的新药临床试验，获得中国人群使用仿制药后足够的有效性和安全性数据。对于口服固体仿制药（豁免生物等效性研究的除外），一般应完成生物等效性研究后，才能提交临床试验申请。

4. 境外生产药品临床试验要求

对于境外生产药品的临床试验要求，依据国外开展的临床试验数据的质量，药品审评中心对临床试验数据的接受分为“完全接受”“部分接受”与“不接受”。当境外临床试验数据真实可靠，符合 ICH-GCP 和药品注册检查要求；境外临床研究数据支持目标适应证的有效性和安全性评价；不存在影响有效性和安全性的种族敏感性因素，此时境外数据完全接受。当境外临床试验数据真实可靠，符合 ICH-GCP 和药品注册检查要求；境外临床研究数据支持目标适应证的有效性和安全性评价，但存在影响有效性或安全性的种族敏感性因素；境外临床试验数据外推至中国人群的有效性和安全性评价存在较大的不确定性，此时境外数据部分接受，一般应根据影响因素分析情况，与药品审评中心进行沟通交流后，有针对性地开展相应临床试验。当境外临床试验数据在真实性、完整性、准确性和可溯源性方面存在重大问题，境外临床试验数据不能充分支持目标适应证的有效性和安全性评价，此时境外数据不接受，常规应按照创新药研发思路，在中国开展系统、完整的临床试验，以支持在中国的药品注册申请。

（三）真实世界研究

目前国内外上市的新药，临床研究阶段普遍采用经典的随机对照试验设计，获得充分的循证医学证据。随机对照试验被认为是评价药物有效性和安全性的金标准。但是随机对照试验本身存在其三大局限性：①经过严格入组排除标准筛选后的受试者，往往不能充分代表日常诊疗过程面对的用药患者；②随机对照试验开展有难度，如罕见病领域往往没有足够的受试者样本量，来支持开展一个完成的随机对照研究；③随机对照研究研发成本大，试验周期长。同时国际上使用真实世界数据评价药物安全性方面已经积累了丰富的实践经验。因此，国家药品监督管理局于 2020 年 1 月 7 日发布《真实世界证据支持药物研发与审评的指导原则（试行）》，促进药物研发，提升工作质量和效率。

1. 真实世界研究定义

真实世界研究是指针对预设的临床问题，在真实世界环境下收集与研究对象健康有关的数据（真实世界数据）或基于这些数据衍生的汇总数据，通过分析，获得药物的使用情况及潜在获益风险的临床证据（真实世界证据）的研究过程。

2. 真实世界研究设计简介

真实世界研究的类型分为非干预性研究和干预性研究。真实世界研究的基本设计包括实用临床试验、使用真实世界数据作为对照的单臂试验和观察性研究等。真实世界研究设计不与随机等质量控制措施互斥，临床研究设计应结合特定研发目的考虑。相较于随机对照研究，真实世界研究中的逻辑推断需要更加注意混杂效应，需要用到一些相对较复杂的统计模型和分析方法。

真实世界数据是指源于日常收集的各种与患者健康状况和诊疗及保健有关的数据。真实世界数据的来源包括卫生信息系统、医保系统、疾病登记系统、国家药品不良反应监测哨点联盟等。

目前真实世界证据的主要应用有以下五个方面：①为新药注册上市提供有效性和安全性的证据；②为已上市药物的说明书变更提供证据；③为药物上市后要求或再评价提供证据；④名老中医经验方、中药医疗机构制剂的人用经验总结与临床研发；⑤真实世界证据用于监管决策的其他应用，如指导临床研究设计、精准定位目标人群等。

3. 与审评机构的沟通交流

真实世界证据可用于药品注册事项，但是当使用真实世界证据进行药品注册时，在临床研究实施前，应当按照药品审评部门的沟通交流途径主动提出沟通交流申请，就研究目标、真实世界证据使用的可行性、研究设计、数据收集和分析方法等方面进行书面或会议的沟通与讨论。在完成真实世界研究后，计划递交申报资料前，应当申请与审评部门进行沟通交流，就研究的实施情况、研究结果与结论、申报资料要求等内容进行沟通确认。

四、注册上市及上市后监测

（一）中国药品注册申请

一个药物，从最初的研发到成功经过临床验证，在最终进入市场被患者使用之前，要经过一个很重要的环节，即药品注册。依据我国于2020年新颁布的《药品注册管理办法》中的定义："药品注册是指药品注册申请人依照法定程序和相关要求提出药物临床试验、药品上市许可、再注册等申请以及补充申请，药品监督管理部门基于法律法规和现有科学认知进行安全性、有效性和质量可控性等审查，决定是否同意其申请的活动。"

在中国，药品注册申请的主要法规依据是国家药品监督管理局颁布的《药品注册管理办法》，一个药品从研发初始，上市，到由于市场原因等退市的整个产品生命周期中所涉及的相关注册流程主要有：药物临床试验申请、临床试验期间变更申请、药品上市许可申请、药品上市后变更申请、药品再注册申请。

药物临床试验申请是在一个药品完成成药性研究之后，为了验证该药品在人体上的安全性和有效性而展开试验的申请。

药品上市许可申请是一个药物在经过临床试验可以证明其安全性和有效性，且生产工艺可靠后，向国家药品监督管理机构提出的申请。相关机构对该药品上市申请提交的资料进行技术审查和形式审查，若符合要求，同意该药品上市。

药品批准上市后，上市许可持有人要继续对药品的安全性和有效性进行持续的研究，如果在对药品的持续研究中，发生了一些变更，比如药品说明书发生变化需要变更等，持有人要根据相关要求向药品监督管理部门提出变更申请。

药品注册证书有效期为五年，如果持有人打算继续生产，应在有效期届满前六个月申请药品再注册。相关部门会审核再注册申请的药品上市后评价和不良反应监测情况，符合要求的，同意其再注册；不符合要求的，报请国家局注销药品注册许可。

（二）美、欧、日药品注册简介

美国、欧洲、日本是全球医药行业最重要的三大体系，曾共同发起人用药品注册技术要求国际协调会议（ICH），下面对其注册体系进行简介。

1. 美国

美国将药物注册申请分为三个类别：创新药（NDA）、仿制药（ANDA）和非处方药（OTC），申请人一般可以是个人、合伙组织、公司、政府机构、生产厂家或科研机构，个人可以作为申请人这一点有别于其他国家的规定。

在美国，美国食品药品监督管理局（FDA）对申请资料数据的真实性要求非常严格，临床研究申请需要提交的资料包括动物药理及毒理试验、生产制造信息、有关临床实施方案和监查员的信息等；上市申请必须提交所有的药学数据，动物数据和临床数据。无论是失败的还是成功的试验，上市申请必须保留试验的全部有关材料数据。FDA将详细评审所有材料，特别对各临床研究进行统计分析，并与申请人呈交的结论进行比较，最终做出是否同意注册申请的决定。

2. 欧盟

药品在欧洲的注册上市审评程序，主要包括：集中审评程序（CP）、非集中审评程序（DCP）、互认程序（MRP）、单一成员国审评程序（NP）。

集中审评的药品是有范围限制的，比如一些创新药，治疗癌症和抗艾滋病等恶疾的药物，满足该范围的药品可以申请欧洲药品管理局进行集中审评，申请集中审评可以通过一次注册申请将药品在整个欧盟上市。

非集中程序，注册申请可递交到多个成员国，以一个国家作为主要审评国，其余成员国可以参考主审评国的注册评估报告，从而做出是否同意上市许可的决定。

互认程序，当药品在某一个成员国按该国程序评审并授予上市许可，再向其他有互认协议的欧盟成员国申请承认该许可。

单一成员国审评程序，如果药品只销往某一成员国，则执行单一成员国审评的程序。

在欧洲注册的申请人必须具有欧洲法人资格，即申请人应是设在欧洲的一个机构而不能是自然人，在提出药品注册申请后，还要通过审评部门的GMP检查。

3. 日本

在日本，主要是由日本的厚生劳动省来负责日本的药物注册管理等相关工作。日本的药物注册审评为评审前核查制，即在对申报资料进行正式审评之前，药品机构对申报资料所涉及的实验数据的真实性和实验室合规性进行检查，当确认实验资料数据及实验条件符合要求后，才对注册申请进行审评。

日本的新药注册分类为两大类，医疗用医药品（处方药）、一般用医药品（非处方药）。在日本，药品上市后要依法在药品注册获批准后第六年对药品进行上市后再评价。但并不是每个品种都需要进行再评价，需要再评价的品种由日本当局决定。品种的选择往往根据一些药事法规方面的要求，或者是在上市后使用中出现问题的品种，或者是政府认为有必要进行再评价的品种。

（三）药品安全性监测及监测方法

1. 药品不良反应的相关概念

药品的不良反应是指在正常的用法用量下使用合格药品时出现的与治疗目的无关的或者有害的反应，该反应可能为说明书、文献资料中已收载的不良反应或其他未知的不良反应。药品不良反应的主要临床表现有副作用、毒性反应、后遗效应、变态反应、继发反应、特异质反应、过度反应、首剂效应、停药综合征、药物依赖性、致畸、致癌、致突变等。

药品不良反应按照严重程度分为轻度、中度、重度不良反应。根据《不良反应报告和监测管理办法》，严重不良反应分为六类：①死亡；②危及生命；③致癌、致畸或导致出生缺陷；④导致显著的或者永久的人体伤残或者器官功能的损伤；⑤导致住院或者住院时间延长；⑥导致其他重要医学事件，如不进行治疗可能出现上述所列情况的。

2. 不良反应的报告

根据相关法规的规定，药品生产企业、经营企业和医疗机构均应制定药品不良反应的监管和报告制度，建立或指定专门的机构部门，由专业人员负责药品不良反应的监管和报告；鼓励个人（包括公民、法人或者其他组织机构）进行药品不良反应的报告。不良反应报告需本着“可疑即报”的原则，分级上报，必要时可以“越级”上报，报告的内容包括不良反应的类型、发生时间、患者病史及家族史、严重程度、不良反应的因果关系等，报告者需要根据相关法规要求，及时、准确、详细地填写不良反应报告表。

3. 安全性监测方法

为确保用药安全，药品上市后需进行安全性监测，常见的安全性监测方法有自发呈报、医院集中监测、处方事件研究和流行病学研究等。

自发呈报分为正式呈报和非正式呈报两种，是药品安全性监测方法中最常见的监测方法，具有简单易行、监测范围广泛、费用较低的特点。正式呈报是由国家或地区专门设立的不良反应监测中心或组织，开展不良反应的收集、整理、分析、反馈等工作；非自发呈报通常临床医生、药师等通过有关杂志期刊报道。

医院集中监测是在规定的时间和范围内，对服用某种药物或者患有某种疾病的患者进行不良反应监测，研究药物不良反应发生的规律。此类研究方法收集的信息更为准确和全面，信息更加可靠，但观察的患者范围有限，研究费用也较高。

处方事件研究是通过收集使用过研究药物的患者处方信息，对处方中出现的不良反应或其他可疑事件进行分析判断，审查与药物的关联性。所获得的信息更加全面，无外源选择性偏移，可探索潜伏期较长的药品不良反应。

药物流行病学研究包括队列研究和病例对照研究。在队列研究中，将服用研究药物的患者与未服用过研究药物的患者进行比较，观察两组不良反应的发生率或者疗效，包括前瞻性研究和回顾性研究，前瞻性研究是进行药品不良反应监测的常用方法。病例对照研究通常为回顾性研究，通过比较患有某种疾病的患者和未患该病的患者的用药情况进行统计，分析该疾病与研究药物的关联性，这种研究方法简单快速，费用更低，可以用于监测罕见的或潜伏期长的药品不良反应。

4. 药物警戒

药物警戒涵盖药物全生命周期的安全性监测，包括药品的不良反应监测和其他安全性监测。药物警戒工作的开展由药品上市许可持有人（marketing authorization holder，MAH）负责，持有人应当建立完善的执行药物警戒工作的部门和体系，按照法规要求监测及报告药品的安全性监测结果。我国药物警戒制度的建设仍处于起步阶段，随着我国MAH制度的落地落实，药物警戒制度也将得到发展和完善，成为药物全生命周期的风险监测、衡量收益风险比的重要方式，为患者用药提供安全保障。

（四）上市后再评价

药物上市后再评价（post-marketing drug assessment）是对已上市药品进行风险管控的重要措施，也是发现药物新作用机制的重要途径。上市再评价监测的主要内容包括对药效、不良反应、联合用药的评价、特殊人群用药评价及药物风险收益的衡量等。药品上市后再评价包括Ⅳ期临床研究的结果和评价，注册申请人需要定期开展上市后研究的计划，并提交其研究结果；药品监管部门也可能会根据药品的不良反应监测结果或者其他的安全性信息，要求注册申请人开展额外的再评价研究，以评估药品的安全性和有效性。再评价的结果也关乎说明书的修订、药品的生产销售的许可。当药品可能产生严重危害生命健康的风险时，监管部门将撤销其批准生产的证明。

药品上市后再评价涉及对药物的安全性、有效性、经济性、质量可控性的评估。根据研究的对象不同，可以将再评价分为在人体内开展的研究和非人体研究，涉及人体研究的内容包括Ⅳ期临床研究。随着真实世界研究概念的提出及推广，真实世界研究与上市后再评价的目标高度契合，利用真实世界研究的方法，可以对上市后药品的有效性、安全性、疗效/风险比值、药物相互影响等进行更为全面地评估。

参考文献

[1]庆长药渡.从天然产物而来的药物[EB/OL].https://mp.weixin.qq.com/s/ZtmYdxqMZxQ2iAJwwT6W2w，2019-05-31.

[2]雪球药田锄草人.2018年全球上市的全新靶点药物有哪些?[EB/OL].https://xueqiu.com/2315125774/124251482，2019-04-01.

[3]尹华静，戴学栋，尹茂山，等.新药非临床药效学评价关注点[J].中国临床药理学杂志，2019(20).

[4]国家药品监督管理局药品审评中心.S1A-S1C Carcinogenicity Studies/致癌性研究[EB/OL].http://www.cde.org.cn/guide.do?method=getIchTypeList&type1=2，1995-2008.

[5]张晶璇，魏金锋，叶向锋，等.新药致癌性试验研究注意事项[J].中国新药杂志，2015，24(13)：1467-1470.

[6]王海学，陆国才，张子腾，等.生物类似药的免疫原性研究与评价技术思考[J].中国药学杂志，2015，50(06)：483-489.

[7]方亮.药剂学(第八版)[M].北京：人民卫生出版社，2016.

[8]许鸣镝，牛剑钊，等.欧盟仿制药参比制剂介绍[J].中国新药杂质，2017，24：2933-2936.

[9]张象麟，刘璐.日本药品注册体系现状介绍[J].中国药事，2002，16(10)：645-646.

（阮小庶　邹　琴）

第三章 药物临床试验的监督管理

药品是指用于预防、治疗、诊断人的疾病，有目的地调节人的生理机能并规定有适应证或者功能主治、用法和用量的物质，包括中药、化学药和生物制品等。从事药物临床试验活动，应当遵守《药物临床试验质量管理规范》，保证药物临床试验全过程符合法定要求。在中国境内上市的药品，应当经国家药品监督管理部门批准，取得药品注册证书。

药品注册是指药品注册申请人（以下简称申请人）依照法定程序和相关要求提出药物临床试验、药品上市许可、再注册等申请以及补充申请，药品监督管理部门基于法律法规和现有科学认知进行安全性、有效性和质量可控性等审查，决定是否同意其申请的活动。药品注册按照中药、化学药和生物制品等进行分类注册管理。

国家药品监督管理局主管全国药品注册管理工作，负责建立药品注册管理工作体系和制度，制定药品注册管理规范，依法组织药品注册审评审批以及相关的监督管理工作。国家药品监督管理局药品审评中心（以下简称“药品审评中心”）负责药物临床试验申请、药品上市许可申请、补充申请和境外生产药品再注册申请等的审评。中国食品药品检定研究院（以下简称“中检院”）、国家药典委员会（以下简称“药典委”）、国家药品监督管理局食品药品审核查验中心（以下简称“药品核查中心”）、国家药品监督管理局药品评价中心（以下简称“药品评价中心”）、国家药品监督管理局行政事项受理服务和投诉举报中心、国家药品监督管理局信息中心（以下简称“信息中心”）等药品专业技术机构，承担依法实施药品注册管理所需的药品注册检验、通用名称核准、核查、监测与评价、制证送达以及相应的信息化建设与管理等相关工作。

一、药物临床试验的定义、分类和一般要求

药物临床试验可以有多种类型，包括注册试验，上市后药物重点监测研究、研究者发起的研究、真实世界研究等。本文中药物临床试验特指以药品上市注册为目的，为确定药物安全性与有效性在人体开展的药物研究。

药物临床试验分为Ⅰ期临床试验、Ⅱ期临床试验、Ⅲ期临床试验、Ⅳ期临床试验以及生物等效性试验。根据药物特点和研究目的，研究内容包括临床药理学研究、探索性临床试验、确证性临床试验和上市后研究。

药物临床试验应当在具备相应条件并按规定备案的药物临床试验机构开展。其中，疫苗临床试验应当由符合国家药品监督管理局和国家卫生健康委员会规定条件的三级医疗机构或者省级以上疾病预防控制机构实施或者组织实施。

获准开展药物临床试验的，申办者在开展后续分期药物临床试验前，应当制定相应的药物临床试验方案，经伦理委员会审查同意后开展，并在药品审评中心网站提交相应的药物临床试验方案和支持性资料。

2018 年 7 月 27 日国家药品监督管理局发布《关于调整药物临床试验审评审批程序的公告》（2018 年第 50 号），其中新药Ⅰ期临床试验申请申报资料中首次规定，应提供伦理委员会审查相关资料。标志着中国临床试验伦理前置的正式执行，即临床试验批件或临床试验通知书不再成为伦理递交和批准的必须资料。

获准开展药物临床试验的药物拟增加适应证（或者功能主治）以及增加与其他药物联合用药的，申请人应当提出新的药物临床试验申请，经批准后方可开展新的药物临床试验。获准上市的药品增加适应证（或者功能主治）需要开展药物临床试验的，应当提出新的药物临床试验申请。

药物临床试验应当在批准后三年内实施。药物临床试验申请自获准之日起，三年内未有受试者签署知情同意书的，该药物临床试验许可自行失效。仍需实施药物临床试验的，应当重新申请。

在 2007 年版《药品注册管理办法》中明确规定，临床试验用药物应当在符合《药品生产质量管理规范》的车间制备。制备过程应当严格执行《药品生产质量管理规范》的要求。申请人对临床试验用药物的质量负责。虽然在 2020 年修订版中删除了相关条款，但是在现行《药物临床试验质量管理规范》中规定，临床试验药物的制备，应当符合《药品生产质量管理规范》。

试验药物稳定性研究应遵循 2015 年 2 月国家药品监督管理局药品审评中心颁布的《化学药物（原料

药和制剂）稳定性研究技术指导原则》。申办者通常根据临床试验药物稳定性研究数据，制定合理的有效期。临床研究期间，试验药物可能仍处在稳定性研究计划中。虽然已经超出长期稳定性数据覆盖时间范围，但如果加速试验条件下没有发生明显变化，可用外推法建立超过长期试验数据覆盖时间范围的重检期或有效期。对稳定性数据进行外推的合理性取决于对变化模式的了解程度、数学模型的拟合度和相关支持性数据。

试验药物放行应符合出厂质量标准，质量标准应结合产品自身特点制定，中国药典标准为最低标准。申办者应提供临床试验用批次药物的检测报告，并提交医疗机构伦理委员会，以及用于办理进口药品通关。

关于临床试验药物的包装标签，现行《药物临床试验质量管理规范》中规定：申办者向研究者提供具有易于识别、正确编码并贴有特殊标签的试验药物、标准品、对照药品或安慰剂，并保证质量合格。申办者负责对临床试验用药品作适当的包装与标签，并标明为临床试验专用。在双盲临床试验中，试验药物与对照药品或安慰剂在外形、气味、包装、标签和其他特征上均应一致。

临床试验用药品的标签内容应完整，并符合所在国家或地区的要求，保证药品的可识别、可追溯和正确使用。标签内容包括临床试验信息和临床试验用药品信息。临床试验信息包括：申办者名称、临床试验编号、药物编号、用法用量（或另提供受试者使用说明），并注明“临床试验专用”等。临床试验用药品信息包括：剂型、给药方式、规格、批号、保存条件和有效期等。

二、药物临床试验的申请

申请人完成支持药物临床试验的药学、药理毒理学等研究后，提出药物临床试验申请的，应当按照申报资料要求提交相关研究资料。经形式审查，申报资料符合要求的，予以受理。药品审评中心应当组织药学、医学和其他技术人员对已受理的药物临床试验申请进行审评。对药物临床试验申请应当自受理之日起60日内决定是否同意开展，并通过药品审评中心网站通知申请人审批结果；逾期未通知的，视为同意，申请人可以按照提交的方案开展药物临床试验。申请人拟开展生物等效性试验的，应当按照要求在药品审评中心网站完成生物等效性试验备案后，按照备案的方案开展相关研究工作。申请人获准开展药物临床试验的为药物临床试验申办者。

2017年5月31日至6月1日，国际人用药品注册技术协调会（ICH）2017年第一次会议在加拿大蒙特利尔召开。会议通过了中国国家药品监督管理局的申请，中国成为国际人用药品注册技术协调会正式成员。依据《关于适用国际人用药品注册技术协调会二级指导原则的公告》（2018年第10号），国家药品监督管理局《关于发布<M4：人用药物注册申请通用技术文档（CTD）>模块一文件及CTD中文版的通告》（2019年第17号），标志着中国药品注册申报正式进入CTD时代。

在我国CTD主要适用于新药（包括化药和生物制品）的注册申请过程中需要提交资料的组织架构信息。中药目前仍按原《药品注册管理办法》（局令第28号，2017）附件1要求提供符合要求的申报资料。CTD并非说明需要开展哪些研究，而仅说明对所获得的数据进行呈现的适当格式。

通用技术文档（CTD）可以按五个模块进行组织。模块1为区域性要求，模块2、3、4和5则统一，能够确保这四个模块的格式都能为各监管机构所接受。人用药品注册通用技术文档的组织见表1-3-1、表1-3-2和图1-3-1：

表1-3-1　人用药品注册通用技术文档的组织

模块1：行政管理信息	
1	模块1所提交文件的目录
2	各地区的相关文件（如申请表、处方信息）
模块2：通用技术文档总结	
1	通用技术文档目录（模块2~5）
2	CTD前言
3	质量综述
4	非临床综述
5	临床综述
6	非临床文字总结和列表总结 药理学 药代动力学 毒理学
7	临床总结 生物药剂学研究及相关分析方法 临床药理学研究 临床有效性 临床安全性 参考文献 单项研究摘要
模块3：质量	
1	模块3的目录
2	主体数据
3	参考文献
模块4：非临床试验报告	
1	模块4的目录
2	试验报告
3	参考文献
模块5：临床研究报告	
1	模块5的目录
2	所有临床研究列表
3	临床研究报告
4	参考文献

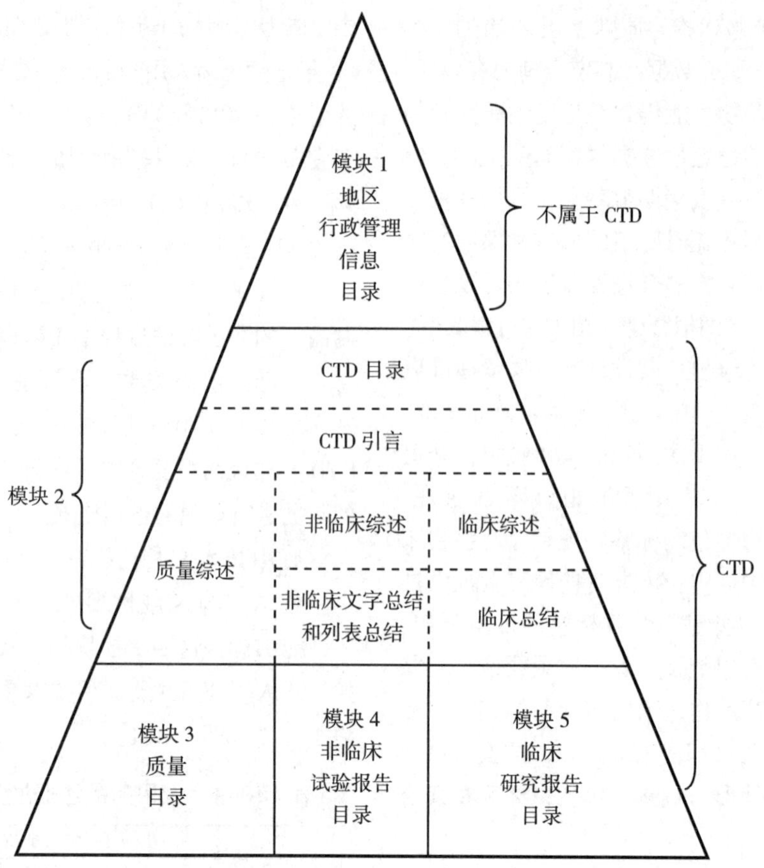

图 1-3-1　ICH CTD 通用技术文档的组织的图示说明

（据：《关于发布 <M4：人用药物注册申请通用技术文档（CTD）> 模块一文件及 CTD 中文版的通告》（2019 年第 17 号），国家药品监督管理局，2019 年 4 月 17 日）

表 1-3-2　中国 CTD 模块一行政文件和药品信息

说明函	主要对于本次申请关键信息的概括与说明
目录	按照不同模块分别提交申报资料目录
申请表	主要包括产品名称、剂型、规格及申请事项等产品基本信息
产品信息相关材料	（1）说明书 （2）包装标签 （3）产品质量标准和生产工艺 / 制造和检定规程 （4）临床试验相关资料（适用于临床试验申请） （5）产品相关证明性文件
申请状态（如适用）	（1）既往批准情况 （2）申请撤回药物临床试验申请 （3）申请重新恢复临床试验 （4）申请撤回尚未批准的上市许可申请、仿制药申请，或补充申请（如有，可提供相关证明文件） （5）申请撤回上市药物 （6）申请撤回批准的申请或注销上市许可批准证明文件
加快审评审批通道申请（如适用）	（1）加快审评审批通道认定申请 （2）加快审评审批通道认定撤回申请 （3）其他加快审评审批通道认定申请
沟通交流会议（如适用）	（1）会议申请 （2）会议背景资料 （3）会议相关信函、会议纪要
临床试验过程管理信息（如适用）	（1）临床试验期间增加新适应证临床试验 （2）变更临床试验方案、重大药学变更、非临床研究重要安全性发现等可能增加受试者安全性风险的
风险管理（如适用）	（1）临床试验期间的风险管理 （2）风险管理计划（RMP）
上市后研究（如适用）	包括Ⅳ期和有特定研究目的的研究等
上市后变更（如适用）	（1）上市后药学变更 （2）上市后说明书信息变更（除适应证、用法用量及给药途径变更外） （3）上市许可持有人变更 （4）上市后其他变更
申请人 / 上市许可持有人证明性文件	（1）申请人资质证明文件 （2）上市许可持有人证明文件（如适用）
小微企业证明文件（如适用）	
申报资料真实性声明	

三、与审评机构的沟通交流

沟通交流，指在药物研发过程中，经申请人提出，由药品审评中心项目管理人员与申请人指定的药品注册专员共同商议，并经药品审评中心适应证团队同意，就现行药物研发与评价指南不能涵盖的关键技术等问题所进行的沟通交流。适用于创新药物、改良型新药、生物类似药、复杂仿制药以及一致性评价品种等研发过程中和注册申请中的沟通交流。沟通交流的形式包括：面对面会议、视频会议、电话会议或书面回复。鼓励申请人与审评机构通过电话会议沟通。

沟通交流会议分为Ⅰ类、Ⅱ类和Ⅲ类会议。

Ⅰ类会议：系指为解决药物临床试验过程中遇到的重大安全性问题和突破性治疗药物研发过程中的重大技术问题而召开的会议。

Ⅱ类会议：系指为药物在研发关键阶段而召开的会议，主要包括下列情形：

（1）新药临床试验申请前会议。为解决首次递交临床试验申请前的重大技术问题，对包括但不限于下述问题进行讨论：现有研究数据是否支持拟开展的临床试验；临床试验受试者风险是否可控等。对新机制新结构药物全球首次申报进行临床试验的，申请人应与审评机构进行沟通，明确申报技术要求。

（2）新药Ⅱ期临床试验结束 / Ⅲ期临床试验启动前会议。为解决Ⅱ期临床试验结束后和关键的Ⅲ期临床试验开展之前的重大技术问题，对包括但不限于下述问题进行讨论：现有研究数据是否充分支持拟开展的Ⅲ期临床试验；对Ⅲ期临床试验方案等进行评估。

（3）新药上市申请前会议。为探讨现有研究数据是否满足新药上市审查所需资料要求，对包括但不限于下述问题进行讨论：现有研究数据是否支持新药上市申请审查所需资料要求。经讨论符合要求，或经补充完善后符合要求的，方可向国家药品监督管理局递交新药上市申请。

（4）风险评估和控制会议。为评估和控制药品上市后风险，在批准新药上市前，对药品上市后风险控制是否充分和可控进行讨论。

Ⅲ类会议：系指除Ⅰ类和Ⅱ类会议之外的其他会议。

符合上述沟通交流条件的，申请人应通过药品审评中心网站“申请人之窗”提交《沟通交流会议申请表》，申请时应注明沟通交流的形式。项目管理人员收到《沟通交流会议申请表》后，在3日内送达适应证团队组长，适应证团队组长与团队成员讨论后在申请后10日内通知项目管理人员是否同意沟通交流。

确定召开沟通交流会议的，项目管理人员在确定后5日内通过“申请人之窗”将会议议程告知申请人，包括会议类型、日期、地点、会议内容，以及药品审评中心拟参会人员等信息。

确定召开沟通交流会议的，Ⅰ类会议一般安排在提出沟通交流后30日内召开，Ⅱ类会议一般安排在提出沟通交流后60日内召开，Ⅲ类会议一般安排在提出沟通交流后75日内召开。沟通交流会议资料见表1–3–3、表1–3–4。

表1–3–3　药物研发基本情况

1	申请人
2	药品名称
3	受理号（如适用）
4	化学名称和结构（中药为处方）
5	拟定适应证（或功能主治）
6	剂型、给药途径和给药方法（用药频率和疗程）
7	药物研发策略，包括药物研发背景资料、药物研发计划、研发过程的简要描述和关键事件、目前研发状态等

表1–3–4　会议资料具体内容

1	会议目的：简要说明
2	会议议程：列出会议议程
3	申请人参会名单：列出参会人员名单，包括职务、工作内容和工作单位。如果申请人拟邀请专家和翻译参会，应一并列出
4	拟开展临床试验方案或草案
5	讨论问题清单：申请人最终确定的问题列表。建议申请人按学科进行分类，包括但不限于从药学、药理毒理学和临床试验方案的设计等方面提出问题，每个问题应该包括简短的研发背景解释和该问题提出的目的
6	支持性数据总结：按学科和问题顺序总结支持性数据。支持性数据总结，应当用数据说明相关研究、结果和结论

沟通交流会议由药品审评中心工作人员主持，依事先确定的会议议程进行。项目管理人员全程参与会议，并记录会议情况。一般情况下，沟通交流会议时间为60~90分钟以内。

会议纪要应按照模板要求撰写，对双方达成一致的，写明共同观点；双方未达成一致的，分别写明各自观点。会议纪要最迟于会议结束后30日内定稿，鼓励当场形成会议纪要。会议纪要由项目管理人员在定稿后2日内上传至沟通交流系统，申请人可通过申请人之窗查阅。会议纪要主要包括会议共识和会议分歧两部分内容，并作为重要文档存档。

四、药物临床试验启动-临床试验登记

对于注册临床试验，除了国家药品监督管理局药品审评中心出具的电子版《临床试验通知书》和各医疗机构伦理委员颁发的伦理审查批件外，申办者应当在开展药物临床试验前在药物临床试验登记与信息公示平台登记药物临床试验方案等信息。药物临床试验期间，申办者应当持续更新相关登记信息，并在药物临床试验结束后登记药物临床试验结果等信息。登记信息在平台进行公示，申办者对药物临床试验登记信息的真实性负责。

为加强药物临床试验监督管理，推进药物临床试验信息公开透明，保护受试者权益与安全，国家药品监督管理局参照世界卫生组织要求和国际惯例于 2013 年建立了“药物临床试验登记与信息公示平台”，实施药物临床试验登记与信息公示。凡获国家药品监督管理局临床试验批件并在我国进行临床试验（含生物等效性试验，PK 试验，Ⅰ、Ⅱ、Ⅲ、Ⅳ期试验等）的，均应登录信息平台（网址：http://www.chinadrugtrials.org.cn/index. html），按要求进行临床试验登记与信息公示。

登记内容包括药物临床试验实施的关键信息以及其他用于社会公示与监督管理的信息，分为对社会公示和仅用于监督管理而不予公示两种性质。一个临床试验对应一个临床试验方案编号，进行相应试验信息登记。对新获得药物临床试验通知书的，申请人须在获批件后 1 个月内完成试验预登记，以获取试验唯一登记号；在第 1 例受试者入组前完成后续信息登记，并首次提交公示。获临床试验通知书一年内未完成首次提交公示的，申请人须提交说明；三年内未完成首次提交公示的，临床试验通知书自行废止。药物临床试验启动后，申请人与研究者应根据相关规范性文件要求与《药物临床试验登记填写指南》，通过信息平台及时完成相关试验信息更新与登记公示，临床试验信息登记内容（参见附录表 1-3-1）。

五、药物临床试验启动-人类遗传资源管理

为了有效保护和合理利用我国人类遗传资源，维护公众健康、国家安全和社会公共利益，国务院于 2019 年 5 月 28 日颁布了《中华人民共和国人类遗传资源管理条例》（国务院令第 717 号）。人类遗传资源包括人类遗传资源材料和人类遗传资源信息。人类遗传资源材料是指含有人体基因组、基因等遗传物质的器官、组织、细胞等遗传材料。人类遗传资源信息是指利用人类遗传资源材料产生的数据等信息资料。

采集我国重要遗传家系、特定地区人类遗传资源或者采集国务院科学技术行政部门规定种类、数量的人类遗传资源的，需经国务院科学技术行政部门批准。

外国组织及外国组织、个人设立或者实际控制的机构（以下称外方单位）需要利用我国人类遗传资源开展科学研究活动的，应当遵守我国法律、行政法规和国家有关规定，并采取与我国科研机构、高等学校、医疗机构、企业（以下称中方单位）合作的方式进行。利用我国人类遗传资源开展国际合作科学研究的，由合作双方共同提出申请，经国务院科学技术行政部门批准。

为获得相关药品和医疗器械在我国上市许可，在临床机构利用我国人类遗传资源开展国际合作临床试验、不涉及人类遗传资源材料出境的，不需要审批。但是，合作双方在开展临床试验前应当将拟使用的人类遗传资源种类、数量及其用途向国务院科学技术行政部门备案。

利用我国人类遗传资源开展国际合作科学研究，或者因其他特殊情况确需将我国人类遗传资源材料运送、邮寄、携带出境的，应当取得国务院科学技术行政部门出具的人类遗传资源材料出境证明，凭人类遗传资源材料出境证明办理海关手续。

将人类遗传资源信息向外国组织、个人及其设立或者实际控制的机构提供或者开放使用的，应当向国务院科学技术行政部门备案并提交信息备份。

（一）中国人类遗传资源采集审批

适用于在中国境内从事的中国人类遗传资源采集活动，包括重要遗传家系、特定地区人类遗传资源和国务院科学技术行政部门规定种类、数量的人类遗传资源的采集活动的规范和管理。所称人类遗传资源包括人类遗传资源材料和人类遗传资源信息。

重要遗传家系是指患有遗传性疾病或具有遗传性特殊体质或生理特征的有血缘关系的群体，患病家系或具有遗传性特殊体质或生理特征成员五人以上，涉及三代。

特定地区人类遗传资源指在隔离或特殊环境下长期生活，并具有特殊体质特征或在生理特征方面有适应性性状发生的人群遗传资源。特定地区不以是否为少数民族聚居区为划分依据。

国务院科学技术行政部门规定的种类是指罕见病、具有显著性差异的特殊体质或生理特征的人群；规定数量是指累积 500 人以上。

表 1–3–5　中国人类遗传资源采集审批申请材料

序号	提交材料名称	原件 / 复印件	份数	纸质 / 电子	要求
1	申请书	原件	1	纸质和电子	网上平台填写后，纸质盖章提交
2	法人资格材料	复印件	1	纸质和电子	法人资格材料包括企业法人营业执照或事业单位法人证书或民办非企业单位登记证书等
3	知情同意书文本	复印件	1	纸质和电子	无
4	伦理审查批件	复印件	1	纸质和电子	无
5	采集方案	复印件	1	纸质和电子	无
6	人类遗传资源管理制度	复印件	1	纸质和电子	无
7	法律法规要求的材料	复印件	1	纸质和电子	纸质盖章

电子版申请材料通过网上平台接收：http://grants.most.gov.cn，纸质版申请材料可通过窗口或邮寄方式接收。申请材料清单见表 1–3–5。中国人类遗传资源采集审批办理流程见图 1–3–2。

科技部在正式受理后 20 个工作日内做出批准或不予批准的决定，因特殊原因无法在规定期限内做出审批决定的，经科技部负责人批准，可以延长 10 个工作日，审批事项不收费。

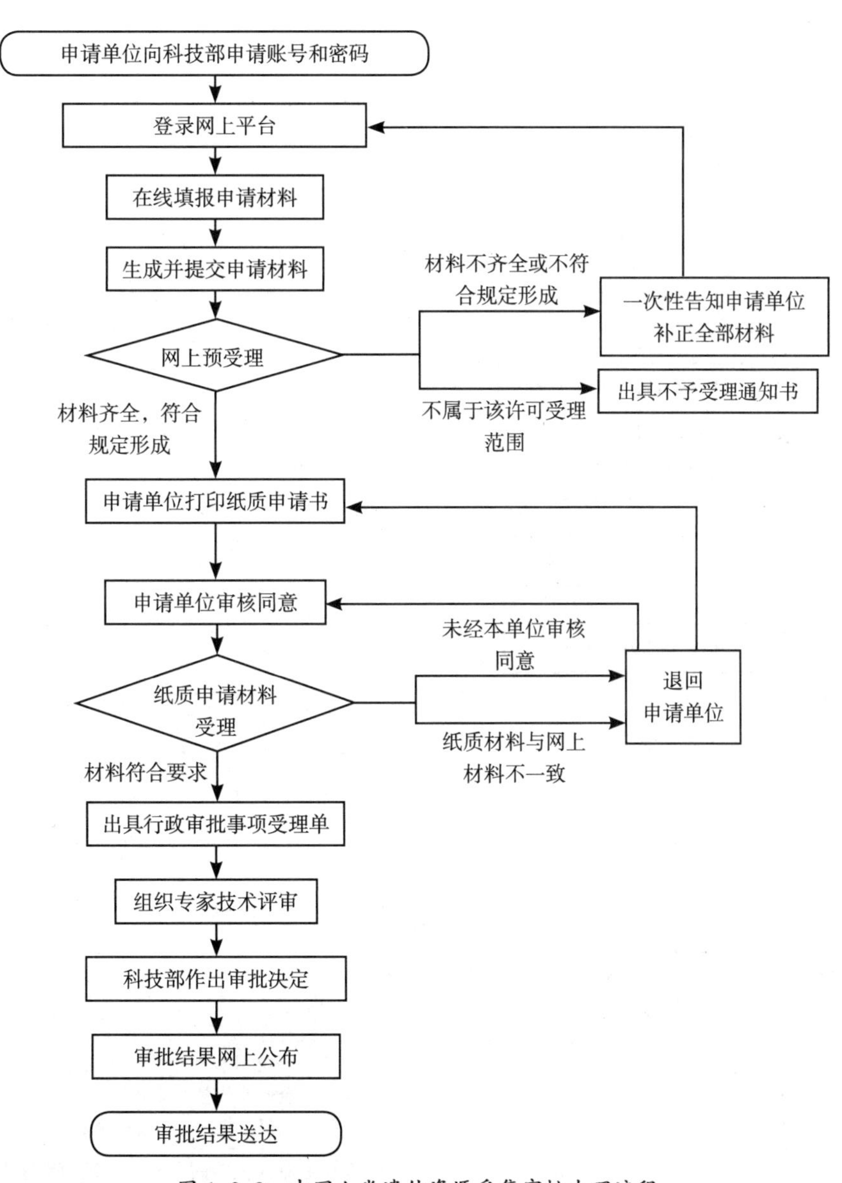

图 1–3–2　中国人类遗传资源采集审批办理流程

（据《中国人类遗传资源采集审批行政许可事项服务指南》，中华人民共和国科技部，2019 年 7 月 1 日）

（二）国际合作科学研究审批

适用于对利用中国人类遗传资源开展国际合作科学研究的规范和管理。办理流程见图 1-3-3。

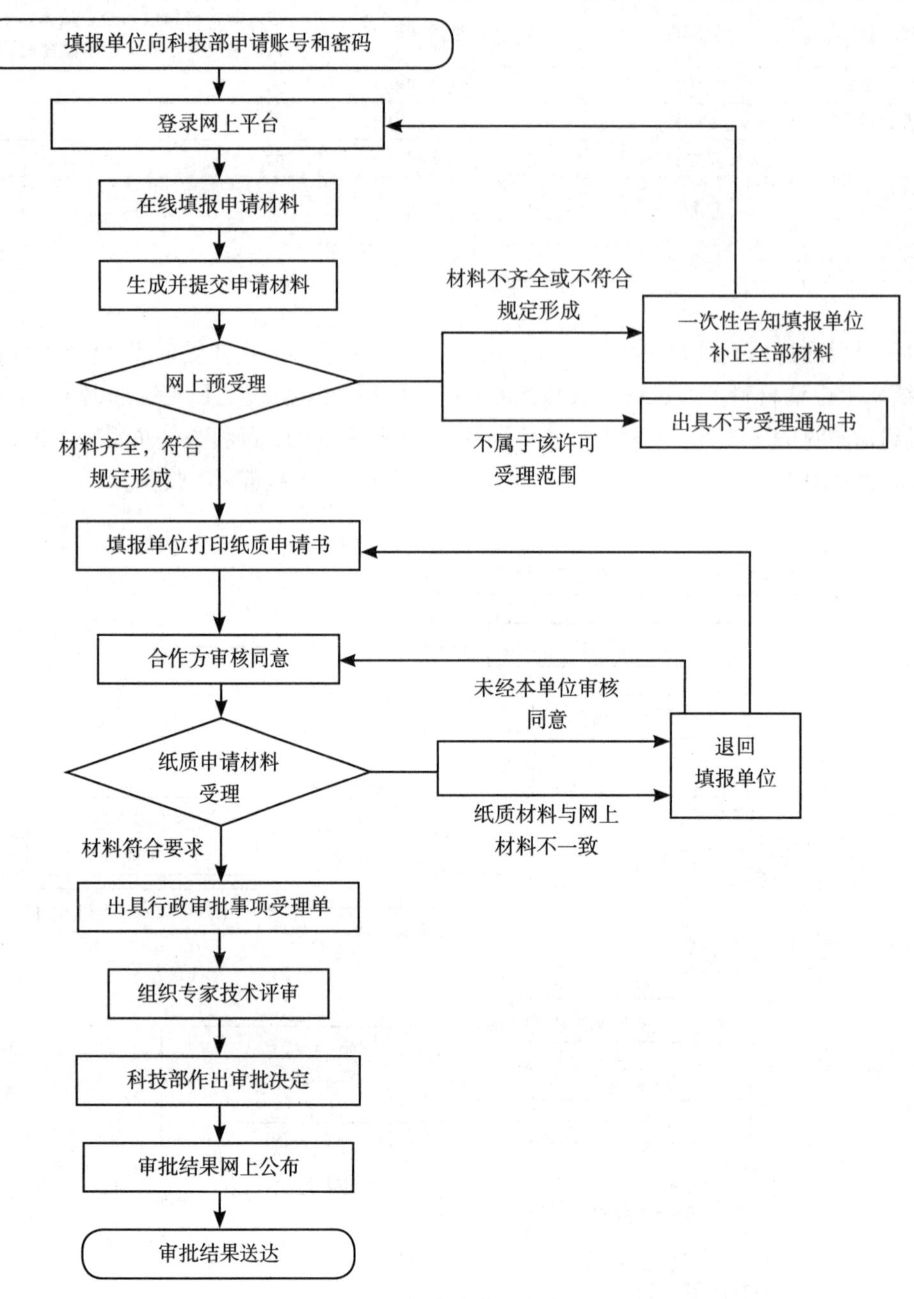

图 1-3-3　国际合作科学研究办理流程

（据《中国人类遗传资源国际合作科学研究审批行政许可事项服务指南》，中华人民共和国科技部，2019 年 7 月 1 日）

表 1-3-6　国际合作科学研究申请材料

序号	提交材料名称	原件 / 复印件	份数	纸质 / 电子	要求
1	申请书	原件	1	纸质和电子	网上申报填写后，纸质盖章提交
2	法人资格材料	复印件	1	纸质和电子	法人资格材料包括企业法人营业执照或事业单位法人证书或民办非企业单位登记证书等 医疗机构仅上传组长单位的材料
3	伦理审查批件	复印件	1	纸质和电子	多中心临床试验的参与医疗机构伦理审查认可或同意的批件可以与组长单位同时提交，也可以在项目获批后提交 外文伦理审查批件应提供对应中文翻译文本

续表

序号	提交材料名称	原件 / 复印件	份数	纸质 / 电子	要求
4	知情同意书文本	复印件	1	纸质和电子	无
5	研究方案	复印件	1	纸质和电子	无
6	国际合作协议文本	复印件	1	纸质和电子	外文协议文本应提供对应中文翻译文本
7	涉及人类遗传资源的采集、转运、检测、销毁等协议文本	复印件	1	纸质和电子	如涉及，应提供
8	临床试验批件、通知书或备案公布材料	复印件	1	纸质和电子	以上市为目的的临床试验，应提供
9	承诺书	原件	1	纸质和电子	纸质盖章。参与医疗机构提供，与伦理审查批件、知情同意文本一并提交
10	法律法规要求的材料	复印件	1	纸质和电子	纸质盖章

电子版申请材料通过网上平台接收：http://grants.most.gov.cn，纸质版申请材料可通过窗口或邮寄方式接收。材料清单见表 1-3-6。

科技部在正式受理后 20 个工作日内做出批准或不予批准的决定，因特殊原因无法在规定期限内做出审批决定的，经科技部负责人批准，可以延长 10 个工作日，审批事项不收费。

对于已获得许可利用中国人类遗传资源开展国际合作涉及变更的，获得变更审批决定前可按照原获批事项开展研究，变更的事项应在获得同意变更审批决定后方可开展。

利用我国人类遗传资源开展国际合作科学研究，合作双方应当在国际合作活动结束后 6 个月内共同向国务院科学技术行政部门提交合作研究情况报告。

（三）国际合作临床试验备案

适用于为获得相关药品和医疗器械在我国上市许可，在临床机构利用我国人类遗传资源开展国际合作临床试验、不涉及人类遗传资源材料出境的。

表 1-3-7　国际合作临床试验备案材料

序号	提交材料名称	资料类型	要求
1	备案信息表	电子	合作单位签章页签字盖章
2	法人资格材料	电子	法人资格材料包括企业法人营业执照或事业单位法人证书或民办非企业单位登记证书等 医疗机构仅上传组长单位的材料
3	知情同意书文本	电子	无
4	伦理审查批件	电子	多中心临床试验的参与合作医疗机构的伦理审查批件可以与组长单位同时提交，也可以在组长单位备案成功后提交 外文伦理审查批件应提供对应中文翻译文本
5	研究方案	电子	无
6	国际合作协议	电子	签字盖章 外文协议应提供对应中文翻译文本
7	临床机构与其委托的检测机构签署的合作协议	电子	协议须明确委托检测的人类遗传资源材料的种类、数量、检测内容、转运方式、剩余样本和数据信息处理方式等 签字盖章。如涉及，应提供 外文协议应提供对应中文翻译文本
8	涉及人类遗传资源的转运等协议文本	电子	如涉及，应提供 外文协议应提供对应中文翻译文本
9	临床试验批件、通知书或备案公布材料	电子	无
10	承诺书	电子	签字盖章，参与医疗机构提供
11	法律法规要求的材料	电子	盖章

备案程序：

1. 登录网上平台（网址：http://grants.most.gov.cn）在线提交备案材料。材料清单见表 1–3–7。

2. 备案材料提交成功，获得备案号后，即可开展国际合作临床试验。

3. 科学技术部将申请人获得的备案情况向社会公布。

4. 临床试验过程中，需要对合作方、研究目的、研究内容、研究方案、合作期限等进行变更的，合作方应当及时终止备案记录、上传总结报告，并根据重大事项变更情况进行重新备案。合作方在获得新的备案号后，即可开展国际合作临床试验。

研究方案变化不涉及人类遗传资源种类、数量、用途变化的或仅涉及合作期限变化的，不需要重新备案，但需在网上平台上传变更说明。

（四）人类遗传资源材料出境审批

适用于对利用中国人类遗传资源开展国际合作科学研究，或者因其他特殊情况确需将中国人类遗传资源材料运送、邮寄、携带出境的规范和管理。每次生物样本出境前办理。办理流程见图 1–3–4。

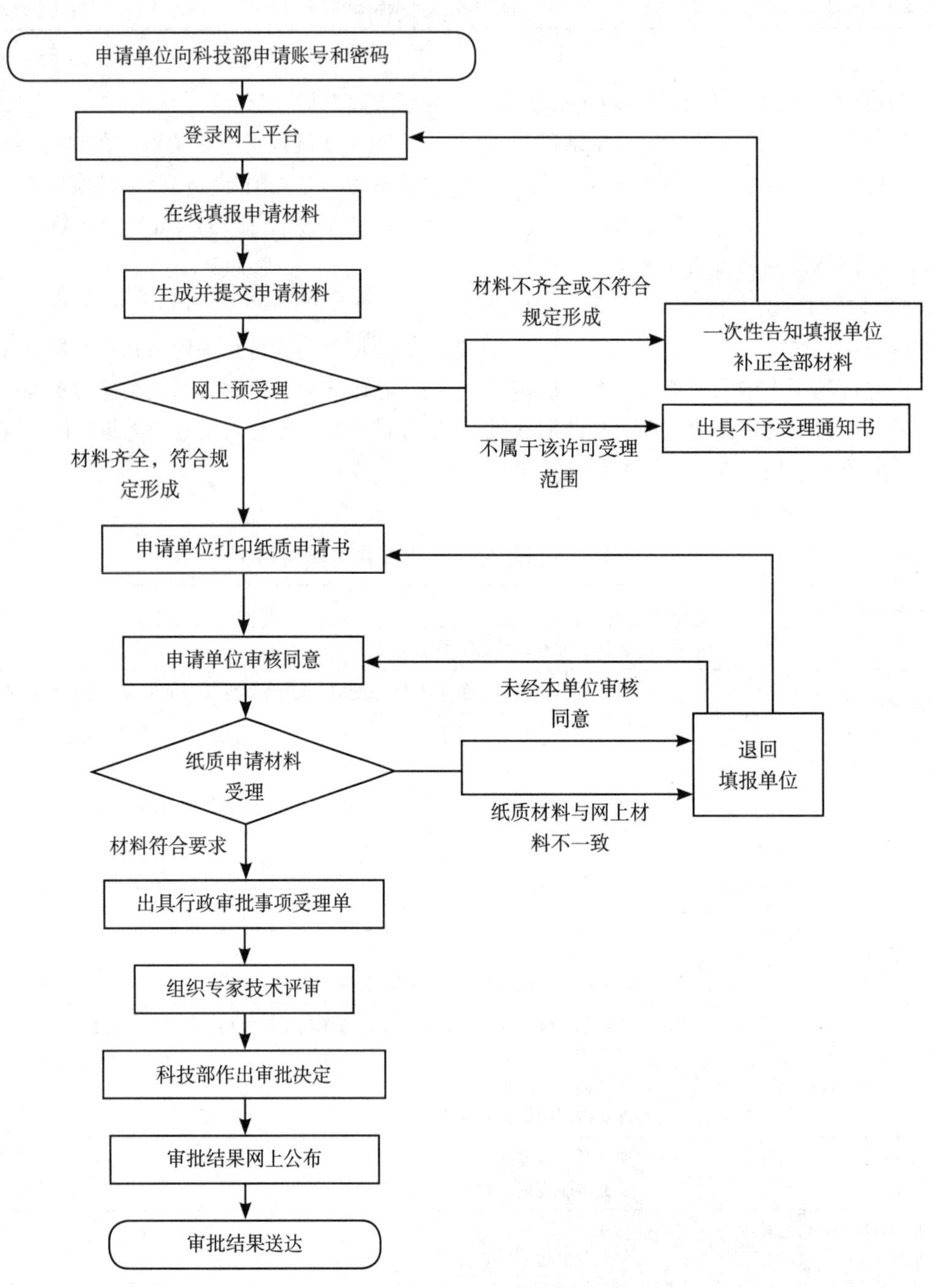

图 1–3–4　人类遗传资源材料出境办理流程

（据《中国人类遗传资源材料出境审批行政许可事项服务指南》，中华人民共和国科技部，2019 年 7 月 1 日）

表 1-3-8 人类遗传资源材料出境申请材料

序号	提交材料名称	原件 / 复印件	份数	纸质 / 电子	要求
1	申请书	原件	1	纸质和电子	网上平台填写后，纸质盖章提交
2	法人资格材料	复印件	1	纸质和电子	法人资格材料包括企业法人营业执照或事业单位法人证书或民办非企业单位登记证书等
3	知情同意书	复印件	1	纸质和电子	无
4	伦理审查批件	复印件	1	纸质和电子	无
5	法律法规要求的材料	复印件	1	纸质和电子	纸质盖章

电子版申请材料通过网上平台接收：http://grants.most.gov.cn，纸质版申请材料可通过窗口或邮寄方式接收。材料清单见表 1-3-8。

科技部在正式受理后 20 个工作日内做出批准或不予批准的决定，因特殊原因无法在规定期限内做出审批决定的，经科技部负责人批准，可以延长 10 个工作日，审批事项不收费。

（五）人类遗传资源信息对外提供或开放使用备案

适用于将人类遗传资源信息向外国组织、个人及其设立或者实际控制的机构提供或开放使用。每次对外提供或开放使用前均需办理备案，申请单位应为中方单位。

利用我国人类遗传资源开展国际合作科学研究产生的人类遗传资源信息，合作双方可以使用。来自临床试验的中国人类遗传资源信息，如果仅在国际合作项目的合作方内流转，则无须开展对外提供备案。合作方是指参与合作的所有中方单位、外方单位。为获得相关药品和医疗器械在我国上市许可的临床试验合作方包括临床试验申办者、医疗机构（组长单位）、合同研究组织、第三方实验室等。

表 1-3-9 人类遗传资源信息对外提供或开放使用备案材料

序号	提交材料名称	资料类型	要求
1	备案信息表	电子	单位签章页签字盖章
2	法人资格材料	电子	法人资格材料包括企业法人营业执照或事业单位法人证书或民办非企业单位登记证书等
3	中国人类遗传资源国际合作科学研究审批决定书	电子	如涉及，应提供
4	法律法规要求的材料	电子	盖章

备案程序：

1. 申请人登录网上平台（网址：202.108.211.75）提交信息备份，并确定备份成功，获得信息备份号。

2. 信息备份成功后，申请人可登录网上平台（网址：https://grants.most.gov.cn）在线提交备案材料，获得备案号。材料清单见表 1-3-9。

3. 申请人获得备案号，即可将人类遗传资源信息向外国组织、个人及其设立或者实际控制的机构提供或开放使用。

六、药物临床试验过程中的变更管理和年度报告

药物临床试验期间，发生药物临床试验方案变更、非临床或者药学的变化或者有新发现的，申办者应当按照规定，参照相关技术指导原则，充分评估对受试者安全的影响。

申办者评估认为不影响受试者安全的，可以直接实施并在研发期间安全性更新报告中报告。可能增加受试者安全性风险的，应当提出补充申请。药品审评中心对补充申请应当自受理之日起六十日内决定是否同意，并通过药品审评中心网站通知申请人审批结果；逾期未通知的，视为同意。申办者发生变更的，由变更后的申办者承担药物临床试验的相关责任和义务。

获准开展药物临床试验的药物拟增加适应证（或者功能主治）以及增加与其他药物联合用药的，申请人应当提出新的药物临床试验申请，经批准后方可开展新的药物临床试验。

申办者应当定期在药品审评中心网站提交研发期间安全性更新报告（DSUR）。研发期间安全性更新报告应当每年提交一次，于药物临床试验获准后每满一年后的两个月内提交。药品审评中心可以根据审查情况，要求申办者调整报告周期。

2019 年 4 月药品审评中心在“申请人之窗”开通了“研发期间安全性相关报告递交”栏目。电子递交栏目开通后，药品审评中心不再接收纸质提交的上述报告。2019 年 11 月，药品审评中心组织起草了《研发期间安全性更新报告要求及管理规定》，对需更新和规定的要求进行了规范性说明，并向社会公开征求意见。

征求意见稿要求，申请人应按照人用药品注册技术要求国际协调会（以下简称“ICH”）E2F《研发期间安全性更新报告》的要求编写 DSUR（见表 1-3-10）。申请人获准开展的药物（包括中药、化药和生物制品）注册申请相关的Ⅰ、Ⅱ、Ⅲ期临床试验、批件中有特别要求的Ⅳ期临床试验、承诺性临床试验、已上市产品需要开展临床试验而申请增加新的人群或新的适应证，以及已上市产品有重大变更或改变需要开展临床试验的（如新剂型、新给药途径、新生产工艺），均应向国家局药品审评中心递交 DSUR。

DSUR 原则上应将药物临床试验在境内获准的或在全球首次获得临床试验许可的日期（即“国际研发诞生日”，以下简称“DIBD”）的月和日，作为年度报告周期的起算日。对于以 DIBD 为基准的 DSUR，首次递交时间应在境内临床试验获准开展时间后的第一个 DIBD 后两个月内完成，后续递交也应以 DIBD 为基准。对于无临床试验许可，以备案形式开展的药物临床试验，申请人可以以首次伦理委员会批准日期为基准，编写和报告 DSUR。

申请人在提交 DSUR 时，应包括以下文件：

（1）说明文件（必要时）。

（2）DSUR 全文及附件。

（3）申请人认为不影响受试者安全的变更与更新的支持性资料。

申请人在编写 DSUR 时，须参照 ICHE2F 指南要求，提供以下“区域特有信息”：

（1）SAR 累计汇总表。

（2）报告周期内境内死亡受试者列表。

（3）报告周期内境内因任何不良事件而退出临床试验的受试者列表。

此外，还需提供：

报告周期内变更 / 更新总结。

表 1-3-10　ICH E2F DSUR 示例

封面页（批准人签字）	
执行概要	
1	前言
2	全球上市批准情况
3	报告周期内因安全性原因而采取的措施
4	安全性参考信息的变更
5	报告周期内正在进行和已完成的临床试验清单
6	估计的累计暴露量
	（1）研发计划中的累计受试者暴露量 （2）上市后用药经验中的患者暴露量
7	行列表及汇总表中的数据
	（1）参考信息 （2）报告周期内的严重不良反应行列表 （3）严重不良事件的累计汇总表
8	报告周期内临床试验中有意义的发现
	（1）已完成的临床试验 （2）正在进行的临床试验 （3）长期随访 （4）试验药的其他治疗应用 （5）与联合治疗相关的新的安全性数据
9	非干预性研究的安全性发现
10	其他临床试验 / 研究的安全性信息
11	上市后的安全性发现
12	非临床数据
13	文献
14	其他 DSUR
15	缺乏疗效
16	区域特有信息
17	最新披露的信息
18	整体安全性评估
	（1）风险评估 （2）获益 – 风险考量
19	重要风险总结
20	结论
附件	
1	研究者手册
2	重要监管要求汇总表
3	正在进行和已完成的临床试验的状态
4	人口统计学数据累计汇总表
5	严重不良反应行列表
6	严重不良事件累计汇总表
7	文献 / 论文摘要

七、药品注册核查

药品注册核查，是指为核实申报资料的真实性、一致性以及药品上市商业化生产条件，检查药品研制的合规性、数据可靠性等，对研制现场和生产现场开展的核查活动，以及必要时对药品注册申请所涉及的化学原料药、辅料及直接接触药品的包装材料和容器生产企业、供应商或者其他受托机构开展的延伸检查活动。

药品审评中心根据药物创新程度、药物研究机构既往接受核查情况等，基于风险决定是否开展药品注册研制现场核查。药品审评中心决定启动药品注册研制现场核查的，通知药品核查中心在审评期间组织实施核查，同时告知申请人。药品核查中心应当在规定时限内完成现场核查，并将核查情况、核查结论等相关材料反馈给药品审评中心进行综合审评。

药品注册申请受理后，药品审评中心应当在受理后 40 日内进行初步审查，需要药品注册生产现场核查的，通知药品核查中心组织核查，提供核查所需的相关材料，同时告知申请人以及申请人或者生产企业所在地省、自治区、直辖市药品监督管理部门。药品核查中心原则上应当在审评时限届满 40 日前完成核查工作，并将核查情况、核查结果等相关材料反馈至药品审评中心。

药品审评中心在审评过程中，发现申报资料真实性存疑或者有明确线索举报等，需要现场检查核实的，应当启动有因检查，必要时进行抽样检验。现场核查要点见附录表 1-3-2。

八、药品上市许可的申请

申请人在完成支持药品上市注册的药学、药理毒理学和药物临床试验等研究，确定质量标准，完成商业规模生产工艺验证，并做好接受药品注册核查检验的准备后，提出药品上市许可申请。与临床试验申请相同，按照 ICH CTD 资料要求提交相关研究资料。经对申报资料进行形式审查，符合要求的，予以受理。

符合以下情形之一的，可以直接提出非处方药上市许可申请：

（1）境内已有相同活性成分、适应证（或者功能主治）、剂型、规格的非处方药上市的药品。

（2）经国家药品监督管理局确定的非处方药改变剂型或者规格，但不改变适应证（或者功能主治）、给药剂量以及给药途径的药品。

（3）使用国家药品监督管理局确定的非处方药的活性成分组成的新的复方制剂。

（4）其他直接申报非处方药上市许可的情形。

申报药品拟使用的药品通用名称，未列入国家药品标准或者药品注册标准的，申请人应当在提出药品上市许可申请时同时提出通用名称核准申请。药品上市许可申请受理后，通用名称核准相关资料转药典委，药典委核准后反馈给药品审评中心。

申报药品拟使用的药品通用名称，已列入国家药品标准或者药品注册标准，药品审评中心在审评过程中认为需要核准药品通用名称的，应当通知药典委核准通用名称并提供相关资料，药典委核准后反馈给药品审评中心。药典委在核准药品通用名称时，应当与申请人做好沟通交流，并将核准结果告知申请人。

药品审评中心应当组织药学、医学和其他技术人员，按要求对已受理的药品上市许可申请进行审评。审评过程中基于风险启动药品注册核查、检验，相关技术机构应当在规定时限内完成核查、检验工作。

药品审评中心根据药品注册申报资料、核查结果、检验结果等，对药品的安全性、有效性和质量可控性等进行综合审评，非处方药还应当转药品评价中心进行非处方药适宜性审查。

药品上市申请审评时限，按照以下规定执行：

- 药品上市许可申请审评时限为 200 日，其中优先审评审批程序的审评时限为 130 日，临床急需境外已上市罕见病用药优先审评审批程序的审评时限为 70 日；
- 药品通用名称核准时限为 30 日；
- 非处方药适宜性审核时限为 30 日。

药品注册核查时限，按照以下规定执行：

（1）药品审评中心应当在药品注册申请受理后 40 日内通知药品核查中心启动核查，并同时通知申请人。

（2）药品核查中心原则上在审评时限届满 40 日前完成药品注册生产现场核查，并将核查情况、核查结果等相关材料反馈至药品审评中心。

药品注册检验时限，按照以下规定执行：

（1）样品检验时限为 60 日，样品检验和标准复核同时进行的时限为 90 日；

（2）药品注册检验过程中补充资料时限为 30 日；

（3）药品检验机构原则上在审评时限届满 40 日前完成药品注册检验相关工作，并将药品标准复核意见和检验报告反馈至药品审评中心。

综合审评结论通过的，批准药品上市，审批决定应当在 20 日内做出，发给药品注册证书。综合审评结论不通过的，做出不予批准决定。药品注册证书载明药品批准文号、持有人、生产企业等信息。非处方药的药品注册证书还应当注明非处方药类别。

经核准的药品生产工艺、质量标准、说明书和标签作为药品注册证书的附件一并发给申请人，必要时还应当附药品上市后研究要求。上述信息纳入药品品种档案，并根据上市后变更情况及时更新。

药品批准上市后，持有人应当按照国家药品监督管理局核准的生产工艺和质量标准生产药品，并按照药品生产质量管理规范要求进行细化和实施。

上市许可申请审评期间，发生可能影响药品安全性、有效性和质量可控性的重大变更的，申请人应当撤回原注册申请，补充研究后重新申报。申请人名称变更、注册地址名称变更等不涉及技术审评内容的，应当及时书面告知药品审评中心并提交相关证明性资料。

参考文献

[1] 中华人民共和国药品管理法（中华人民共和国主席令第三十一号）[EB/OL]. http://lawdb.cncourt.org/show.php？ fid=152096，2019-08-27.

[2] 国家药品监督管理局. 关于发布《M4：人用药物注册申请通用技术文档（CTD）》模块一文件及CTD中文版的通告（2019年第17号）[Z].

[3] 国家药品监督管理局. 关于发布药物研发与技术审评沟通交流管理办法的公告（2018年第74号）[Z].

[4] 中华人民共和国国务院. 中华人民共和国人类遗传资源管理条例（国务院令第717号）[EB/OL] http://www.gov.cn/zhengce/content/2019-06/10/content_5398829.htm，2019-5-28.

[5] 中华人民共和国科技部. 中国人类遗传资源采集审批行政许可事项服务指南[EB/OL]. http://www.most.gov.cn，2019-7-1.

[6] 药品审评中心. 关于公开征求ICH M8（eCTD）相关文件和ICH E2F示例中文翻译稿意见的通知[EB/OL]. http://www.cde.org.cn，2019-3-13.

[7] 原国家食品药品监督管理总局. 关于发布药物临床试验数据现场核查要点的公告（2015年第228号）[Z].

（李　军　蒋　鑫）

第二篇

药物临床试验的科学方法

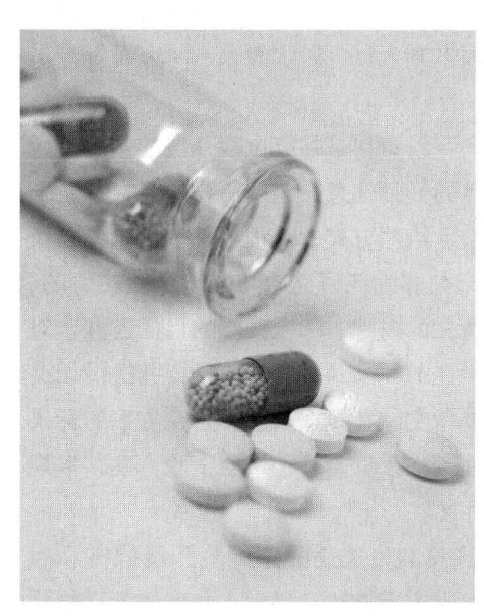

第一章　药物临床试验方案与试验设计

药物临床试验方案是临床试验的核心，是确认医药产品安全性和有效性的线路图，也是伦理委员会和监管机构审评审批的依据。科学、严谨、详细的临床试验方案是临床试验质量保证的基础。

根据2020年发布的《临床试验质量管理规范》明确临床试验方案通常包括基本信息、研究背景资料、试验目的、试验设计、实施方式（方法、内容、步骤）等内容。

基本信息一般为方案的标题页和签字页，包括试验方案标题、编号、版本号、日期以及申办者信息、参研单位信息等，基本信息通常还应提供申办者授权签署的修改方案人员、医学专家、研究者等人员信息。

试验方案的背景资料是临床试验开展的基础，应提供试验用药品的详细信息，包括药物的名称、给药途径、给药剂量、给药方式、疗程等基本信息，以及试验药物的临床与非临床研究中与临床试验相关的、具有潜在临床意义的发现、临床试验的目标人群、对受试者已知和潜在的风险和获益等信息，并提供相关的研究资料、参考文献和数据来源。研究方案的背景信息中还需要强调临床试验是否按照试验方案、本规范及法律法规开展。

药物临床试验的目的是临床试验开展的核心和方向，应在方案中详细描述。科学、合理和可靠的临床试验设计是保证试验质量的关键。在试验方案设计中，应明确描述临床试验的主要和次要评价终点、对照组的选择和理由、试验设计的描述（如双盲、安慰剂对照、平行组设计）、减少或者控制偏移所采取的措施、盲底保存和揭盲程序等，明确可作为源数据记录在病例报告表中的试验数据；试验设计中还应包括受试者治疗方法、试验用药品的给药剂量、给药方案，受试者参与临床试验的预期时长和具体安排，受试者、部分临床试验及全部临床试验的暂停和终止标准；对于试验用药品，试验设计中还应包括试验用药品的剂型、包装、标签，试验用药品管理流程等信息。为明确试验方案的实施过程，试验设计中应加入临床研究的流程图，以直观、清晰的方式体现研究的设计、流程和不同的研究阶段。

药物临床试验方案中通常包括临床和实验室检查的项目和内容，并应明确受试者入选、排除标准，以及受试者退出临床试验的标准和程序。受试者的治疗方法，应包括受试者在试验各组应用的所有试验用药品名称、给药剂量、给药方案和治疗时间以及随访期限，规定受试者在临床试验前和试验过程中允许使用的合并用药（包括急救治疗用药）或治疗、禁止使用的药物或者治疗，明确评价受试者依从性的方法。药物临床试验方案应制定明确的访视和随访计划，包括临床试验期间、临床试验终点、不良事件评估及试验结束后的随访和医疗处理。药物临床试验方案中，应详细描述有效性评价指标和安全性评价指标、记录、分析方法和时间，确定不良事件和伴随疾病记录和报告程序、不良事件随访方式与期限。

科学合理的统计分析方法是临床研究结果质量保证的前提。统计分析方法中，应明确试验所需的样本量，并根据前期试验或文献数据说明理由，说明显著性水平和主要评价指标的统计假设，规定缺失数据、未用数据和不合逻辑数据的处理方法，确定偏离原定统计分析计划的修改程序，明确定义统计分析的受试者数据集。

药物临床试验方案应包括实施临床试验的质量控制和质量保证，试验相关的伦理学问题的考虑，试验数据的采集与管理流程、数据管理与采集所使用的系统、数据管理各步骤及任务，以及数据管理的质量保障措施。如果合同或者协议没有规定，试验方案中应包括临床试验相关的直接查阅源文件、数据处理和记录保存、财务和保险。

第一节　药物临床试验方案的框架及 *SPIRIT* 声明

一、药物临床试验方案的框架

目前，可供国内临床试验申办者参考的临床试验方案模板尚有欠缺。2017年5月2日，FDA和NIH联合发布适用于研究者准备IND或IDE的Ⅱ、Ⅲ期临床试验方案模板的最终版本，该模板由 NIH、FDA、非营利组织 Trans Celerate Biopharma 三方合作推出。该模板旨在 ICH E6 的框架下，指导申办者高质量、高效率地撰写临床试验方案。这一举措将有助于提高临床试验的效率，进一步帮助 IRB 和 FDA 进行有效和快速的审查。但这个模板并不是强制性的指导意见，研究人员可以参照模板内容进行调整。

按照该方案模板的要求，临床试验方案首页应提供方案标题、编号、主要研究者信息等，还必须承诺该方案得到伦理委员会的批准，方可在研究机构实施。如果对临床试验方案进行了修正，则须在首页注明其内容修改的摘要。

该方案模板的具体信息如下：

Table of Contents/ 目录

STATEMENT OF COMPLIANCE/ 合规声明

1. PROTOCOL SUMMARY/ 方案总结
    - 1.1 Synopsis/ 概要
    - 1.2 Schema/ 方案流程图
    - 1.3 Schedule of Activities（SoA）/ 方案日程表
2. INTRODUCTION/ 引言
    - 2.1 Study Rationale/ 方案的合理性
    - 2.2 Background/ 背景
    - 2.3 Risk/Benefit Assessment/ 风险 / 获益评估
        - 2.3.1 Known Potential Risks/ 已知潜在风险
        - 2.3.2 Known Potential Benefits/ 已知潜在获益
        - 2.3.3 Assessment of Potential Risks and Benefits/ 潜在风险和获益的评估
3. OBJECTIVES AND ENDPOINTS/ 目的和终点
4. STUDY DESIGN/ 方案设计
    - 4.1 Overall Design/ 总体设计
    - 4.2 Scientific Rationale for Study Design/ 方案设计的科学合理性
    - 4.3 Justification for Dose/ 剂量选择依据
    - 4.4 End of Study Definition/ 临床试验结束的定义
5. STUDY POPULATION/ 受试人群
    - 5.1 Inclusion Criteria/ 入选标准
    - 5.2 Exclusion Criteria/ 排除标准
    - 5.3 Lifestyle Considerations/ 生活方式的关注
    - 5.4 Screen Failures/ 筛选失败
    - 5.5 Strategies for Recruitment and Retention/ 招募和保留策略
6. STUDY INTERVENTION/ 研究干预
    - 6.1 Study Intervention(s) Administration/ 干预管理
        - 6.1.1 Study Intervention Description/ 干预描述
        - 6.1.2 Dosing and Administration/ 剂量和给药方式
    - 6.2 Preparation/Handling/Storage/Accountability/ 准备 / 处理 / 贮存 / 职责
        - 6.2.1 Acquisition and accountability/ 购置和问责
        - 6.2.2 Formulation，Appearance，Packaging，and Labeling/ 剂型，外观，包装和标签
        - 6.2.3 Product Storage and Stability/ 产品贮存和稳定性
        - 6.2.4 Preparation/ 准备
    - 6.3 Measures to Minimize Bias：Randomization and Blinding/ 减小偏差的方法：随机化和盲法
    - 6.4 Study Intervention Compliance/ 干预依从性
    - 6.5 Concomitant Therapy/ 合并治疗
        - 6.5.1 Rescue Medicine/ 补救治疗
7. STUDY INTERVENTION DISCONTINUATION AND PARTICIPANT DISCONTINUATION/ WITHDRAWAL/ 受试者中止 / 退出
    - 7.1 Discontinuation of Study Intervention/ 中止
    - 7.2 Participant Discontinuation/Withdrawal from the Study/ 中止 / 退出
    - 7.3 Lost to Follow-Up/ 失访
8. STUDY ASSESSMENTS AND PROCEDURES/ 临床方案的评估与程序
    - 8.1 Efficacy Assessments/ 有效性的评估
    - 8.2 Safety and Other Assessments/ 安全性和其他评估
    - 8.3 Adverse Events and Serious Adverse Events/ 不良事件和严重不良事件
        - 8.3.1 Definition of Adverse Events（AE）/ 不良事件的定义
        - 8.3.2 Definition of Serious Adverse Events（SAE）/ 严重不良事件的定义
        - 8.3.3 Classification of an Adverse Event/ 不良事件分类
        - 8.3.4 Time Period and Frequency for Event Assessment and Follow-Up/ 不良事件评估和随访时间表
        - 8.3.5 Adverse Event Reporting/ 不良事件报告
        - 8.3.6 Serious Adverse Event Reporting/ 严重不良事件报告
        - 8.3.7 Reporting Events to Participants/ 向受试者报告事件
        - 8.3.8 Events of Special Interest/ 特殊利益
        - 8.3.9 Reporting of Pregnancy/ 妊娠报告

8.4 Unanticipated Problems/ 非预期事件

8.4.1 Definition of Unanticipated Problems (UP) / 非预期事件的定义

8.4.2 Unanticipated Problem Reporting/ 非预期事件的报告

8.4.3 Reporting Unanticipated Problems to Participants/ 向受试者报告非预期事件

9. STATISTICAL CONSIDERATIONS/ 统计学考虑

9.1 Statistical Hypotheses/ 统计学假设

9.2 Sample Size Determination/ 样本量估算

9.3 Populations for Analyses/ 人群分析

9.4 Statistical Analyses/ 统计学分析

9.4.1 General Approach/ 统计方法

9.4.2 Analysis of the Primary Efficacy Endpoint(s)/ 主要有效性终点分析

9.4.3 Analysis of the Secondary Endpoint(s)/ 次要终点分析

9.4.4 Safety Analyses/ 安全性分析

9.4.5 Baseline Descriptive Statistics/ 基线统计

9.4.6 Planned Interim Analyses/ 计划的中期分析

9.4.7 Sub-Group Analyses/ 亚组分析

9.4.8 Tabulation of Individual participant Data/ 各受试者的数据列表

9.4.9 Exploratory Analyses/ 探索性分析

10. SUPPORTING DOCUMENTATION AND OPERATIONAL CONSIDERATIONS/ 支持文件和操作考虑

10.1 Regulatory, Ethical, and Study Oversight Considerations/ 法规，伦理和研究监管考虑

10.1.1 Informed Consent Process/ 知情同意过程

10.1.2 Study Discontinuation and Closure/ 临床方案中止和终止

10.1.3 Confidentiality and Privacy/ 保密和隐私

10.1.4 Future Use of Stored Specimens and Data/ 样本和数据的未来使用

10.1.5 Key Roles and Study Governance/ 关键的研究管理

10.1.6 Safety Oversight/ 安全性监督

10.1.7 Clinical Monitoring/ 临床试验监查

10.1.8 Quality Assurance and Quality Control/ 质量保证与质量控制

10.1.9 Data Handling and Record Keeping/ 数据处理与记录保存

10.1.10 Protocol Deviations/ 方案违背

10.1.11 Publication and Data Sharing Policy/ 发表和数据共享政策

10.1.12 Conflict of Interest Policy/ 利益冲突政策

10.2 Additional Considerations/ 其他考虑

10.3 Abbreviations/ 缩略语

10.4 Protocol Amendment History/ 方案修订记录

11. REFERENCES/ 参考文献

该模板的内容非常详尽，基本涵盖或超出国际药企所使用的主流方案模板。由于 NIH 资助的原因，模板中有很多 NIH 特殊的要求。此外，该模板的目标使用人群主要是临床研究者。模板整体的结构 / 体例与国际主流药企 /CRO 略有不同，结构和体例其实是对于一个产品临床研究策略的科学性思维过程，并无优劣之分。

FDA 认为该模板也可以用于其他的 IND 和 IDE 研究方案的开发，但考虑到制定该模板的初衷是面向临床研究者，也就是说，主要受众是缺乏方案撰写经验的人员。而且，除了 ICH E6 的合规，该模板增加了很多 NIH 要求的内容。因此，对于方案撰写 SOP 完善、撰写模式成熟，且研究人员撰写经验丰富的企业，直接引用该模板意义不大，但可以参考该模板对现有模板进行修订使之在合规方面更加符合 FDA 要求。

二、SPIRIT 2013 声明介绍

SPIRIT 2013 声明全称是：Standard Protocol Items：Recommendations for Interventional Trial 2013，顾名思义是适用于干预试验标准方案的推荐条目。其中包括了 33 个条目。SPIRIT 2013 是 2007 年启动的 SPIRIT 国际合作项目，是广泛咨询了 100 多位临床研究利益相关方专家后形成的，共包含 33 个条目。条目 1~5 为管理信息，条目 6~8 为介绍，条目 9~23 为方法，条目 24~31 为伦理和宣传，条目 32~33 为附录。

根据 SPIRIT2013 声明的定义，研究方案是一份提供了足够细节的文件，旨在让人理解研究项目的研究背景、理念、目的、研究人群、干预措施、方法、统计分析、伦理考虑、传播计划、研究的形成管理等；同时了解研究方法和实施中关键方面的可重复性；以及为伦理学批准到试验结果推广过程中对试验科学性和伦理学严谨性的评价提供依据。

从目前 SPIRIT 2013 声明的条目看来，SPIRIT 2013 声明应该最适用于随机对照试验方案。但是，对那些非随机的干预性研究也同样可以参考 SPIRIT

2013声明的条目选择合适的条目对研究设计方案进行阐述，方便读者了解研究的整体设计。

尽管每项研究都需要制定研究方案，但试验方案的准确定义在个体研究者及其他利益相关者间存在显著差异。对于SPIRIT倡导者而言，试验方案为一个文件，该文件提供了详细信息，有助于相关人员了解试验的背景、原理、目的、研究人群、干预措施、方法、统计学分析、伦理学因素、推广计划和给药方案，有助于理解试验方法和实施的主要应用，有助于了解相关人员对试验科学性和伦理严谨性标准的评估，这些标准涉及了从试验获得伦理批准至研究结果推广的全过程。

试验方案不仅仅为一个条款列表。它还是一个连贯性的文件，提供了恰当的内容和说明，有助于充分理解试验的纲要。例如，一项复杂的干预措施的描述需要包括培训材料和图表，以供其他具有相关专业知识的人员使用。

应该提交完整的试验方案，以获得伦理审查委员会或研究伦理委员会批准。建议试验研究者或申办者在提交试验方案前，在方案中附上SPIRIT清单条款。如果某些条款的详细内容还未定案，应该在方案中予以说明，并且需要根据进展更新这些条款。

试验方案为一“活”文件，在试验过程中常常需要对其进行修订。试验研究者和申办者应该遵循经伦理审查委员会批准的方案和最新的修订案。重要的方案修订案应该向伦理审查委员会和试验注册机构报告，因为这些内容将会在试验报告中显示或被描述。

第二节　药物临床试验方案设计要点

临床试验旨在确定某种干预措施（包括药物、手术、心理、矫正疗法等，或兼而有之）是否与疾病的自然史相关，是否能够提高某项有效治疗方法的疗效，或与其他治疗方式相比有哪些不可接受的不良反应等，可分为药物和医疗器械临床试验。开展临床试验，临床试验方案是不可或缺的关键点，涉及医学、伦理、统计和试验管理4个方面。临床试验方案是叙述临床试验背景、理论基础、目的、试验设计、方法和组织，包括统计学分析、试验执行和完成条件的书面文件，科学、详尽、清晰的试验方案是保证临床试验取得成功并保证其科学性、可靠性、准确性的重要依据。因此，设计一份合适的临床试验方案在开展临床试验的过程中至关重要。

临床试验方案设计的每一个步骤不仅需要满足方案的专业性和可操作性，还必须符合《赫尔辛基宣言》原则和相关法规的要求，如《药物临床试验质量管理规范》《医疗器械临床试验质量管理规范》，两者对试验方案需要包含的内容也进行了规定。尽管随着NMPA对各类指南和指导原则的颁布和不断更新，临床试验方案的设计质量和规范有了很大程度的提高，但因为缺乏对每项条目内容进行具体的解释及限定，在实际开展临床试验方案设计的过程中仍然存在一些值得关注的问题。

一、药物临床试验的设计原则

（一）临床试验设计的基本目标

“临床试验的目的是测量评估处理（药物/手术/任何其他治疗）在人类身上实施的效应（有效性/安全性）。具体到临床试验的目标，我们可以分成两个，一是评估处理在参加试验的受试者身上的效应，第二，也是我们真正关心的，是预测未来在其他未参加试验的人身上的效应”（Stephen Senn，Statistical Issues in Drug Development，2004）。

由此也涉及了临床试验的统计学基本概念——统计推断：即由有限的样本人群的分析推断出全集人群的方法。临床试验作为抽样研究，围绕研究的目的，对整体进行有代表性的抽样的受试者中，进行科学的设计，选择合适的终点与测量时间点，设置合理的统计假设，随机化与盲法，选择可比的对照组，计算合适的样本量，进行必要的重复测量，使用与之相应的统计方法，从而推断药物的有效性与安全性。以上任何一点的设计因素不当都将可能导致试验失败。试验设计必须应用统计学原理，结合临床知识，对设计的相关因素进行合理有效地规划，从而最大限度地控制试验误差，提高试验质量，确保结果的科学性，控制受试者在风险中的暴露，以最小的成本和最快的时间，科学的评估有希望进入市场的药物的风险与收益，寻找研究效能与社会成本之间的平衡。

围绕随机与盲法、对照、重复等设计的技术与方法，本章以及之后的相关章节，将展开从统计学角度对临床试验的设计与分析的阐释。

（二）临床试验设计的指导原则

ICH于1990年4月由欧共体、美国和日本三方政府药品注册部门和制药工业协会共同发起成立，旨在药品注册技术领域协调建立关于药品质量、安全性和有效性等共同国际技术标准和规范，从而减少药品研发和上市成本，推动创新药品及早用于治疗患者。ICH（国际人用药品注册技术协调会）于1998年发布了《临床试验的统计学指导原则》（E9.Statistical Principles for Clinical Trials）。我国在2005年由原国家食品药品监督管理局发布了《化学药品和生物制品临床试验的生物统计学技术指导原则》，2016年发布了《药物临床试验的生物统计学指导原则》。2017年6月19日，原国家食品药品监督管理总局与ICH宣布，原国家食药监总局以成员身份加入ICH。原国家食药监总局加入ICH将是中国药品注册技术领域发展的一个里程碑。意味着在业界通行的ICH标准成为中国医药研发的官方金标准，其中的《临床试验的统计学指导原则》（E9.Statistical Principles for Clinical Trials）也即成为统计角度临床方案设计与分析的同行准则。本章内容主要参考的指导原则为ICH E9《临床试验的统计学指导原则》与ICH E10《临床试验中对照组的选择和相关问题》。

（三）临床试验整体上需考虑的问题

生物统计师与其他临床试验专业人员合作，在试验中贯彻统计学原理。在试验设计中，参与试验方案的制订和修订，根据试验方案确定样本量，制订盲法和随机化实施方案，指定设计相应的统计分析方法，同时也参与病例报告表的设计和数据管理。

在本章以下的陈述和后面章节从统计角度对临床试验的描述中，大多数原则涉及最小化的偏倚与最大化精度。偏倚的最直接的解释是由于试验设计、实施、测量、分析和结果的解释等因素造成估计值与真实值偏离的趋势。相应地从这些角度，偏倚应该尽量被识别并且避免。举例来说，在多中心试验中，试验组被集中分配到具有更好医疗条件和试验实施质量更好的中心，就可能会导致假阳性的结果：使得试验组比对照组的差异由于中心的实施能力的差异带来了系统性偏倚。又比如在分析集的定义过程中，将试验结果难于解释的受试者从首要分析集中剔除，从而令我们错失捕捉药物效用的未知真实信息。消除偏倚的方法中最重要的就是随机化和盲法。随机化和盲法的技术将在后面的章节中做详细阐述。

1. 从假设检验的角度看试验的类型

从假设检验的角度考虑，临床试验按照其目的大体可分为探索性试验（exploratory trials）和确证性试验（confirmatory trials）。

假设检验抛出明确的零假设，例如：

H_0：当前试验的统计量不能证明A药物比B药物具有更好的降低1型糖尿病患者糖化血红蛋白的能力。

与之对应的是备择假设：

H_1：A药物相比B药物具有更好的降低1型糖尿病患者糖化血红蛋白的能力。

假设检验必须直接围绕试验的主要目的并且事先确定，在试验完成后进行检验。围绕假设检验，相应的试验把握度，第一类错误的控制，必须明确说明。也即在试验结束后，统计量可以依据参数的设置，回答假设检验提出的问题。

（1）确证性试验：确证性试验是一种事先提出与试验目的直接有关的假设，并在试验完成后对假设进行检验的随机对照临床试验。确证性试验包括几乎所有的Ⅲ期临床试验，大多数Ⅳ期试验以及晚期Ⅱ期试验。确证性试验能够提供药物有效性和安全性的有力证据。

（2）探索性试验：探索性试验的概念与确证性试验相对，主要目的在于对研究的药物的属性进行探索性的分析，虽然也会进行假设检验，但由于其目的并不是作为疗效的正式依据，更多的目的在于采集药物在临床中的效应与安全的信息。探索性试验常用于早期Ⅱ期试验。本质上药物研发早期以探索性试验为主，例如新药临床研究早期的药代动力学试验、剂量爬坡试验、新药作用机制试验等也归为探索性试验。

虽然探索性试验并不成为药效的确证，但是探索性试验正是确证性试验的必要性与设计的基础。探索性试验也必须具有明确的试验目的。目前在上市后研究者发起的试验中也多采用探索性试验，以探索新的用法与应用范围。

值得注意的是一个试验往往同时具有探索和确证两个方面，试验方案必须明确区分这两方面的内容。在确证性试验中也允许加入探索性的分析，而探索性试验中也会有一系列的假设检验。试验的首要研究目的应该作为定义试验性质的参考。而确证性试验必须对提出的有关安全性和有效性的每一个关键性问题给予充分的回答。

2. 人群选择

临床试验受试者的招募受到患者意愿、试验条件、历史阶段、研究者与研究中心的影响，受试者不可能是研究总体的随机样本，而仅是有限的亚组样本。尽管如此，在试验设计中我们依然要尽可能消除局限因素带来的影响，在设计与结果解释时充分考虑选取样本对研究总体的代表性。

3. 指标的类型与选择

（1）主要指标：主要指标又称主要终点，在确定临床首要目标之后最重要的就是确定与之相对应的最可信与可及的临床变量。主要终点的属性由主要研究目标（primary objective）决定。主要研究目标是有效性时，主要终点就是有效性终点。主要研究目标是安全性时，主要终点就是安全性终点。主要指标用来估算试验所需要样本量，一般来说只有一个。主要指标需要选择业内承认的成熟的经过验证的指标。

（2）次要指标：次要指标可以是与次要研究目的有关，或者是主要指标的支持性指标。次要指标也应该是明确的，并且在选择时有明确的临床证据支持和理由说明。不同于主要指标，次要指标可以是多个。

（3）复合指标：复合指标常见量表评分指标，诸如生活质量调查表 SF-36、简明精神评定量表 BPRS。复合指标是当描述一个研究目标要使用多个指标，从而进行一系列换算而构成的变量。

（4）替代指标：替代指标是指能代替重要临床结局的临床指标或者实验室测量，常见的替代指标是肿瘤研究中的客观缓解率（objective response rate，ORR）、无进展生存期（progression-free survival，PFS），用来解决重要临床指标总生存期（overall survival，OS）所需要的大样本量以及长观察周期带来的问题。替代性指标与其对应的临床结果应该进行相关性的验证，并且具有业界公认的临床意义。

（5）全局评价指标：将客观指标和研究者对受试者疗效的总印象结合起来的综合指标，是一种有序等级指标。该指标具有主观成分，它通常是有序等级指标。当全局评价指标作为主要指标时，应在试验方案中明确说明与主要研究目的的相关性、该指标方法的有效性与可靠性、将结局分类的方法、缺失数据的处理等。常见的全局评价指标有精神疾病治疗的临床疗效总评量表（clinical global impression，CGI）。

二、药物临床试验的设计类型

（一）平行组设计

平行组设计是最常见的临床试验设计。以一个因素的多个水平，作为不同的处理组，比如试验组与对照组、不同的剂量组等，受试者被随机分派到不同的组。平行组设计最大的优点是简洁有效、假设明确、分析方法简单，但是对变异度高的试验终点，样本量需求较大。

（二）交叉设计

交叉设计将受试随机化分配到不同的事先设计好的不同序列中，而序列包含不同的处理方式，以此令受试者按照一定次序在不同的试验周期接受各项处理。以简单的 2×2 两治疗两周期设计为例，处理为 A 处理和 B 处理，则序列有两列，分别是 AB，BA。受试者将被随机分配到两序列之一，按照所分配的序列先后接受不同的处理。

交叉设计的优点是实现了受试者内部比较，相较于经典平行设计能够减少样本量。然而两交叉设计只适用于长病程，并且疗效或者效应短期可见的情况。例如，急性的脑部外伤处理、避孕药的有效性，都不适用交叉设计。此外交叉设计必须注意周期之间的洗脱期设计，即留出足够的时间清洗前一周期留下的效应，保证在下一周期开始时样本中不可测出前周期的药物残余。交叉设计还需要前一周期处理不影响后续周期，且受试者两周期疾病 / 状态基本稳定。

常见的交叉设计为生物等效性试验。除了 2×2，3×3 以及 2×4 也是常见的交叉设计。

（三）析因设计

析因设计是研究多个因素交叉作用的设计。假设试验含有用药和手术两种因素，而用药具有两种选项 A 药和 B 药，手术具有 C 方案和 D 方案两种，通过做出 AC、AD、BC、BD 这四种组合，将受试随机分配到其中一种组合中。通过试验因素的不同组合，对两个或多个试验因素同时进行评价。析因设计可以检验各个因素的主效应，以及两种试验因素间的交互作用。

（四）成组序贯设计

成组序贯设计是一种使用期中分析方法，在试验中段按照预先设定的规则进行统计检测，以期在试验中段达到有效性 / 安全性目标的情况下提前结束试验。预先需要设定成组序贯的期中分析次数与节点，以及灵敏度、有效水平、无效水平、第一类错误和消耗函数。受试者成组进入试验，每组完成就按照既定参数进行检验。对有效性、安全性做出分析后做出是否停止试验的结论。成组序贯设计主要用于招募难度大、试验社会成本高、试验组与对照组预期差距大、试验药有高不良反应发生的情况。应当注意的是提前停止试验不仅仅因为试验的有效、无效结论，也可以是安全性的结论导致停止决定。

（五）多中心试验

多中心试验由一个单位负责，多个单位跟进，是一种证据等级更高的研究方法。多中心研究的优点是可以更快地完成入组，招募受试者范围广泛，对研究人群更具有代表性、为研究的结论的普遍性提供更好的支持。多中心研究的难点在于对临床实施的管理的复杂程度，需要在实施前进行更为充分的人员培训，确保方案严格准确的遵循。在后期分析中也要考虑加入中心作为因素矫正。

（六）单组目标值设计

虽然随机对照盲法试验是临床试验的高证据等级设计，在现实试验中随机和盲法实施经常面临实施的困难，患者对随机入组的意愿低，实施方法差异大无法实施盲法。尤其器械实验中，设盲与随机的难度往往较大，单组目标值设计被广泛适用，也即从既往数据中取得广泛认可的有效性或安全性性能标准，将单独试验结果与之相比较。

试验目标值必须根据专业知识确定，反映本类产品可接受的有效性或安全性。由历史数据或评审机构确定指标的目标值。在目标值确定之后，计算试验受试者人数。试验实施后，将试验的目标值估计与之前的目标值进行比对。需要注意的是，试验的指标估计量包括点估计和其置信区间的单侧估计。试验结束后最终的比较结论不仅在于指标的点估计量与目标值的比较，也在于主要指标的单侧置信区间与目标值的比较。高优指标的置信区间下限值不低于目标值；而低优指标的置信区间的上限不高于目标值。

单组目标值试验中必须注意，目标值必须为公认可参考值，具有当前可接受治疗水平的代表性。单组目标值法的局限也是十分明显的，与所有历史对照相同，缺乏随机对照与盲法实施，即无法对偏倚进行控制，没有任何统计学方法可以绝对消除。所以在目前评审机构的指南中，单组目标值法仅适用于试验产品拥有大量的临床应用历史与经验的情况。在器械实验中，许多试验产品本身并不存在本质改变，仅仅是仿制或者材质的微调，且有大量的既往同品类的研究与可比数据，使得业界与研究者对疾病机制与病史有充分的共识与理解，并且具有显著治疗效果，才能符合单组目标值法的要求。

（七）Ⅰ期爬坡试验设计

ICH 根据临床研究的目的将临床研究分为四期，其中Ⅳ期为上市后临床研究。Ⅰ期临床试验是在动物药理毒理试验基础上，首次应用在人体上的试验，其目的分为评估人体耐受性和药代动力学两种。其中评估人体耐受性的试验往往为爬坡设计，主要目的是观察随人体给药剂量增加而出现副作用的情况，包括观察人体对新药的耐受程度、不良事件的发生情况、剂量与不良事件发生的关系和程度、探索药物最大耐受剂量（maximal tolerable dose，MTD）、剂量限制性毒性（dose-limiting toxicity，DLT），为Ⅱ期临床试验设计提供给药剂量范围的依据。

Ⅰ期临床人体耐受性试验常采用开放、自身对照试验。随机盲法、安慰剂对照试验也常被采用，用以判断主要不良反应与药物之间的关系。受试者多为健康男性志愿者。样本量一般在 20 到 80 之间。从起始剂量到最大剂量之间设若干组，各个试验组的剂量由小到大逐组进行，直至找到最大耐受剂量（MTD）或到达设计的最大剂量。其中起始剂量是指从动物实验结束，第一次人体试验时，首次应用于人体的药物剂量，主要参考值为临床前动物的药理学、药动学数据，确定剂量方法诸如 Blach well 法，改良 Blach well 法、Dollry 法、改良 Fibonacci，NOAEL（no-observed-adverse-effect level）法。以 NOAEL 为例，定义为以 mg/kg 为单位，将最敏感动物的 NOAEL 剂量的 1/10 定义为初始剂量。改良 Blach well 为另一种最为常用方法，以两种动物急性毒性 LD_{50} 的 1/600 及两种动物长期毒性试验的有毒量的 1/60 以下。起始剂量的选择应该从避免毒性反应以及尽快到达Ⅰ期耐受性评估目标两个角度考虑。

最大设计剂量范围应该包括预期有效剂量，通常有以下三种，同一药物、同类药物或结构相似药物单次最大剂量；动物长期毒性试验中引起中毒症状或脏器出现可逆性变化的剂量的 1/10；动物长期毒性试验中最大耐受量的 1/5~1/2。如果剂量递增达到最大剂量，受试者仍无不良反应发生时，试验即可结束；而出现终止指标或其他较严重的不良反应时，即使未达到最大剂量也应终止剂量递增试验。

剂量递增方案的选择要考虑起始剂量与药效学有效剂量和毒性剂量之间的距离、毒代和药代动力学特征等因素。通常采用费氏递增法（改良的 Fibonacci 法）设计剂量爬坡方案，即当初试剂量为 n（g/m^2）时，其后按顺序递增的剂量分别是 2n、3.3n、5n、7n，此后则依次递增前一剂量的 1/3。该方法开始递增速度快，后期增速较慢，在确保受试者安全的情况下，以合理的速度和梯度迅速达到耐受性临床试验的终止目标。剂量递增设计还有固定比例递增法，即剂量按照固定比例递增，但临床实际应用较少。总体方法的原则要考虑效率和安全性两方面。毒性较大的药物剂量递增幅度应相应减小。

在确定起始剂量、最大剂量和递增剂量之后，通过试验设计进行最大耐受剂量确定。方法可分为基于规则的试验设计（rule-based designs）和基于模型的设计（model-based design）两类。基于规则的试验设计剂量递增基于当前剂量水平的毒性结果，诸如传统的3+3、加速滴定、由药理引导的剂量递增设计（pharmacologically guided dose escalation，PGDE）试验等。

基于模型的设计的基础是剂量－毒性曲线模型假设。在试验过程中，利用受试者毒理数据实时校正剂量－毒性曲线。基于模型设计包括：CRM、Modified CRM、EWOC、TITE-CRM、mTPI、Mixed-effect POM、Fractional dose-finding 试验设计等。基于模型的设计需要良好的生物统计学支持建立模型以及进行校正。

（八）篮式/伞式/主方案设计

2020年5月13日，药品审评中心（Centre for Drug Evaluation，CDE）起草发布《药物临床试验适应性设计指导原则（征求意见稿）》。其中适应性主方案试验设计作为独立的章节进行了介绍："主方案试验设计是指一个整体临床试验方案含有多个子方案，不同的子方案可同时检验一种药物对于多种疾病的临床效果，也可同时检验多种药物对于一种疾病的临床效果，或者同时检验多种药物对于多种疾病的临床效果。"

适应性主方案设计是指在主方案设计中包含了一种或多种适应性调整的设计，它可以灵活地采用多种适应性调整，例如添加一个或多个新的子方案，提前结束一个或多个子方案，重新估计样本量，调整检验的假设、主要终点和主要统计方法，或对不同的子方案设计做不同的适应性调整。

主方案设计的每一个子方案可以是单臂试验，也可以是随机对照试验。各个子方案有可能共用一个对照组，也可能有各自的对照组。常见的主方案设计包括篮式试验、伞式试验和平台试验。

篮式设计是指在同一个试验中，采用单一研究用药物或药物组合，在以疾病阶段、组织学、先期治疗次数、遗传或其他生物标志物、人口统计学特征等定义的多种肿瘤人群中进行试验。篮式设计的子试验通常采用以客观缓解率（ORR）为主要终点的活性评估单臂设计。用肿瘤组织学进行传统的肿瘤试验非常困难或很难实现，而基因测序和全基因组分析已经实现了详细的分子生物学分类，篮式试验就是为了适应这一新的分类变化提出的。伞式设计是指，在同一个试验中，采用单一疾病人群，应用多个研究用药物分别以单一药物或组合药物给药进行试验。伞式设计的子试验可以包括剂量探索试验，以在开展活性评估部分之前确定研究用药物组合的安全剂量。伞式试验常用选择候选药物或者直接进行确证性研究。平台设计旨在评估多种治疗针对多种疾病的临床疗效，该设计在一个整体临床试验方案中包含有多个子方案，每一个子方案都是一个随机对照试验，一般会采用同一个对照组。平台试验通常会维持试验长期进行，并允许新的试验药物随时加入试验平台，同时，对照药物随着时间推移也可能变更。

主方案试验虽然具有很多优点，但由于其复杂性，在计划、执行、统一管理结构的建立，尤其是统计分析等方面都面临着较大的挑战。如果计划采用主方案试验，应在对试验各个方面可能涉及的各种问题做全面、深入和细致的研究后，再慎重选择。

（九）两阶段无缝设计

FDA 2018年8月发布的《扩增队列试验：用于首次人体临床试验，以加快肿瘤药物和生物制品的研发》指南草案，旨在使患者更快获得新的有效治疗，以促进采用替代指标、无缝衔接试验设计的使用。2020年5月13日，CDE起草发布《药物临床试验适应性设计指导原则（征求意见稿）》，为了促进药物临床试验各相关方对临床试验适应性设计的理解与合理应用。其中对于两阶段无缝适应性设计进行了概念介绍。

两阶段无缝适应性设计，是指将一个试验分为两个阶段，在第1阶段结束时进行期中分析，依据预先设定的判断标准，对第2阶段的试验进行适应性修改。其中根据是否要调整第一类错误，又分为操作无缝设计和推断无缝设计。操作无缝设计的第二阶段，可将第一阶段受试者排除，因此不需要调整第一类错误。而推断无缝设计的第二阶段主分析包括第一阶段受试者，所以将根据自适应的性质和假设检验策略调整第一类错误。

两阶段无缝试验中，常见的是Ⅰ/Ⅱ期无缝适应性设计和Ⅱ/Ⅲ期无缝适应性设计。前者多用于探索性试验，在第1阶段可能会探索一个生物标记，并在第2阶段探索其早期有效性；后者常用于确证性试验，在第1阶段可做剂量选择，并在第2阶段验证其有效性。无缝试验可以缩短不同试验分期之间的时间间隔，减少试验的总样本量，缩短试验的时长，从而减少试验的费用。操作得当，能在试验有相对较长的延续性的情况下，更早地观察到药物的长期安全性。

采用无缝适应性设计需要考虑多种因素。由于期中分析时对第1阶段结果可能无法进行全面深入的分析，加之选择一个第2阶段试验的剂量还会涉及很多其他因素，以及适应性设计可能带来的设计、操作和执行方面的困难，因此，如果对试验药物了解甚少，一般不宜选择两阶段无缝适应性设计。还有一些情形，采用两阶段无缝适应性设计可能会有较大的风险。例如，Ⅲ期试验的主要终点需要较长的随访时间，第 1 阶段或许只能够用替代终点进行判断，当替代终点与主要终点关联性不高甚至较差时，用替代终点选择Ⅲ期试验的剂量会带来很大的不确定性。又如，在达到主要终点所需要的时间较长而入组时间又较短的情况下，为避免过多的受试者进入未选中的剂量组，需要暂停入组等待期中分析的结果，由此可能会引发其他问题。

以上讨论的两阶段适应性设计的方法也可以直接应用于其他类似的试验，例如第 1 阶段涉及不同药物的选择，或者联合用药和单药的选择。

（十）真实世界研究设计

2019 年 4 月，FDA 批准了辉瑞 Ibrance（爱博新）联合一种芳香酶抑制剂或氟维司群用于治疗男性 HR+、HER2- 晚期或转移性乳腺癌，这是 FDA 第一次基于药品上市后的真实世界研究数据（real-world data，RWD）审批的药物适应证。2020 年 1 月 7 日国家药监局发布国内首个《真实世界证据支持药物研发与审评的指导原则（试行）》其中对于真实世界研究的定义为针对预设的临床问题，在真实世界环境下收集与研究对象健康有关的数据（真实世界数据）或基于这些数据衍生的汇总数据，通过分析，获得药物的使用情况及潜在获益 - 风险的临床证据（真实世界证据）的研究过程

相对于医药临床研发的金标准随机对照试验（randomized controlled trial，RCT），真实世界证据（real-world evidence，RWE）研究目的更为多样，包括效果研究（effectiveness），入组标准也较为宽泛，是真实世界人群，样本量灵活，研究时间以获得所有治疗和长期临床结局为重点，可短可长，从而具有更好的外部可推性。除了比较常见的观察性研究，真实世界研究也可以进行随机对照。前瞻和回顾性都可被包括。相对于 RCT，RWE 的数据来源也更多样，诸如医疗机构、社区、家庭、可穿戴设备、CDC 数据等，都可以作为真实世界研究的数据来源。

真实世界研究的三种基本设计包括实用临床试验、使用真实世界证据作为外部对照的单臂试验、观察性研究。

实用临床试验（pragmatic clinical trials，PCT）又称实操临床试验和实效临床试验，是指尽可能接近真实世界临床实践的临床试验。PCT 是介于 RCT 和观察性研究之间的一种研究类型，可纳入多样化受试者、多个医院、可进行多种措施比较、可观察多结局，常用于评估干预措施现实条件下的效果。PCT 也可以进行随机化，入选标准更宽泛，人群具有异质性。往往以临床结局为终点，而非替代性终点。干预方法可以标准化，也可以非标。往往不设置安慰剂组和盲法。可以采用多个对照组。相比于 RCT，PCT 的研究结果具有更好的外推性。PCT 需要考虑各种偏倚和混杂因素的影响，其设计和研究方法较为复杂，相比 RCT 需要更大的样本量。由于采用了随机化分组，减少了偏移的影响，开展环境与条件又更接近真实世界，其证据等级在真实世界研究当中较好。

单臂临床试验也是验证研究药物有效性和安全性的一种方法。对于招募困难的罕见病试验，或者缺乏有效措施的重大疾病，随机对照存在伦理问题。以上情况以自然形成的、队列的真实世界数据作为外部对照基础，展开单臂试验可以成为较好的选择。使用外部对照的挑战包括医疗条件的差异、诊断标准不同、患者的异质性、结局测量标准不同等等。克服这些问题的主要方法包括采用平行外部对照而非历史对照，以及适用倾向性评分筛选与单臂试验入组人群可比的外部对照人群；使用敏感性分析和偏倚的定量分析来评价混杂因素和模型假设对分析结果的影响。

观察性研究所采集的数据接近真实世界，显而易见的局限在于存在各种偏倚、数据质量难以保证、混杂因素较难识别。因此对于数据的质量、研究人群的理解与入排标准、暴露的终点的采集、缺失数据的分析、分析方法中对混杂因素的控制等，具有一定的要求。常用的分析方法包括因果推断。

三、对照组的选择及设计的比较类型

（一）常用比较类型

临床试验的常用比较类型除了差异性检验，还主要包括优效性检验、非劣效性检验、等效性检验：

优效性（superiority）检验：研究目标是显示试验药的治疗效果优于对照药，包括优于安慰剂，优于阳性对照药，剂量间效应的比较。优效性检验主要以统计学优效作为考察指标。

非劣效性（non-inferiority）检验：研究目标是确证试验药的疗效如果在临床上低于阳性对照药，其差异也是在可接受范围内（非劣效界值），其中非劣性界值代表有临床意义的差异，而非统计学差异。

等效性（equivalence）检验：研究目标是确认两种或多种治疗的效果差别大小在临床上并无重要意

义，即试验药物与阳性对照药物在治疗上具有相当的效果。

值得注意的是Ⅰ期、Ⅱa期试验中探索性试验的假设检验多为差异性检验。而典型的确证性试验，如Ⅲ期以及Ⅱb试验中，检验多为优效、等效、非劣检验。探索性试验中也可以有非差异性检验，比如Ⅱ期多剂量阳性安慰剂对照试验中，就存在阳性对照与安慰剂对照的优效检验。研究者需要消除差异性检验的惯性思维，以研究目标、具体设计选择合适的检测类型。

（二）选择对照组的目的

随机对照的意义在于，由于合适的随机和对照的实施，从试验前后安全性和有效性终点的变化中，析取出由于试验药物的使用带来的变化，即分析出治疗与对照组治疗药物的差异，剔除诸如病情自然进展带来的变化。例如在试验中我们经常会观测到在使用安慰剂的对照组中病情也有一定比例的缓解，此种自然的进展比例应该在计算新药药效中加以处理。例如在晚期肿瘤试验中需要对比对照组观测新药给患者带来的生存期的相对延长。对照组的选择不仅要考虑对试验结论的支持，还应当考虑试验伦理、偏倚度的把握，受试者的招募速度，研究重点的选择，结果的科学性以及监管机构的要求等。对照组带来的信息，可以解释为在不使用新药的情况下，患者的病情会如何进展。

必须注意的是，对照组与试验组的可比性是偏倚控制的关键因素，诸如两组的基线数据，包括人口统计学，病情基线数据，并发症基线等等。可比性的实现首先依靠的是随机化，将一群具有同质化的受试者随机地分入试验组能最好地消除组间系统差异，也为统计推断提供了坚实的基础。

在新药临床试验中，核心的统计量是组间差异，而不是整体样本的均值。回到试验的受试者招募的概念上，显而易见受试人群并不是总体研究样本的随机抽样，因此非随机的样本均值对总体的代表性不强，而试验组与对照组的组间差异具有统计学的意义。随机化技术在之后的章节将会详细阐述。控制系统性偏倚的方法除了随机化之外就是盲法。盲法是指受试者与研究者，以及申办者或其他临床试验人员都不知晓受试者分配的组的方法，可以减少参与人员由于知情引起的在管理与治疗、评估过程中带来的偏倚。盲法将在本篇第四章系统地介绍。

（三）对照组的类型

对照组按照入组的方法可以分为随机平行对照和外部对照。

其中随机平行对照包括安慰剂对照、无治疗对照、不同剂量和方案的对照、不同的活性药物对照。随机对照的基本原理是将据有同质的受试者随机分配到各组。需要注意的是，有时根据需要，一个试验可以采用一种以上的对照。以下我们分别对这五类进行介绍。

1. 安慰剂平行对照

安慰剂是一种外观与对照药物完全相似的药物模拟剂。安慰剂对照往往是双盲试验，而安慰剂对照控制的是安慰剂效应，即受试者认为自己被治疗之后往往出现一定的好转的效应，也包括研究者在其中的期望因素。安慰剂对照可以被理解为随机双盲的条件下创造了一个理想的无治疗组，并且控制了安慰剂效应。

在研究疾病的当前环境下不存在被证明有效的药物的情况下，安慰剂药物往往被采用。与之相反的情况下，安慰剂对照被认为存在伦理问题，延误了受试可能的治疗机会。所以有时安慰剂对照阳性对照的设计有时候会采用，即安慰剂对照组为传统治疗加安慰剂，治疗组为传统治疗加新药。对试验药和阳性对照药分别做安慰剂，在试验组与对照组分别采用，以完成完美的双盲试验的条件。

2. 无治疗平行对照

无治疗对照组的流程与安慰剂对照非常相似，随机的将受试分到试验组或对照组。但由于不给对照组受试者安慰剂，所以对患者和试验执行人员盲态无法执行。例如研究组为手术或者放射，不可能模拟治疗了。或者由于试验组具有很特殊的毒性，很易被识别。即使整个试验不是双盲，对申办者和统计师依然可以保持盲态，执行完整的盲态数据清理与揭盲过程。

3. 剂量－效应平行对照

剂量－效应对照是一种多组随机化对照试验。受试者被随机分配到不同的固定剂量组中。有些剂量－效应对照试验也将安慰剂组包括其中。剂量效应对照试验考察两方面的问题，组间的有效、安全性的比较，以及效应与剂量的正相关关系。在浓度对照试验组，受试者会被随机分配到不同的浓度组中。而在用药方案试验中，不同的给药方案则作为不同的组。例如2次/日，1次/日，两次/周。

4. 阳性平行对照

在阳性对照试验中，受试者被随机分配到试验治疗组或阳性对照组。阳性对照组必须是业内公认、载入药典的、被证明为最安全有效的药物。理想的阳性平行对照应该是随机双盲试验，除非盲态受到条件限制，诸如试验药与对照药给药途径不同。常见的阳性对照试验有优效试验、等效试验、非劣试验等。

5. 外部对照

外部对照组也称历史对照组，是一种非随机对照。一般以既往试验的结果或者沉淀的历史病历为对照。由于对照组的受试群体与试验组受试群体不属于同一个群体，不属于同一个时间阶段等原因，两组数据的同质性差，外部对照在试验等级中偏低。然而在罕见病、流行病等研究中，外部对照已经被越来越普遍地接受与采用。值得一提的是外部对照的基本技术在于尽量复原随机对照所实现的可比人群筛选，常见的技术诸如匹配性分析，就是比对试验组的人群特征，在历史数据中筛选可比的人群组成对照。随着医疗大数据的蓬勃发展，结合真实世界研究的趋势，外部对照如今不再被作为一种简单的低证据等级的方法，而成为快速上市，或者特殊要求研究的有益助力方法。

6. 对照的选择

表 2-1-1 为不同情况下各种平行对照类型的用途，以及图 2-1-1 为描述有效性选择平行对照，可作为对照选择的参考。

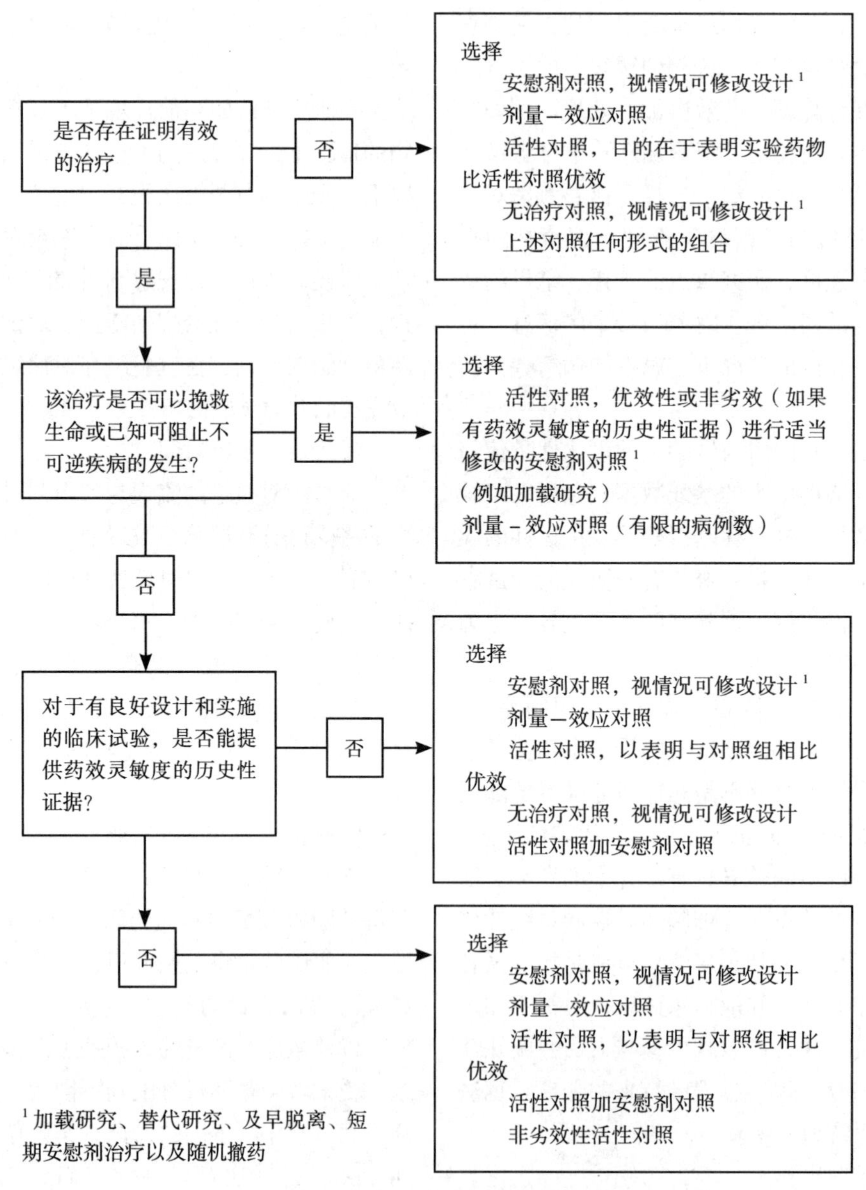

图 2-1-1 为描述有效性选择平行对照

表 2-1-1　不同情况下平行对照类型的用途

试验目的	对照类型							
	安慰剂	活性对照非劣效性	活性对照优效性	剂量效应（D/R）	安慰剂 + 活性对照	安慰剂 +D/R	活性对照 +D/R	安慰剂 + 活性对照 +D/R
衡量“绝对”作用大小	Y	N	N	N	Y	Y	N	Y
观察是否有作用	Y	P	Y	Y	Y	Y	Y	Y
观察剂量 - 效应关系	N	N	N	Y	N	Y	Y	Y
治疗间的比较	N	P	Y	N	Y	N	P	Y

注：Y= 是，N= 否，P= 可能，根据是否有药效灵敏度的历史性证据。

四、方案设计常要考虑的问题

（一）方案标题

方案标题是整个方案的眼睛，通过标题可以清晰识别出研究设计、研究人群和基本试验设计——包括干预措施和分配方法（例如平行对照、随机试验、单臂试验），这有助于发表时被快速检索和查询。此外建议涵盖试验框架（如优效、非劣效）、研究目的 / 主要终点和研究分期（如适用）也是大有裨益的。例如：“在中重度活动性克罗恩病受试者中评价 ××××（药物名称）的有效性和安全性的Ⅲ期、多中心、随机、双盲、安慰剂对照、平行组研究”。

（二）试验登记信息

临床试验注册源于 2005 年国际医学期刊编辑委员会（ICHJE）所发表的声明，其强调实施临床试验登记制度的目的在于保证临床试验的伦理性“被公众知情”和科学性“透明公开以避免非必要的重复和选择性结果发布”。目前世界上最大的临床试验注册中心是 Clinival Trial.gov，显示注册号范例：NCT01022573；中国临床试验注册中心是 Chinese Clinica Trial Registry，注册号以 CTR 开头；欧盟的临床试验登记中心是 EU Clinical Trials Register，显示的注册号范例：EudraCT：2017-019999-10。考虑到常规操作是方案成型时间早于注册时间，因此建议在方案上注明注册后更新此部分信息。需要登记的数据集参见 WHO 所推荐的登记信息一览表，同时根据试验进展实时维护。

（三）方案版本

版本信息应涵盖：发布日期、方案修订次数、作者。其中如果多次修订，需要备注修订历史（如最初版本，修订 01……），清晰有序的版本修订记录有助于跟踪每次修订的关键内容，如入排标准等，以方便试验实施、审核和监管。

（四）研究背景和原理

描述所开展项目研究的问题和理由，包括汇总相关研究（已经发表和未发表的）以获取不同干预措施的可能获益和伤害，其科学依据和伦理性取决于我们对研究课题的知识储备，这块是整个方案的重点。遗憾的是国内大部分方案都用八股文方式，换汤不换药或者平行照搬而根本看不到作者的 insight，因此所实施的试验无法激发参与各方的兴趣和积极性。研究背景介绍的常规套路：先介绍所研究疾病 / 问题的现状，然后阐述干预措施的作用机制，再重申现有知识 / 文献 / 发现，最后引出本试验的必要性。总而言之，如果是药物临床开发，需要针对性阐述本研究目的在于解决 Unmet Medical Need。

（五）受试者的选择

样本代表性的好坏直接影响临床试验结果的普适性，受试者 / 研究对象作为临床试验的主体，应该具有样本代表性。受试者能否入组取决于临床试验方案中的纳入、排除标准，合理的纳入、排除过程是保证临床试验科学、顺利开展的前提。

目前国家法律法规对纳入、排除标准并没有明确的定义，也没有可供参考的指导原则、论著和文献，导致各试验方案中纳入、排除标准各不相同。

每个临床试验方案中具体的纳入、排除标准应根据该临床试验目的进行制定，选择合适的受试者，不仅要具有样本代表性，还要排除可能会对试验的开展、试验结果造成影响的受试者人群。简而言之，排除标准应该是纳入标准的补充，而非其对立面或相反面。

受试者的入选和排除标准设计时需要考虑：

（1）每一条入排标准是否清晰、合理。例如，如果需要排除活动性乙型肝炎，需要同时注明活动性感染定义，如血清 HBV DNA 大于 2000IU/mL。

（2）确认入排标准的流程是否清晰、明确。例如，明确特定检查方法学要求，妊娠试验是采用血妊娠试验还是尿HCG检查。

（3）每项入排标准的记录核实流程是否清晰、可溯源。例如，排除既往半年内发生心梗等疾患，需要提供既往病史涵盖至少半年的心脏疾患病史。

（4）每条入排标准是否存在一定范围，是否符合临床操作常规。如研究疾病的诊断标准等。

（六）针对研究药物应考虑的问题

（1）研究药物的发放和回收说明是否清晰。

（2）如果受试者错误服用药物数量，能否从药物计数流程上快速体现并反馈出来。

（3）破盲流程是否清晰。

（4）如果用药方案过于复杂，是否会产生错误用药的风险。

（5）是否提供简化流程避免错误。

（七）针对研究流程应考虑的问题

（1）需要特别指出方案规定的操作流程和本地临床常规操作的异同点，这样可以提前提醒研究者避免错误。

（2）是否设定了临床诊断 / 实验室报告的审阅时限（例如中心实验室结果的审阅）：

- 是否合理，如考虑节假日的影响之类？
- 对异常值是否提供中心化评估或者清晰评估指南？
- 流程可否优化？

（3）特定实验室检查可否在本临床试验机构以外医疗机构实施？如果可以，主要研究者如何监管整个流程，是否存在简化流程。

（4）受试者问卷：

- 可否提供电子化问卷？
- 所完成的问卷如何核实？

（5）访视和评估：

- 是否存在任何医疗常规操作在签署知情同意书之前进行？
- 是否允许重复筛选，如果允许，具体如何操作？
- 特定访视中的检查是否是可选择的（针对老年、幼儿、门诊患者等）？

（八）对照措施的选择

对照干预措施的选择对试验的伦理性、项目实施后的招募、试验结果和结果解读尤为关键，目前绝大多数疾病都可以参考目前最新的治疗指南来选择合适的SOC（标准治疗），对于尚无认可的标准治疗，虽然安慰剂的使用存在一定的争议，但目前实行的方案中有相当一部分所谓头对头试验所选择的研究者假定有效的“活性”对照药其实之前未曾被证明优于安慰剂。其中有项系统性研究回顾100项治疗轻－中度慢性阻塞性肺炎头对头抗生素试验，通过荟萃分析发现有相当部分安慰剂对照试验中，抗生素所带来的效应并未优于安慰剂。从中提示我们需要提供充分研究背景知识和原理，同时提供支持数据（最好是系统性综述和最新数据），这样可以让潜在参与方、研究者、伦理委员会和赞助商能判定试验的核心价值。

（九）伦理设计应考虑的问题

伦理设计是所有临床试验都必不可少的部分并占有极其重要的地位。伦理设计应遵循《赫尔辛基宣言》、国际医学科学组织委员会《人体生物医学研究国际伦理指南》和我国《药物临床试验质量管理规范》的原则，使受试者的尊严、权力、安全和健康得到保证。

在伦理设计时应充分考虑以下7个方面：

（1）临床试验方案设计应认真评估试验的利益与风险、权利与隐私，试验研究过程中不应给受试者带来身心方面的伤害。

（2）研究者首先应对研究全过程和受试者负责，试验前须报请伦理委员会审批，研究方案应符合赫尔辛基宣言和伦理道德要求，试验前获得伦理委员会批准和学术委员会审定后方可开始临床试验。

（3）遵循自愿参加原则。受试者入选前，研究人员须获得受试者签字的书面知情同意书。研究人员首先向受试者说明本项临床研究的性质、目的和风险，并使受试者确信同意参加本研究后有权随时退出，给受试者足够的时间考虑后，由其本人自愿决定参加临床研究，并与负责研究者一同在知情同意书上签字。

（4）受试者有权在试验的任何阶段不需要任何理由退出研究。对中途退出研究的受试者应该一如既往地给予关心和治疗，不应歧视他们。

（5）参加试验的医生应时刻负有医疗职责，应充分掌握试验药物可能的不良反应及抢救措施；观察病房要备有抢救药品与设备，以保障受试者的安全。

（6）每名参加试验的研究人员应经过GCP培训 / 学习，具有合格的资格。

（7）临床试验应建立试验质量控制体系。

（十）研究目的或假设

示例：

研究假设：在房颤患者和存在额外中风风险的患者中，×××× 对中风（出血性、缺血性、原因不明型）或者全身性栓塞的预防不亚于华法林。

研究目的：

主要目的：在中风（出血性、缺血性、原因不明型）或者全身性栓塞构成的复合终点中确定 ×××× 用于房颤患者和至少存在一个额外中风风险的患者是否非劣于华法林（INR 目标范围 2.0~3.0）。

次要目的：确定 ×××× 用于房颤患者和至少存在一个额外中风风险的患者在以下方面是否优于华法林（INR 目标范围 2.0~3.0）。

中风（出血性、缺血性、原因不明型）或者全身性栓塞构成的复合终点；

严重出血（根据国际血栓形成和止血协会定义）；

全因死亡事件。

（十一）样本量估算

临床研究的客观规律性需要通过一定数量的重复观测才能显现出来。科学、合理地对临床试验样本量进行估算，不仅可以达到预期研究结果，还能有效减少人力、物力、财力和时间的浪费。因为不同的研究设计类型其样本量估算的方法是有所区别的，因此在估算样本量之前，要充分理解研究的假设检验是属于优效性检验、非劣效性检验还是等效检验，并根据科研假设的目的及其测量参数的性质，选择相应的统计计算公式进行样本量估算。估算的样本量是研究最少需要量，要充分考虑到受试者中可能有不合作、中途脱落、失访的情况，一般试验时增加 10%~20% 的观察对象。样本量估计要求估计每组的样本数，估计率间或均数间差异时要符合客观事实，必要时应做预试验或文献调查。除考虑研究设计类型外，还应考虑结局指标是属于计量指标还是计数指标，这也会影响到样本量的估算。

（十二）主要疗效指标及选择

在一个临床试验中，可能会设立多个观察指标，其设立可能有不同的目的，与疾病和治疗的相关程度也各不相同；而能够就试验的主要目的，提供与临床最相关的且可信的证据的指标，才是主要指标。

通常主要指标只有一个。因大部分验证性试验的主要目的，是提供与有效性相关的、强有力的科学证据，所以主要指标通常是一个有效性指标，也就是主要疗效指标。主要疗效指标一般只有一个，其他则是次要疗效指标。次要指标是与主要目的相关的支持性的指标，或与次要目的相关的疗效指标。主要疗效指标应该能高效且可信地反映临床上相关的且重要的临床疗效。

主要疗效指标的设计应遵循一定原则，不可随意。

首先，由于验证性试验（confirmatory trial）是一种事先提出假设，并对其进行检验的、有对照的试验；而在这个假设中，需要用到主要疗效指标，来计算样本量，因此主要疗效指标应该在临床试验前确定。

其次，主要疗效指标应该是相关研究领域已有的、公认的准则和标准。再次，主要疗效指标应该能高效且可信地反映临床上相关的且重要的临床疗效，具有临床意义。

在新药临床试验中，临床终点指标和替代指标都可以作为主要疗效指标；但何时采用前者、何时采用后者，应根据临床试验目的，确定是探索为目的，还是确证为目的。

替代指标通过与疾病预后的相关性，以及疾病和其治疗学特征等确定。采用两种不同的指标时，试验设计将会有很大区别。

临床终点指标在评价药物等治疗干预时，结局指标为发病率，死亡率，生存率，某种 / 组的症状或体征的阳转率、阴转率、实验室指标等。对于慢性疾病或高死亡率疾病，干预的目的是延长患者寿命或改善患者生存质量，即减少重大事件发生，应采用真正反映预后的指标，常用的有死亡率或发病率。这些指标是患者真正的临床获益的终点指标，因此在确证性临床试验中，选择此类终点指标作为主要疗效指标，能够直接地评价患者从新药的获益。在临床试验中，临床获益的终点指标，是最可靠的效应指标，其可得到的上市药物的有效性结论是确切的结论。

替代指标是临床试验中所用的实验室测量指标或体征，作为希望能预测治疗效应的临床上有意义的终点替代标志。在某些需要长期用药治疗的慢性疾病的临床试验中，由于疾病进展缓慢，在注册上市的临床试验中，使用临床终点指标评价疗效是有困难的。这时在试验设计时，可以采用合理的替代指标作为主要疗效指标。经充分验证的替代终点，能够预测临床上有意义的干预终点。

理想的替代指标必须能可靠地预报出干预措施对临床结局的全部作用。因此，替代指标必须具有作用机制方面的生物学基础，具有预后判断价值的流行病学证据；并且在既往临床试验中，已有药物对替代终点和临床终点影响程度一致的证据。

由于替代指标并不是真正的临床愈后指标，因此使用替代指标作为主要疗效指标，存在风险及局限性：一种情况，是除试验中替代指标检测到的阳性结果外，药物存在其他未知的、但非常重要的临床效果，即替代指标未检测到的效果（包括潜在的不良反应、无效、低受益等）。另一种情况，是通过替代指标检测的结果是阴性，而真正的药物疗效却无指标检测，药物未被批准，从而导致临床有效的药物，可能被错过。

在新药审批时，需要考虑到明确新药的疗效，一般不将替代指标视为可接受的研究终点，除非它已被验证，可以作为临床受益的有效标志。单靠理论论证，是不能满足提供上市的证据标准。很多指标不能经受住严格的统计学评价，从而不能确定它们作为明确疗效或安全的替代终点的价值，但是它们在药物开发过程中的探索阶段，是有一定的使用价值。

在重症疾病或危及生命的疾病（比如HIV感染）等特殊情况下，可以使用未经验证的替代指标；但所提供的临床试验结果，必须是有意义的受益且大于现有治疗；同时，须根据流行病学证据、治疗学证据、病理生理学证据或其他科学证据，说明替代终点很有可能预测出临床受益，则可以支持特殊审批。

（十三）临床试验方案的报告与发表

随机对照临床试验方案报告规范参照SPIRIT 2013。在完成临床试验方案设计后，需要在注册平台上进行注册。当前要求前瞻性随机对照试验必须在开始前注册，观察性研究尚未进行统一要求，但越来越多的医学期刊对注册研究的范围进行了扩大，要求与人相关的临床试验都要进行注册。越来越多的期刊，特别是高质量、高影响力的国际刊物明确提出只接受正式注册过的临床试验论文投稿，因此不进行注册会大大缩小目标期刊的范围，造成不必要的损失。临床试验方案首先是发表在注册平台上；此外，临床试验方案也可以在正式出版的刊物上发表，但发表的前提之一是必须有注册号。

（刘　璇　龙健晶　付海军）

第二章　试验样本量估算

一、样本量估算的意义

在临床研究的准备阶段，研究者经常会遇到以下问题：①在这个临床研究中需要多少受试者才能有把握地区分两种药物间疗效的差异；②如何平衡研究费用、临床试验有效性以及其他医学考量（比如受试者收益的问题）间的关系。在临床实践中，我们会使用基于主要研究终点的样本量估算来解决上述提及的问题。

在大多数的临床研究中，研究药物的安全性和有效性是首要目的。在临床试验准备阶段进行样本量估算可以确保有足够的受试者，从而从统计学的角度上，对研究药物提供一个准确、可靠的评估。

从监管机构的角度出发，国家药品监督管理局（NMPA）所发布的药物临床试验的生物统计学原则对于样本量也做出了明确的规定，“临床试验中所需的样本量应具有足够大的统计学检验把握度，以确保对所提出的问题给予一个可靠的回答，同时也应综合考虑监管部门对样本量的最低要求”。美国食品药品监督管理局也在类似的指导文件中提出了通过执行充分且良好控制（adequate and well-controlled）的临床试验以提供确实的证据证明药物的安全性和有效性。从上述监管机构的文件中可以看出，对于临床试验证据有效性的一个基本要求就是需要有足够的样本量的支持。

二、样本估算的必要参数及设置

在临床试验设计时，研究者总是需要去回答一个医学或科学性的问题，比如A药是否比B药更有效，A药是否比B药更安全。相应的这类问题又会转化为与主要终点指标相对应的一个假设检验，比如使用A药的受试者疾病复发率低于使用B药的受试者，使用A药后受试者的血红蛋白含量升高幅度大于使用B药的受试者。一般情况下，一个假设检验由原假设（H_0）即希望被推翻或拒绝的结论和备选假设（H_1）即希望被认可的结论组成。

当研究者依赖假设检验做出决策时也冒着犯两类基本错误的风险（表2-2-1）。比如某些临床试验的目的是比较新治疗与标准治疗间是否存在差异。如果事实上，两种治疗没有什么差异时，研究者却可能得出两种治疗方式有差异的结果。第一类错误（α）用来表示做出这种假阳性结论的可能性。按照惯例以及相应的指导原则，α通常被设定为0.05，即研究者希望发生假阳性结论的概率最大容忍度为5%。可近似理解为，如果按照同样的研究流程收集数据，重复100次，则所做的结论中出现假阳性的次数不多于5次。当事实上两种治疗方式间有差异的时候，研究者却做出了没有差异的结论，这便是第二类错误（β）。通常，β的值设定为0.2，即发生假阴性的概率不大于20%。

表 2-2-1　第一类错误和第二类错误

第一类错误（α）	当原假设（即我们想推翻或否定的断言）为真实的情况下，比如证明优效性的试验中，试验药物的效果和对照药物无差异，检测出统计学显著性差异的可能性，即得出假阳性结论的概率。
第二类错误（β）	当备选假设（即我们想接受的断言）为真实的情况下，比如试验药物的效果要比对照药物好，没有能得出统计学显著差异的概率，即得出假阴性的概率。
把握度（1-β）	当备选假设（即我们想接受的断言）为真实的情况下，得出统计学显著差异的概率，即得出真阳性的概率。

由第二类错误（β）衍生出了把握度的概念。在形式上把握度为1-β，当备选假设（即我们想接受的断言）为真实的情况下，得出统计学显著差异。通常情况下，β被设定为0.2或0.1，则把握度就是0.8或0.9。例如一项临床试验设计为具有80%的把握度，则意味着研究者有80%概率去发现或检测出真实的差异。

在实际临床试验中根据国家药品监督管理局（NMPA）发布的药物临床试验的生物统计学指导原则，第一类错误概率一般设定为双侧0.05。在非劣效检验等单侧检验中，第一类错误概率一般设定为0.025，第二类错误概率一般情况下设定为不大于0.2，在探索性试验中可适当放宽。其中双侧检验是指备选假设可以在两个方向上与原假设不一致，比如原假设为试验药物与对照药物没有差异，而备选假设是试验药物和对照药物有差异。这个备选假设蕴含着以下两个方向（假设）：试验药物比对照药物好或试验药物比对照药物差。我们会将犯第一类错误的风险分摊到上述的两个方向上。

第一类错误和把握度的不同设置会直接改变样本量的大小。减少 α 和增加把握度都会导致样本量的增加。假设以下场景，有一家制药公司将开展一项临床研究以证明其开发的药物可以有效降低冠心病患者低密度脂蛋白。该研究准备通过平行对照设计，证明试验药物的效果非劣于对照药物，非劣性界值为 -0.05。图 2-2-1 展示了不同把握度下，控制不同第一类错误所需的样本量。从中可以看出随着把握度的提高和第一类错误的降低，所需样本量不断增加。

对于研究者而言，估计人群参数也是样本量估计的一个重要组成部分。此处的人群参数指治疗的真实情况，比如治疗组和对照组所观察事件的发生率，治疗组与对照组的测量目标的真实分布等。例如在一项研究产后贫血治疗的临床研究中，如果官方认为贫血的发生率是 45%，而研究者根据临床经验和历史数据认为太高，并认为只有 20%，则基于上述两个人群参数所估计获得的样本量会有很大的差别。在上节的冠心病患者低密度脂蛋白案例中，试验样本量计算时，默认试验药物和对照药物的药效是相同的。图 2-2-2 展示在第一类错误控制为 0.025，把握度为 0.8 时，试验药物与对照药物的真实差异（试验药物 - 对照药物）为 0.02mmol/L，0 mmol/L ，-0.02 mmol/L 时所需的样本量。随着试验药物和对照药物在人群中真实效应的不同，样本量也发生了较大的变化。由此可见，正确的估计人群参数对于样本量的确定也很重要。

除上述所涉第一类错误，把握度和人群参数外，还有一些与特定试验目的相关参数也会影响最终样本量的计算。比如等效性试验或非劣试验中，需要设定一个合理的界值（可以理解为可容忍的差异），以判断两种治疗方式的效果是否等效或非劣。比如上述非劣试验中的非劣性界值设定的不同对样本量的计算也有影响。我们继续讨论低密度脂蛋白案例，研究者认为非劣性界值取 -0.05，-0.04，-0.03，-0.02，-0.01 在医学上都有意义、都可接受，则在第一类错误控制为 0.025，把握度为 0.8 时，试验药物与对照药物的真实差异（试验药物 - 对照药物）为 0 的情况下不同界值所需样本量（表 2-2-2），随着界值的逐步放宽，所需的样本快速的减少。

表 2-2-2　不同非劣界值下的样本量

非劣界值	样本量
-0.01	3136
-0.02	784
-0.03	350
-0.04	196
-0.05	126

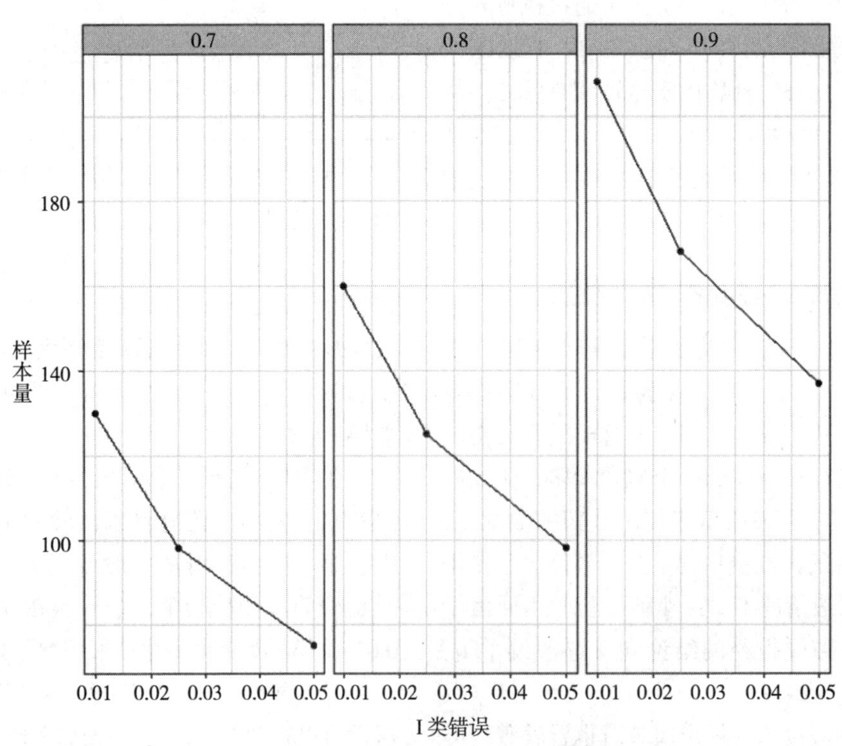

图 2-2-1　不同 α 和把握度下比较两样本均值非劣的样本量

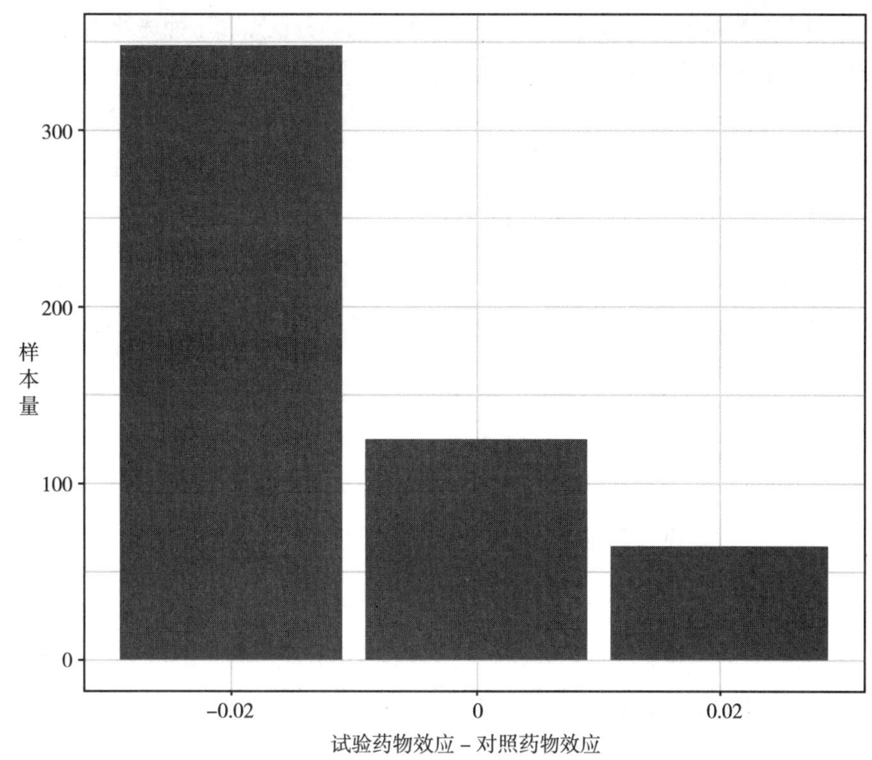

图 2-2-2 不同人群参数下两样本均值非劣的样本量

三、样本量估算常用的方法

前面介绍了临床试验设计中样本量计算的意义和计算样本量所需要的相关参数。临床研究中采用的设计方案种类较多，而每一种方案几乎都有各自的计算方法，因此显得较为复杂。另外，样本量的来源均要依据一定的计算公式及满足公式的一定条件，计算起来很不易，所以临床研究中许多医生往往都认为样本量的确定是一个难题。

样本量的估计确实是一个比较复杂的问题，要清楚地说明各种情况下样本量估计的方法和原理也十分不易。因此，在实际研究设计中，应该根据资料的性质，借助一定的条件，使用适当的公式进行样本量的估计。但由于不同书籍介绍的计算公式不一致，以致同一种情况的计算可能有一定的差别，这一点应引起注意。但无论怎样，所得到的计算结果只是一个近似值。

临床上研究的目的往往不同，而不同研究目的所采用的样本量估计的方法也不同。因此，要在明确研究目的的基础上，选择合适的方法计算样本量。样本量计算的方法可以从两个角度考虑：一方面是评价终点的数据类型，一般包括分类变量和连续性变量，不同的数据类型会有不同的假设前提，采用的评价方法也会不一样；另一方面是试验设计的类型，不同的试验设计类型也会影响假设检验的方法，常用的比较类型包括优效、非劣、等效设计和差异性设计，不同的比较类型对应不同的检验类型，优效和非劣设计对应单侧检验，如图 2-2-3 所示，等效和差异性设计对应双侧检验，如图 2-2-4 所示。对于样本量估算的方法将按照不同分类进行。

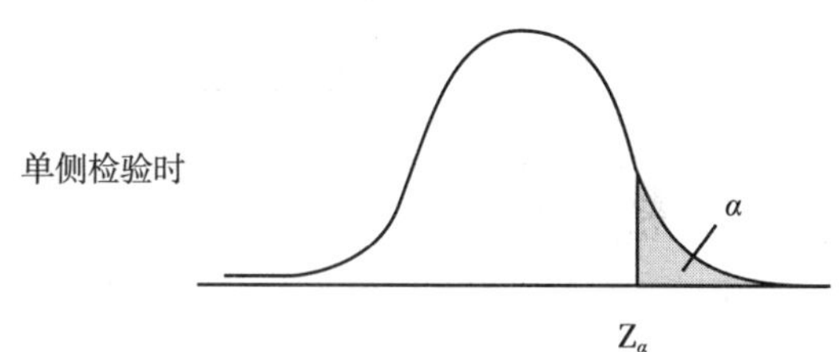

图 2-2-3 标准正态分布单侧检验时分位数

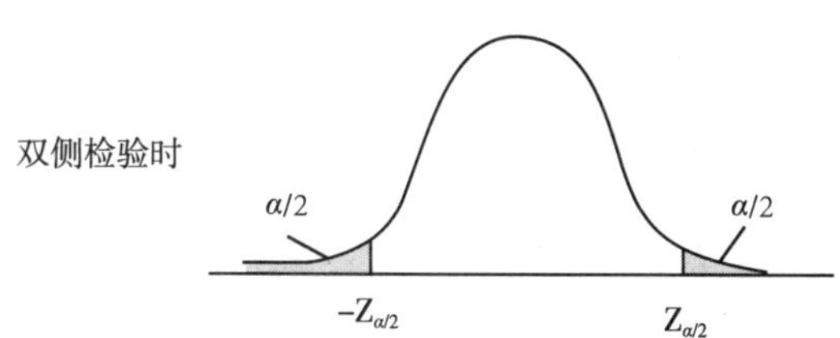

图 2-2-4 标准正态分布双侧检验时分位数

本部分汇总了各种情况下样本量大小的计算公式，可近似得出样本量的结果，供医学研究者参照使用，样本量计算也可以直接使用样本量计算软件（例如 PASS）计算。

在一般样本量计算的软件中，样本量是根据检验效能通过迭代得出的，使用检验效能计算样本量的时候一般是基于 T 分布统计量计算的。在使用公式计算样本量的时候，会使用正态分布近似进行计算。正态分布和T分布的分布函数比较如图2-2-5所示。T分布与样本的大小相关，当样本量足够大时，T分布与正态分布基本一致。

对于使用公式计算和PASS计算出来的样本大小下面给出一个比较的结果，可以看出不同参数情况下公式和PASS软件计算样本量之间的差别。以两样本率样本量计算为例，通过给参数△p、p2和β取不同的值使用两种方法计算出所需要的样本量，如表2-2-3所示。当样本量>120时，两种方法算出来的样本量完全一致。当样本量比较小时，样本量会有一点差异，但差异不大。

由于样本量计算公式都需要用到标准正态分布的常用的分位点，下面先给出常用的分位点的值如表2-2-4所示。

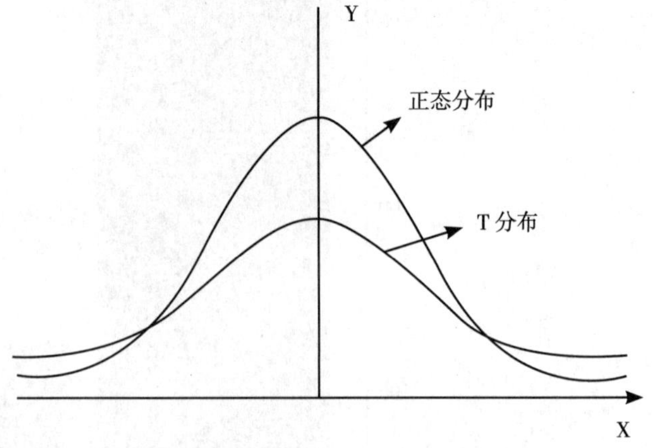

图2-2-5 标准正态分布和T分布图比较

表2-2-3 两组率情况下不同方式计算样本量结果的比较

p2	△p=p1−p2	α=0.05，β=0.05		α=0.05，β=0.1		α=0.05，β=0.2	
		公式	PASS	公式	PASS	公式	PASS
0.1	0.1	329	329	266	266	199	199
	0.15	164	164	133	133	100	97
	0.2	101	98	82	79	62	59
	0.3	52	50	42	40	32	31
	0.4	32	31	26	25	20	19
	0.5	21	20	17	16	14	13
0.3	0.1	589	589	477	477	356	356
	0.15	268	268	217	217	163	163
	0.2	153	153	124	124	93	94
	0.3	70	69	56	57	42	41
	0.4	38	38	31	31	24	23
	0.5	23	23	19	18	15	13
0.5	0.1	641	641	519	519	388	388
	0.15	280	280	227	227	170	170
	0.2	153	153	124	124	93	94
	0.3	63	63	52	51	39	39
	0.4	32	31	26	25	20	19
	0.45	23	21	19	18	15	13

表2-2-4 标准正态分布的分位点值

α	0.20	0.15	0.10	0.05	0.025	0.01	0.005	0.0005
Z(1−α)	0.84162	1.03643	1.28155	1.64485	1.95996	2.32635	2.57583	3.29053
Z(1−α/2)	1.28155	1.43953	1.64485	1.95996	2.24140	2.57583	2.80703	3.48076

（一）率的样本量估计

前面提到数据类型一般分为两类，首先从分类数据看一下样本量计算，以单样本率为例，当试验为单组时，最终使用单组的结果与标准结果进行比较，假设反应变量的终点为治愈或未治愈。其假设前提为：

$$H_0: P = P_0$$

$$H_1: P > P_0$$

设假设 H_1（备择假设）成立时治愈率为 P_a，这时基于原假设（H_0）和备择假设（H_1），P_0 总体治愈率的分布如图 2-2-6 所示。图中 C 为临界值，其右侧为拒绝 H_0，左侧为不拒绝 H_0。

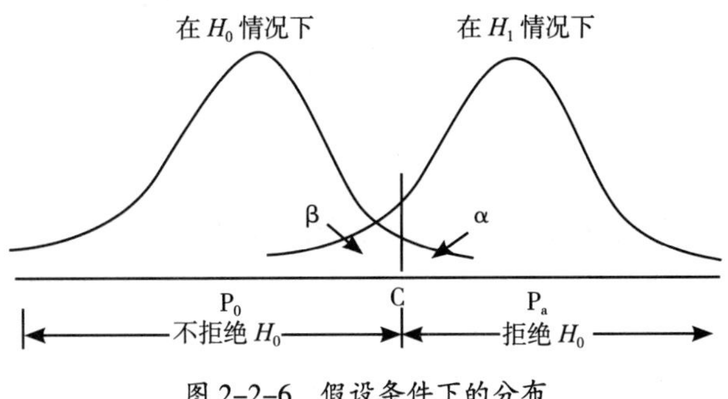

图 2-2-6　假设条件下的分布

根据上面的假设可得出：

$$H_0: C = P_0 + Z_{1-\alpha}\sqrt{P_0(1-P_0)/n}$$

$$H_1: C = P_a - Z_{1-\beta}\sqrt{P_a(1-P_a)/n}:$$

两个式子消除两边的 C 之后可以得出 n 的计算公式，如式 2-2-1 所示：

$$n = \frac{\left[Z_{1-\alpha}\sqrt{P_0(1-P_0)} + Z_{1-\beta}\sqrt{P_a(1-P_a)}\right]^2}{(P_a - P_0)^2} \quad （式 2-2-1）$$

当假设检验变成双侧时，即假设检验为：$H_0: P = P_0$；$H_1: P \neq P_0$

样本量的公式变为双侧检验的公式，如式 2-2-2 所示：

$$n = \frac{\left[Z_{1-\alpha/2}\sqrt{P_0(1-P_0)} + Z_{1-\beta}\sqrt{P_a(1-P_a)}\right]^2}{(P_a - P_0)^2} \quad （式 2-2-2）$$

对于两组率的情况，基本原理跟单组率的相似，根据单样本的基本原理可以计算出两组率比较的样本量计算公式，如式 2-2-3 所示：

$$n = \frac{\left[Z_{1-\alpha/2}\sqrt{2\bar{P}(1-\bar{P})} + Z_{1-\beta}\sqrt{P_T(1-P_T)+P_C(1-P_C)}\right]^2}{(P_T - P_C)^2} \quad （式 2-2-3）$$

其中，$\bar{P} = (P_T + P_C)/2$，P_T 和 P_C 分别表示两组的发生率，n 表示每组需要的样本量。

对于不同的设计类型样本量计算有一些差异，下面给出优效、非劣和等效不同情况下样本量的计算公式：

（1）优效和非劣设计关于两组率的样本量计算需要考虑设定优效或非劣的界值，因为这两种设计是单侧检验，所以分位数用 $Z_{1-\alpha}$。

对于优效 / 非劣设计的公式如式 2-2-4 所示：

$$n = \frac{(Z_{1-\alpha}+Z_{1-\beta})^2\left[P_T(1-P_T)/\mathrm{K} + P_C(1-P_C)\right]}{(|P_T - P_C| - \Delta)^2} \quad （式 2-2-4）$$

其中，Δ 在优效设计情况下为正，在非劣设计情况下为负，K 表示试验组与对照组的比例。

（2）等效设计情况下两组率的样本量属于双侧检验，还需要考虑等效界值的影响，所以计算样本量公式如式 2-2-5 所示：

$$n = \frac{(Z_{1-\alpha}+Z_{1-\beta/2})^2\left[P_T(1-P_T)/\mathrm{K} + P_C(1-P_C)\right]}{(\Delta - |P_T - P_C|)^2} \quad （式 2-2-5）$$

其中，Δ 表示等效界值，为正。

以上是分类数据常规样本量计算的几种类型，从上面公式可以看出，样本量的大小与标准差成正比，与第一类错误和第二类错误分位数成正比，与两组指标的差值成反比。

（二）连续性变量的样本量估计

前面部分讨论了分类数据的样本量大小的估计，连续性变量的样本量大小的估计其基本思路和分类数据的比较相似。对于单样本的连续性变量的试验，也分为双侧和单侧的情况，单侧试验的假设条件如下：

$$H_0: \quad \mu = \mu_0$$
$$H_1: \mu > \mu_0 (或 \mu < \mu_0)$$

对于连续性变量单侧检验的样本量计算公式和单样本分类变量原理相似，最终得出单样本连续性变量样本量计算公式，如式 2-2-6 所示：

$$n = \frac{(Z_{1-\alpha}+Z_{1-\beta})^2\sigma^2}{(\mu - \mu_0)^2} \quad （式 2-2-6）$$

其中，σ^2 为标准差，μ 是连续性变量的实际数值，μ_0 为标准的数值。

对于连续性变量双侧检验的样本量计算公式和单样本率原理相似，最终得出单样本连续性变量样本量计算公式，如式 2-2-7 所示：

$$n = \frac{(Z_{1-\alpha/2}+Z_{1-\beta})^2\sigma^2}{(\mu - \mu_0)^2} \quad （式 2-2-7）$$

其中，σ^2 为标准差，μ 是连续性变量的实际数值，μ_0 为标准的数值。

当两组连续性变量属于差异性检验时，假设检验变成双侧检验，即假设检验为：

$$H_0: \mu_T = \mu_C$$
$$H_1: \mu_T \neq \mu_C$$

其中，μ_T 是试验组终点数值，μ_C 为对照组终点数值。

连续性变量双侧检验的样本量计算方法与率的计算相似，前面提到过样本量大小与标准差成正比，与差值成反比，所以对于连续性变量双侧检验样本量计算的公式如式 2–2–8 所示：

$$n_C=\frac{(Z_{1-\alpha/2}+Z_{1-\beta})^2\,\sigma^2(1+1/K)}{(\mu_T-\mu_C)^2} \qquad (式 2–2–8)$$

其中，K 表示试验组与对照组的比例。

对于连续性变量，不同的设计其样本量计算也会有一些差异。下面给出连续性变量优效、非劣和等效设计不同情况下样本量的计算公式：

（1）对于优效、非劣设计在差异性检验的基础上需要考虑优效或者非劣的界值，因为优效和非劣设计均为单侧检验，所以对应的样本量计算公式如式 2–2–9 所示：

$$n_C=\frac{(Z_{1-\alpha}+Z_{1-\beta})^2\,\sigma^2(1+1/K)}{(\mu_T-\mu_C-\Delta)^2} \qquad (式 2–2–9)$$

其中，Δ 在优效设计情况下为正，在非劣设计情况下为负，K 表示试验组与对照组的比例。

（2）等效设计属于双单侧检验，所以样本量计算的公式如式 2–2–10 所示：

$$n_C=\frac{(Z_{1-\alpha}+Z_{1-\beta})^2\,\sigma^2(1+1/K)}{(\Delta-|\mu_T-\mu_C|)^2} \qquad (式 2–2–10)$$

其中，Δ 表示等效界值，为正。

（三）生存分析数据的样本量估计

除了上面我们介绍的分类变量和连续性变量，还有一类比较特殊的生存分析数据，对于生存分析分为两种类型的数据：一种是有截尾的数据，另外一种是无截尾的数据。但是在临床试验中常见的是有截尾的数据，因为一般临床试验对于受试者入组和整个时长有一定限制，例如某试验入组时间为 1 年，随访期为 2 年，那整个试验周期为 3 年，这种情况一般会有截尾数，这也是最常见的情况。

在给出生存数据样本量计算的公式之前，先介绍几个相关的参数：

$S(t)$：生存率

λ：表示风险率

T_1：入组时间

T：试验总时间

π：生存率

mST：中位生存时间

Hazard ratio：风险比

各个参数之间存在一定的转换关系：

$S(t)=e^{-\lambda t}, t\geqslant 0$ 为生存函数

$$\lambda=\frac{\ln 2}{mST}$$

$Hazard\ ratio=\frac{\lambda_T}{\lambda_C}$，其中，$\lambda_T$ 和 λ_C 分别表示试验组与对照组的风险率。

在给出样本之前首先要计算 $f(\lambda)=\lambda^3T_1/(\lambda T_1-e^{-\lambda(T-T_1)}+e^{-\lambda T})$，则样本量计算的公式如下：

$$n=\frac{\left[Z_{1-\alpha/2}\sqrt{2f(\bar{\lambda})}+Z_{1-\beta}\sqrt{f(\lambda_T)+f(\lambda_C)}\right]^2}{(\lambda_T-\lambda_C)^2} \qquad (式 2–2–11)$$

其中，$\lambda=(\lambda_T+\lambda_C/2)$，$\lambda_T$ 和 λ_C 分别表示试验组与对照组的风险率。

四、样本量估算案例

在临床试验中，对于不同类型的试验、不同类型的变量，相应的样本量估计方法也不一样，在上一节介绍了不同类型设计的样本量计算方法。在采用下面介绍的估计方法计算出来样本量之后，还要考虑受试者脱落的情况，在此基础上增加一定数量的病例，脱落率的大小需要根据不同的试验具体确定，每种适应证或者试验脱落的受试者比例会不一样。

根据上面介绍的类型分类对不同的类型进行举例，用样本量计算的公式计算需要的样本例数。在这里强调一下，如果使用其他的软件（例如 PASS）计算样本量会和公式计算出来的样本量有小的差异，这是因为两者计算的方式不一样，软件一般通过把握度进行迭代得出结果。本部分也将给出 PASS 11 软件计算的结果。

1. 单样本与总体比较的样本量计算

单组试验的样本量计算分为两种情况：一种是单侧检验，另一种是双侧检验，这两种只有在使用第一类错误计算分位数的时候会有差别。下面对不同情况下的样本量计算给出对应的案例。

例 1：用传统的方法治疗骨骺损伤的有效率约为 85%，现采用新的治疗方法，估计有效率为 95%，选定 $\alpha=0.05$，$\beta=0.1$ 时至少观察多少病例？

解：从上述资料可知，$P_0=85\%$，$P_a=95\%$，双侧 $a=0.05$，$Z_{1-0.05/2}=1.960$，$\beta=0.1$，$Z_{1-0.1}=1.282$，将这些数值带入式 2–2–2 可得：

$$n_C=n_T=\left[\frac{1.960\times\sqrt{0.85(1-0.85)}+1.282\times\sqrt{0.95(1-0.95)}}{0.1}\right]^2=96$$

至少应观察 96 例。

使用 PASS 11 计算步骤及结果如下：

（1）选择数据类型、试验设计和检验方法所适用的计算模块 Proportions–>One Proportion–>Test（inequality）–>Test for One Proportion（Proportions）（图 2–2–7）；

（2）设置相关的参数（图 2–2–8）；

（3）点击 run。

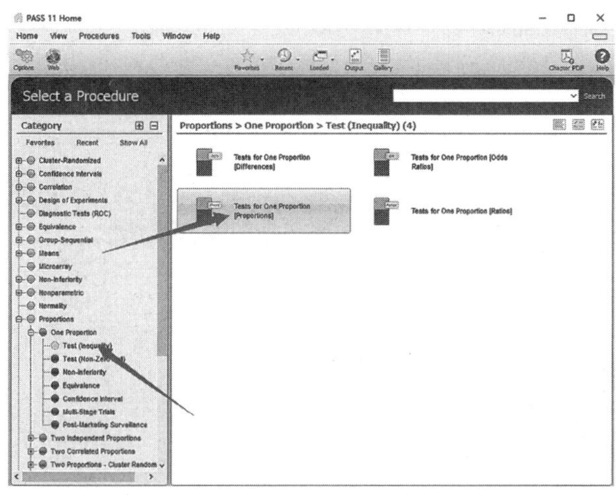

图 2–2–7　PASS 计算单样本率样本量的模块选择

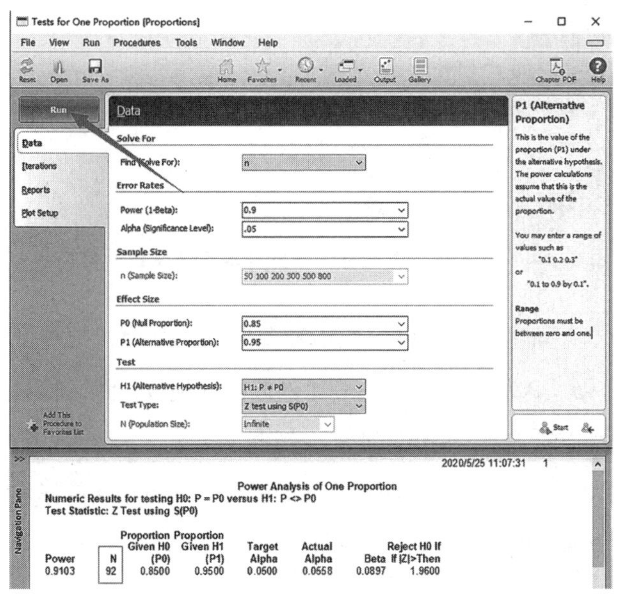

图 2–2–8　PASS 计算单样本率样本量的参数设置及结果

例 2：某种心血管疾病的 60 岁以上的男性患者的平均体重为 80kg，标准差为 20kg，现采用一种新的疗法，欲以 $\alpha=0.05$，检验效能为 90%：①估计患者的体重能降至 75kg，需多大的样本量？②估计患者的体重改变 5kg，需要多大的样本量？

解：$\alpha=0.05$，$1-\beta=0.9$，$\mu_0=80$，$\sigma=20$，

（1）本题为单侧检验，$\mu=75$，$Z_{1-0.05}=1.645$，带入式 2–2–6 得：

$$n_C=n_T=\frac{(1.645+1.282)^2\times 20^2}{(80-75)^2}=138$$

使用 PASS 11 计算单样本均值单侧检验步骤及结果（图 2–2–9）如下：

选择模块：Means–>One Mean–>Test（inequality）–>Test for One Mean

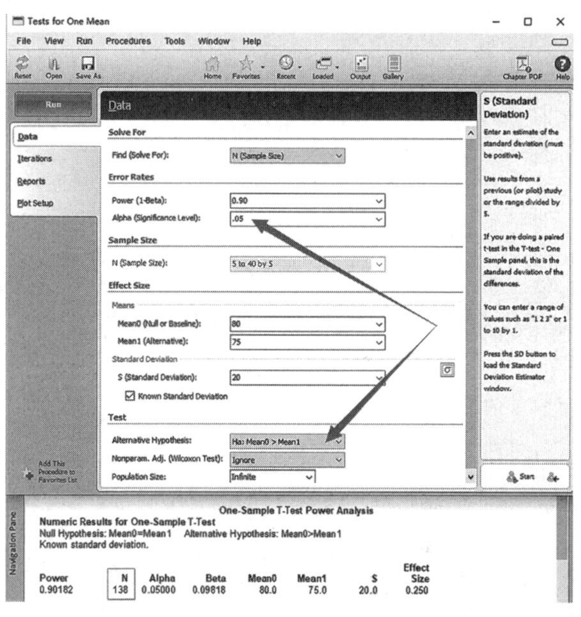

图 2–2–9　PASS 计算单样本均数单侧检验样本量的参数设置及结果

（2）本题为双侧检验，所以 $Z_{1-0.05/2}=1.96$，体重改变 5kg，带入式 2–2–7 得：

$$n_C=n_T=\frac{(1.960+1.282)^2\times 20^2}{(5)^2}=169$$

在进行单侧和双侧样本计算的时候，需要注意选择不同的对应的假设类型单样本均值双侧检验步骤及结果（图 2–2–10）如下：

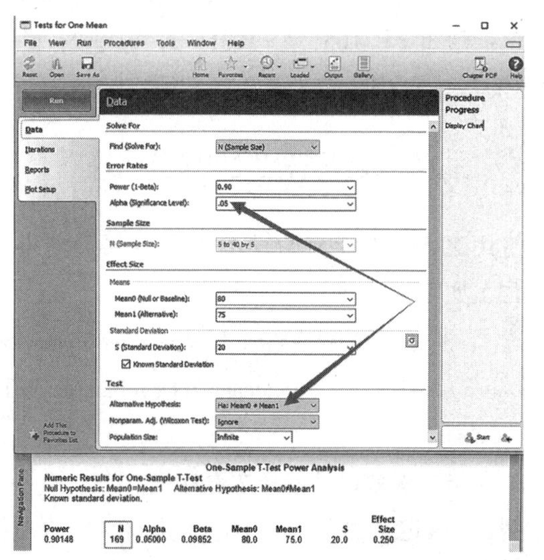

图 2–2–10　PASS 计算单样本均数双侧检验样本量的参数设置及结果

2. 两样本差异性比较的样本量计算

例 3：使用两种药物对糖尿病患者进行康复治疗，经初步观察发现 A 药有效率为 70%，B 药有效率为 90%，现要进一步试验，设 $\alpha = 0.05$，$\beta = 0.1$，问每组至少需要观察多少病例？

解：已知 $P_1 = 70\%$，$P_2 = 90\%$，双侧 $\alpha = 0.05$，$Z_{1-0.05/2} = 1.960$，$\beta = 0.1$，$Z_{1-0.1} = 1.282$ 代入式 2-2-3 得：

$$n_C = n_T = \left[\frac{1.960\times\sqrt{2\times0.8(1-0.8)}+1.282\times\sqrt{0.7(1-0.7)+0.9(1-0.9)}}{0.2}\right]^2 = 82$$

即每组需 82 例，两组共计需要 164 例。

使用 PASS 11 计算两样本率步骤及结果（图 2-2-11）如下：

选择模块：Proportions->Two Independent Proportion->Test（inequality）->Test for Two Proportions（Proportions）

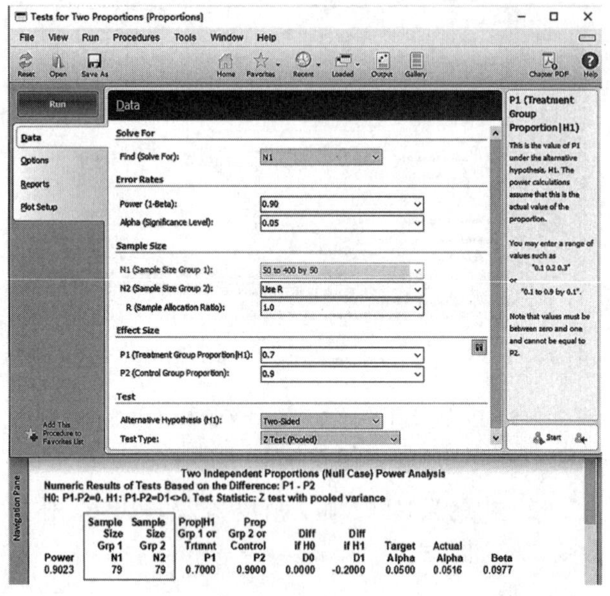

图 2-2-11　PASS 计算两样本率样本量的参数设置及结果

例 4：为研究低盐是否能降低血压值，将受试者分为两个组别（低盐组与高盐组），血压值的标准差分别为 12 与 10.3（mmHg），欲以双侧 $\alpha = 0.05$，$\beta = 0.1$，检测两组血压差为 2mmHg，需要多大样本量？

解：已知 $\alpha = 0.05$，$\beta = 0.01$，$\mu_1 - \mu_2 = 2$，$\sigma^2 = (12^2 + 10.3^2)/2 = 125.05$，带入式 2-2-8 得：

$$n_C = n_T = \frac{2\times125.05\times(1.960+1.282)^2}{2^2} = 657$$

使用 PASS 11 计算两样本均数步骤及结果（图 2-2-12）如下：

选择模块：Means->Two Independent Means->Test（inequality）->Test for Two Means（Two-Sample T-Test）[Differences]

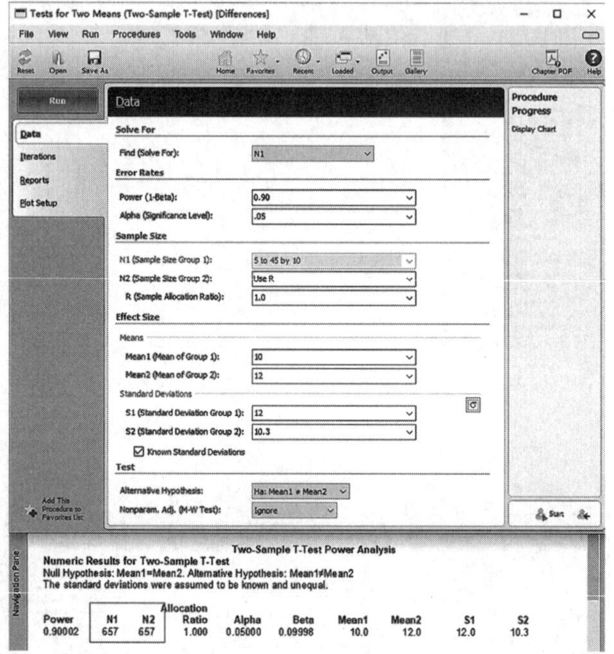

图 2-2-12　PASS 计算两样本均数样本量的参数设置及结果

3. 两样本优效设计的样本量计算

例 5：假定某对照药的治愈率是 60%，估计新药的治愈率可能达到 80%，且根据理论，新药不可能比对照药差。研究者认为新药疗效至少要优于对照 5% 才有临床意义。设检验水准单侧 $\alpha = 0.025$，把握度 $1-\beta = 0.9$，$\Delta = 0.05$ 的等比例分配的优效设计，检验这样的差别，每组需要多少例数？

解：本题已经明确为优效设计，所以根据两样本率优效设计的样本量计算的公式（式 2-2-4）得：

$$n_C = n_T = \frac{(1.960+1.282)^2\times[0.8(1-0.8)+0.6(1-0.6)]}{(0.8-0.6-0,05)^2} = 187$$

所以最终每组需要 187 例。

使用 PASS 11 计算两样本率优效设计的步骤及结果（图 2-2-13）如下：

模块选择：Proportions->Two Independent Proportion->Test（Non-Zero Null）->Tests for Two Proportions（Non-Zero Null Hypothesis）[Differences]

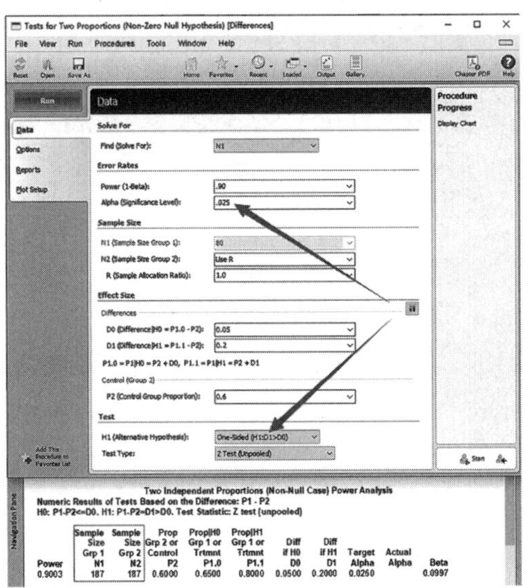

图 2-2-13　PASS 计算两样本率优效设计样本量的参数设置及结果

例 6：试验组某量表评分均数为 12 分，安慰剂对照组均数为 8 分，假设两组标准差均为 2.5，为评价试验药物是否优于安慰剂，设 $\alpha = 0.025$，把握度 $1-\beta = 0.9$，$\Delta = 3$，试验组与对照组例数比值为 2，则每组需要多少样本量？

解：将参数带入式 2-2-9 得：

$$n_C = \frac{(1.960+1.282)^2 \times 2.5^2(1+1/2)}{(12\text{-}8\text{-}3)^2} = 99$$

$$n_T = 2n_C = 198$$

所以最终试验组和对照组分别需要 198 和 99 例。

使用 PASS 11 计算两样本均数优效设计的步骤及结果（图 2-2-14）如下：

模块选择：Means->Two Independent Mean->Test（Non-Zero Null）->Tests for Two Means Non-Zero Null Hypothesis（Two-Sample T-Test）[Differences]

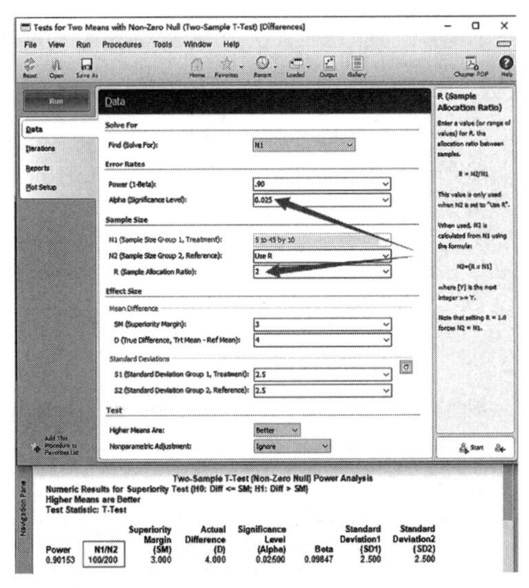

图 2-2-14　PASS 计算两样本均数优效设计样本量的参数设置及结果

4. 两样本率比较的非劣设计样本量计算

例 7：欲了解某中药治疗糖尿病的疗效不差于某西药。假设两种方案的有效率约为 0.80，$\Delta = -0.15$，单侧 $\alpha = 0.025$，$\beta = 0.1$。要求两组例数相同，需要多大的样本量？

解：本例属于非劣效性试验，将有关数值代入式 2-2-4 得：

$$n_C = n_T = \frac{(1.960+1.282)^2\left[0.8(1-0.8)+0.8(1-0.8)\right]}{(0.15)^2} = 150$$

因此，每组样本量为 150 例。

使用 PASS 11 计算两样本率非劣设计的步骤及结果（图 2-2-15）如下：

模块选择：Proportions->Two Independent Proportion->Non-Inferiority ->Non-Inferiority Tests for Two Proportions [Differences]

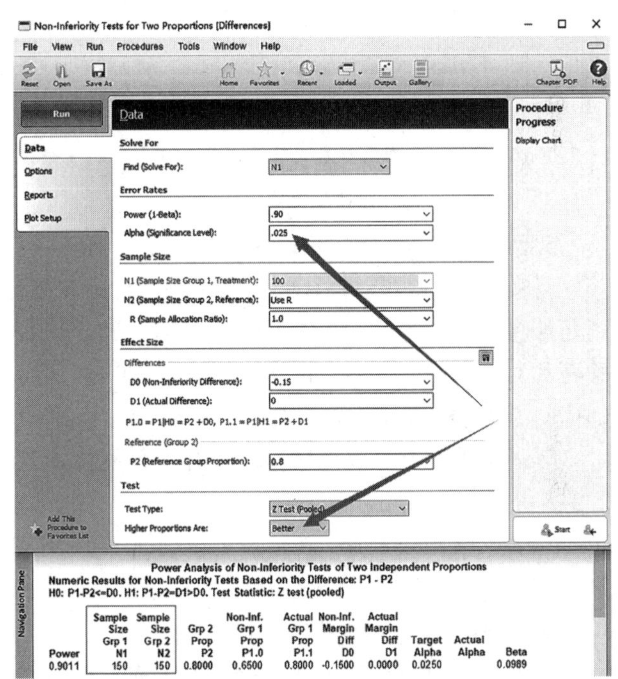

图 2-2-15　PASS 计算两样本率非劣设计样本量的参数设置及结果

例 8：试验药某量表评分均值估计为 14 分，阳性对照药均值估计为 15 分，拟开展一项随机对照非劣临床试验。设非劣界值 $\Delta = -2$，两组的标准差均为 2，单侧 $\alpha = 0.025$，$\beta = 0.1$，$K = 1$，则两组每组需要的例数是多少？

解：将有关数值代入式 2-2-9 得：

$$n_C = n_T = \frac{(1.960+1.282)^2 \times 2^2(1+1)}{(|14\text{-}15|\text{-}2)^2} = 84$$

所以，最终每组需要样本量 84 例。

使用 PASS 11 计算两样本均数非劣设计的步骤及

结果（图 2-2-16）如下：

模块选择：Means->Two Independent Mean->Non-Inferiority ->Non-Inferiority Tests for Two Means［Differences］

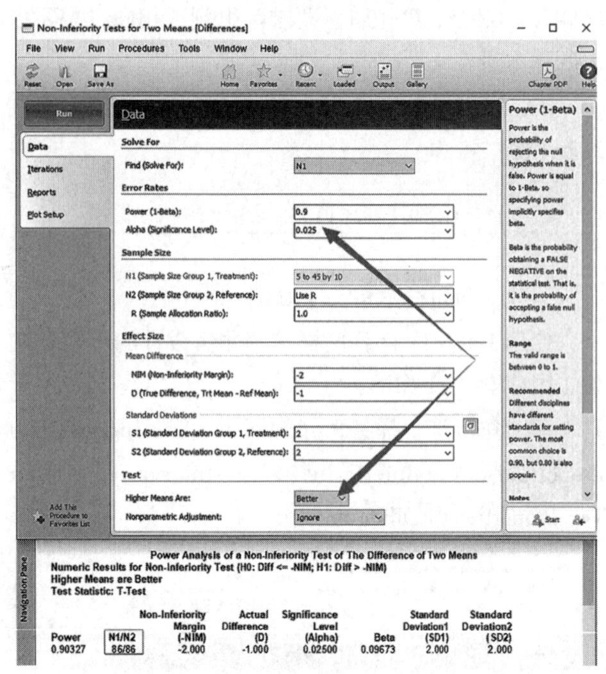

图 2-2-16　PASS 计算两样本均数非劣设计样本量的参数设置及结果

5. 两样本比较的等效设计样本量计算

例 9：某试验与对照药的治愈率均估计为 70%，两药治愈率之差不超过 10% 即认为等效。欲评价试验药和对照药是否等效，设 $\alpha=0.05$，$\beta=0.1$，两组的比例为 1∶1，每组需要纳入多少例受试者？

解：本例属于等效性试验，将有关数值代入式 2-2-5 得：

$$n_C=n_T=\frac{(1.645+1.645)^2\left[0.7(1-0.7)+0.7(1-0.7)\right]}{(0.1-|0.7-0.7|)^2}=455$$

即至少每组需要 455 例。

使用 PASS 11 计算两样本率等效设计的步骤及结果（图 2-2-17）如下：

模块选择：Proportions->Two Independent Proportion->Equivalence ->EquivalenceTests for Two Proportions［Differences］

例 10：某降压药通过改进后价格很便宜，不良事件也会减少，为研究其疗效有无变化，开展改进药与原研药比较的等效试验。估计两药的疗效指标舒张压下降值相差 1.5mmHg，两药标准差为 6mmHg，如果改进药与原研药相差不超过 4mmHg 即可接受两药等效。设 $\alpha=0.005$，$\beta=0.1$，试验组与对照组例数比例为 1，则需要多少样本量？

解：将设定的参数带入式 2-2-10 得：

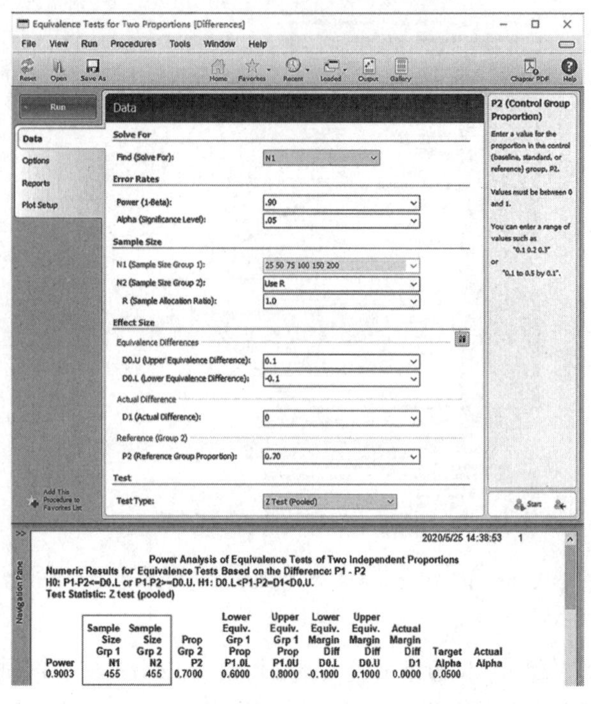

图 2-2-17　PASS 计算两样本率等效设计样本量的参数设置及结果

$$n_C=n_T=\frac{2\times(1.645+1.282)^2\times 6^2}{(4-1.5)^2}=99$$

所以最终每个组需要 99 例受试者。

使用 PASS 11 计算两样本均数等效设计的步骤及结果（图 2-2-18）如下：

模块选择：Means->Two Independent Mean->Equivalence ->Equivalence Tests for Two Means［Differences］。

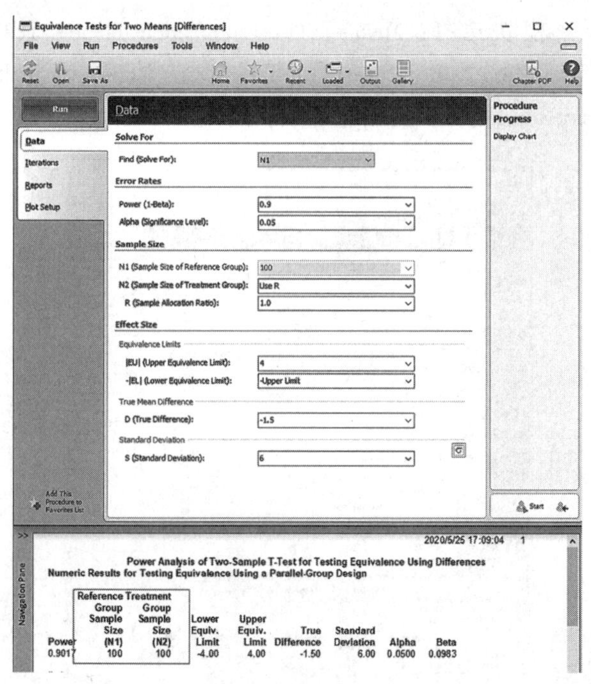

图 2-2-18　PASS 计算两样本均数等效设计样本量的参数设置及结果

6. 生存数据的样本量计算

例 11：一种治疗癌症的方案疾病风险为 0.1，现有一种新的治疗方式，能将疾病风险降至 0.05，在整个试验中受试者入组时间为 2.5 年，而整个实验需要在 5 年内完成，设 $\alpha = 0.05$，$\beta = 0.1$，则需要多大的样本量？

解：对于生存分析的样本量计算不同的计算访视结果会有些差异，本例仅使用 PASS 软件进行计算，使用 PASS 11 计算两组生存函数的样本量，计算的步骤及结果（图 2-2-19）如下：

模 块 选 择：Survival->Logrank ->Lakatos ->Logrank Tests（Lakatos）[Hazard Rate]．

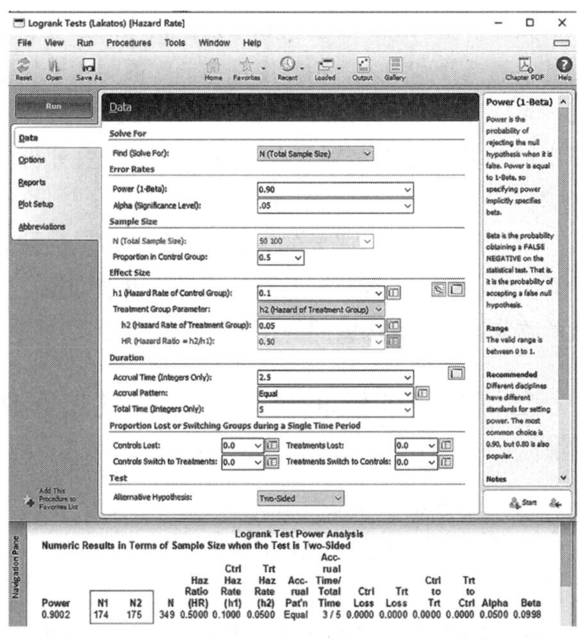

图 2-2-19　PASS 计算生存分析样本量的参数设置及结果

所以，两组各需要样本量 175 例。

参考文献

[1] Lachin J M . Introduction to sample size determination and power analysis for clinical trials [J] . Controlled Clinical Trials，1981，2（2）：93–113.

[2] 邓伟，贺佳 . 临床试验设计与统计分析 [M] . 北京：人民卫生出版社，2012：134–143.

[3] 时景璞 . 临床研究中样本量的估计方法 [J] . 中国临床康复，2003，7（10）：1569–1571.

（张闻杰　林萍萍）

第三章　药物临床试验随机化

早在1935年，英国生物统计学家Ronald A. Fisher（1890~1962）在其著作《The Design of Experiments》中提出研究设计的三大基本原则，即随机、对照和可重复。随机原则是临床试验必须遵循的三个基本原则之一。在人用药物注册技术要求国际协调会议（International Conference on Harmonization of Technical Requirements for Registration of Pharmaceuticals for Human Use，简称ICH）的指导文档中也提出随机化分组是在执行一项临床试验过程中保证治疗组别间比较的均衡性和减少选择偏倚的最佳方案。

一、随机化的作用

在ICH E9中将偏倚定义为临床试验设计、实施、分析和结果评估相关的任何因素的系统性趋势，导致治疗效应的估计值偏离实际值。在临床试验设计过程中，如果临床专家仅阅读特定疾病的最新治疗的部分文献，然后据此选择受试者的目标人群，这样可能会出现选择的样本不具有代表性；在临床试验实际操作过程中，可能会出现研究者对于受试者的分配带有主观意义的偏好，可能倾向于分配预后较好的受试者进入疗效预期较高的治疗组，存在受试者选择和分配上偏倚。

在临床试验过程中，对偏倚的控制尤其重要，能够最大限度保证研究样本选择具有代表性和临床执行的可靠性、提高临床结果分析及结论推导的可信度。在随机化临床试验中，随机化可以确保在各治疗组别之间产生的已知或未知的非处理因素的分布情况尽可能相近，每一个受试者都有相同的机会被分配到各处理组中，或者受试者使用不同的用药顺序的机会相同，可以最大限度地避免对受试者的选择偏倚，使试验结果更加可信。

另外，随机化可以有效地降低各种偏倚对于试验处理因素治疗效果检验的影响，随机化提高了不同治疗组别之间的可比性，为临床试验数据的统计分析过程、治疗效果的评价和分析提供了充分的统计基础。

所有统计分析方法是基于随机化的理论基础上的，随机化是应用假设检验对研究数据进行比较分析的前提，没有进行随机化的研究结果将无法做出可靠的统计学推断。临床试验结束后执行数据统计学分析，常常是基于试验数据服从某一统计学分布的假设，并运用统计学分析方法或模型（如Cochran-Mantel-Haenszel检验、回归模型、协方差分析等统计分析方法）来矫正不同处理因素间受试者的基线特征对试验处理因素效果评估的影响，从而对试验处理因素做出科学的统计学推断和结论。临床试验过程中受试者的选择和纳入、治疗组别的分配遵循随机化原则，可以很好地平衡统计学分析和统计模型选择过程中需要考虑的混杂因素及各种因素对疗效分析的影响。

随机化是非常有必要的，在控制临床试验的偏倚中有重要的作用。随机试验设计提供了更加可靠且有效的临床试验处理因素间的比较模式。

二、常用的随机化方法及随机化案例详解

随机化分组是指临床试验中每一名受试者以随机的方式进入到试验中的对应组别，不受研究人员或者试验参与人员主观的影响。受试者进入某个试验分组，会遵循事先确定的概率或者事先定好的规则，正常情况下这一规则在整个试验过程中保持不变。随机化方法会在临床试验统计学设计阶段就在临床试验方案中定好，在随机化准备和操作过程中进行记录和存档，并且保证随机化过程能够满足可重复性的要求，以备在试验结束后需要的时候（如，监管机构检查时的要求）重新实现随机化的过程或重新产生随机化结果。

一般而言，随机化方法根据对随机化过程的限制和在临床试验中的应用情况，可以分为简单随机化（simple randomization）、区组随机化（block randomization）、分层区组随机化（stratified randomization）和适应性随机化（adaptive randomization）。

（一）简单随机化

简单随机化（simple randomization）又称为完全随机化（complete randomization），根据预先设定的各

治疗分组的概率或者比例，将受试者随机地分配到不同的治疗组中。简单随机化方法仅仅对受试者的总数量和组别分配比例做要求，对随机化序列不做任何的附加条件和限制。

理论上，当随机的受试者样本量足够大时，不同治疗分组中的受试者人数可以按照预定的比例进行均衡分组，但当受到样本量的限制时，不同治疗组之间的受试者数量会出现不均衡。简单随机化优点是操作简便，容易实现，缺点是在随机次数不多的情况下会出现分组间的数目不均衡。在临床试验的实际操作过程中，较少使用简单随机化方法对受试者进行随机化处理。

常见的简单随机化方法有抽签法、掷硬币法和随机数字表法等。抽签法和掷硬币法简单易行，常常用于小样本的随机化操作；但是在样本量较大时费时费力，且其随机化结果不能重现，不符合注册临床试验要求。随机数字表法是统计学家根据随机算法编制的速查随机数字表，此方法同样难以用于大样本的随机化操作。另外，这些随机化方法无法保证受试者在试验的不同处理因素之间的分配比例达到试验设计的要求，所以在临床试验中很少应用，尤其在注册性临床试验中基本不会用到此类随机化方法。但是在一些非注册性研究中，受试者需要快速入组的试验，可以考虑使用这些随机化方法。

通常在临床研究中的随机化都是用计算机程序（如 SAS 编程）产生随机数进行的。下面的例子用 SAS 的 PROC PLAN 过程描述如何用 SAS 程序生成随机化结果。

示例：在生物等效性试验中，拟纳入 12 例受试者，其随机号为 R001~R012，采用简单随机化方法将其分配到 TR 序列或者 RT 序列。

PROC PLAN 过程程序如下：

```
*********** Simple Randomization *************;
/* 调用 proc plan 过程产生 1 至 12 的随机数 */
procplanseed = 12345;
    factors rand = 12 / noprint;
    outputout = rand01;
run; quit;

/* 随机数从 1~6 被分配到 TR 序列，随机数从 7~12 被分配到 RT 序列 */
data rand02;
    set rand01;
    length randno seq $5.;
    randno="R"||put (_N_,z3.);
    if rand <=6then seq="TR";
        else seq = "RT";
    label randno= " 随机号 "
        seq = " 随机序列 "
        ;
    drop rand;
run;

/* 输出随机化结果 */
procprintdata=rand02 noobslabel;
    var randno seq;
run;
```

得到的随机化结果为：

随机号	随机序列
R001	TR
R002	RT
R003	RT
R004	TR
R005	TR
R006	TR
R007	RT
R008	TR
R009	RT
R010	RT
R011	RT
R012	TR

在此过程中，设定种子数 SEED=12345，基于这个种子数得到可重现的随机化结果。随机序列和不同组别的分配可以通过条件语句（if 和 else 语句）对 rand 这个变量的值进行分类就可以实现。如语句“if rand<=8 then trt=”治疗组”; else trt=”对照组”;”可以产生按照 2∶1 的试验组和对照组的治疗组别分配。

运用此随机化方法和随机化程序产生随机结果，可以保证所有受试者随机完成后达到均衡性，但是在满足某一小段区段内的受试者的均衡性方面有其不足。如果是以 4 例受试者为一个组块，从 R005 到 R008 中有 3 例受试者为 TR，1 例为 RT；从 R009 到 R012 中拥有 1 例为 TR，3 例为 RT。在更大样本量中采用简单随机化方法，可能在试验进程过程中出现较大区段的单一序列或者组别出现。为保证特定区段内的受试者随机均衡，可以采用区组随机化方法，根据研究人员的设定保证试验进程过程中入组的受试者随机均衡。

（二）区组随机化

区组随机化（block randomization）又称为排列区

块随机化（permuted block randomization）。与简单随机化相比，区组随机化可以保证在试验进程过程中同一区组范围内入组的受试者随机分配比例基本相等，避免了在简单随机化方法中容易出现的不同时间段内的分配不均的情况。

区组随机化的原理是把入组的受试者分为不同的小的区组一并入组，先确定区组中受试者的个数，即区组长度（block length），然后在区组内按照事先确定的比例进行随机分配。区组长度应为临床试验中试验组数的整数倍，通常采用组数的2~3倍，对于2个治疗组别的试验区组长度设为4或6较好。

区组随机化的优点是能够保证临床试验进程过程中时刻保持试验各组人数分配的均衡性。但是开放的区组随机化试验中，如果研究人员知晓区组长度的设定规则，其可以根据已经入组的受试者的随机结果推测到各区组内的最后一例受试者的随机组别。例如某试验设定随机化区组长度为4，若已知该区组内前三位受试者的随机组别分别为"试验组、对照组、对照组"，那么根据区组随机化的规则，第四位受试者的随机结果可以预见为"试验组"。针对这一情况，可以通过设定可变区组长度的方式来加以避免，即在试验进程中遵循的区组长度在规定条件下随机出现，如区组长度为4或者6。研究人员无法知晓试验中什么时候区组长度为4，什么时候区组长度为6，这样就避免了对区组内末位受试者的随机组别的推测。

在临床试验实际应用中，区组随机化技术可以通过SAS软件中的PROC PLAN过程实现区组随机化的随机化分配。如，针对简单随机化中列举的示例，可以运用区组随机化分配受试者进入TR序列或者RT序列。与简单随机化不同，此处在PROC PLAN过程中的FACTOR语句里面设置两个参数，一个代表区组数（如block），另一个代表区组内的数量（如inblock），然后采取区组内的数字（变量inblock的值）小于等于2，进入"TR"序列，反之进入"RT"序列。

```
*********** Block Randomization *************;
/* 调用 proc plan 过程产生 1 至 12 的随机数 */
procplanseed = 12345;
    factors block = 3 inblock=4 / noprint;
    outputout = rand01;
run; quit;

/* 区组内 1 和 2 被分配到 TR 序列，区组内 3 和 4 被分配到 RT 序列 */
data rand02;
    set rand01;
    length randno seq $5.;
    randno="R"||put ( _N_,z3.);
    if inblock <=2then seq="TR";
        else seq = "RT";
    label randno=" 随机号 "
          seq =" 随机序列 "
          ;
run;

/* 输出随机化结果 */
procprintdata=rand02 noobslabel;
    var block inblock randno seq;
run;
```

得到的随机化结果为：

block	inblock	随机号	随机序列
2	3	R001	RT
2	4	R002	RT
2	1	R003	TR
2	2	R004	TR
3	1	R005	TR
3	4	R006	RT
3	2	R007	TR
3	3	R008	RT
1	1	R009	TR
1	2	R010	TR
1	3	R011	RT
1	4	R012	RT

由此结果可以看出，在每个区组内部的4个受试者分配情况是随机均匀分配的，2例分配到TR序列，2例分配到RT序列。

如果是要采用可变区组进行随机，只需要运用不同的区组长度，如用2、4、6各随机一次，分别运用PROC PLAN过程产生随机号，然后按照随机顺序合并在一起即可得到最后的随机结果。此随机操作由生物统计人员进行操作提供。

（三）分层区组随机化

在部分临床试验中，试验处理因素或受试者分布会与可能产生影响的某些因素相关，此时会按照此类因素对研究对象进行分层，然后在每层内部按照上述区组随机方法把研究对象随机地分配到不同的处理组别中，此种随机化方法称为分层随机化。例如在多中心临床试验中，试验由多个临床试验研究单位共同参与完成，此类试验常常采用以研究中心为分层因素的分层随机化方法。另外，在试验中也会存在某些临床特征因素，如性别、疾病程度等，其对试验的执行和疗效有一定的影响，此时也会把这些特征因素作为临床试验的分层因素，在受试者随机入组时加以考虑，其采用的随机化也是分层随机化方法。这种随机化方法可以保证受试者数目在分层因素内保持均衡。

而在临床试验操作中，多采用分层区组随机化方法。分层保证了受试者数目在分层因素内保持均衡，而区组随机保证受试者在试验进程中保持均衡性。对于区组的选定，实现方式都和前文阐述的区组随机化类似，生物统计人员可以产生符合试验需求的随机结果。

对于分层因素的选定，需要在临床试验方案进行限定，由统计师和临床专家共同讨论，考虑预后因素对于试验的有效性以及后期统计分析的影响，综合考虑决定。分层因素的个数，以及单一因素内的分层层级不宜过多，在样本量不是很大的时候，过多的分层因素或分层层级可能会导致某一分层因素下面受试者过少的情况，这也对统计分析和结果的解释带来挑战。

（四）适应性随机化

适应性随机化（adaptive randomization）的原理是临床试验中新入组受试者的随机化分配会受到已经入组的受试者的试验数据的影响。适应性随机化可以分为基于某些预后因素的适应性随机化方法和基于反应变量的适应性随机化方法。基于预后因素的适应性随机化是新入组的受试者随机化根据已入组受试者的基线特征变量的值来决定分组；基于反应变量的适应性随机化是新入组的受试者根据各组受试者的治疗结果而决定分组。

在临床试验中，较为多见的是基于预后因素的适应性随机化方法，通常也称为动态随机化。在运用动态随机化方法时，其主要目的是考量临床试验的重要预后因素对于试验受试者入组均衡性分配的影响，它能有效地保证试验组间受试者分配的均衡性。特别是在一些样本量不是很大，而又有较多预后因素需要考虑的临床试验中，分层随机化不能满足各个分层因素内有足够的受试者数，所以在这种情况下分层随机化的应用有一定局限，此时动态随机化是一个较好的选择。动态随机的常见方法有偏性掷币法、瓮法和最小化法等，其中以最小化随机化方法最为常用。偏性掷币法和瓮法主要是为了保障组间例数相近，而最小化随机分组的核心目的是保障分组后组间的某些影响因素是均衡的。

Taves（1974）及 Pocock 和 Simon（1975）提出了最小化随机方法。该方法逐个分配受试者进入试验中，以使不同组别之间的预后因素的不均衡因素影响程度达到最小。最小化随机化方法的原理是根据受试者的预后因素情况及前期分组情况，让新入组的受试者以较高的概率分配到能够缩小组间差异的组别。下面通过实例进行说明。

示例：某项肿瘤试验已经入组 9 例受试者，其分组情况以及基线的预后因素特征见下表。

表 2-3-1　分组情况以及基线的预后因素特征表

预后因素	分类	试验组	对照组
是否转移	是	2	3
	否	3	1
肿瘤分期	Ⅰ / Ⅱ期	3	2
	Ⅲ期	2	2

当入组第 10 例受试者（是否转移为“是”，肿瘤分期为“Ⅲ期”），按照最小化随机方法推算即将要入组的治疗组别。

最小化随机方法会计算一个均衡性指标，通常以 D 来表示，其值代表了受试者分配到不同组别后两组的均衡性差异大小。D 值越大，相比之下较不均衡；D 值越小，表示相比之下较为均衡。对于 D 值的计算，Pocock 和 Simon 也推荐了几种不同的方法，其中以标准差法和极差法应用较多，下面的例子以极差法进行演算。

如上面的例子，如果第 10 位受试者进入试验组，那么 $D_{试验组}=|(2+1)-3|+|(2+1)-2|=1$；如果第 10 位受试者进入对照组，那么 $D_{对照组}=|2-(3+1)|+|2-(2+1)|=3$。可见 $D_{试验组}<D_{对照组}$，那么根据规则，第 10 例受试者有较大的概率进入试验组，通常这个概率设为 0.8。以此类推，后面入组的受试者都按照这种规则进行判断，一个一个地进入试验中。

当然此例中仅考虑两种预后因素，且其权重相同，以及每个预后因素仅有 2 个层级。有时试验中可能有 3 个甚至更多的预后因素或更多的层级需要考虑，抑或不同的预后因素的权重可能不一样，但是计算原理相同。实际操作中，大多借助随机化计算机系统进行随机化。另外，对于采用最小化随机需要考虑的统计分析方法的选择，可以由专业的生物统计人员进行考虑。

三、随机化操作和中央随机系统

（一）随机化操作

在随机化临床试验中，随机化的过程需要遵守标准化操作过程，在临床试验方案要求的基础上，兼顾申办者、研究者，以及随机化承担方的要求，制定随机的操作流程，一旦形成，必须严格地遵照执行。随机化操作有纸质化随机，即随机化操作预先制定好，生成随机化分配表，以纸质的形式提供随机化结果给试验操作人员使用和保存。另外，也可以使用随机化系统或者软件来执行随机化操作，将随机化分组信息以一定格式导入随机化系统中，待受试者入组接受随机分配时，通过随机化系统给出随机化结果。

对于试验样本量较少、所涉及的研究中心不多、随机操作易于执行的试验，可以使用纸质化随机。但是对于较为复杂的试验、多中心试验、样本量较大、研究时间较长的临床试验随机化操作，纸质化随机不能有效地执行随机化操作并且在控制试验随机化质量方面不高，此类试验多采用随机化系统来执行随机化操作。

临床试验执行随机化操作，通常包括以下几个步骤：

（1）制定随机化方案：随机化方案是试验随机化操作的指导文件，包括临床试验方案的基本信息、试验随机化方法、随机化结果的生成方式、随机化操作方式（如纸质随机还是随机化系统随机）、试验执行随机化操作需要注意的事项等信息。

（2）随机化测试：在进行正式的随机化操作之前，一般会对随机化分组表和随机化操作进行测试和验证，以确保试验的随机化操作准确无误，保证试验质量。随机化测试包括运用测试的种子数生成测试的随机化结果，生成和审阅测试的随机化分组表，对随机化系统进行测试保证所有配置和操作正常运行。研究各相关方可以预先审阅随机化相关文档以及随机系统用户测试等操作，如果测试过程中发现任何问题或者需要修订，则根据相应要求和反馈进行修订完善。

（3）随机化分组表的生成和随机化准备：在随机化方案定稿以及随机化测试完成后，随机化操作方会根据试验要求，运用新的随机种子数，重新生成随机化结果和随机分配表，供临床试验受试者随机化正式使用。对于使用随机化系统的试验则需要重新导入正式随机化数据，并进行必要的验证和审阅无误后才可以上线随机化系统。

（4）随机化分配：临床试验受试者在满足入组和随机化的前提条件下（如符合所有入选标准和不符合所有排除标准）才可以进行随机化分配，在随机化要求和基本资料确认或填写后，即可进行随机化分配。对于纸质化随机，对照受试者基本信息和随机化条件，按照之前确定的随机规则（如入组先后顺序，依照从小到大的次序），进行随机化分配操作。对于使用随机化系统的试验，填入受试者基本信息以及分层信息（如有）后，即可在随机系统执行随机化操作。

随机化操作的时间，应遵照方案的要求，并尽量接近受试者接受试验处理因素的时间，尽量降低由于间隔时间过长导致的随机性被破坏的可能性。

临床试验随机化，要能做到随机可重现的要求，确保随机化操作有记录和随机化结果可重复。确保随机化过程中的风险得到有效控制，质量有保证。

（二）中央随机系统

现阶段临床试验随机化操作有由传统的纸质化随机转向基于中央随机化系统的中央随机化的趋势。中央随机系统是一种为临床试验中的受试者提供筛选、入组、随机、药物的管理及转运、物流管理及受试者发药等服务所用到的一种计算机信息系统。在临床研究领域中常使用基于网络的交互式应答系统（interactive web-based response system，IWRS）。IWRS也可与电子数据采集系统（electronic data capture，EDC）之间的数据交互，在不同电子数据系统之间进行数据传输，方便临床试验的数据采集，加快试验进程。

临床研究中随机化操作主要相关方，如研究中心人员、随机项目管理员以及申办者都可以进入IWRS系统执行角色相关操作。研究人员可以执行受试者的登记、筛选、入组、随机、发药和紧急揭盲等操作；随机项目管理员执行对IWRS系统的配置和测试、系统相关的培训、受试者和药物随机号码的生成和上传、受试者状态查询及报告、药物在各中心间的转运等操作；而申办者可以随时进入IWRS系统掌握各中心及整个试验中受试者的入组进度等情况。

中央随机化使得临床试验项目的整体随机以及灵活的随机化方法实现和管理成为可能；使较为复杂的随机化方法和计算（如动态随机化）易于实施，当有较多随机相关因素存在时，随机化操作也易于执行并保证均衡性；其药物管理功能可以有效地减少药物浪费以及在必要情况下协调药物灵活转运，使得临床试验随机化及试验药品和物资管理更加科学有效；在盲态试验中较好地保证了受试者盲态信息的维护，在试验需要紧急揭盲时可以快速地实现并有效地进行记录；使电子系统对接/传输成为可能；且在风险管控、流程管理、过程记录等方面很有优势。IWRS系统的使用大大加快了试验进度，使得试验操作变得便利、稳定和可靠，方便了临床试验的项目执行。

（张胜林　李　欣）

第四章　盲法设置及实施

一、临床试验盲法的意义

在临床试验的设计、执行、分析和评价过程中会产生各种各样的偏倚（bias），最终影响临床试验的数据质量、疗效和安全性评价。除了随机化技术外，盲法设计是另外一个控制临床试验偏倚的重要技术，这是大多数注册临床试验常用的设计思路。

在研究人员知道受试者的随机化分组结果的情况下，会在试验执行过程中带入人为的主观因素的判断或者干预，比如可能会较多地关心试验组受试者的状况、给予照顾的程度不一样、在进行治疗效果评估的时候解读结果有差异。受试者在知道自己的治疗组别时，也可能会由于主观心理因素影响到试验因素的治疗效果。针对这类情况，可以采用盲法技术来避免研究人员或试验参与人员的主观因素对试验进程以及结果评价的影响，盲法技术是控制统计偏差的重要措施之一。

二、盲法类型和应用与临床试验盲态维护

（一）盲法试验类型和应用

根据临床试验中盲法设计以及试验参与方设盲程度的不同，可以将临床试验分为单盲试验（single blind）、双盲试验（double blind）、三盲试验（triple blind）和开放试验（open label）。

单盲试验：仅受试者对于试验的处理因素处于盲态，而研究人员（包括研究者、参与试验效应评价的研究人员、数据管理和统计分析人员）知晓受试者接受的处理因素。

双盲试验：负责跟进受试者病情状况的研究者和受试者对于试验的处理因素都处于盲态。这是临床试验中最为常用的盲法设计方法。

三盲试验：除了双盲试验中规定的研究者和受试者处于盲态外，在三盲试验中其他研究人员，如参与试验效应评价的研究人员、数据管理和统计分析人员等也处于盲态。通常，对于临床试验方案中规定为双盲的试验，在试验实际操作执行过程中，一般是按照三盲的要求实施。

开放试验：也称为非盲试验，试验参与者都知道受试者接受的处理因素。

在临床试验应用中，开放试验一般用于以客观指标为主要研究终点的研究，或者那些没有办法进行设盲的试验，如不同的手术方式的试验、受商标保护的研究药物无法设盲或无法设置模拟剂的试验。对于药品注册Ⅲ期临床试验，多采用随机双盲设计，能够最大限度地降低试验过程中非处理因素的影响，减少偏倚。

（二）临床试验中的盲态维护

在盲态临床试验过程中的盲态维护常见于受试者随机组别的产生和处理、安慰剂模拟技术的应用、药物的随机编码。然而，在某些开放性或者单盲临床试验中，在实际执行过程中可能会采取对于数据管理和统计分析人员进行盲态管理的方式，尽可能地减少试验过程中的偏倚。

1. 受试者随机组别的盲态处理

针对在临床试验受试者随机时的盲态信息维护，试验设计人员不能直接给出受试者是在试验组或者对照组的提示，而是通过提供表面看上去毫无关联的随机号（如R001）来表示受试者的随机结果。至于这个随机号代表的是试验组还是对照组，处于盲态的试验人员是不知晓的，只有执行项目的中央随机设计的非盲人员知道随机组别，针对纸质随机化研究，通常随机设计人员须删除所有随机相关文档，仅用封存的随机盲底或应急揭盲信封才能知道随机组别。当试验结束后需要揭盲时，经揭盲申请和审批后，通过随机设计人员（中央随机）或随机盲底（纸质随机）给出随机号与随机组别之间的对应关系。随机号通常会反映在随机化系统（IWRS）中，也可以在病例报告表（case report form，CRF）中进行收集。

2. 模拟技术的应用

执行多试验组并行的双盲试验时，为使参与研究的人员无法通过研究药物的外在特征或感官获得所使用药物的类别，通常会使用到模拟技术，即制备与研究药物一模一样的外观、气味、剂型等易于识别的特

征，但又不含试验药物有效成分的模拟剂。这样对于试验组和对照组摄取研究用药（或模拟剂）在数量和外观上是完全一样的，无法判断出受试者的用药组别。

例如在一项双盲双模拟的临床试验中，试验组和对照组用药及其模拟剂分别用如下标记表示：

试验组药物：■

对照组药物：▲

试验组药物模拟剂：□

对照组药物模拟剂：△

执行双盲双模拟，在研究实施中试验组和对照组分发药物的方式可以采用如下方式，使药物从外观上面无法分别，仅仅药物的有效成分不一样。

试验组受试者：■△

对照组受试者：□▲

3. 药物的随机编码

在盲态药物临床试验中，研究设计人员根据设计要求对试验组和对照组的药物进行包装，紧接着需要对所有的药物包装进行贴标签并编号。此编号规则需要满足随机性要求，不能从编号中判断出来任一包装药物是试验组药物还是对照组药物。

比如现有 100 包药物，需要分配到试验组和对照组受试者。假设其编号为 001~100，可以采取随机化方法（例如，简单随机化方法），对 001~100 的药物编号进行随机化操作，分别对应试验药或者对照药。随机化操作可由统计人员进行随机提供。

另外，对于药物编码工作的准备、编码过程，文档准备等，都需要妥善安排，做好记录和签字。药物编码工作常常会产生几份文档：用于药物现场分药的随机编码表、用于准备申报的随机编码表、编程过程记录表。

如下示例是通过对 100 包药物编号，进行简单随机得到的药物编号情况。如下 SAS 程序产生，并对应排序得到。

```
Proc plan seed = 12345;
    factors rand = 100 / noprint;
    outputout = rand01;
run; quit;
```

用于药物现场分药的随机编码表，通常会根据药物分组情况进行排序，这样在贴标签的时候同一类别药物一起进行贴标签。

表 2-4-1　药物现场分药随机编码表

一、试验药物组

药物编号	药物分组	药物编号	药物分组	药物编号	药物分组
001	试验药组	027	试验药组	060	试验药组
004	试验药组	028	试验药组	063	试验药组
…	…	…	…	…	…

二、对照药物组

药物编号	药物分组	药物编号	药物分组	药物编号	药物分组
002	对照药组	042	对照药组	076	对照药组
003	对照药组	044	对照药组	077	对照药组
…	…	…	…	…	…

用于申办者或者研究单位存储和申报的随机编码表，通常会根据药物编号进行排序（见下表）。

表 2-4-2　存储和申报随机编码表

药物编号	药物分组	药物编号	药物分组	药物编号	药物分组
0001	试验药组	034	对照药组	067	试验药组
0002	对照药组	035	对照药组	068	试验药组
0003	对照药组	036	试验药组	069	对照药组
…	…	…	…	…	…

整个药物编码的过程需要进行记录，保证过程质量可控，过程可追踪，责任到人并签字（见下表）。

表 2-4-3　药物编码记录表的内容示例

临床研究的基本介绍
研究药物的基本信息及准备情况
药物编码随机数的产生情况
药物编码的过程： o 编码时间、地点 o 编码的药品情况，是否能够区分组别、有无破损等 o 标签情况 o 编码方式、份数 o 编码信息的交接情况 o 编码过程质控情况 o 责任人的确认和签字等其他情况记录
随机编码表的保存情况

三、紧急揭盲和试验揭盲

在临床试验方案中，需要明确盲底的保存和揭盲程序。随机化信息提供方是主要的盲底信息保存人员，只有在授权情况下提供盲态信息给有限的试验中的非盲人员。在双盲试验中，应自始至终的保持受试者随机组别信息和药物编码信息维持在盲态，在试验揭盲前的任何非规定情况所导致的盲底泄露都被认为是破盲。

在研究过程中，当受试者发生紧急情况时，比如出于安全性考虑需要，则可能需要知晓受试者的用药状况，此时需要进行紧急揭盲。在临床操作中，如果是应用非随机系统的临床试验，应对紧急揭盲可以采用应急信封来实现；如果是采用了随机系统的临床试验，现在大多数的随机化系统都有紧急揭盲的功能。

若意外破盲或者因严重不良事件等情况紧急揭盲时，研究者应当向申办者书面说明原因。对于紧急揭盲的受试者，统计分析人员需要评估其对于试验数据分析的影响，并在统计分析人群划分时考虑是否在统计分析人群中进行排除。

（一）应急信封

在非随机系统的盲态试验中，需要准备“应急信件”用于研究过程的紧急揭盲。“应急信件”里面包含受试者具体的用药分组信息，是针对药物编号而对应设计的密封文件。随机和药物编码设计人员准备好“应急信件”后，发送给研究中心进行保存。当受试者发生紧急事件并需要揭盲的情况下，可以拆阅药物编号对应的“应急信件”，对受试者进行“紧急揭盲”。

（二）随机系统紧急揭盲

对于采取IWRS随机系统的临床试验，受试者的紧急揭盲通常可以在IWRS系统中进行揭盲。对于随机系统的紧急揭盲操作须谨慎，揭盲操作过程中应该执行例如警示标志、二次确认、记录揭盲原因、填入用户名和密码等风控措施后才可以进行紧急揭盲，避免因失误操作导致不必要的破盲事件。系统揭盲后，IWRS系统自动发送受试者的相关信息到指定的人员，如研究中心、研究者、受试者编号、揭盲的原因和时间等，一般揭盲的结果体现在IWRS系统界面上，不会随邮件发送。

（三）临床试验计划中的揭盲

在临床试验过程中或者在临床试验结束之后，会有需要对试验进行揭盲的情况。如数据监查委员会（data monitoring committee，DMC）进行临床试验数据的数据审阅或进行期中分析时，需要根据非盲数据产生统计分析结果供部分的非盲人员审阅试验数据和结果。此时的试验有部分人员揭盲，须注意对盲态数据的维护。一般会有揭盲申请人员提出揭盲申请，列明揭盲的原因、时间、接受盲底数据的人员，待批准后由随机设计的人员或盲底维护人员提供非盲数据给指定的接收人员，其他需要保持盲态的人员不能接触非盲数据。

在临床试验结束之后，常常为试验锁库之后，在满足揭盲条件的情况下，会对试验进行揭盲操作，试验所有成员都可以揭盲。满足此种情况的揭盲条件常常会包括：所有数据清理完毕、数据库锁定或对部分数据点进行充分的解释和文档记录、统计分析计划定稿、方案偏离数据进行了讨论并确认、统计分析人群划分情况确定等。

（张胜林　蒋发烨）

第五章 药物临床试验数据管理

一、数据管理的作用与意义

数据管理是临床试验不可缺少的一个环节，贯穿药物临床试验的始终。从CRF的设计、数据库的建立、数据的清理到数据库锁库、数据递交，都离不开数据管理工作。数据管理的目的在于把试验数据真实、准确、完整和可靠地进行收集与清理，所有涉及数据管理的各种过程均要记录在案，以便对数据处理过程及质量进行把控。

药物临床试验的相关数据是临床试验的直接产出，是统计分析的原材料；同时数据质量是评价临床试验结果的基础。因此，数据管理的整个工作流程会直接影响到临床试验的结果。在项目准备阶段，严格按照方案进行CRF设计的意义是确保研究拟收集的数据符合方案、科学、隐私及法规要求，且便于今后数据处理与分析；同时规范的数据管理计划有助于获得真实、准确、完整和可靠的高质量数据。在项目进行阶段，规范的数据清理过程保证了临床试验的数据质量，并将相关过程以及数据相关问题进行记录，作为后续统计分析的参考。在项目结束阶段，数据管理人员对相关工作进行全面完整的总结，通过数据管理报告真实反映临床试验过程中的数据质量和试验样本特征（数据管理报告是监管部门评价临床试验结果的重要文件和依据）；并按照法规要求对试验相关数据进行存储。

随着药物临床试验的广泛开展及大数据时代的来临，数据将在临床试验中发挥越来越重要的作用。提供高质量、符合规范的数据需要临床运营、医学、统计、质量保证等数据管理相关部门的大力配合，也对临床试验数据管理提出了更高的要求。

二、数据管理概述

作为药物临床试验的重要组成部分，数据管理贯穿了试验启动、执行和结束的整个流程，为临床试验数据的收集、清理和递交提供了有力的支持。

（一）数据管理相关法规和指南

1996年，人用药品注册技术要求国际协调会议（ICH）颁布了药物临床研究质量管理规范（ICH E6 GCP），对临床试验数据管理提出了原则性要求。各国也颁布了相应的法规和指导原则，为临床试验数据管理的标准化和规范化提供具体的依据和指导。如：美国21号联邦法规第11部分（21 CFR Part 11）对临床试验数据的电子记录和电子签名的规定（1997年），使得电子记录、电子签名与传统的手写记录与手写签名具有同等的法律效力，从而使得美国食品药品管理局（FDA）能够接受电子化临床研究材料。

2003年9月1日，我国颁布了《药物临床试验质量管理规范》(局令第3号)，开启了临床试验规范性开展和监督的第一步，并于2020年进行改版更新。随着中国药物临床试验的蓬勃发展，数据质量引起了药监部门的广泛关注，2016年，我国陆续出台了《临床试验数据管理工作技术指南》《药物临床试验数据管理与统计分析的计划和报告指导原则》和《临床试验的电子数据采集技术指导原则》，对数据管理相关人员的职责、资质和培训、数据收集系统的要求、试验数据的标准化、数据管理工作的主要内容、数据质量的保障和评估等进行全面阐释，以期对我国临床试验的数据管理工作起到规范化和指导性作用。

此外，临床试验数据管理学会（Society of Clinical Data Management，SCDM）是一个由国际上相关领域专家组成的非营利性专业组织，其成立旨在促进临床数据管理（clinical data management，CDM）的发展，并制定、发布和推荐使用临床数据管理的质量管理规范。在该使命驱动下，1998年SCDM理事会成立了一个专门委员会来制订临床数据质量管理规范的标准，并在2000年9月出版了《临床数据质量管理规范》(good clinical data management practice，GCDMP)，并已经历了多个版本更新。该文件为临床试验数据管理工作的每个关键环节都规定了工作内容、相关的流程、相应操作的最低标准和最佳实践，为临床试验中数据管理工作的实际操作提供了具体的技术指导。

（二）数据管理标准操作流程（SOP）及培训

在数据管理部门成立之初，应建立标准操作流程（standard operation procedure，SOP），以规范数据管理过程的各个环节，使之符合 GCP、相关法规指南的要求。

在参与到项目数据管理工作前，相关数据管理人员需要经过系列培训，确保其对临床试验、相关法规和数据管理工作有一定了解，并具有相关工作的能力和资质。培训内容应包括 GCP、SOP、相关法律法规以及数据管理的专业培训。

在具体临床试验执行过程中，研究者、临床研究协调员（clinical research coordinator，CRC）、临床监查员（clinical research associate，CRA）、数据管理人员等需要完成 EDC 系统培训后才能获得该项目的 EDC 权限；同时，数据管理人员需要在《CRF 填写指南》文件中阐述在数据填写过程中的注意事项，并对研究者和项目组成员进行相关的填写培训，培训方式可以为在线培训或现场培训。

（三）数据管理的主要内容

数据管理过程包括 CRF 及数据库的设计、数据采集 / 管理系统的建立、数据接收与录入、数据核查与质疑管理、医学编码、外部数据（包括严重不良事件）的一致性核查、盲态审核、数据库锁定、数据导出及传输、数据及数据管理文档的归档等。

1.CRF 的设计

临床试验的方案基本定稿后，数据管理人员会开始 CRF 的设计工作，根据方案要求定义在试验中所要收集的数据。在 CRF 设计过程中，需要研究者、临床工作人员、医学和统计等项目相关成员对 CRF 进行审阅。对于研究者，在审阅中应关注相关数据是否可以从原始病例中获取，CRF 中相关问题是否和临床实践存在矛盾的地方，所在临床试验机构对收集数据是否有限定等。例如，某临床试验机构要求，在临床试验的 CRF 中不能收集患者出生日期的具体日，而其他临床试验机构无此要求。

必要时，数据管理负责人可召集项目组成员进行在线审阅和讨论，解决 CRF 设计中的问题和难点，以确保 CRF 符合方案并满足统计分析的要求。收到各方审阅意见后，数据管理人员会进行 CRF 的更新，并再次发给组员审阅，直至定稿。

2. 数据库界面的建立和验收测试

建库人员收到纸质 CRF 或 CRF 定义文件后，会开始数据库 eCRF 界面的配置和非正式测试。界面配置完成后通知数据管理人员，并根据账号申请表给数据管理人员开通各种角色的测试账号。数据管理人员对 CRF 字段、表单、访视结构、页面失活激活条件、不同角色权限等进行测试，并将发现的问题记录在测试文件中，递交给建库人员进行数据库界面的修改。修改完成后再进行测试，直至所有问题都被解决。

在 eCRF 界面测试完毕后，数据管理人员通知项目组成员进行审阅 / 测试，建库人员则按需进行界面修改直至所有问题解决。

3. 数据核查计划的撰写、配置及测试

数据库界面测试完成后，数据管理人员开始撰写数据核查计划。数据核查计划须包括但不限于缺失值、重复值、逻辑关系、时间窗、正常值范围、未来日期、方案违背等相关内容的核查。数据核查计划初稿完成后，须由项目组相关人员，如医学、统计、临床等进行审阅。必要时，数据管理负责人可召集项目组成员和 / 或申办者开会，探讨并解决数据核查计划中的内容，以保证数据核查的全面性和准确性。

数据核查计划根据审阅意见修改完成后，可交由建库人员进行配置。配置完成后，由数据管理人员对每一条逻辑核查进行测试，并将未通过的测试意见反馈给建库人员进行修改，然后再次进行测试，直至配置的全部逻辑核查通过测试。

一般情况下，研究中心人员不需要参与到逻辑核查的测试工作。

4. 数据库上线

数据库录入界面和逻辑核查测试均通过后，可导出 eCRF 和注释 CRF 进行存档，对 eCRF 和数据核查计划进行签字确认。不同公司的流程可能有所差异，一般情况下数据核查计划需要在编程开始前获得审批和签字。若在编程测试过程中有修改，则应在上线前再次签署更新后的文件。

如有数据库上线前检查清单，须确保清单上的所有内容均已完成。在获得项目团队的批准后，数据管理人员和建库人员执行数据库上线。数据库正式上线后，数据管理人员完成相关 EDC 账号设置，待项目成员激活账号后，可进入试验的正式数据库，研究中心可以开始 eCRF 填写的工作。

5. 数据管理相关文档

一般来说，数据库上线前数据管理计划和 CRF 填写指南须定稿签字，最晚须在第一例受试者入组前完成。

数据管理计划：依据临床试验方案书写的一份动态文件。它详细、全面地规定并记录某一特定临床试验的数据管理任务，内容包括试验概述、数据管理流程及数据流程、采集 / 管理系统、人员角色、数据管理步骤与任务、质量控制、项目遵循及使用的 SOP 清单等。

CRF 填写指南：根据研究方案对于病例报告表的

每页表格及各数据点进行具体的填写说明，包括EDC系统的使用说明。项目启动会或者研究者会议中，数据管理人员需要对项目相关人员进行CRF填写指南的培训。

其他数据管理文档，如SAE一致性核查计划、外部数据一致性核查计划、编码指南、数据传输协议等，也须在相关工作开始前完成撰写并定稿。

数据管理文档可在临床试验进行过程中根据需要进行更新、审阅及签字确认。

在试验结束后，数据管理人员需要撰写数据管理报告，对整个试验过程中数据管理工作进行总结。包括数据管理的重要节点（如数据库上线时间、锁库时间等）、操作流程、编码完成情况、严重不良事件以及外部数据一致性比对的情况、数据传输记录、特殊数据处理的情况说明等。

6. 数据核查

数据库上线后，可按数据管理计划规定的频率定期对数据进行核查和清理。数据核查主要分为三大部分：

（1）数据库录入数据的核查：通过已设置在EDC系统中的逻辑核查对录入数据实施实时的核查，数据管理人员须及时查看质疑的回复情况。同时，数据管理人员可对数据进行线下的人工核查，或应用SAS程序进行编程对数据进行核查。SAS核查的程序和输出结果需在正式使用前进行测试，通过后方可对正式环境的数据进行核查。所有发现的数据问题将通过EDC系统中质疑的形式与研究人员进行沟通确认和解决。

（2）严重不良事件（SAE）一致性核查：临床试验中的SAE会报告给药物警戒部门（PV），PV部门会将SAE记录在药物警戒系统中。同时，临床试验中发生的所有不良事件都须记录在EDC数据库中。相关的数据在两个不同系统中进行记录，所以数据管理人员需对两个数据库中的数据进行比对，并将发现的不一致问题记录在SAE一致性核查问题追踪表中。若问题需要研究中心澄清和解决，数据管理人员在EDC数据库中发送质疑进行确认。若研究中心确认EDC系统中数据是正确的，则数据管理人员将问题追踪表发给PV部门进行确认和解决。

（3）外部数据一致性核查：如试验中使用中心实验室或部分数据是在研究中心以外获得的，数据管理人员须创建外部数据一致性核查计划，规定外部数据的传输内容、频率和格式等。由数据的供应商（如中心实验室）定期将外部数据传输给数据管理人员，由其进行外部数据的一致性比对。比对发现的问题须记录在外部数据一致性核查追踪表中，并发给数据供应商进行追踪和解决。如问题需要研究中心澄清和解决，可在EDC数据库中发送质疑。

7. 医学编码

数据管理的编码人员须按照编码指南或规范的要求定期对临床试验中收集的病史、不良事件、既往用药、伴随药物治疗等数据，使用标准的字典进行编码。

编码分为线上编码和线下编码两种。线上编码是使用EDC系统中编码模块，在线对从EDC数据库中的术语进行编码，编码结果可展现在相应的eCRF界面中并和相关术语一起导出在数据列表中；线下编码是指编码人员在EDC系统外，根据编码词典对相关数据进行编码。编码过程中如发现术语表述不清或意义模糊，可在EDC中发送质疑与研究者进行沟通和确认。

一般情况下，医学编码的结果须递交给医学部门进行审阅，以保证编码的准确性。

8. 质疑管理

数据核查后产生的质疑发送给研究者，研究者对质疑做出回答后，数据管理员根据质疑答复对质疑进行处理。如质疑未被解决则将以新的质疑再次发出，直至数据疑问被解决。研究人员在对数据质疑进行回复时，应尽量描述或解释数据的完整情况，避免仅回复“确认”等简单且有歧义的词语。

如质疑长期未收到答复或多次发送后数据问题仍未解决，数据管理员可将有问题的质疑列表发给临床监查员，由其和研究中心进行沟通，以及时回复并解决相关数据问题。

数据管理人员会在数据管理报告中，对各研究中心的质疑数量、回复时长等情况进行总结和分析，并对质疑特别多或回复期限长等情况进行说明解释。

9. 数据库更新

在临床试验进行过程中，如发生方案修改或发现CRF或逻辑核查相关的问题，可对CRF或数据核查计划进行更新。可根据流程在确定相关变更后，重复数据库上线前工作，直至新版CRF和/或数据核查计划被批准并签字。然后进行数据库新版本的上线，上线完成后通知项目成员。

10. 项目时间进度及质量控制

在项目启动阶段，须根据临床试验的整体进度，比如伦理递交、项目启动会、计划首例患者入组日期等，制定数据管理的时间进度表并发给项目组审阅，根据审阅意见修改直至达成一致。数据管理负责人须实时查看时间进度表，确保项目的每项任务按进度表及时开展并完成。

在项目执行阶段，数据管理负责人须对数据清理和质疑处理的进度及质量进行抽查和质量控制，定期召开数据管理内部会议，报告项目的进展、解决项目中遇见的问题，发现项目潜在的问题并采取措施进行规避。如需其他部门支持，可与临床项目经理、医学、统计、申办者及时沟通。

在项目结束阶段，须提前与项目团队沟通并制定项目锁库的时间进度表，和各职能部门的项目负责人保持密切的沟通和合作，按期完成锁库和数据递交工作。

11. 数据审核会

在临床试验数据库锁定前，应由申办者、研究者、项目管理员 / 临床监查员、数据管理人员和统计分析师在盲态下（开放试验，也尽可能在盲态下进行）共同最终审核数据中未解决的问题，并按照临床试验方案进行统计分析人群划分、核查严重不良事件报告与处理情况记录等。

12. 数据库锁定

在数据录入、核查完毕后，且相关数据管理工作均完成后，可进行数据库锁库工作。锁库前，须保证数据库锁库清单上的工作内容均已完成。这些内容包括但不限于：所有的数据已经收到并正确录入数据库；所有的数据质疑已经解答；SDV 已全部完成；所有的病例报告表已经得到研究者签字批准；外部数据一致性核查完成并签字；SAE 一致性核查完成并签字；已完成医学编码；已完成最终数据的逻辑性审查；已完成最终的明显错误或异常数据的审查；已完成最终的医学核查；已完成数据质量审核，并将质量审核中发现的错误发生率记录在文档中；根据 SOP 更新并保存了所有试验相关文档。

一旦完成上面所述步骤，应书面批准数据库锁定，并由试验相关人员签名并签署日期，试验相关人员有：数据管理人员、统计师、项目经理、医学监查人员、研究者等。数据库锁定后，应导出数据集，交付给统计师进行统计分析。同时，通知试验相关人员，并取消或移除项目成员的数据库权限（或保留只读权限）。

数据库锁定后，应开始数据管理报告的撰写、审阅和定稿。

13. 数据文件的存档

锁库后可根据要求对数据库进行刻盘并存档。所有版本的数据管理文档及 SOP 规定需要存档的文件均须存储在安全的地方，电子版文件可存在 eTMF 中。

三、数据管理中的研究者职责

数据管理工作涉及多个单位或业务部门，包括数据管理、研究者、统计分析、医学事务、临床监查、临床稽查等单位或部门。研究者作为临床试验的主要执行者，需要进行受试者的筛选、数据的录入、质疑的回复、研究者签名等一系列操作，以确保数据的准确和真实。这些工作都和数据管理内容有密切的联系。

（一）项目启动阶段

作为数据管理的首要任务，CRF 的设计、修改及定稿需要多方人员的参与，其中就包括研究者。一般而言，研究者可按照项目实际需求，参与或不参与 CRF 的审阅和定稿。但对于研究者发起的项目，或申办者和研究者有约定，CRF 初稿可交由研究者审阅，以便更贴近临床试验数据收集的实际情况，保证收集的数据能够满足研究者研究课题的目的。

数据库录入界面配置完成且数据管理人员完成测试后，研究者可参与 eCRF 的测试。测试的重点是使用研究者或临床研究协调员（CRC）角色登录测试环境是否可以录入、保存及修改数据、可否查看及回复质疑、可否进行研究者签名，以及 CRF 的数据是否能够从临床原始资料 / 数据中获取。

项目启动会上，数据管理人员会对数据库录入系统和 CRF 填写要求进行培训。研究者或 CRC 须参加培训，为后续的数据录入做好准备。

（二）项目执行阶段

数据库上线后，临床团队可申请为各个中心的研究者以及 CRC 开通相应的 EDC 系统权限。当中心开始筛选受试者后，研究者或 CRC 应依照 CRF 填写指南，准确、及时、完整、规范地填写 CRF。

如果录入的数据不符合设定的逻辑核查程序，比如数据缺失、逻辑错误、超出限定范围等，数据会自动触发质疑。研究者或 CRC 应定期登录 EDC 数据库，查看并回复质疑：①如数据录入错误或有数据未录入，应录入或修改数据。数据符合逻辑条件后，系统质疑会自动消失。但有的数据库系统，须在录入或修改数据的同时回复质疑；②如数据录入正确，须在质疑回复中对数据进行简明扼要的解释或说明。

在临床监查员（CRA）进行原始数据核查（SDV），以及数据管理人员进行数据核查和医学人员进行医学审阅时，均可能会发送人工质疑。研究者或 CRC 在收到质疑后应仔细查看并及时进行回复。

如临床试验采用中心实验室，研究者或CRC须把采集的血样、组织、影像学资料等及时递交给中心实验室，并将这些样本的采集信息及时准确地记录在EDC数据库中。数据管理人员会对EDC数据库和中心实验室的相关数据进行一致性核查。

如发生严重不良事件，研究者须按规定把SAE报告表递交给药物警戒部门。药物警戒部门将收到的SAE录入药物警戒系统后，须将SAE列表定期发送给数据管理人员进行SAE一致性核查。

数据管理人员如发现某个研究中心有共性错误，可邮件告知临床团队，由CRA对研究者或CRC进行说明或再次培训。如有必要，可在试验进行中由数据管理人员根据CRF填写指南进行再次培训，以减少质疑的产生、提高数据录入的质量。

数据管理人员会定期查看项目数据管理的进度，如发现数据录入不及时、质疑回复时间过长等，可将进度报告和质疑状况发给临床项目经理，由临床团队联系研究中心催促及时进行数据的录入和质疑的回复。

（三）项目结束阶段

受试者入组接近尾声时，数据管理人员会根据预计的最后一例受试者出组日期，制定数据库锁库时间进度表。

在锁库阶段，研究者或CRC须加快数据录入、修改、质疑回复的进度，保证数据能在计划时间内全部录入数据库，质疑能在计划时间内全部得到回复和解决。研究者或CRC须在最后一份样本采集完毕后，及时寄送给中心实验室，以确保中心实验室的工作进度。

当数据录入、核查完毕且没有质疑时，数据管理人员可冻结数据。数据冻结完成后，研究者可进行电子签名，或在数据审核会后，确认数据无问题后进行签名。

研究者须参加数据审核会，与申办者、数据管理人员、医学监查人员和统计分析师共同审核数据中未解决的问题，审核方案违背列表并判定是否为重大方案违背，按照临床试验方案进行统计分析人群划分，核查严重不良事件报告与处理情况记录等。如申办者或合同研究组织（contract research organization，CRO）的SOP有规定，研究者须审阅数据审核报告并签名及签署日期。

研究者可根据申办者或CRO的SOP规定，在锁库申请表上签名及签署日期，以批准数据库的最终锁定。

若锁库后发现数据问题，研究者须与申办者、数据管理人员和统计分析师等人员共同协商是否需要解锁数据库。若项目团队商定后确认需要解锁，数据管理人员会和临床团队一起定义将要更改的数据和更改原因，并签署解锁申请表。在数据更新、SDV、清理、研究者签名等工作完成后，再次执行数据库锁库的流程。

数据库锁定后，数据管理人员可请数据库系统维护人员对各个研究中心的数据进行刻盘，并邮寄给各研究中心进行存档。

（陈　玲）

第六章　药物临床试验统计分析

一、统计分析一般原则与要求

（一）药物临床试验统计分析的一般原则及法规要求

药物临床试验的统计分析是一项具有专业性和独特性的工作，是运用统计学原理和方法对试验收集的数据进行统计检验和统计推断的过程，须交由专业的统计人员执行。为规范药物临床试验的统计分析，确保试验结果和结论的科学性，国内外均颁布了药物临床试验生物统计学指导原则。

人用药品注册技术要求国际协调会议（The International Council for Harmonisation of Technical Requirements for Pharmaceuticals for Human Use，ICH）分别于1998年2月和2019年11月发布了《ICH Harmonised Tripartite Guideline Statistical Principles for Clinical Trails E9》（简称ICH E9）和附录《Addendum：Statistical Principles for Clinical Trials》（简称ICH E9（R1）），目的是从统计学原理和方法出发，向申办者、研究者和统计从业人员提供建议，以帮助为申请新药上市而做的临床试验分析结果得到公认，在国际上得到广泛参考和应用。美国、欧盟、日本等国家的药品监管机构也发布了专门的药物临床试验统计分析的指导性文件。

2015年1月30日，中国国家药品监督管理局（原国家食品药品监督管理总局）发布了《国际多中心药物临床试验指南（试行）》，对国际多中心药物临床试验的科学性考虑提供了指导，其中针对临床试验的统计分析指出，国际多中心药物临床试验要事先建立评价亚组结果与整体结果是否具有趋势一致性的统计方法。2016年6月1日，国家药品监督管理局颁布了《药物临床试验的生物统计学指导原则》，文件指出临床试验除了遵循《药物临床试验质量管理规范》（GCP）以外，还必须事先应用统计学原理对试验相关的因素做出合理、有效的安排，最大限度地控制混杂与偏倚，减少试验误差，提高试验质量，并对试验结果进行科学的分析和合理的解释，在保证试验结果科学、可信的同时，尽可能做到高效、快速、经济。

（二）药物临床试验统计分析的要求

我国《药品注册管理办法》规定，申请人完成临床试验后，应当向国家药品监督管理局提交临床试验总结报告、统计分析报告以及数据库。

《药物临床试验的生物统计学指导原则》指出，临床试验的统计分析相关工作贯穿临床试验设计时、进行中和完成后。临床试验的早期，需要进行一系列的探索性试验，有时需要更为灵活可变的方法进行设计并对数据进行分析，以积累研究数据。临床试验的后期，需要经过确证性试验为评价药物的有效性和安全性提供有力证据。对涉及药物有效性和安全性的每一个关键性的问题都需要通过确证性试验予以充分回答。在确证性试验中，主要假设应于试验开始前在试验方案中预先设定并于试验结束后严格按照预先设定的分析计划完成假设检验。除此之外，在试验方案中还应阐明试验设计方法、统计分析方法及相关理由。针对统计分析计划和统计分析报告所涉及的内涵，中国临床试验生物统计学工作小组（CCTS）经充分讨论形成了CCTS共识《临床试验统计分析计划及统计分析报告的考虑》。

统计分析计划（statistical analysis plan，SAP）是对临床试验的统计学考虑及拟对数据进行统计分析的清晰描述。统计分析计划可以是独立的文件，其内容涵盖试验中所涉及的所有统计学考虑，且具有技术性和可操作性，包括设计的类型、比较的类型、随机化与盲法、主要指标和次要指标的定义与测量、检验假设、数据集的定义、疗效及安全性评价和统计分析的详细计划。SAP的基本内容包括：①试验概述；②统计分析；③统计分析图表模板。

统计分析报告（statistical analysis report，SAR）是临床试验统计师根据事先拟定的统计分析计划书，应用统计分析软件编写分析程序输出统计分析表格和统计分析图形，再对这些输出结果加以整理得到的重要文档，是对临床试验的统计设计、分析、结果的总结，和统计分析计划一起作为药物注册上市的申请材料之一提交给监管部门，用于对临床试验结果进行评价。其基本内容应包括：①试验概述；②统计分析方法；③统计分析的结果与结论（一般采用统计表、统计图表示）。

临床试验的统计分析有其特殊性，统计分析计划和统计分析报告应当由具有参与临床试验经验的统计学专业人员起草，并与主要研究者商定后完成，要求全面而详细地陈述临床试验数据的分析方法和表达方式，以及对统计分析结果的解释。

二、统计分析的常见方法

临床试验的统计分析方法主要依据研究目的和研究指标的类型来选择。统计分析前，需先定义用于统计分析的数据集。统计分析的内容包括受试者分布与基线特征描述、依从性分析、有效性评估和安全性评估。分析方法主要包含描述性统计、单因素分析、多因素分析等。此外，在分析策略上，亚组分析、敏感性分析、支持性分析还能够为研究提供支持性证据或探索性结果。

（一）统计分析数据集

用于统计分析的数据集事先需要明确定义，并在盲态审核时确认每位受试者所属的分析集。一般情况下，临床试验的分析数据集包括全分析集（full analysis set，简称 FAS）、符合方案集（per protocol set，简称 PPS）和安全性分析集（safety set，简称 SS）。根据不同的研究目的，需要在统计分析计划中明确描述这三个数据集的定义，同时明确对违背方案、脱落 / 缺失数据的处理方法。

意向性治疗的原则（intention to treat principle，简称 ITT），是指主要分析应包括所有随机化的受试者，基于所有随机化受试者的分析集通常被称为 ITT 分析集。理论上遵循 ITT 原则需要对所有随机化受试者的研究结局进行完整的随访，但实际中这种理想状态很难实现，因而也常采用全分析集（FAS）来尽可能完整描述且尽可能接近包括所有随机化的受试者的分析集。FAS 中剔除的已经随机化的受试者通常包括：违反关键入组标准（如治疗疾病诊断错误）；受试者未接受试验用药物的治疗；随机化后无任何观测数据。剔除时需要对其合理性进行充分的论证和说明。

符合方案集（PPS），亦称为“可评价病例”样本。它是全分析集的一个子集，这些受试者对方案更具依从性。纳入符合方案集的受试者一般具有以下特征：①完成事先设定的试验药物的最小暴露量（方案中应规定受试者服用药物的依从性达到多少为治疗的最小量）；②试验中主要指标的数据均可以获得；③未对试验方案有重大的违背。

安全集（SS），应在方案中对其明确定义，通常应包括所有随机化后至少接受一次治疗且有安全性评价的受试者。

例 1：在一项试验药物联合用药与安慰剂联合用药治疗晚期 Her 2 阳性乳腺癌的临床试验中，疗效分析同时采用全分析集和符合方案集，主要分析人群为 FAS，次要分析人群为 PPS，统计分析数据集见表 2-6-1。

表 2-6-1　统计分析数据集

	受试者数，n（%）		合计
	试验药物	安慰剂	
随机化的受试者数	376（100.0）	184（100.0）	560（100.0）
安全性数据集（SS）	366（97.3）	182（98.4）	548（97.9）
剔除出 SS 的受试者数目	10（2.7）	2（1.6）	12（2.1）
没有试验药或安慰剂用药	10（2.7）	2（1.6）	12（2.1）
全分析集（FAS）	365（97.1）	176（95.7）	541（96.6）
剔除全分析集的受试者数	11（2.9）	8（4.3）	19（3.4）
没有分中心基线影像学评价数据	1（0.3）	5（2.7）	6（1.1）
没有试验药或安慰剂用药	10（2.7）	2（1.6）	12（2.1）
Her 2 阴性乳腺癌	0（0.0）	1（0.5）	1（0.2）
符合方案集（PPS）	325（86.4）	155（84.2）	480（85.7）
进入 FAS 但剔除 PPS 的受试者数	40（10.6）	21（11.4）	61（10.9）
独立影像缺失基线影像学评价	5（1.3）	7（3.8）	12（2.1）
未完成两个疗程且没有疾病进展或死亡或死亡距随机日期在一个疗效评价周期以上	9（2.4）	3（1.6）	12（2.1）
脑转移患者；用药后没有肿瘤疗效评价	1（0.3）	0（0.0）	1（0.2）
药物使用出现偏差，化疗第 2 周期第 2 天用错药	7（1.9）	3（1.6）	10（1.8）
用药后没有肿瘤评价且随机化后在一个疗效评价周期内未死亡或死亡距离随机日期在一个疗效评价周期以上	18（4.8）	8（4.3）	26（4.6）

受试者的剔除标准需要在方案中明确，对于每一位从全分析集或符合方案集中剔除的受试者，都应该在盲态审核时阐明理由，并在揭盲之前以文件形式写明。对于确证性试验，宜同时采用全分析集和符合方案集进行统计分析。当两种数据集的分析结论一致时，可以增强试验结果的可信性。当不一致时，应对其差异进行讨论和解释。如果符合方案集被排除的受试者比例太大，则将影响整个试验的有效性。

ITT/ 全分析集和符合方案集在优效性、等效性或非劣效性试验中的选择策略不同。一般来说，在优效性试验中，应采用 ITT/ 全分析集作为主要分析集，因为它包含了依从性差的受试者而可能低估了疗效，基于 ITT/ 全分析集的分析结果是保守的。符合方案集显示试验药物按规定方案使用的效果，但与上市后的疗效比较，可能高估疗效。在等效性或非劣效性试验中，用 ITT/ 全分析集所分析的结果并不一定保守，在统计分析时，可以用符合方案集和 ITT/ 全分析集作为分析人群，两个分析集所得出的结论通常应一致，否则应分析并合理解释导致不一致的原因。

（二）统计分析方法

1. 描述性统计分析

一般多用于病例筛选情况、人口学资料、受试者分布、基线资料、依从性和安全性资料，包括对主要指标和次要指标的统计描述。

统计描述采用的指标依据变量类型进行选择，对于连续性变量，符合正态分布者采用均数和标准差，不符合正态分布者采用中位数和四分位数间距进行描述，同时列出最大值和最小值，以充分描述数据的分布情况。对于离散性变量（如分类变量、计数变量等）采用频数和频率（%）进行描述。

例 2：某创新药与对照药治疗糖尿病的有效性与安全性的随机对照临床试验中，分配比例为 1∶1，FAS 集受试者的人口学特征描述，试验组年龄为 57.39 ± 9.5 岁，男性 77 人（占 64.17%），汉族 112 人（占 93.33%）。对照组年龄为 57.94 ± 9.57 岁，男性 74 人（占 61.67%），汉族 111 人（占 92.50%）（如表 2-6-2 所示）。

表 2-6-2　人口学特征表

类别	项目	FAS	
		试验组	对照组
年龄	例数（缺失）	120（0）	120（0）
	均数 ± 标准	57.39 ± 9.52	57.94 ± 9.57
	中位数	58.56	58.54
	最小值，最大值	20.40，76.50	21.90，75.90
性别	男 n（%）	77（64.17）	74（61.67）
	女 n（%）	43（35.83）	46（38.33）
	合计（缺失）	120（0）	120（0）
民族	汉族 n（%）	112（93.33）	111（92.50）
	其他 n（%）	8（6.67）	9（7.50）
	合计（缺失）	120（0）	120（0）

2. 参数估计和假设检验

参数估计和假设检验是对主要指标及次要指标进行评价的必不可少的手段。统计分析计划中，应当说明要检验的假设和待估计的处理效应，以及相应的统计分析方法和 / 或统计模型。处理效应的估计应同时给出置信区间，并说明估计方法。假设检验应说明所采用的是单侧还是双侧检验。

3. 协变量分析

对主要指标进行分析时，若需考虑某些协变量的影响，如受试者的基线情况、分层因素、中心效应等，应在统计分析计划中明确哪些因素作为协变量，明确相应的统计模型。对于多中心临床试验，在分析主要指标时，通常要考虑中心效应，需要描述各中心不同组别的疗效。此外，还需要检验中心与处理组别的交互作用，用于分析中心间处理效应的异质性。若各中心处理效应存在异质性，应进行相应的敏感性分析，遵从保守的原则解释效应异质性对试验的统计学结论的影响。

当有多个协变量需要考虑时，常采用相应的统计学模型进行校正。一般当结果变量为连续性指标时，采用一般线性模型；当结果为二分类变量时，采用 logistic 回归；当结果为有序分类变量时，采用有序结果的累积比数 logistic 回归；当结果为生存变量（时间 - 事件指标）时，采用 Cox 比例风险模型；当结果变量是事件发生数时，采用 Poisson 回归模型等。

例 3：一项评价某药物联合用药对比安慰剂联合用药治疗晚期非小细胞肺癌的疗效和安全性的随机、双盲、多中心临床试验，主要研究终点为 PFS，独立影像评价 FAS 集中，PFS 的 Cox 比例风险模型分析，考虑组别与随机分层因素［包括性别（男 / 女）、病理类型（鳞癌 / 非鳞癌）、吸烟史（吸烟 / 不吸烟）］，纳入模型的协变量包括治疗组别（试验药 vs 安慰剂）、肿瘤类型（鳞癌 vs 非鳞癌）、性别（男 vs 女）和吸烟状况（吸烟 vs 不吸烟）。调整其他因素后，试验药相对于安慰剂的 PFS 风险比 HR=0.667（95%CI：0.496，0873），试验药组受试者疾病进展风险显著低于安慰剂组（P=0.0032）。

4. 安全性分析

在大多数试验中，对安全性指标的分析常采用描述性统计分析方法，所有的不良事件均需列出。安全性评价常用统计指标包括各种不良事件发生率、不良反应发生率、重要不良事件发生率、严重不良事件发生率，以及实验室检查指标由基线时的正常变为随访时的异常率。当样本量足够时，可用x^2检验、Fisher精确概率法、Poisson模型等方法进行组间比较，必要时辅以置信区间。

例4：一项评价某种药物治疗继发于病理性近视的脉络膜新生血管导致视力损害的两种个体化给药方案的有效性和安全性临床试验中，其安全性指标包括不良事件、眼科检查、生命体征和实验室检查结果（表2–6–3，表2–6–4）。

表2–6–3 按照首选术语分类，截止到第3个月研究眼出现眼部不良事件的患者数量（%，安全性分析集）

首选术语	方案1组（N=150）n（%）	方案2组（N=153）n（%）
结膜出血	5（3.3）	10（6.5）
结膜充血	2（1.3）	0（0.0）
眼痛	—	—
干眼症	2（1.3）	0（0.0）
眼部肿胀	1（0.7）	0（0.0）
眼内压升高	0（0.0）	2（1.3）
高眼压症	0（0.0）	1（0.7）
复视	0（0.0）	1（0.7）
眼内异物感	1（0.7）	0（0.0）
视力下降	0（0.0）	1（0.7）

表2–6–4 按照首选术语分类，截止到第3个月研究眼出现非眼部不良事件的患者数量（%，安全性分析集）

首选术语	方案1组（N=150）n（%）	方案2组（N=153）n（%）
上呼吸道感染	4（2.7）	5（3.3）
咳嗽	2（1.3）	1（0.7）
高血压	2（1.3）	2（1.3）
胸部不适	2（1.3）	0（0.0）
牙髓炎	1（0.7）	0（0.0）
心悸	0（0.0）	2（1.3）
腹痛	0（0.0）	1（0.7）
血糖升高	1（0.7）	0（0.0）
白细胞计数减少	0（0.0）	1（0.7）
焦虑	1（0.7）	0（0.0）
尿酮体阳性	0（0.0）	1（0.7）
室性期外收缩	0（0.0）	1（0.7）

5. 缺失数据和离群值处理

数据缺失在临床试验实践中经常发生，而缺失数据成为试验中偏倚的潜在来源之一。目前对缺失数据的处理没有统一的标准，处理方法可根据数据缺失机制和类型进行选择，国内新药临床试验在缺失值结转方面普遍采用的是末次访视结转（last observation carried forward，LOCF）方法。

采用统计学方法处理缺失数据之后，一般需要考虑所采用的缺失数据处理方法对统计分析结果的影响，并进行敏感性分析。在统计分析计划中需要事先说明对缺失数据的处理方法。如果在方案中没有事先说明对缺失数据的处理方法，则需要同时对未填补和填补后数据进行分析，并比较两者的结果。

离群值问题的处理，应当从医学和统计学专业两方面去判断，尤其应当从医学专业知识判断。探索离群值对结果的影响，需要注意的问题与缺失数据的处理类似。

6. 敏感性分析

敏感性分析是指针对模型假设的偏离和数据局限，探索主估计方法统计推断的稳健性的一系列分析。《临床研究的一般考虑》[ICH E8（R1）]指出，应计划敏感性分析，以测试对主要分析做出的假设对研究结果的影响。例如，如果主要分析依赖于对数据缺失原因的特定假设，则应进行敏感性分析，以评估该假设对研究结果的影响。

敏感性分析包括不同人群分析数据集和不同统计分析方法两个层面，推荐在方案中提前设定。《临床试验中的估计目标与敏感性分析》[ICH E9（R1）]中阐述了敏感性分析在临床试验补充分析中的应用（如图2–6–1所示）。如果多个敏感性分析的结果表现一致，那么结论的可靠性增加。

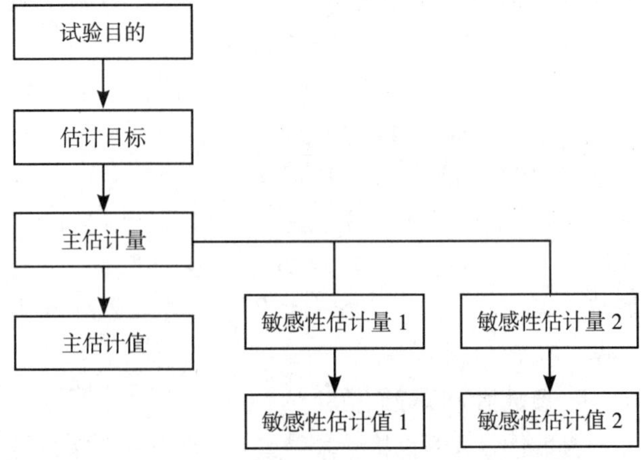

图2–6–1 对给定的试验目标制定相一致的估计目标、估计方法和敏感性分析

例5：一项试验药物联合用药与安慰剂联合用药治疗晚期Her 2阳性乳腺癌的随机、双盲、多中心临床试验中，疗效分析采用全分析集，主要疗效指标为

疾病无进展生存期（PFS），采用第三方独立影像评价结果。本试验敏感性分析策略包括：

敏感性分析1，采用分中心影像学评价结果对PFS进行分析；

敏感性分析2，改变肿瘤治疗方案按照疾病进展（PD）处理，以改变方案日期为PD日期。

结果显示，两种敏感性分析结果与主分析结果一致（如表2-6-5所示）。

表2-6-5 PFS的生存分析，主分析与敏感性分析（FAS）

	统计量	组别		Log-Rank test P 值
		试验组	安慰剂组	
主分析	合计	365	176	0.0270
	事件数	158	74	
	删失数	207	102	
	Q1（95%CI）	118（102，128）	88（76，115）	
	中位数（95%CI）	161（145，176）	142（132，178）	
	Q3（95%CI）	223（207，278）	211（193，245）	
敏感性分析1	合计	365	176	0.0029
	事件数	210	101	
	删失数	155	75	
	Q1（95%CI）	97（92，103）	87（52，89）	
	中位数（95%CI）	144（136，152）	131（102，137）	
	Q3（95%CI）	195（182，213）	177（142，205）	
敏感性分析2	合计	365	176	0.0060
	事件数	278	132	
	删失数	87	44	
	Q1（95%CI）	85（68，87）	69（47，80）	
	中位数（95%CI）	127（116，133）	97（91，117）	
	Q3（95%CI）	163（151，179）	137（129，162）	

7. 亚组分析

亚组分析是指将临床试验根据某种因素（例如受试者某种特征）分层后的部分数据进行统计分析。不同亚组中，试验药物的有效性和安全性可能不同，这种差异往往具有重要的临床意义。亚组分析可分为探索性和确证性两种。根据受试者特征进行验证性亚组分析时，分组方法需经过验证，并在研究方案中进行设定，充分考虑样本量和多重比较问题。探索性亚组分析的结果通常因为样本量不足且未按分层因素进行随机化，通常只能作为参考。

例6：一项试验药物联合用药与安慰剂联合用药治疗晚期Her 2阳性乳腺癌的随机、双盲、多中心临床试验中，疗效分析采用全分析集，主要疗效指标为疾病无进展生存期（PFS），主分析结果为，试验组和安慰剂组PFS中位数（95%CI）分别为161（145，176）天和142（132，178）天（P=0.0270）。根据完成联合化疗疗程数（2个及以上、4个及以上）进行PFS的探索性亚组分析，结果如表2-6-6所示。

表2-6-6 PFS的探索性亚组分析（FAS）

亚组类型	统计量	组别		Log-Rank test P 值
		试验组	安慰剂组	
完成2个及以上联合化疗疗程	中位数（95%CI）	165（145，179）	141（132，183）	0.0331
完成4个及以上联合化疗疗程	中位数（95%CI）	127（116，133）	97（91，117）	0.1716

可见，对于不同亚组分析结果出现不一致的情况，由于是探索性亚组分析，分析结果只能作为参考，为何不一致需要分析具体原因，并可扩大样本，进行验证。

8. 多重性问题

多重性问题是指在临床试验中，进行多次假设检验而导致第一类错误概率增加的现象。引起多重性问题的常见情形包括：①存在多个主要指标、多个比较组、多个时间点的比较；②设计了期中分析、亚组分析；③同时采用多个分析集；④主要指标和次要性指标结果均纳入关键证据；因此，对主要指标是复合指标的临床试验，如果疗效是基于复合指标中某个或某些成分时，需要事先定义该成分并考虑多重性问题的分析策略。

在试验方案或统计分析计划中应事先说明对多重性问题的考虑、控制第一类错误概率的原因及方法。处理多重性问题的方法有多种，如单步法、闭合程序检验、固定顺序的检验、序贯结构的策略等，在选择方法时可考虑将能够估计出疗效的置信区间作为选择的标准。此外，在控制第一类错误概率时可能会同时增加第二类错误概率，在样本量估算时应有所考虑。

9. **期中分析**

期中分析是指正式完成试验前，按照事先制定的分析计划，比较处理组间的有效性和/或安全性所做的分析。其分析目的是为后续试验是否能继续执行提供决策依据。

期中分析的设计要素包括分析时点（日历时点或信息时点）、次数、具体实施方案和所采用的 α 消耗函数，应当事先制定计划并在研究方案中阐明。由于期中分析的实施采用了揭盲数据及结果，因此进行期中分析的人员应是独立的，不应是直接参加临床试验的人员，可由独立数据监查委员会（IDMC）执行，其分析结果数据对试验人员保密，仅公布试验是否继续或是否需要对方案进行修改。

当期中分析结果得出试验药物有效时，建议提前中止试验，但需要保证药物的暴露时间足够长，安全性数据充分，一般应继续随访收集更多的安全性数据，避免安全性评价不充分。当期中分析结果预见即使试验继续执行至研究结束也不能得出试验组有效的结论或者发现试验药物存在安全性隐患时，也会建议终止试验。此外，若试验入组速度过慢、执行质量差导致试验难以继续，预期目标难以达到，或研究前沿进展证实当前的试验没有继续的必要或违反伦理，也应建议终止试验。

10. **其他问题**

如果试验有衍生变量，需要在统计分析计划中对衍生变量的计算方法、所涉及的变量进行详细描述。在多中心临床试验中，由于不同中心在受试者基线特征、临床实践等方面的客观差异，导致各中心效应不完全相同，这种中心之间的效应差异称为中心效应，在统计分析时应加以评估，若存在中心效应则需采用适当的统计分析方法来估计疗效，并谨慎地解释分析结果。

三、统计结果的呈现与解读

（一）统计结果的呈现

临床试验统计结果的呈现应依据研究方案和统计分析计划的内容依次进行撰写与报告，涉及假设检验的内容应汇报分析结果对应的 P 值，同时合理运用统计表和统计图来呈现分析结果。

统计表是将一系列有关的内容、数字和统计指标用表格列出来，以方便计算、分析和对比。统计图以点的位置、线段的升降、直条的长度和面积的大小来表达统计资料。常用的统计图有条图、百分条图、线图、直方图、箱式图、森林图等，应根据研究目的和资料类型选择统计图的种类来表达统计分析结果。

例 7：MARINA 研究中，雷珠单抗注射液组和贝伐单抗组的视力变化值和变化趋势采用线图表示，如图 2-6-2 所示。

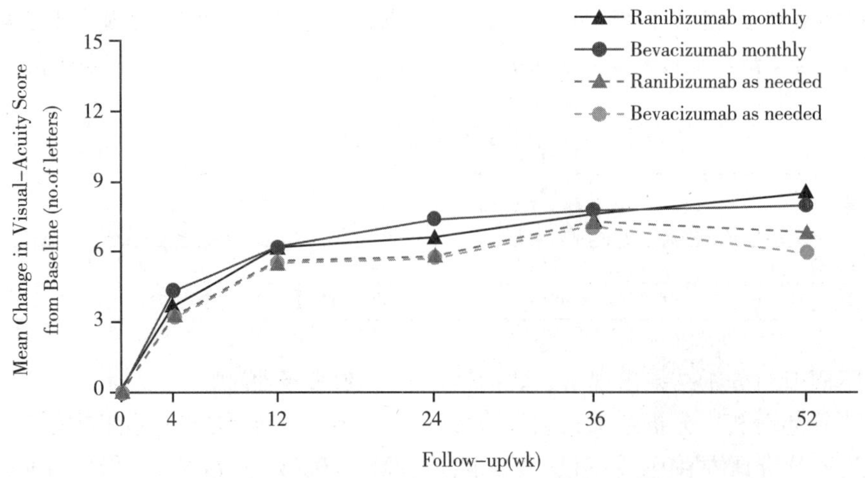

图 2-6-2 雷珠单抗组和贝伐单抗组视力较基线改变量的变化情况

图中横坐标为随访时间（周），纵坐标为视力较基线的平均变化值，通过折线图，可以直观地展示试验观察期间，受试者的视力变化情况。

例 8：亚组分析结果可用森林图表示，例如一项旨在评估 Durvalumab 在经含铂方案同步放化疗后未发生疾病进展的局部晚期 NSCLC 患者中巩固治疗疗效的随机、双盲、安慰剂对照、多中心Ⅲ期临床研究（Pacific 研究）中 PFS 预后因素的亚组分析结果（如图 2-6-3 所示），各亚组的 HR 值（黑圆点所在位置）及其 95%CI（线段的长度）以森林图的形式清晰地呈现出来。

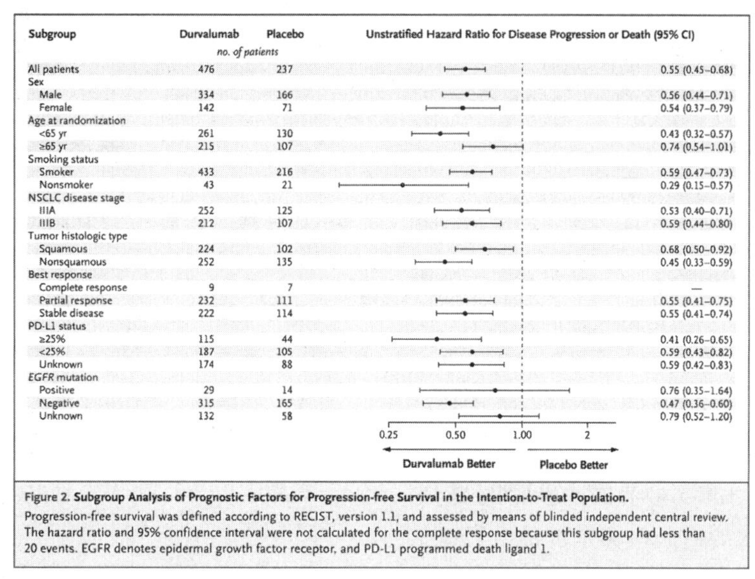

图 2-6-3　Pacific 研究 PFS 预后因素的亚组分析结果

（二）统计结果的解读

一项设计优良的临床试验的可靠性源自其预先设定的先验假设，以避免在进行数据的探索性分析时得出可能的假阳性结论。*P* 值越小，真实疗效的证据越可靠；可信区间可用于表示疗效估计值的不确定区间。

1. 主要研究终点分析结果为阳性

$P < 0.05$ 是目前公认的 RCT 研究具有统计学意义的标准。临床试验研究的全部结果都将被各个利益相关方包括监管者、支付方、临床研究者、指南制定者、临床医生、患者等从各自不同的角度仔细审查。研究结果是否能改变现有的临床实践，需要对研究结果进行深入解读。

主要研究终点分析结果为阳性时，主要需要考虑以下问题：① *P* 值是否足够小；②组间差异是否具有临床意义；③是否为替代研究终点或复合研究终点；④次要研究终点是否支持；⑤研究结果在重要亚组之间是否一致；⑥研究的样本量是否足够大；⑦研究是否提前结束；⑧疗效的获益是否超过了毒性的增加；⑨特殊人群中有效性与安全性是否的平衡；⑩在研究设计、执行和分析中是否存在瑕疵；⑪研究结果是否适用于现实情形中的患者。

例 9：一项评价厄洛替尼联合吉西他滨对比吉西他滨单药治疗晚期胰腺癌的临床试验（NCIC CTG PA.3 研究）中，主要研究终点为 OS，主要研究结果显示，试验组中位 OS 为 6.24 个月，对照组中位 OS 为 5.91 个月，OS 获益 0.33 个月，HR=0.82，*P*=0.038。基于 NCIC CTG PA.3 研究的结果，厄洛替尼联合吉西他滨获得了 EMA 和 FDA 的批准，用于治疗晚期胰腺癌，但是对于 NCIC CTG PA.3 研究 0.33 个月的生存获益是否具有临床意义一直存在争议。

当新的治疗方案具有疗效上的优势时，需要判断疗效的获益是否超过毒性的增加。但是临床获益和毒性通常无法直接比较，则引入了需治疗人数（number need to treat，NNT）、ASCO-VF 评分、ESMO-MCBS 评分等作为评价绝对获益或者风险的指标进行综合评价。

例 10：一项国际多中心双盲随机对照临床研究（CheckMate 066）研究评价了 Nivolumab 对比 Dacarbazine 作为 BRAFV600 突变黑色素瘤患者一线治疗的有效性和安全性。其主要研究终点 OS 和次要研究终点 PFS 和 ORR 均显示，Nivolumab 具有统计学和临床意义的显著获益。但是依据 CheckMate066 研究结果向 FDA 申请上市时，却遇到一大问题，即该研究虽然是国际多中心，却没有美国患者入组。FDA

需要判断 CheckMate 066 的研究结果是否适用于美国患者，是否直接依据该结果批准 Nivolumab 在美国的相关适应证，还是要求企业在美国重新进行 RCT。最终 FDA 批准了 Nivolumab 在美国作为 BRAFV600 突变黑色素瘤患者的一线治疗，基于以下理由：①研究入组人群的人口学特征和基线特征与美国患者具有一致性；②研究选用 OS 这一金标准作为主要研究终点，而且观察到了具有明显临床意义的结果；③对照组中有 40% 的人后续接受了一线药物 Ipilimumab 的治疗，试验组依然显示了 OS 的获益。

2. 主要研究终点分析结果为阴性

主要研究终点分析结果为阴性时通常应考虑试验是否出现差错，治疗是否真的无效，是否还有一线希望等。在解读试验结果时需考虑的关键问题包括：①是否有潜在获益的迹象；②试验效能是否足够；③主要结局指标是否合适或定义是否准确；④研究人群是否恰当；⑤治疗方案是否恰当；⑥临床试验实施过程是否有缺陷；⑦是否提出非劣效界值；⑧亚组分析是否得到阳性结果；⑨次要结局指标是否得出阳性结果；⑩替代分析方法是否有效；⑪是否存在其他阳性的外部证据；⑫是否存在强有力的生物学理论支持试验的治疗。

例 11：BARI2D 研究中，评价 2 型糖尿病合并冠心病患者的不同治疗方案，主要研究终点为死亡率和复合事件发生率（终点事件包括死亡、心肌梗死和卒中），按照 ITT 集分析结果，血管重建组与药物治疗组死亡率分别为 88.3% 和 87.8%（P=0.97），无复合事件发生率分别为 77.2% 和 75.9%（P=0.70），但药物治疗组中 42% 的受试者接受了血管重建，药物治疗组的独立效应可能被歪曲。虽然临床试验中接受跨组治疗的情况是研究的组成部分，可使主要研究结果趋于保守，但当跨组治疗频繁发生时，应质疑不同治疗方案之间是否存在真实差异。

因此，临床试验统计结果的解读应依赖于所有证据，包括主要、次要和安全性结局，而非单一的研究终点。

参考文献

[1] 阎小妍，姚晨 .ICH E9（R1）对临床试验统计学的新要求［J］. 中国新药杂志，2018，27（11）：1262–1265.

[2] 国家药品监督管理局 . 药物临床试验的生物统计学指导原则［Z］.

[3] 贺佳 . 临床试验统计分析计划及统计分析报告的考虑［J］. 中国卫生统计，2015，32（3）：550–553.

[4] 陈峰，夏结来 . 临床试验统计学［M］. 北京：人民卫生出版社，2018：207.

[5] 唐健元，杨志敏，杨进波，等 . 临床研究中缺失值的类型和处理方法研究［J］. 中国卫生统计，2011，28（3）：338–341，343.

[6] 赵耐青，陈峰 . 卫生统计学［M］. 北京：高等教育出版社，2008：24–25.

（康　玫）

第七章　临床研究中的药物警戒

药物警戒的内涵包括合规性工作与药物研究性工作。在本书中，主要包括合规性相关的内容。如希望了解药物警戒与药物研究相关的内容，请参阅其他相关的书籍。

一、药物警戒定义

世卫组织把药物警戒定义为：发现、评价、理解、预防不良反应或其他任何可能与药物有关问题的科学研究与活动。2019 年 12 月 1 日生效的《药品管理法》对药物警戒的表述是“国家建立药物警戒制度，对药品不良反应及其他与用药有关的有害反应进行监测、识别、评估和控制”。这些表述都是对药物警戒工作的高度概括，包括了药物警戒工作的四个重要步骤。

第一步“发现”：发现不良反应或其他任何可能与药物有关问题，发现潜在的、可能与药物安全相关的信息，包括症状、体征、信号、风险等。药物警戒即警戒药物、警惕药物的安全性。在动物实验阶段，通过观察动物用药之后的生理反应、身体指标来发现是否有值得关注的安全性信息。临床阶段是对受试者相关的症状、体征及实验数据进行监测观察。药品上市以后持续进行安全性监测，主动、被动地去收集足够的安全性信息。

第二步“评价”：发现可疑的安全性信息，如不良事件，需要对其进行评价。包括评估其严重性、相关性及预期性。如经评价，某事件既与药物有关，其临床表现的性质和严重程度又超出了已有的安全性文件中的记载，此类事件显然更值得关注。因此一系列法规文件，如《药品注册管理办法》《药物临床试验质量管理规范》等均要求申办者向监管机构报告此类事件，即 SUSAR（可疑且非预期严重不良反应）。SUSAR 是药物警戒工作中非常重要的概念，是通过评价，筛选出最先值得被关注的安全性信息。

第三步“理解”：对于评价后值得关注的事件，需要研究并从机制上阐明事件是否与药物相关。为了更好地“理解”，须尽可能多地去获知安全性信息，从根源上、原理上探究事件发生的原因和过程，厘清事件为什么发生、如何发生；比如，其作用机制是抑制了某一个酶还是影响了某一信号的传递过程导致事件最终发生。真正理解不良事件后，可以进一步研究药物的作用机制，甚至发现新的药物适应证。

最后一步“预防”：当已经理解事件发生的原因或不良反应（伤害）发生的原因，即可从根本上设法降低风险或避免伤害的再次发生。这是药物警戒最终价值的体现。众多预防伤害发生的方法和措施，其中最基本的措施是信息传递、信息沟通。通过更新药品说明书进行安全性信息的传递与沟通，让更多患者、医生了解安全、合理使用药物的方法。更多的预防伤害或风险控制措施包括限制患者获得药品或者限制处方，直至最严厉的措施——产品撤市。在临床试验阶段，如果发现新的药物风险，可以通过增加研究者培训、更改研究方案、限定入排标准，逐渐到更严格的管理措施，直至升级为终止临床试验。

药物警戒的概念符合人类对客观世界认知的规律，从发现问题、评价筛选出值得关注的事件，到探究理解事件的本质、设计风险管理措施，改造客观世界，趋利避害、造福人类。

为保证药物警戒工作能够得以顺利开展，临床试验研究者需要立即向申办者报告严重不良事件，以利于申办者从中发现、评价最值得关注的安全性事件 SUSAR。

二、研究者需要关注的安全性信息

在药物警戒的概念下，研究者需要关注的安全性信息远不止于 SAE（严重不良事件）。

在药物警戒的定义中（发现、评价、理解、预防不良反应或其他任何可能与药物有关问题的科学研究与活动）“其他”一词兜底性地表达了药物警戒的边界。药物警戒的目标是保护患者安全。因此，“其他任何可能与药物有关”至少包括了与使用药物带来的安全问题、不使用药物治疗可能带来的风险，以及过度依赖药物可能带来的问题。这些都属于药物的风险。

从来源上讲，药物的安全风险包括了药物本身的固有风险，以及人为风险。固有风险顾名思义指的是药品本身属性具有的，基于药物的某一种或多种特性而可能带来的某种伤害。比如阿司匹林可能引起消化道出血，属于固有风险。而人为风险包括了在药品生产、流通、使用等各个环节，由于人的疏忽而带来的风险。比如，在临床试验中，违背方案超剂量使用药物而引起受试者伤害的发生。

因此，药物警戒需要关注所有最终从结果上可能影响受试者安全的事件。具体细化而言，研究者不仅需要关注不良事件并从中识别严重不良事件，还需要关注那些尚未出现不良事件的危险情况，比如：试验药物质量问题、药物的使用不当、药物过量、药物的相关作用、妊娠期用药（或用药过程中发现妊娠），以及在上市后未按照说明书用药、未按批准的适应证去使用药物等。只要最终可能出现受试者伤害，就属于药物警戒需要关注的点。关注这些点的根本原因之一是受试者签署了知情同意书，从而，研究者与申办者负有保护受试者安全的义务。也正因此，即使受试者尚未使用药物，也需要关注受试者在研究过程中出现的或可能出现的伤害。比如，在受试者签署知情同意后，筛选期发生了医学上的不利事件，此时虽然尚未开始研究药物治疗，但研究者与申办者依然有义务去关注，是否是试验的流程、设计导致了受试者受到伤害。

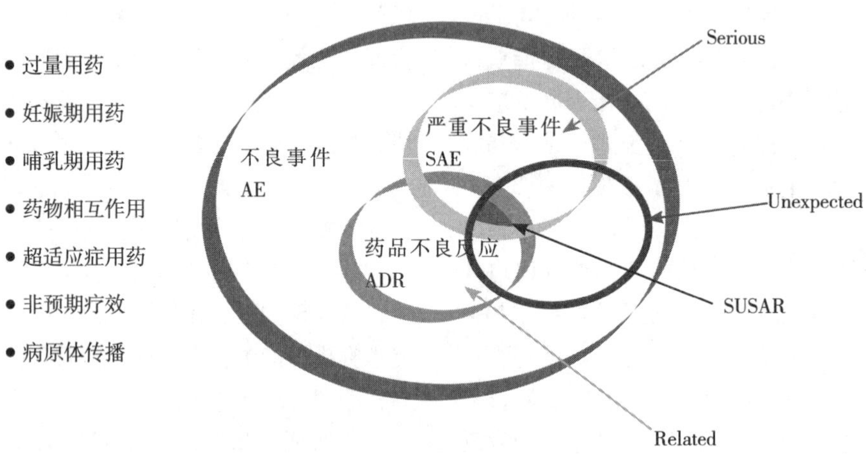

图 2-7-1　药物警戒中需要关注的安全性信息

图 2-7-1 中矩形之内均为需要关注的安全性信息。按照药物警戒的定义，疫苗接种率的问题，也属于药物警戒关注的范畴。世界卫生组织不良反应监测网络的职责包括关注疫苗的接种以及疫苗接种异常反应。疫苗的接种率会影响到公众安全，这里关注的未必是某个特定的个体患者的用药安全问题，但也属于药物有关问题的范畴。在一些不发达国家，疫苗的使用推广普及率比较低，从而严重影响公众健康安全。在过去的 20 年期间，即使在发达国家也出现了一些新的问题，有一股反疫苗力量的存在，他们提出疫苗可能和小儿自闭症的发生有关，宣传疫苗是骗局。这些谣言信息确实影响了公众，在美国，疫苗接种率也因此有所下降，儿童因此死于本可防控的传染病。所以需要有组织或个人去干预不接种疫苗可能带来的伤害，这也属于药物警戒关注范围。

以医学的学科来类比的话，药物警戒有些像内科当中的风湿免疫科，涉及面非常广泛。也有些兜底的意思，内科系统找不到原因的疾病，比如“发热待查”，最后可能都会放到风湿免疫科。而药物研发阶段，乃至整个药品的生命周期中，那些与安全有关的问题，最后可能也都会归入到药物警戒领域。

三、通过记录与报告关注安全性信息

作为药物临床试验的研究者，需要记录药物临床试验过程中发生的所有信息，按照临床试验方案和 CRF 的要求，进行尽可能详细的记录。越是详细、准确的记录，对于后续研究结论的得出越有意义。因此，临床试验过程中才会有 CRC、CRA、医学监查等各种角色来保证数据的质量（真实性、准确性、完整性）。目前，绝大多数的临床试验已经使用 EDC 系统进行数据采集。在试验过程中获得的实验室检查、受试者的症状、体征数据均需要得到合适的记录。

先有记录而后才有 AE 的判断，再然后才有是否为 SAE 的评价。

临床试验项目的所有数据都应该进入到 EDC 数据库中，而其中的安全信息需要汇总到申办者的药物安全数据库。这里的区别是，EDC 数据按临床研究项目进行存储，而安全性信息，按药物层面，将所有研究项目甚至上市后的安全性信息汇总存储。药物安全性数据是大数据的概念。在临床试验阶段，研究者记录下来的 AE，一旦符合 SAE 标准（导致了严重结果的发生），应当将这样的信息传递至申办者。传递的过程，习惯性地称之为报告。而这个报告，在既往的《药品注册管理办法》中规定了研究者 24 小时内向申办者报告严重不良事件。而在 2020 年 7 月 1 日开始生效的《药品注册管理办法》中取消了该规定。这一取消是合理的，但并非说研究者不需要及时向申办者报告严重不良事件，而是将这一在《药物临床试验质量管理规范》中的要求，交由申办者与研究者在合同、临床试验方案去约定，而满足最终 SUSAR 递交给监管部门、临床试验机构及伦理委员会的时限要求。

研究者需要向申办者报告 SAE 本质是因为双方之间签订了合同，而申办者作为研究的负责人，负有保护研究中受试者安全的责任。因此，申办者要求研究者及时将 SAE 向其汇报。按此逻辑，申办者也可以要求研究者 8 小时报告、16 小时报告，甚至 48 小时报告 SAE。实际操作上，即使是国际多中心研究，多数报告的时限都是 24 小时——这是什么原因？既有约定俗成，也有科学依据支持。在心理学上，经过 24 小时，人们对同一事件的理解可能会发生变化，而且随着时间的迁移，可能带来遗忘以及记忆的不准确。24 小时这个数字可能给人带来紧迫感，比如 24 小时待命。因此，即使法规中未明确 24 小时，依然希望能够 24 小时内将 SAE 报告至申办者。在临床试验过程中，PI 或者 CRC 会进行 SAE 报表的填报，以及进行质疑的回复确认，都希望能够在 24 小时内完成，从而保证申办者能及时获知安全性信息、判断是否为 SUSAR，也保证伦理委员会能及时获知 SUSAR，进而及时保护受试者的权益。

如果您认同伦理委员会属于临床试验的监管机构，那么向伦理委员会传递 SAE 报告，属于“报告”还是“递交”？在中文的环境下，我们常常都称之为报告，而不区分，这导致了我们在理解上可能出现混淆，常常引发疑问，到底是谁的义务进行报告？在英文环境，同样是信息传递，可以用收集（collection）、传递（transmission）以及递交（submission）进行区别。为了避免混淆，可以将所有向监管机构传递安全性报告的行为称为递交，而其他的可以称为报告。所有的递交行为，在法规有时限相关的要求。而报告的时限要求，可以考虑通过合同、方案、数据交换协议进行约定。

四、申办者进行 SUSAR 加速报告

按照法规要求，申办者最终负责药物安全相关事项。研究者本人也可以作为申办者，即该临床研究由研究者发起。在这种情况下，研究者也要担负起药物安全的相关责任。

申办者获得安全性数据后需要按照法规要求，对其中的 SUSAR 进行加速报告，也需要对数据进行分析，进一步细化描述药品的安全性特征。为此申办者需要完成以下数据处理相关工作：个例报告处理、个例报告递交、研究阶段定期安全性更新报告（DSUR）撰写与递交等。

进行个例报告处理是通过清理、规整，发现安全性信号并进一步的分析、处理、研究，从而获得药物安全性相关知识。最终指导患者实现合理安全用药，保护患者用药安全。对于临床试验，个例报告处理的最终结果会体现在药物上市后的产品说明书当中。对于上市后的报告处理，则会影响到产品说明书的更新。

在报告处理过程中，从源头上的原始资料到后续的信息传递这个过程中，应最大限度保证数据、信息本质不改变，避免出现信息偏差或者损失。

申办者的药物安全部门在收到安全性报告时，会特别关注以下信息：

（1）提供的资料是否完整清晰：是否包括了完整的不良事件信息（四要素：报告者、受试者、药物、不良事件），如信息不完整，申办者会立即发起质疑，以保证收到的是有效报告。

（2）首次报告还是随访报告：按照 ICH 指南，以及信息的本质，只有首次和随访的概念，没有总结报告的概念；既往表格中常出现总结报告依然存有质疑，以致再次出现总结报告，这种情况并不合理；首次和随访决定了申办者将在安全性数据库中创建新的报告，或者是在原有报告的基础上进行更新。

（3）报告获知日期（D0）：申办者应在 7/15 天时限内将报告递交至监管机构，有些企业以研究者获知日期作为其报告获知日期。法规对于申办者递交 SUSAR 报告有着明确的时限要求，能否满足要求，体现了申办者药物警戒体系的质量。

（4）相关性判断：无论如何，需要有研究者的相关性判断。申办者会非常注重研究者的判断以及判断的依据。因此，需要研究者非常清晰地传递安全性信息，说明此次的信息为随访报告还是首次报告；如果研究者能对报告进行编号，将更有利于申办者辨别报

告的内容为首次或者是随访。也需要研究者能给出药物 – 事件的相关性评价，即使信息不足也能基于保守原则给予评价。

申办者审阅信息后，将在其药物安全数据库中进行报告的查重工作以避免出现重复创建报告。报告创建完成后，申办者会对数据进行规整，一般包括：梳理事件发生的过程、对于不良事件进行编码（MedDRA 编码），对所有可能有疑问的点提出质疑。而后，将会给出申办者对于事件的评价结果。

申办者处理报告时的原则一般会包括：

（1）按照 E2B 的规范进行数据处理。

（2）基于药物 – 事件组合进行相关性的判断。

（3）尊重研究者意见，相关性判断一般不降级。

（4）为了明确信息，申办者会不厌其烦地发出质疑，而不进行任何臆测。

研究者作为一手数据的获得者，为申办者提供数据支持。申办者的药物安全部门责任重大，要确保既不能忽略任何一个安全性信息，也不能冤枉任何一个研究药物。所有的个例安全性报告处理的最终结果会体现到上市产品的说明书中。

需要注意的是，申办者并不会把所有收到的 SAE 都加速报告至监管机构。加速报告的定义是需要在 7/15 天的时间内，递交至监管机构的报告。目前 SUSAR 以及重要的安全性信息需要进行加速报告，而一般的 SAE，只需要在 DSUR 中体现。

另外非常重要的一点，申办者在进行安全性报告处理时，其思维逻辑更多是倾向于一个药物的整体，而非某一单一的研究。换言之，申办者在进行安全性信息处理时，即使不同的研究，也会考虑采取相同的报告处理逻辑与原则。并且会按照法规要求，在药物层面进行安全性信息的共享。

五、研究者接收申办者处理后的 SUSAR

申办者基于研究者提供的安全性数据进行分析、评价。为能让研究者更好地了解研究药物，申办者需要将研究药物在研项目中发生的所有 SUSAR 报告与研究者共享（习惯称为“交叉报告”）。当然，在盲法试验中这些 SUSAR 报告依然处于盲态状态。申办者会有严格的机制保证在进行交叉报告时，受试者的用药信息保持盲态，同时需要对研究的项目组成员严格保密，以免盲底泄露导致受试者数据不可用。申办者或研究者需要将 SUSAR 报告递交给伦理委员会，以便伦理委员会和机构及时了解研究药物的安全性信息。实际操作中，为避免给伦理委员会重复报告，一般由研究者将来自申办者的 SUSAR 报告进行伦理递交。

需要了解的是，申办者向监管机构递交 SUSAR 时，会对报告进行揭盲，而这种揭盲只是为了报告的目的。

研究者在收到来自申办者的 SUSAR 报告后，需要及时签署以表明知晓、了解其中的安全性信息。这一做法在药物警戒领域属于常规的安全性信息沟通，是风险管理措施的一种。在药物警戒领域另有多种风险管理措施，申办者需要保证临床试验的风险可被控制。

需要特别注意的是，以上流程对于 DSUR 的接收与递交同样适用。

六、特别关注的不良事件

在进行临床试验申请时，申办者需要向监管机构表明其具有完善的药物警戒体系，包括递交《风险控制计划》。该风险控制计划中包括了药物的已知风险及潜在风险，以及为了应对风险需要设置的入选与排除标准。并由此衍生出，在临床试验执行的过程中，存在某些需要特别关注的不良事件（AESI）。此类事件的发生往往提示药物可能存在某一方面的风险，比如出现 ALT $\geq 3 \times$ ULN 且 TBL $\geq 2 \times$ ULN，且无胆道梗阻情况时，提示可能存在药物性肝损伤（DILI）。对于特别关注的不良事件，申办者往往设置有专门的调查问卷，以获取关于此类事件更多的信息。这时研究者可能会收到特别“复杂”的质疑问卷，以确定 AESI 的事件本质。

此类特别关注的事件，一旦证实与药物有关，提示受试者预后可能不佳，往往也预示研究风险较高。曾有过临床试验过程中发生一例药物性肝损伤，而导致整个研究方案为之进行调整的情况。需要将这些事件作为“哨点”事件看待。因此，为避免忽略任何特别值得关注的安全性信息，AESI 往往按照 SAE 的流程进行处理，即使很多时候，AESI 并不一定满足 SAE 的标准。基于以上工作的严肃性，所有的药物安全性数据的质量显得尤为重要，申办者作为对药物安全负责的人，也非常需要研究者能够给予支持保证安全性数据的质量。

七、安全性数据的质量

（一）数据的精准性

在一定程度上可以认为 ICH E2B 文件是安全性数据的质量标准。ICH E2B（R3）的指南文件体现数据精准性的要求，包括了数据类型（自由文本或约束选项）、对于数据是否为必填的要求、容许的数据长度，以及可以表述同一含义的多个数据元素。

以表述患者年龄为例，在E2B（R3）的指南文件中有多个字段从不同的层面阐述患者年龄：在事件描述或者其他患者相关的自由文本字段中说明年龄、患者年龄组（D.2.3）、患者年龄（D.2）、患者出生日期（D.2.1）。自由文本中记录的年龄将难以被统计，录入的数值缺乏约束，不利于统计。除此之外，年龄组是最为粗线条的表述，而出生日期是最为细化的描述。精细的数据对于获得更多有用的信息一般是有益的。但需要注意到在真实场景中，某些信息可能无法获得，比如可能只知道患者的出生年份、出生年月，因此E2B（R3）指南文件要求如果需要患者的出生日期时，至少应该有患者出生年份。

因此，如果需要收集某个数据，必须要关注到数据可被接受的最少精度要求。当然，ICH E2B（R3）指南文件约定了对于某些字段“可被接受的最少精度要求”为null flavor，即无信息、未询问、询问了但无答案等。这些约定可以避免某些必需的数据无值可填，或者为了报告的目的而填入一些估计值。基于这些约定，可以要求一些数据元素为必填项。

当然，关于需要哪些数据为必填项，还是必须回到最初的数据收集的目的以及数据分析要求。在CRF、AE/SAE表格、数据库设计时，按照最终的统计分析选定需要的数据元素，确定需要的信息的精准度，再按照E2B（R3）指南中对于数据元素的定义来确定每一个数据元素的容许值。

（二）数据完整性

在安全性数据的收集过程中，需要有逻辑性地罗列出需要收集的数据元素，形成有效的信息。为保证数据质量和数据完整性，需要明确可以成为信息的最少数据元素要求，也需要明确数据元素间在数量上的对应关系，从而保证有效信息不被忽略、完整信息能覆盖全面。

E2B（R3）指南文件中阐述了最少的个例报告有效性构成要点——四要素。信息能够产生价值的前提是进行传递，具备四要素即构成了可被传输的有效信息。因此在考虑信息收集时，只要具备了四要素即应作为有效的安全性信息进行传递。这一规则也体现了药物警戒工作中的保守原则。

在E2B（R3）指南文件中同时也说明了所有元素之间的关系，比如一个有效的不良事件报告至少要有一个患者，并且只能包括一个患者；可以有多个不良事件，但数量最少应该有一个不良事件；可以有多个怀疑药物，数量最少也应该有一个怀疑药物……

而在实际工作中，某些既往常用的AE/SAE表格，比如CIOMS-I报告表（CIOMS，国际医学科学组织理事会），并不能够很好地体现患者同时经历的多个不良事件。为弥补这一缺陷，申办者常要求将多个不良事件的信息记录到CIOMS-I表格的事件描述中。因此，如要保证不良事件的完整性，收集药物安全性信息的表格需要按照E2B（R3）指南文件中的数据关系来设计。

八、安全性信息收集表

常见的安全性数据表涉及SAE表、AESI表以及妊娠事件报告表。以SAE报告表为例，需要符合上述所说的E2B的结构要求：即需要有报告者、患者（受试者）、药物、事件信息。为了信息质量，所要求的数据元素颗粒度将相对较细，良好设计的表格将有利于信息的收集。2000年发布的《药品临床研究若干规定》中曾附有SAE表格，从此该表成了法规意义上的表格，而2017年该规定已被作废，但并无新的、官方表格发出。虽然其设计存在众多的缺陷，目前此表仍在使用。而真正高质量的表格需要能够满足ICH E2B的规范进行设计，以实现：

（1）精准地将一个患者同时发生的事件填写在一份报告中。

（2）描述每一个不良事件的发生时间、严重性标准等。

（3）对药物-事件组合进行因果关系的评价。

（4）因提供的信息全面准确，质疑的数量减少。

随着新的《药品注册管理办法》《药物临床试验质量管理规范》生效，将会有越来越多的申办者自行设计严重不良事件报告表等安全性数据采集表用于数据的采集。

参考文献

[1] ICH E6（R2），ICH harmonized tripartite guideline. Guideline for Good Clinical Practice［EB/OL］. http://www.ich.org/fileadmin/Public_Web_Site/ICH_Products/Guidelines/Efficacy/E6/E6_R2__Step_4_2016_1109.pdf，2018-02-20.

[2] ICH E2A，ICH harmonized tripartite guideline. Clinical Safety Data Management：Definitions And

Standards For Expedited Reporting E2A［EB/OL］. http://www.ich.org/fileadmin/Public_Web_Site/ICH_Products/Guidelines/Efficacy/E2A/Step4/E2A_Guideline.pdf，2018-02-20.

［3］CIOMS，Current Challenges in Pharmacovigilance：Pragmatic Approaches/Report of CIOMS Working Group V［R］. Geneva：World Health Organization (WHO)，2001：297-298.

［4］国家市场监督管理总局，药品注册管理办法［EB/OL］. https: //www.nmpa.gov.cn/directory/web/nmpa/xxgk/fgwj/bmgzh/20200330180501220.html，2020-03-30.

［5］万帮喜，余丽娜，徐菊萍. 基于ICH E2B（R3）指南理解个例安全性报告数据质量［J］. 中国药物警戒，2019，16（10）：597-601.

［6］FDA Guidance：Guidance for Industry and Investigators Safety Reporting Requirements for INDs and BA/BE Studies［EB/OL］.http://www.fda.gov/downloads/drugs/guidancecomplianceregulatoryinformation/guidances/ucm227351.pdf，2016-07-21.

（万帮喜　陶　野）

第三篇

药物临床试验机构备案与管理

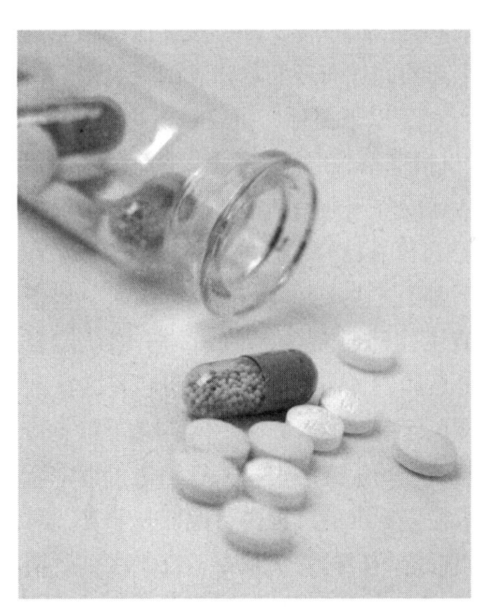

第一章　药物临床试验机构的备案流程与要求

一、我国药物临床试验机构从认证制到备案制的转化过程

1983 年、1986 年、1990 年和 1995 年原卫生部先后批准了 113 个“临床药理基地”，承担我国药物临床试验在医疗机构的质量管理职责。1998 年，国家药品监督管理局成立并从新核定认证临床药理基地，将其更名为“国家药品临床研究基地”；2003 年，原国家食品药品监督管理局（SFDA）修订并颁发了《药物临床试验质量管理规范》（GCP），为药物临床试验的研究管理提供依据。2004 年，原国家食品药品监督管理局和原卫生部共同颁布《药物临床试验机构资格认定办法（试行）》（以下简称“资格认定办法”）和《药物临床试验机构资格认定标准》（以下简称“认定标准”），通过认证的临床药理基地改名为“国家药物临床试验机构（GCP 中心）”。2009 年 5 月，SFDA 和原卫生部共同下发了《关于开展药物临床试验机构资格认定复核检查工作的通知》，启动机构资格认定复核检查工作，随后颁发《药物临床试验机构资格认定复核检查标准》（简称复核标准），并于 2011 年 6 月对首批完成了复核现场检查的 134 家机构进行集中会审，对符合复核检查标准的机构进行换证和公告，对不符合复核检查标准的机构发文责令整改。在整改期间，该机构不得承接新的药物临床试验项目。截至 2020 年 9 月 12 日已有 1041 家医疗机构在“药物和医疗器械临床试验机构备案管理信息系统（以下简称备案系统）”进行备案，其中 263 家备案机构不是此前完成认证的医疗机构，占比 25.2%，22 家为疾病预防控制中心。

为了落实国家鼓励药品医疗器械创新，改革临床试验管理的相关政策，2019 年 11 月 29 日国家药监局综合司颁布药监综药注〔2019〕100 号，《关于做好药物临床试验机构备案工作的通知》，规定在 2019 年 12 月 1 日至 2020 年 11 月 30 日期间，此前国家药品监督管理部门会同国家卫生健康主管部门资格认定的药物临床试验机构，应当通过备案系统完成备案。公告要求在 2020 年 12 月 1 日起只有在备案系统完成备案的医疗机构、疾控机构方可开展临床试验。从此药物临床试验机构备案制拉开了序幕。药物临床试验机构可自行或者聘请第三方对其临床试验机构及专业组的技术水平、设施条件及特点进行评估，评估符合备案规定要求后才能登记备案。已备案的药物临床试验机构增加临床试验专业组，也应当形成新增专业组评估报告，按照备案平台要求填录相关信息及上传评估报告。

药物临床试验机构由资格认定转为备案制管理，是国家鼓励药品医疗器械创新，改革临床试验管理的重大举措。备案制管理并不意味着国家监管部门放松对临床试验机构的资质准入和监督管理，相反会加大日常监管的力度。临床试验机构实施备案管理后，药品监管部门将加强对临床试验项目的现场检查，检查结果向社会公开，接受公众的监督。这就为临床试验机构的质量管理体系建设提出了管理模式改革和管理重心转移的新要求，其中，临床试验机构组织架构的功能调整和职责履行如何顺应国家监管政策的转变，显得尤为迫切和重要。

二、药物临床试验机构备案概述

（一）药物临床试验机构备案工作重要性

为贯彻落实《中华人民共和国药品管理法》（中华人民共和国主席令第 31 号）和《中华人民共和国疫苗管理法》（中华人民共和国主席令第 30 号）要求，药物临床试验机构由资格认定调整为备案管理。这一举措有利于释放临床试验资源，更好地满足药物研发对药物临床试验的需求，对鼓励药物创新、促进产业健康发展具有重要意义。

（二）药物临床试验机构备案相关法律法规

中华人民共和国第十三届全国人民代表大会常务委员会第十二次会议于 2019 年 8 月 26 日修订通过的《中华人民共和国药品管理法》，自 2019 年 12 月 1 日起施行。根据《中华人民共和国药品管理法》（中华人民共和国主席令第 31 号）的规定，药物临床试验机构由资质认定改为备案管理。

开展药物临床试验，应当在具备相应条件的临床试验机构进行。药物临床试验机构实行备案管理，具体办法由国务院药品监督管理部门、国务院卫生健康主管部门共同制定。

《国家药品监督管理局、国家卫生健康委员会关于发布药物临床试验机构管理规定的公告》（2019 年第 101 号），2019 年 11 月 29 日发布，自 2019 年 12 月 1 日起施行。药物临床试验机构管理规定要求在中华人民共和国境内开展经国家药品监督管理局批准的药物临床试验（包括备案后开展的生物等效性试验），应当在药物临床试验机构中进行。药物临床试验机构应当符合本规定条件，实行备案管理。仅开展与药物临床试验相关的生物样本等分析的机构，无须备案。

药物临床试验机构对在备案平台所填写信息的真实性和准确性承担全部法律责任。备案的药物临床试验机构名称、地址、联系人、联系方式和临床试验专业组、主要研究者等基本信息向社会公开，接受公众的查阅、监督。

2020 版药物临床试验质量管理规范中规定研究者和临床试验机构应当具有完成临床试验所需的必要条件，临床试验机构应当设立相应的内部管理部门，承担临床试验的管理工作。

表 3-1-1　涉及药物临床试验机构管理的相关法规列表

名称	颁布日期	官方网址
中华人民共和国药品管理法	2019 年 8 月 26 日	网 址：http: //www.gov.cn/xinwen/2019-08/26/content_5424780.htm
关于印发药物 I 期临床试验管理指导原则（试行）的通知	2011 年 12 月 2 日	https: //www.nmpa.gov.cn/xxgk/fgwj/gzwj/gzwjyp/20111202113101617.html
关于印发医疗卫生机构开展临床研究项目管理办法的通知	2014 年 10 月 16 日	http: //www.nhc.gov.cn/yzygj/s3593g/201410/9bd03858c3aa41ed8aed17467645fb68.shtml
中共中央办公厅国务院办公厅印发《关于深化审评审批制度改革鼓励药品医疗器械创新的意见》	2017 年 10 月 8 日	http: //www.gov.cn/zhengce/2017-10/08/content_5230105.htm
国家药监局国家卫生健康委关于发布药物临床试验机构管理规定的公告（2019 年第 101 号）	2019 年 11 月 29 日	https: //www.nmpa.gov.cn/xxgk/ggtg/qtggtg/20191129174401214.html
国家药监局综合司关于做好药物临床试验机构备案工作的通知	2019 年 11 月 29 日	http: //www.gov.cn/zhengce/zhengceku/2019-12/19/content_5462415.htm
涉及人的生物医学研究伦理审查办法	2016 年 10 月 12 日	http: //www.nhc.gov.cn/fzs/s3576/201808/14ee8ab2388440c4a44ecce0f24e064c.shtml
《药物临床试验伦理审查工作指导原则》发布施行	2010 年 11 月 8 日	http: //www.gov.cn/gzdt/2010-11/08/content_1740976.htm
国家药监局、国家卫生健康委关于发布药物临床试验质量管理规范的公告（2020 年第 57 号）	2020 年 4 月 26 日	https: //www.nmpa.gov.cn/xxgk/ggtg/qtggtg/20200426162401243.html

（三）备案的适用范围和应当具备的基本条件

适用范围：适用于在中华人民共和国境内开展药物临床试验的机构备案管理工作。开展药物临床试验的医疗机构和其他承担疫苗、戒毒药物临床试验的疾病预防控制中心、戒毒中心等非医疗机构应当实行备案。

依据《药物临床试验机构管理规定》药物临床试验机构应当具备的基本条件包括：

（1）具有医疗机构执业许可证，具有二级甲等以上资质，试验场地应当符合所在区域卫生健康主管部门对院区（场地）管理规定。开展以患者为受试者的药物临床试验的专业组应当与医疗机构执业许可的诊疗科目相一致。开展健康受试者的 I 期药物临床试验、生物等效性试验应当为具有 I 期临床试验研究室资质的专业组。

（2）具有与开展药物临床试验相适应的诊疗技术能力。

（3）具有与药物临床试验相适应的独立的工作场所、独立的临床试验用药房、独立的资料室，以及必要的设备设施。

（4）具有掌握药物临床试验技术与相关法规，能承担药物临床试验的研究人员；其中主要研究者应当具有高级职称并参加过 3 个以上药物临床试验。

（5）开展药物临床试验的专业组具有与承担药物临床试验相适应的床位数、门急诊量。

（6）具有急危重病症抢救的设施设备、人员与处置能力。

（7）具有承担药物临床试验组织管理的专门部门。

（8）具有与开展药物临床试验相适应的医技科室，承担医学检测委托的机构应当具备相应资质。

（9）具有负责药物临床试验伦理审查的伦理委员会。

（10）具有药物临床试验管理制度和标准操作规程。

（11）具有防范和处理药物临床试验中突发事件的管理机制与措施。

（12）卫生健康主管部门规定的医务人员管理、财务管理等其他条件。

药物临床试验机构为疾病预防控制机构的，应当为省级以上疾病预防控制机构，不要求本条前款第（1）项、第（5）项、第（6）项条件。

三、备案流程及要求

（一）系统主要流程图

医疗卫生机构申请药物临床试验机构备案会产生2个账号：①申请备案机构的备案填报人员，主要负责维护机构信息、提交机构备案、机构备案变更、取消机构备案；②机构内审人员，申请备案机构的内部审核人员，主要负责审核机构填报人员提交的机构备案申请、机构备案变更申请和取消机构备案申请。

备案系统主要流程详见图3-1-1：

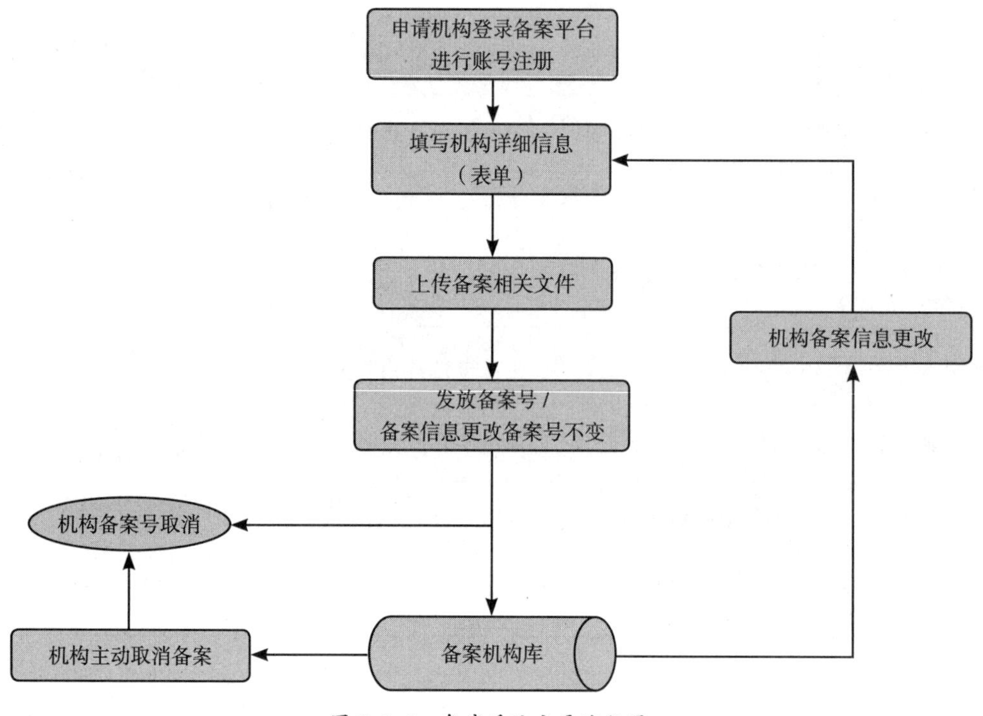

图3-1-1 备案系统主要流程图

（二）账号申请

（1）登录药物和医疗器械临床试验机构备案管理信息系统，网址：http://beian.cfdi.org.cn：9000/CTMDS/apps/pub/public.jsp，正式填报前需仔细阅读《药物和医疗器械临床试验机构备案管理信息系统注册说明手册》和药物临床试验机构备案办事指南。

（2）通过https://zwfw.nmpa.gov.cn/web/index网址，进入国家药品监督管理局网上办事大厅，至少完成法人账号和一个个人账号的注册。

（3）新用户：首次使用本系统的临床试验机构，账号注册成功后，需要在本系统中补充资料，并等待监管部门核对，补充资料核对通过后，才能登录系统。

（4）老用户：之前已在本系统成功注册的临床试验机构，需要新注册一个法人账号和一个个人账号，并与本系统之前注册的内审和填报账户之间完成绑定。

（5）无论是新用户还是老用户，最终法人账号应绑定为系统的内审账户，个人账号应绑定为系统的填报账户。

（6）账号管理：账号应由专人专管，不建议随意进行变更，备案信息变更应进行严格的论证和记录，保存相关记录。

（三）备案类别的选择

备案信息管理系统界面有医疗器械临床试验机构备案管理信息系统和药物临床试验机构备案管理信息系统两个系统，选择药物临床试验机构备案进行系统备案。登录界面如图 3-1-2 所示。

（四）基本信息填报

如实填写药物临床试验机构备案基本信息表，信息表中的相关证明材料应建立档案保存，相关信息详见表 3-1-2。

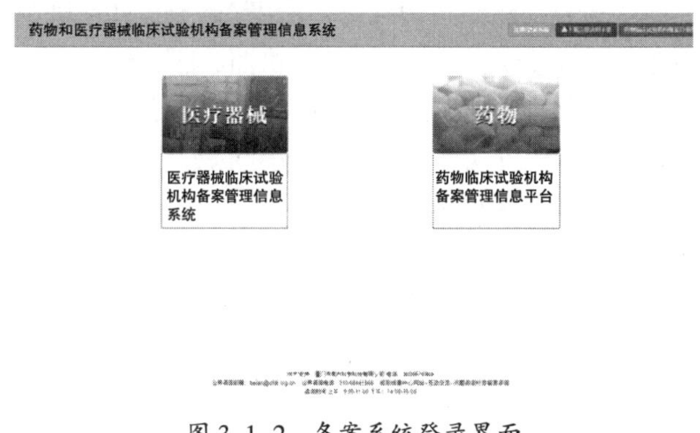

图 3-1-2　备案系统登录界面

表 3-1-2　药物临床试验机构备案基本信息表

备案号	备案完成系统自动产生				
机构名称	医院全称（与公章一致）				
机构名称（英文）	医疗机构英文				
隶属机构			组织机构代码或社会信用代码		
机构地址	如实填写，可以添加多个地址				
机构地址（英文）					
其他机构地址					
所属区域			邮编		
机构性质			其他机构性质		
机构级别			其他机构级别		
经营性质			法定代表人		
床位数			建筑面积		
执业资格证书诊疗科目	与执业资格证书诊疗科目相一致，应涵盖所备案的专业				
临床试验机构负责人	机构主任	职务职称		所学专业	
临床试验管理部门负责人	机构办公室主任	职务职称		所学专业	
临床试验管理部门联系人		职务职称		所学专业	
联系电话		传真		电子邮件	
职工总数			高级职称人数		
中级职称人数			其他人数		
通过资格认定时间	新机构可以不填		资格认定专业名称	与药物临床试验机构资格认定证书专业一致	
有关专业特殊说明			特殊说明		
年住院数统计			年住院数统计		
年住院数统计					
接受药物 GCP 培训人数	如实填写				

（五）组织管理机构

组织管理机构部分是整个药物临床试验机构备案的核心部分，涉及组织管理机构成员、药物临床试验组织管理机构设备设施（包括组织管理机构办公室设备、临床试验用药房、药物临床试验资料档案室、临床试验相关医技科室）、临床试验管理制度、临床试验标准操作过程（SOP）、防范和处理药物临床试验中突发事件的管理机制与措施、既往开展药物临床试验情况、自评估报告、新增专业组评估报告、附件证明材料［包括：组织机构代码/信用代码扫描件、执业资格证书（资质、许可）、营业执照、法人代表（医院负责人）身份证/护照扫描件、联系人授权扫描件、医疗机构级别证明文件］9个部分的内容。

1. 组织管理机构及成员

（1）组织要求：

①医疗卫生机构要申请药物临床试验机构备案应成立机构办公室或专门的组织管理部门，统筹药物临床试验的立项管理、试验用药品管理、资料管理、质量管理等相关工作，持续提高药物临床试验质量。

②医疗卫生机构应给予药物临床试验机构人力、财政、办公场所、信息化建设和设施等保障，支持建立临床试验管理部门和研究团队，团队人员配置及其结构适应开展临床试验的需要。

③药物临床试验机构的组建应有其所在医疗卫生机构正式成立文件，药物临床试验机构相关工作人员应有正式的任命文件，如有工作人员调整，应及时调整任命文件，并及时在备案系统中备案。

④机构应建立清晰的组织架构，岗位设置一般包括：机构主任、机构办公室主任、机构办公室秘书、质控人员、药物管理员（A、B角）、档案管理员、临床研究协调员（如适用）等。

⑤机构工作人员应严格遵守利益冲突回避原则，签署利益冲突声明及相关保密协议等。

⑥药物临床试验机构应有书面文件说明药物临床机构的组织构架、办公室工作职责，岗位设置要求及职责、培训计划及培训制度等。

（2）机构工作人员组成要求：药物临床试验机构的人员组成和规模取决于其所在机构研究项目的规模和未来发展规划，应满足所要备案的专业数量和项目数量的要求，可以根据开展的项目情况进行适当调整。工作人员应提交个人简历、资质证明文件、GCP培训证书等相关材料建立个人档案，机构人员职责详见药物临床试验机构组织架构与管理相关章节，相关人员应符合以下基本条件（包括但不限于）。

①机构主任：

具有医药学专业本科以上学历及高级职称；

经过药物临床试验技术、GCP及相关法规培训并获得相应证书；

熟悉临床试验运行管理全过程，熟悉临床试验过程管理中承担的职责和要求；

有能力负责配备和协调药物临床试验机构所需的人力、财政、办公场所、信息化建设、设施设备、抢救资源等保障；

有临床试验经历和经验，发表过临床试验相关论文；

有时间和能力参与临床试验管理相关工作，对机构发展规划和管理制度及与SOP等负责。

②机构办公室主任：

具有医药学相关专业背景本科以上学历；

经过药物临床试验技术、GCP及相关法规培训并获得相应证书；

熟悉临床试验运行管理全过程，熟悉临床试验过程管理中承担的职责和要求；

有较强的协调能力和沟通能力；

熟悉机构办公室主任职责和要求；

有能力和时间组织人员培训，组织制订、修订、废止管理制度与SOP，协助试验项目的立项及合同审查，组织协调临床试验实施和管理等；

有临床试验经历和经验，发表过相关论文。

③机构办公室秘书：

具有医药学相关专业本科以上学历；

经过药物临床试验技术、GCP及相关法规培训并获得相应证书；

熟悉临床试验运行管理全过程；

沟通协调能力强；

熟悉机构办公室秘书职责和要求；

④质控人员：

具有医药学专业本科以上学历；

经过药物临床试验技术、GCP及相关法规培训并获得相应证书；

熟悉临床试验运行管理全过程，熟悉临床试验相关法律、法规、指导原则、管理制度及SOP；

有临床试验经历和经验，反应敏捷，逻辑性强，细致有耐心，善于发现问题；

善于沟通和表达，能准确清晰地告知质控结果；

熟悉质控人员的职责和要求。

⑤药物管理员：

具有药师及以上职称；

经过药物临床试验技术、GCP及相关法规培训并获得相应证书；

熟悉临床试验用药品管理全过程，熟悉临床试验相关法律、法规、指导原则、管理制度及SOP；熟悉药物贮存管理相关要求；

熟悉临床试验用药品管理过程管理中承担的职责和要求。

⑥档案管理员：

经过药物临床试验技术、GCP及相关法规培训并获得相应证书；

熟悉临床试验文件管理全过程，熟悉临床试验相关法律、法规、指导原则、管理制度及 SOP；熟悉档案保存管理相关要求；

熟悉《药物临床试验必备文件保存指导原则》《中华人民共和国档案法》《电子文件归档与电子档案管理规范》等相关法律法规。

2. 组织管理机构办公室及办公设备

（1）医疗卫生机构应设立专用的药物临床试验机构办公室，办公室面积及工位应符合办公要求；机构办公室配置传真机、直拨电话、联网计算机、打印机、复印设备、碎纸机等办公设施设备。

（2）临床试验机构的信息化系统具备建立临床试验电子病历条件时，机构和研究者应当首选使用，相应的计算机化系统应当具有完善的权限管理和稽查轨迹，可以追溯至记录的创建者或者修改者，保障所采集的源数据可以溯源。

（3）建立临床试验相关信息管理系统、网页或公众号等信息平台，公开机构的相关信息、联系方式和工作程序等。

3. 临床试验用药房

（1）药物临床试验机构应当具备独立的临床试验用药房以及必要的设备设施，药房应设在没有阳光直射的房间，配有遮光窗帘、黄光灯，药房面积应与备案专业组数量和承担的临床试验项目数量相匹配。药房应具有避光、通风、防火、防盗、防潮、防虫、防鼠等措施。药房按功能进行分区，标识明显，包括接收区、发药区、贮存区、回收区、不合格区等。

（2）试验用药品贮存区配备相应的仪器设备，满足不同类型药品的贮存需求，如常温柜、阴凉柜、医用冷藏冰箱等，具体数量应与备案专业组数量和承担的临床试验项目数量相匹配。药房应配空调系统和门禁系统等，保证药品贮存室内温度在 10~30°C，湿度在 35%~75%，具有温湿度设备，建议采用 24 小时温湿度监控系统。根据地域环境，配置加湿器、除湿器、空调设施。配有应急设施，如不间断电源（UPS）/ 双路电，保障医院断电情况下，冰箱的正常运行。所有仪器设备均应通过质检，且在有效期内，保存相关证书备查。

（3）临床试验机构的信息化系统具备建立临床试验用药品信息化管理系统时，应当首选使用。

（4）结合卫生医疗机构实际情况和法规要求制定有相关管理制度及标准操作规程（详见临床试验药物管理相关章节）。

4. 药物临床试验资料档案室

（1）机构应设立独立的药物临床试验资料档案室，使用面积应与备案专业及临床试验项目存档的需求相匹配。档案室设备条件应当具备防止光线直接照射、防盗、防高温、防火、防潮、防尘、防鼠、防虫等设施。温度一般控制在 10~30℃，湿度一般控制在 40% ~70%，有利于文件的长期保存。

（2）档案保存柜情况应与临床试验备案的专业组数量及存档的项目需求相匹配，档案存放条件和环境应能满足档案保存需求，专人专管，应有电子资料保存制度、出入库记录、温湿度记录、资料交接记录、销毁记录、存档目录等相关规定和记录表格。

（3）临床试验电子档案安全管理应参照《档案信息系统安全等级保护定级工作指南》、涉密计算机信息系统分级保护等相应管理制度并严格执行。

（4）任命资料管理员，并让其经过 GCP 相关法规培训，熟练掌握资料档案管理制度及 SOP，熟悉《中华人民共和国档案法》《电子文件归档与电子档案管理规范》等相关法律法规。

（5）制定相关管理制度及标准操作规程（详见临床试验档案管理相关章节）。

5. 临床试验相关医技科室

（1）有与申报专业相适应的检测、检验和诊断等仪器设备。

（2）具有相关仪器设备使用、保养、校正、维修 SOP，且有可操作性。

（3）具有相关仪器设备使用、保养、校正、维修记录，有核证副本。

（4）建立质量控制体系，检测、诊断数据及结果准确、可靠、有质量保证，有完善的 HIS、LIS、PACS 等信息系统，并可溯源。

（5）通过国家卫生健康委临床检验中心或省级卫生健康委临床检验中心室间质评并具有相应证书。有条件的机构可通过 ISO 15189 等实验室认证，并持续改进。

（6）辅助科室相关人员经过 GCP 及相关培训。

（六）药物临床试验管理制度

1. 临床试验管理制度

临床试验管理制度应具有可操作性，能有效执行，有持续改进措施。临床试验备案系统中要求提供所有相关管理制度目录清单，药物临床试验管理制度清单如下（包括但不限于）：药物临床试验运行管理

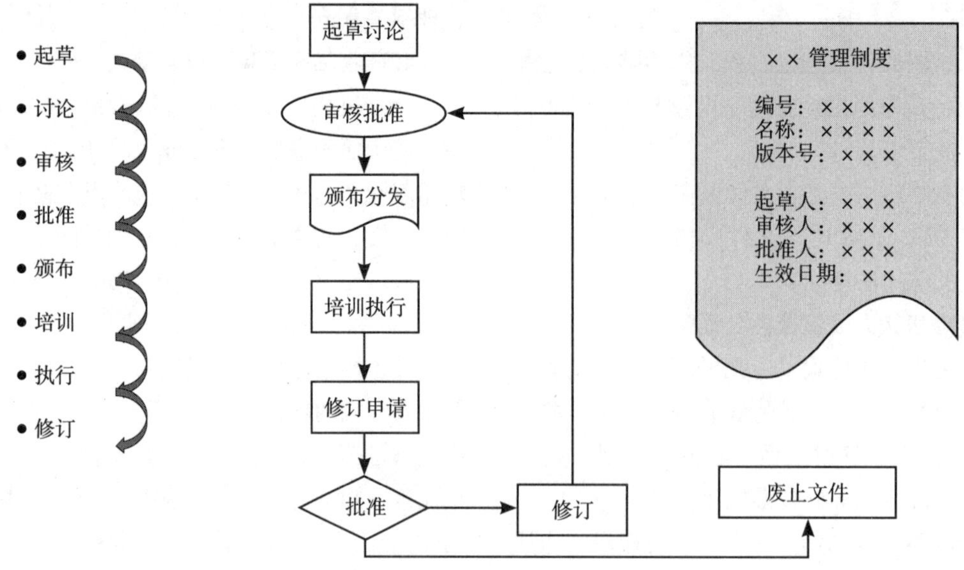

图 3-1-3　药物临床试验标准操作规程撰写流程

制度；临床试验药物管理制度；设备管理制度；人员培训制度；文件管理制度（包括电子版文件）；合同管理制度；经费管理制度；药物临床试验质量管理制度；临床试验利益冲突管理制度；药物临床试验保密管理制度；急救药品管理制度；人类遗传申报管理制度；重大突发公共卫生事件情况下临床试验的管理制度；机构各级管理人员工作职责。

要求提供所有相关管理制度目录清单，格式只能上传JPG、PNG、BMP格式的图片和PDF格式的文档，文件大小不能超过5M。

2. 药物临床试验标准操作规程（SOP）

药物临床试验标准操作规程（SOP）是针对药物临床试验每一工作环节或操作、按规定格式所制定的标准和详细的书面规程，以保证执行某项工作的操作一致性。制定的原则是依据充分，操作性强，清晰准确，避免差错，格式统一。SOP 的撰写流程如图 3-1-3 所示。

临床试验标准操作规程中应具有可操作性，能有效执行，有持续改进。临床试验备案系统中要求提供所有相关管理制度目录清单，药物临床试验管理制度清单如下（包括但不限于）：制定 SOP 的 SOP；受试者知情同意的 SOP；临床试验原始资料记录的 SOP；病例报告表记录的 SOP；临床试验用药物管理的 SOP；不良事件、严重不良事件处理、SUSAR 报告的 SOP；实验室检测及质量控制的 SOP；临床试验质量控制的 SOP；生物样本管理的 SOP；药物临床试验资料的归档和保存的 SOP；CRA、CRC、CRN 工作的 SOP；人类遗传申报的 SOP；临床试验信息系统相关数据核查的 SOP。

（七）防范和处理药物临床试验中突发事件的管理机制与措施

为了积极防范、及时控制和有效地处理药物临床试验中受试者可能出现的各种损害和突发事件对药物临床试验的影响，最大限度地保护受试者的生命安全和身体健康，保证药物临床试验能正常进行和药物临床试验的质量，应结合各医疗机构的实际情况制定《防范和处理药物临床试验中突发事件的管理机制与措施》，制定的预案应具有可操作性，有持续改进措施。

（八）既往开展药物临床试验情况

（1）要提供既往开展药物临床试验情况，需提供药物临床试验情况，并与备案专业组的主要研究者参加临床试验案例逻辑上保持一致。

（2）上报的既往开展的药物临床试验项目资料需保存至药物临床试验机构档案室备查。

（九）自评估报告

（1）依据《药物临床试验机构管理规定》相关规定，药物临床试验机构应当自行或者聘请第三方对其临床试验机构及专业组的技术水平、设施条件及特点进行评估，评估符合本规定要求后备案。

（2）评估可采用自行或者聘请第三方两种方式进行，评估团队及成员应熟悉临床试验运行管理全过程，熟悉临床试验相关法律、法规、指导原则、管理制度及 SOP，曾有过药物临床试验机构资格认定或复核经验的专家可优先考虑。

（3）评估团队或评估小组可采取预备会议、首次会议、现场检查及考核、综合会议、末次会议的流程，对被评估机构、伦理、备案专业组的组织架构、人员组成、文件体系、培训情况、设施设备、既往开展的项目情况，以及人员对 GCP 知识掌握情况等方面进行详细评估，评估记录存档保存（评估流程详见图 3–1–4，表 3–1–3）。

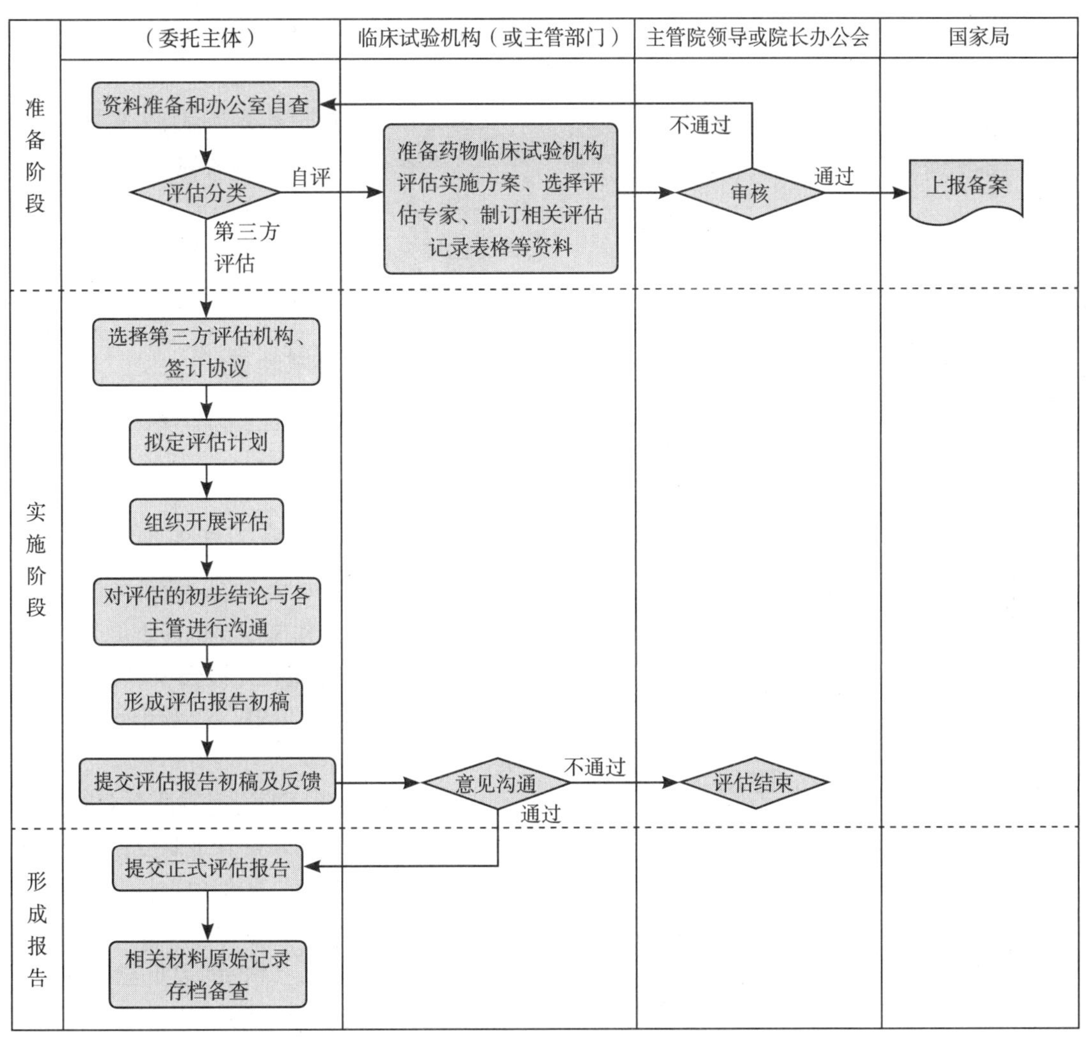

图 3–1–4　临床试验机构备案评估流程图

表 3–1–3　评估流程描述

步骤	流程描述	文件
1	评估资料准备	临床试验机构情况 伦理委员会情况 备案专业情况
2	评估方式的选择	评估方式的选择方案
3	自评估方式	自评方案 专家邀请函件 自评报告模板、记录表格的确定
4	自评估过程记录	评估过程记录 现场证明材料
5	第三方评估	第三方评估方的选择方案 评估协议 评估计划 评估报告
6	第三方评估过程记录	评估过程记录 现场证明材料

（4）自评估报告需包含临床试验组织管理机构情况、临床试验伦理委员会情况、各备案专业组的情况、评估结论四个部分（评估模板详见附录表 3–1–1）。

（十）新增专业组评估报告

药物临床试验机构若涉及新增专业组备案，需新增专业组评估报告，流程、程序、内容同自评估报告。

（十一）需上传备案系统的证明性材料附件

上传备案系统的证明材料包括：组织机构代码 / 信用代码扫描件、执业资格证书（资质、许可）、营业执照、法人代表（医院负责人）身份证 / 护照扫描件、联系人授权扫描件、医疗机构级别证明文件。

四、专业组模块

专业组备案包括专业组汇总、专业组基本信息、专业组基本条件、专业组设备设施四个部分内容。

（一）专业组汇总

专业组汇总信息由备案系统根据专业组填报情况自动汇总，包括专业组名称、研究团队人数、填报进度、首次备案时间、变更状态、删除原因六个条目。

（二）专业组基本信息

（1）在专业组备案前，建议机构办公室组织各专业组召开动员会，对各专业组进行调研，会上就药物临床试验备案的意义、备案条件及要求进行宣讲，对满足条件且有意愿备案的专业组或主要研究者提出备案计划和安排。

（2）备案专业组名称：在系统中选择，如果系统中没有，可以选择其他，补充细类。

（3）研究人员：要求填写主要研究者信息，包括姓名、职称、参加过临床试验案例等信息。严格按照药物临床试验机构管理规定执行，研究者应为具有掌握药物临床试验技术与相关法规，能承担药物临床试验的研究人员；其中主要研究者应当具有高级职称并参加过 3 个以上药物临床试验。

（4）未达到要求的专业组或主要研究者应积极寻求参与临床试验工作的机会，符合条件后再向机构办公室提出新增备案专业组申请，并将参加临床试验的相关证明材料提交机构存档。

（三）专业组基本条件

开展药物临床试验的专业组具有与承担药物临床试验相适应的床位数、住院人数（人次 / 年）、门急诊量（最近一年）、病源病种。

（四）专业组设备设施

（1）专业组须具有必要的抢救设施设备和急救药品，保证受试者能迅速得到救治或转诊。抢救设施包括：心电图机、呼吸机、吸引器等。

（2）具有适当的受试者接待场所，能够满足知情同意、随访等需要。

（3）具有临床试验药物贮存设施设备及温湿度监控记录。

（4）具有临床专用的资料保管设施。

五、伦理委员会

伦理委员会指由医学、药学及其他背景人员组成的委员会，其职责是通过独立地审查、同意、跟踪审查试验方案及相关文件、获得和记录受试者知情同意所用的方法和材料等，确保受试者的权益、安全受到保护。

备案系统中伦理委员会信息表包括：伦理委员会名称（与伦理委员会公章名称一致）、伦理委员会设立机构、伦理委员会成立时间、伦理委员会地址、邮编、伦理委员会网址、联系人、联系电话、伦理委员会通过外部认证情况、其他需要说明的情况。

（一）组织管理构架

参照本书第三篇第三章伦理委员会的组织架构与管理，第二条款伦理委员会的组建相关内容。

（二）伦理委员会文件体系建设

应建立伦理委员会章程、伦理委员会审查申请指南、伦理委员会工作制度、伦理委员会工作职责、伦理委员会标准操作规程，涉及项目的伦理审查申请、受理、审查、决定、传达，以及年度定期跟踪审查等环节。

管理制度包括：①伦理委员会文件的管理制度；②伦理委员会文书起草的管理制度；③伦理委员会签发和保存的管理制度；④伦理委员会的组成制度；⑤伦理委员会工作制度；⑥伦理委员会保密制度；⑦伦理委员会回避制度；⑧伦理委员会培训制度；⑨伦理审查会议审查制度；⑩保证伦理审查质量的工作制度。

标准操作规程包括：①文件制定、修订和管理标准操作规程的 SOP；②保密承诺和利益冲突声明签署的 SOP；③伦理委员会聘请独立顾问的 SOP；④伦理委员会组织培训的 SOP；⑤研究项目申请与受理的 SOP；⑥研究项目处理的 SOP；⑦伦理审查决定传达的 SOP；⑧会议审查的 SOP；⑨快速审查的 SOP；⑩初始审查的 SOP；⑪修正案审查的 SOP；⑫年度 / 定期跟踪审查的 SOP；⑬严重不良事件审查的 SOP；⑭复审的 SOP；⑮暂停 / 终止审查的 SOP；⑯违背方案审查的 SOP；⑰结题审查的 SOP；⑱档案管理的 SOP；⑲文件保密的 SOP；⑳实地访查的 SOP；㉑处理受试者抱怨的 SOP；㉒沟通交流记录的 SOP。

（三）伦理委员会设施设备

详见第三篇第三章伦理委员会的建设与管理。

（四）伦理委员会备案

（1）依据《药物临床试验伦理审查工作指导原则》《涉及人的生物医学研究伦理审查办法》《药物临床试验质量管理规范》等相关规定，伦理委员会成立后应及时向管理部门备案。备案时应提交如下资料：伦理委员会主任委员和委员名单（附简历）、伦理委员会章程、伦理委员会相关工作程序和制度等。

（2）伦理委员会的委员组成、备案管理应当符合卫生健康主管部门的要求，伦理委员会需在国家医学研究登记备案信息系统进行登记，备案网址：http://114.255.48.20/login，相关要求和流程可参考医学研究登记备案信息系统使用指南。

（3）医疗卫生机构是伦理审查工作的管理责任主体，伦理委员会设立起 3 个月内向执业登记机关备案，并在医学研究登记备案信息系统，每年 3 月 31 日前向执业登记机关提交年度伦理审查委员会工作报告。

六、年度总结

每年年末需向备案系统提交年度工作报告，按机构备案系统中提供的模板撰写（详见附录表 3–1–2）。

七、接受境外药监管理部门检查情况报告表

如接受境外药监管理部门检查，应将相关信息及时上报备案系统（上报信息情况详见附录表 3–1–3）。

八、备案流程常用模板和表格

（1）评估报告模板（参见附录表 3–1–1）；

（2）年度药物临床试验工作总结报告模板（参见附录表 3–1–2）；

（3）接受境外药监管理部门检查情况报告表（参见附录表 3–1–3）；

（4）药物临床试验机构备案评估报告（参见附录表 3–1–4）；

（5）伦理委员会信息表（参见附录表 3–1–5）；

（6）专业模块内容（参见附录表 3–1–6）。

参考文献

[1]国家药监局综合司关于做好药物临床试验机构备案工作的通知［EB/OL］. http://www.gov.cn/zhengce/zhengceku/2019–12/19/content_5462415.htm，2019.11.29.

[2]国家药监局国家卫生健康委关于发布药物临床试验机构管理规定的公告（2019 年第 101 号）［Z］.

[3]洪明晃，王少华，程金莲，等. 临床试验机构能力评估系列标准［J］. 药物评价研究，2019，42（6）：1041.

[4]李树婷，杨丽，张黎，等. 临床研究药物中心化管理现场评估标准［J］. 药学评价研究，2016，39（3）：335–344.

（吴建才　余　勤　冯仕银）

第二章　药物临床试验机构组织架构与管理体系建设

第一节　药物临床试验机构的组织架构和运行

一、药物临床试验机构的组织架构

新颁布的2020版《药物临床试验质量管理规范》和《药物临床试验机构管理规定》均要求药物临床试验机构应配备“具有承担药物临床试验组织管理的专门部门”，要求医疗机构设立专职临床试验部门，配备职业化的临床试验人员。目前国家药物临床试验机构（简称机构）的组织架构定位可分成有代表性的两大类：其一由院长、主管副院长或书记兼任机构负责人，授权机构办公室作为医院的行政职能管理部门（设机构办公室主任），由其代表机构对该机构药物临床试验实行日常的监督管理工作。其二是医院直接成立了临床试验中心、GCP中心、临床试验研究中心、临床研究中心、临床试验管理部、临床研究部等独立的部门，作为医院的一个行政管理部门、业务部门或者兼有管理职能的业务部门，由医院任命专业的GCP专家直接担任负责人，大多数医院设立平行于其他职能处室的药物临床试验机构办公室作为药物临床试验日常管理部门，直接归口机构主任（院长或分管院长担任）管理，将临床试验的管理和Ⅰ期临床研究室统一纳入机构办公室管理和运行，形成一个专职化的集临床试验管理、运行以及早期临床研究为一体的临床研究中心。例如中国医学科学院北京协和医院、四川大学华西第二医院、中山大学附属肿瘤医院、北京大学第一医院、青岛大学附属医院等机构均属于这类集行政管理与早期临床研究为一体的临床研究中心。

这一思路主要来源于早期一些大的医疗机构基于对临床试验和临床研究的重视，临床试验工作需要一个独立的部门来专职管理和运行，进行先行先试的创新探索，同时，近几年的临床试验中心的成立主要是基于国家卫生健康委员会于2019年1月17日发布的《关于印发重大新药创制科技重大专项示范性药物临床评价技术平台建设课题工作要求的通知》（国卫科药专项管办〔2019〕3号），该文件中明确规定，“‘重大新药创制’科技重大专项示范性药物临床评价技术平台建设课题承担医疗机构（以下简称医院）建立独立的药物临床试验管理部门（药物临床试验机构、临床试验中心等，以下简称机构），作为一级科室与临床或行政管理部门平级，统一管理医院所有药物临床试验（限期3个月内上报出台的政策措施，6个月内完成整改）。”该文件规定承担“重大新药创制”科技重大专项示范性药物临床评价技术平台建设课题的医疗机构必须要根据此文件的要求进行一系列临床试验示范平台的建设和改革，为我国药物临床试验机构的未来几年的发展、定位以及改革提供了一个细致化的思路，并要求目前正在承担“重大新药创制”平台课题的医院必须按期整改，同时国家卫健委也要求2020年新立项的“重大新药创制”科技重大专项示范性药物临床评价技术平台建设单位必须把此文件中的要求完成情况作为项目结题的前提。在此文件的要求下，更多的临床试验机构成立了独立的临床试验管理部门，并配备了专职的管理人员和临床试验运行操作人员。

第一类机构组织架构具有医院行政管理职能，在调动医院资源和协调临床科室方面具有优势；而专职机构/临床研究中心的组织管理部门的优点是精通药物临床试验管理工作，有充分的时间和精力履行岗位职责，同时兼具临床试验、特别是Ⅰ期临床研究的能力，其不足是在为药物临床试验的实施调用医院资源时力度不如前者。目前较多机构倾向于组建专业化、专职化的临床研究中心组织构架，专职履行临床试验的管理和临床研究双重功能，具有可持续化发展的潜力。值得一提的是，也有一些机构开始尝试由原来仅仅管理注册新药/器械临床试验的组织构架，逐步拓展到管理机构内所有临床研究（包括研究者发起的临床研究）的模式，将规范管理注册临床研究的机制用于指导广泛意义的临床研究，有可能成为未来临床研究中心组织架构的变革趋势。国内的中山大学附属肿瘤医院即是这种机构类型的代表。

无论机构/研究中心选择何种组织管理架构，均是在医院管理框架内，机构授权负责人的领导下统筹进行药物临床试验的项目管理、试验用药品管理、质量管理、资料管理等质量保障工作，履行持续提高临床专业组的药物临床试验质量的职责。一般而言，机构/研究中心的基本组织架构见图3-2-1，为了保证普遍适用性，以下仍以药物临床试验机构、机构办公室为主要名称论述。

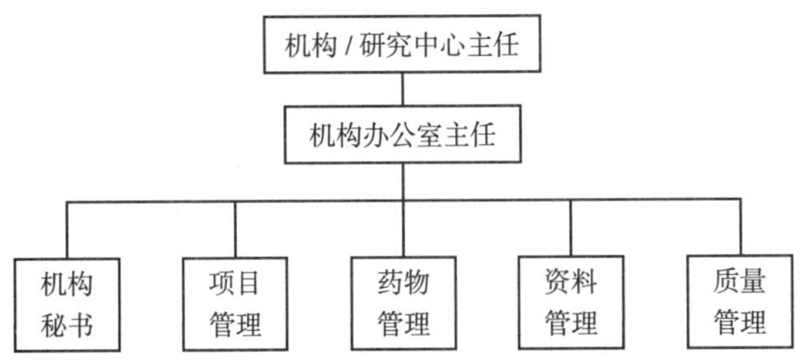

图3-2-1 机构/研究中心基本组织架构图

按照备案管理办法对机构管理人员资质的总体要求，药物临床试验机构组织架构中的所有管理人员均要被授权相应的职责并签署授权书，严格履行药物临床试验相关管理工作的职责；熟悉《中华人民共和国药品管理法》《药品注册管理办法》《药物临床试验质量管理规范》《药物临床试验机构管理办法》等相关法律法规，经过临床试验技术培训，并获结业证或GCP培训合格证书；参与机构和所管辖临床专业组的管理制度、技术规范和标准操作规程的编制，负责机构内各临床专业研究人员的培训；对临床试验项目的实施过程和研究数据做好质量监督工作，制定质量体系持续完善的措施和评估机制；保障药物临床试验机构组织架构的良好运行。

二、药物临床试验机构的运行管理

（一）基于临床试验机构质量保障体系的运行管理

首先，临床试验机构必须按照质量文件的要求建立和完善合规的、科学的、可持续的质量保障体系，包括建立机构运行管理制度，人员培训管理制度，临床试验项目运行管理制度，临床试验项目质量控制制度等管理制度；撰写临床试验方案设计，受试者知情同意书设计，病例报告表设计等设计规范；制定符合法规的、适应本机构具体情况的、贯穿临床试验全过程的系列标准操作规程（SOP）；设计具有操作性强、简洁清晰、可追溯临床试验各个环节源数据的记录表格。

其次，对照质量文件的要求，系统地培训本机构的研究人员梯队，让临床试验必须符合法规制度，必须遵循研究方案和SOP，必须把真实、完整地采集和记录研究数据的理念融汇于研究者的实际操作过程中。培训初期可以以管理体系的系统培训为主，培训后期应当开展对研究医师、研究护士、研究助理、药物管理员、资料管理员等进行分层级的专题性培训。

其三，当机构组织架构开始实际运行时，以及临床研究专业组承担临床试验项目后，应该实际验证和评估机构质量保证体系的运行管理是否切实可行，并将重点放在针对发现的运行流程问题和质量管理问题进行实战性的根因分析，建立完善组织架构合理性的持续改进机制。

（二）严格履行机构管理人员职责的运行管理

机构管理人员职责的良好履行是机构运行管理的成功要素之一，它取决于各部门管理人员的合规意识、高度责任感和配合默契度。熟悉机构组织构架中各部门管理人员的职责，认真履职并做好部门之间的协调配合，是机构组织架构有效运行的基础。

1. 机构主任的管理职责

主要是全面负责药物临床试验机构的管理工作；规划、审核机构发展规划；在紧急情况下，特别是重大安全性突发事件，调动医院的各种资源对受试者进行救治和保护，对临床试验是否继续完成进行判定；对临床试验项目立项、合同和遴选主要研究者进行审核和批准；对机构的各项管理制度、设计规范、抢救预案和标准操作规程（SOP）进行审批；对机构的财务进行监管；规划机构专兼职人员的培训；督促机构加强临床试验质量控制；接受国家药监局对机构的检查等。

机构主任管理职责的履行对机构组织架构的正常运行起着重要的指导作用，通常决定着该机构的发展方向。

2. 机构办公室主任的管理职责

机构/研究中心办公室是国家药物临床试验机构/研究中心的常设管理机构，接受机构/研究中心主任领导，并在机构办公室主任的直接领导下开展工作，所以机构办公室主任应当具有较强的组织、协调、管理的能力；熟悉药物临床试验的管理流程；具有组织临床试验运行的经验。其职责是接受机构主任的领导；负责机构内部以及与医院各部门的协调；负责机构办公室日常管理；负责对外工作联系和机构合同审定工作；负责对申办者或合同研究组织提供的临床试验项目资料进行最终审查；协助机构主任建立全院临床试验运行的质量管理体系；指导机构质量保证人员对临床试验项目的质量监督；组织和指导临床试验专业组管理制度、设计规范和SOP的制定和审核；组织本机构临床试验项目的方案讨论会、启动会、机构例会和机构管理人员的培训会；定期组织机构和专业组进行临床试验法规和技术指南的学习和培训；协助机构主任完成对机构专兼职管理人员的聘任和考核等。

3. 机构秘书的管理职责

机构秘书是机构办公室主任的得力助手，其对机构药物临床试验管理流程的熟悉程度，是否具备熟练的计算机操作应用能力、是否具有较强的文字处理和网络交流应用能力，以及是否掌握对外沟通交流的技巧，往往影响着机构办公室的对外工作。机构秘书在机构办公室主任的领导下，做好机构办公室的文秘工作，接受申办者提供的资料并进行形式审核，收集和整理药物临床试验的相关法律法规，收集药物临床试验的有关技术资料和各类相关检查正常参考值，收集和保管机构人员的个人简历和档案，参加机构质量管理体系的建设，完成机构办公室主任布置的其他工作，是保证机构组织架构正常运转的重要环节。

4. 机构项目管理员的管理职责

机构项目管理员履行职责对该机构药物临床试验项目的流程运行及质量管理体系实施起到主要的监督作用。机构项目管理员主要负责所管辖项目的合同申请、立项、申报伦理、过程质量监督、结题管理；监督项目CRC的工作情况，随时掌握项目运行进展信息；负责项目的组织协调和运行管理，对项目的进度、存在的问题以及质量进行动态的监管；培训项目的CRC，保证项目在符合方案和GCP要求的情况下顺利实施；协助专业组负责人对主要研究者、其他研究者的临床试验质量进行考核。

5. 机构药物管理员的管理职责

机构组织架构中药物管理员的作用不仅体现在良好地履行其基本职责（熟悉药房相关管理制度和流程，负责机构药物管理制度的建立和流程设计，负责机构试验用药的接收、贮存、发放、回收、销毁等管理，监督临床试验过程中研究人员是否按照试验方案给药的依从性），还体现在其对合理评价试验药物的有效性和安全性起到了关键的作用。

6. 机构资料管理员的管理职责

资料管理员是机构组织架构中不可或缺的重要管理角色，对保证临床研究数据的完整性、真实性和可追溯性起着关键的作用，其职责主要有：熟悉《药物临床试验质量管理规范》中要求的归档文件和机构管理文件；在机构主任、机构办主任的领导下制定机构借阅存档资料的制度，负责机构文件档案保存设施的管理；负责保存所有已结题临床试验的资料；指导专业组和项目管理人按机构临床试验档案资料要求归档；负责临床试验档案的编目设计，并按编目顺序保存和管理相关资料；辅助临床试验项目的现场核查。

在机构组织架构的人员岗位配置不足的情况下，资料管理员也可以兼任其他职责，例如兼任人类遗传办申报专员的职责，根据《人类遗传资源采集、收集、买卖、出口、出境审批行政许可事项服务指南》，从项目管理处汇集研究中心涉及国际多中心临床试验项目以及申办者或者CRO外资企业（包括外资在中国境内设立的机构）的临床试验项目，登记涉及人类遗传资源的采集、收集、买卖、出口、出境及其产生的相关信息；负责医院层面的遗传办申请流程，定期跟踪获批项目人类遗传资源标本的采集、运送、保存的执行合规情况，向医院科技部汇报GCP项目的人类遗传资源信息管理情况，保证受试者生物遗传信息的安全。

7. 机构质量管理员的管理职责

在机构组织架构的人员岗位中，质量管理员扮演着举足轻重的角色。质量管理员代表机构办公室对临床试验专业组及其承担的临床试验项目开展质量控制工作的指导、检查和监督，培训专业质控员的质控意识和技能，不定期检查临床试验项目实施中的质控状况，评估质控问题的潜在系统性原因，制定和实施持续改进措施，对机构质量保证体系的有效运行起着关键的保障作用。

上述的各职能岗位设置，根据各中心的具体情况可作相应的专兼职调整，如一人一岗，多人一岗，一人多岗等形式，既提高管理效率，又降低运行成本，但都应该以满足机构管理体系的质量要求为基本准则。

（三）基于临床试验全过程质量和受试者风险防控的运行管理

加强临床试验全过程的风险监控是运行机构质量保证体系的重要原则之一，其中包含两层含义：一是机构质量保证体系能否切实防控临床试验数据质量的风险；二是能否保障受试者权益和安全的风险。机构管理架构应该围绕有效监控临床试验全生命周期的风险这个理念来运行管理。

机构管理架构中负责各个岗位的管理者，都应该按照岗位管理职责的要求，明确在临床试验各个关键环节的质量监督要素，分析试验数据出现偏倚和差错的风险点，预先制定防控措施。例如，质量管理员在监督以门诊患者为主要受试者人群的临床试验项目时，应当明确影响试验质量的风险点主要来自：①受试者日记卡记录不准确、不完整，导致用药依从性较差，回收药物和包装数量不准确；②由于挂号难、路途遥远等因素，导致随访超窗；③研究医师门诊医疗任务繁重，导致研究过程和信息在门诊病历中记录不全或漏记；④由于随访周期长，期间发生的不良事件和程度主要靠受试者记录，可能造成记录不全或漏记。如果质量管理员对这些风险点事先有预判，就可以有针对性地制定预案和补救措施。机构组织架构中的其他管理者，如项目管理员、药物管理员、资料管理员等都遵循质量风险防控的理念去预判可能的风险点，并制定合理的防控措施，临床试验项目的质量风险就会大大降低。

中国2020版GCP在第一章总则中明确规定："药物临床试验应当符合《世界医学大会赫尔辛基宣言》原则及相关伦理要求，受试者的权益和安全是考虑的首要因素，优先于对科学和社会的获益。伦理审查与知情同意是保障受试者权益的重要措施。"机构管理架构中负责各个岗位的管理者，都应该把保护受试者的权益和安全作为风险防控考虑的首要因素。保护受试者的权益和安全不仅仅体现在受试者的知情同意过程和签署知情同意书，更重要的是如何在临床试验过程中去体现和实践知情同意书中表述的保护受试者权益和安全的条款。比如，积极配合伦理委员会的日常跟踪审查，让受试者的权益在临床试验项目实施过程中真正落实到关键的环节；按照GCP规范的要求，"病史记录中应当记录受试者知情同意的具体时间和人员"。"应当确保知情同意书、提供给受试者的其他书面资料说明了给受试者补偿的信息，包括补偿方式、数额和计划"。机构管理者应该制定和完善相应的SOP，要求研究者在临床试验实施过程中的行为符合上述保护受试者权益的规定。

此外，受试者在临床试验过程中的安全性事件的监控，也是机构管理架构中负责各个岗位的管理者关注的重点。正如中国新版GCP所要求的："除试验方案或者其他文件（如研究者手册）中规定不需立即报告的严重不良事件外，研究者应当立即向申办者书面报告所有严重不良事件，随后应当及时提供详尽、书面的随访报告"。"在临床试验和随访期间，对于受试者出现与试验相关的不良事件，包括有临床意义的实验室异常时，研究者和临床试验机构应当保证受试者得到妥善的医疗处理，并将相关情况如实告知受试者"。机构管理者应该制定和完善相应的管理措施，协助研究者在临床试验过程中及时上报重要的安全性事件（尤其是SAE和SUSAR），迅速果断地救治受试者；组织专家讨论判断严重安全性事件与试验药物和临床试验过程的相关性，落实必要的免费治疗和补偿或赔偿。

（四）以药物使用流程为主线的质量管理

药物临床试验的目的是评价其有效性和安全性。在临床试验的全生命周期中，试验药物的管理和质量评价几乎贯穿了所有的关键环节，故以药物使用流程为主线的管理是机构组织架构运行的永恒主题。一般而言，哪个机构的试验药物管理模式先进，管理流程严谨，药物的接收、贮存、发放、回收、销毁的记录清晰、完整、真实，它的临床试验项目的质量就会得到保障。

目前我国不少专科医院的试验药物管理采用了中心化药物管理模式，形成专科医疗机构试验药物集中管理的趋势，为以药物使用流程为主线的质量管理积累了经验，体现出药物规范化管理的良好示范作用。但我国综合性医疗机构的临床试验药物管理模式大多是中心药库和专业药房/药柜管理相结合的模式，如果没有临床试验信息化平台做药物运行流程的技术支撑，缺乏足够的药物贮存空间和药物管理员的岗位配置，实行中心化药物管理模式还是具有相当难度的。大量的临床试验项目现场核查案例证明，在核查发现的问题中，涉及药物管理的质量问题占有相当的比例，这成为影响药物临床试验质量的主要因素之一，也成为机构组织管理的难点和痛点。加强以药物使用流程为主线的质量管理，可谓抓住了药物临床试验质量的关键要素。只有在机构组织架构的实际建设和完善过程中，既着力打造中心化药物管理模式，又做好临床试验信息化平台的建设，药物临床试验的质量才能更上一层楼。

（五）适应临床试验项目现场核查的研究资料归档管理

由于国家监管部门对药物临床试验机构的资质认定由"资格认定制"向"备案制"转变，同时在日常监管模式上加大对临床试验项目现场核查的力度，所以，机构管理架构中研究资料的归档保存管理应该以临床试验项目通过现场核查为导向进行不断完善。众所周知，临床试验项目的现场核查侧重关注如下要点：

（1）临床试验方案的依从性。

（2）研究数据的真实性、完整性和可追溯性。

（3）安全性事件统计的准确性。

（4）研究数据链的合理性。

（5）研究过程的合规性。

这些核查要素都或多或少与研究数据的采集、研究流程的记录、研究数据的传输、研究数据的甄别、研究数据的建库、研究数据的总结密切相关，也就是与保存和归档的研究资料的质量密切相关。

由此可见，临床试验机构完成的临床试验项目要想顺利通过国家监管部门的现场核查，研究资料归档前的质量控制至关重要。为了达到这个目的，机构组织架构中的质量管理员、资料管理员和其他相关人员必须做到：

（1）保证按照 GCP 要求的必备文件以及机构设计的归档资料清单查验研究资料的完备性。

（2）监督研究者自查所有研究数据及其记录的真实性和完整性。

（3）协助研究者确认疗效数据和安全性数据在医疗机构的 HIS 系统、LIS 系统、PACS 系统、病理系统中的可追溯性。

（4）核实试验过程中发生的 AE、SAE 和 SUSAR 等安全性事件的上报、处置、随访、转归记录的真实性和完整性。

（5）追溯所有入组受试者在试验周期于医疗机构的 HIS 系统（门诊和住院）中记载的合并用药。

（6）确认盲态审核会取舍数据的合理性。

（7）核实研究方案、分中心小结表、统计分析报告和总结报告有效性数据和安全性数据表述的一致性。

（8）自查机构存档资料与伦理委员会存档资料的一致性。

（9）自查受试者知情同意和权益保护条款的合规性。

实践证明，做好以上关键环节和关键数据的质量保证工作，将会大大降低现场核查时发现质量问题的概率。当然，临床试验项目归档前的质量保证工作本质上是事后监管措施，虽然不能改变试验过程中已经发生的偏差和错误，但是却有助于保证药物注册临床资料的真实性、严谨性和科学性，也有助于机构管理者和临床试验的研究者事先预判试验过程中已经发生的偏差和错误的性质及其严重程度，提前做好必要的、合理的、有关联数据支撑的解释文件，有准备地接受现场核查，争取良好的检查结局。

（六）用临床试验数据信息平台运行机构质量体系的管理

中国 2020 版 GCP 明确规定：“第二十五条，试验的记录和报告应当符合以下要求：……（二）研究者应当确保所有临床试验数据是从临床试验的源文件和试验记录中获得的，是准确、完整、可读和及时的。源数据应当具有可归因性、易读性、同时性、原始性、准确性、完整性、一致性和持久性。源数据的修改应当留痕，不能掩盖初始数据，并记录修改的理由。以患者为受试者的临床试验，相关的医疗记录应当载入门诊或者住院病历系统。临床试验机构的信息化系统具备建立临床试验电子病历条件时，研究者应当首选使用，相应的计算机化系统应当具有完善的权限管理和稽查轨迹，可以追溯至记录的创建者或者修改者，保障所采集的源数据可以溯源。”

目前我国不少临床试验机构在国家“重大新药创制”GCP 平台专项建设基金资助下，已经建成或正在建设临床试验数据信息平台，这对于临床试验全生命周期研究链的实时质量控制，为机构组织架构的管理者提供了强有力的技术工具和监督手段。机构的质量管理体系只有与临床试验数据信息平台深度融合和不断完善，才能“确保所有临床试验数据是从临床试验的源文件和试验记录中获得的，是准确、完整、可读和及时的”，才能实现真正意义上的过程质量控制。例如，一个综合性医疗机构如果选择中心化药物管理模式，要想实现以药物使用流程为主线的运行管理，就应该在药物的接收、贮存、发放、使用、回收、销毁的流程中满足操作流畅，人工环节差错少，记录相互关联，源数据可追溯，药物盘点数量准确的质量要求。以上技术要求只有在临床试验数据信息平台的支持下才能相对完美地实现：通过条码扫描技术接收药物入库，以检验试验药物在运输过程中的质量可靠性；用在线冷链系统自动记录药物贮存的温湿度，以保证实时监控药物质量的稳定性；电子医嘱完成药物领用发放过程，以实现药物使用发放的时效性；条码扫描准确记录随访时药物和包装的回收，以判断药物使用的依从性；准确统计系统内记录的各个环节的药物数据，以证明药物使用的可追溯性。与此类似，临床试验项目的立项程序，伦理委员会的受理和审查程序，受试者的知情同意过程，临床试验项目的运行和质控记录过程，AE、SAE 和 SUSAR 等安全性事件的记录和报告程序，临床医疗信息系统的数据与临床试验信息平台的交互和传递，临床试验数据和资料的归档和保存程序等机构管理的重要环节如果都能纳入临床试验信息平台的管理模式，机构质量体系才能高效和正确地管理及运行。

第二节　药物临床试验机构管理体系建设

建立和完善科学的管理体系是药物临床试验机构体系建设的首要目标和主要任务，是临床试验机构规范运行的根本保证。我国 2020 版《药物临床试验质量管理规范》第九条明确规定“临床试验的质量管理体系应当覆盖临床试验的全过程，重点是受试者保护、试验结果可靠，以及遵守相关法律法规”。这为药物临床试验机构的管理体系建设明确了适用范围和三个重点关注的方向。而《药物临床试验机构管理规定》第十条“具有药物临床试验管理制度和标准操作规程”以及第十一条“具有防范和处理药物临床试验中突发事件的管理机制与措施”又为药物临床试验机构的管理体系建设规定了清晰的内涵。因此，为确保药物临床试验的规范运行符合国家法律法规，既重点保障受试者安全和权益，又保证临床试验数据真实、结果可靠、结论科学，药物临床试验机构应该以建立质量文件体系（管理制度、技术规范、标准操作规程和记录表格）为基础，以完善质量控制和质量保证的管理机制为抓手，以持续优化整改措施为方法，达到管理体系有效覆盖药物临床试验全生命周期的质量管理目标。

通常而言，药物临床试验机构的管理体系建设分为日常工作程序管理、临床试验项目运行管理、质量控制和质量保证管理三个方面。日常工作程序管理的建设是临床试验项目运行管理的基础，质量控制和质量保证管理的建设是临床试验项目运行管理的保障，而临床试验项目运行的管理建设则是临床试验机构管理体系落到实处的主要工作内涵，三者相辅相成，构成了药物临床试验机构管理体系对临床试验全生命周期监管的基本框架和关键要素。

一、日常工作程序管理的建设

日常工作程序的管理可分为人员和培训管理、设施和设备管理、试验药物管理、研究资料管理、临床研究协调员（CRC）管理和财务管理等，这些是临床试验研究中心管理体系正常运转的基本元素。

（一）人员和培训管理

打造具有良好职业素养的药物临床试验管理和研究团队，是药物临床试验机构管理体系最重要的建设任务。首先需要建立严格的用人准入制度，应该按照机构设置岗位的专业背景和学历要求、人员职责和任职条件，筛选合适的管理者和专业技术人员。机构的专/兼职人员必须建立个人的人员管理档案，并且持续更新。机构办公室应根据机构组织架构的设置和功能，配置合适的管理者，确定职责范围并充分授权。机构办公室应设计下属临床试验专业组的组织管理架构和人员职责要求，协助其建立管理体系。

为了打造行业内知名的 PI 和研究队伍，建立有计划、可持续的培训制度是必不可少的措施。机构办公室应制定年度培训计划，持续保证管理者和技术人员对临床试验法律法规和专业知识的更新；应定期组织 GCP 规范的培训；对 PI 重点进行经典与前沿临床试验方案设计，以及临床试验项目管理的培训；对研究医师和研究护士重点进行临床试验流程规范操作的实战培训；应重点对机构内临床试验发现的问题进行有针对性的专题培训；应协助医疗机构制定培训的政策，可规定每年每人的培训频次、方式，并对培训效果进行考核；建立考核奖惩制度，临床试验专业组的研究绩效和培训效果可考虑与年度考核绩效挂钩。

（二）设施和设备管理

药物临床试验机构的设施和设备管理包括机构办公室和临床试验专业组两个部分，从通用管理原则而言，均需要制定设施和设备的管理制度，对仪器设备的购置、保管、使用、保养、报废作相应的规范。机构与专业组的设备均应建立设备档案，制定各自的使用 SOP，专人专管。设备管理人员应全面熟悉通用设备仪器性能，制定校验计划，留存校验证书备查。操作人员进行日常维护和保养，定期进行设施和设备的性能检查，确保试验进行期间涉及的相关设施和设备能正常运转。研究人员需经过培训、考核、授权后方可使用仪器，并及时填写使用记录。

机构办公室的设施和设备除了常备的工作电脑、复印机、传真机等以外，还需要配置中心药库和资料库必备的除湿机、空调、温湿度冷链监控设施、钠光灯光源和摄像监控设备，如果机构已经建立信息管理系统，可能还需考虑储存机柜的配置、维护和保养。这些设施和设备的建设与管理在某种程度上体现了药物临床试验机构的管理体系规模和管理水平，需要在制度建设和 SOP 制定上给予特殊考量。

各临床试验专业组的设施和设备多与临床医疗的设施和设备共享，在建设和管理上可以参照临床医疗机构的规章制度（GCP 规范规定临床试验流程管理应该符合医疗常规）执行。特别为临床试验配置的研究性设施和设备，如消化专业的胃液 pH 测定仪，内分泌专业的钳夹试验设施等，应该符合特定 SOP 的管理要求。用于临床试验过程安全性事件的抢救设备和抢救药品的管理，是保证受试者安全的重要措施，决不能掉以轻心。有关Ⅰ期临床试验专业组的设施和设备，会因其研究规模和研究特色的不同而有很大的差异，应该根据国家监管部门制定的管理办法和研究指南，结合自身医疗机构的特点，制定专门的建设目标和管理规章制度；配备有Ⅰ期临床试验生物标本检测实验室的机构，还应参照 GLP 实验室的管理指南和遵循国家药监局的专项管理办法进行建设和管理。

（三）试验药物管理

中国 2020 版《药物临床试验质量管理规范》明确规定“研究者和临床试验机构对试验用药品有相关管理责任”，“研究者和临床试验机构应当指派有资格的药师或者其他人员管理试验用药品”，“试验用药品在临床试验机构的接收、贮存、分发、回收、退还及未使用的处置等管理应当遵守相应的规定并保存记录”，为机构的试验药物管理明确了原则、路径和方法。

目前我国临床试验机构的药物管理模式主要有三种：专业组管理模式（卫星药房模式）、中心药房模式和中心药房与专业组卫星药房结合的模式。

1. 专业组管理模式（卫星模式）

该模式可以简化药物管理流程，临床试验药物由专业组的主要研究者授权的药物管理员管理，节约了人力成本，试验期间药物发放、领取、回收等流程较为便捷。但是由于不同的药物临床试验对药物的稳定性要求不尽相同，储存条件也要求各异，专业组需提供专门的药物贮存室、冰箱和温湿度监测的仪器设备，硬件条件要求较高，一般的临床试验专业组很难达到规范要求。此外，专业组的非药学相关专业的药物管理员的专业化程度和稳定性也存在一定问题，因专业组药物管理员一般由护士长或者由指定的护士担任，医院的护士管理归口护理部统一管理，护士会定期在各个科室轮岗，专业组药物管理员有频繁更换的问题。故现在已经运行多年的机构已很少用这种药物管理模式了，但新认证或正在准备备案的机构这样的药物管理模式可能会多一些。

2. 中心化 GCP 药房模式

由机构建立中心化 GCP 药房，统一管理机构各专业组的临床试验药物。此模式应当设中心药房专职的药物管理员，凭研究医生的药物处方、医嘱或发药凭证发放试验药物。中心化 GCP 药房可科学划分功能分区，贮存不同类别（待发药物 / 回收药物）和不同贮存条件（冷藏 / 阴凉 / 室温）的药物。以动态冷链温湿度监控系统和钠光灯系统实时管理药物，药物的有效期和稳定性管理更加规范。此模式比较适用于临床试验专业单一的专科医院，对于综合性的大型医院，由于临床科室分布于不同的楼群和医疗单元，如果没有建设信息化的流程管理平台，需要配置较多的药物管理员岗位，时间成本和管理成本均较专业组管理模式高。但若有设计良好的药物信息化管理模块，将大大提高运行效率，减少人为差错，满足药物管理流程可追溯性的规范要求。

3. 中心药房与专业组卫星药房结合的模式

中心药房药物管理模式是临床试验研究中心药物管理建设应该追求的管理目标，但事实上，出于医疗机构的业务空间、人员配置、管理成本等因素的综合考虑，中心模式结合卫星模式的药物管理仍然为目前国内多数临床试验研究中心所采纳，不同的医疗机构可根据各自的条件因地制宜地选择后两种模式。

药物管理的建设应遵循 2020 版 GCP 规范“试验用药品在临床试验机构的接收、贮存、分发、回收、退还及未使用的处置等管理应当遵守相应的规定并保存记录”以及“试验用药品的贮存应当符合相应的贮存条件”这两条重要原则，制定药物管理的制度、流程和 SOP。管理流程记录表格的设计，应当满足“试验用药品管理的记录应当包括日期、数量、批号 / 序列号、有效期、分配编码、签名等。研究者应当保存每位受试者使用试验用药品数量和剂量的记录。试验用药品的使用数量和剩余数量应当与申办者提供的数量一致”的具体要求。药物管理的流程可参考图 3-2-2 进行建设和管理。

（四）研究资料和档案文件管理

药物临床试验机构首先要制定完整的研究资料和档案文件管理制度，以规范药物临床试验相关管理体系、档案和质量文件的制订、修订、归档、保管、借阅、统计、销毁等工作。制订质量文件时应当从使用者和阅读者的角度去考虑文件和记录的可行性。应该有相关管理文件的控制与维护的制度，文件的制订和修改需要有完整的制订 / 修订、审核和批准流程。例如，首先提出新文件制订的申请或需求，再根据文件的内容和性质选择合适的撰写人，完成初稿后经相关使用人员讨论，撰写人统一修改，再经上级审核批准后才能发布。所有文件在审核批准后均应统一编码并

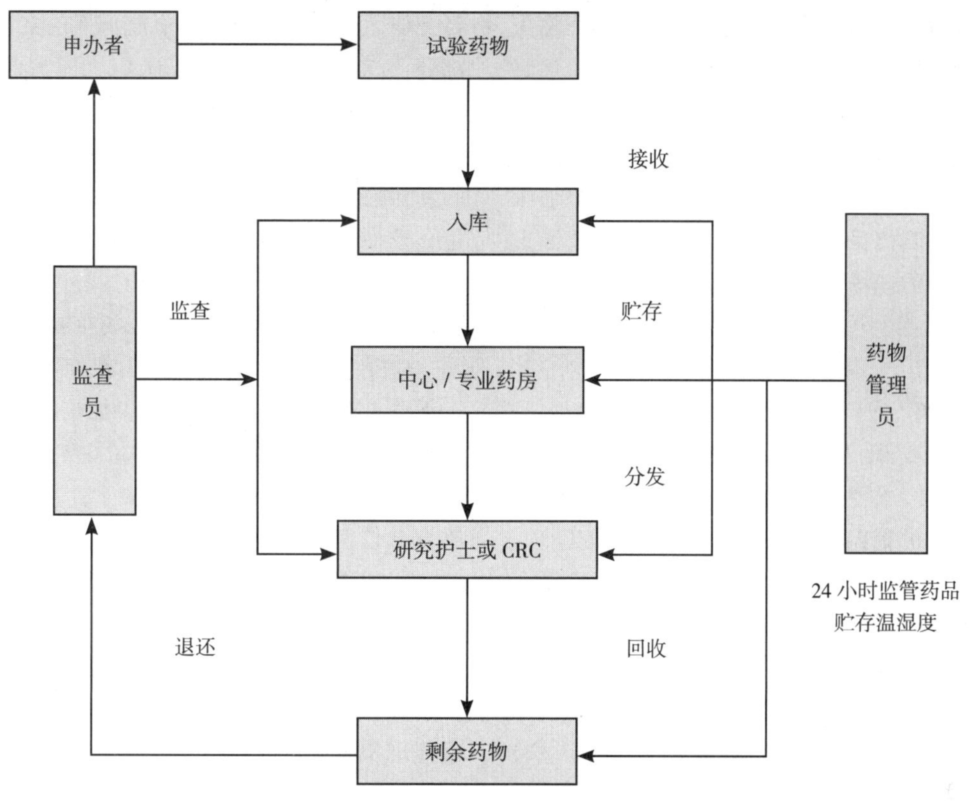

图 3-2-2 药物管理流程图

登记，由机构办公室颁发后实施。文件下发至机构组织架构的各使用部门以及临床试验专业组，相关负责人应组织培训，保证从事药物临床试验的所有研究人员熟悉文件内容，正确贯彻实施。一旦文件被审核和批准，不能随意未予告知地更改。文件颁布后如需修订，应该事先记录在文件的修改栏，年度汇总后需提供书面申请，报机构办公室主任同意后再进行修订。修订后文件仍需审核批准后才能颁布新版本文件。新版本文件需组织相关人员重新培训学习后方才实施。

良好的资料和档案文件体系可以展示相关临床试验项目的管理和操作是在有条不紊的状态下展开的。任何临床试验项目都要符合立项、审阅、核实和批准程序，满足机构办公室形式审查的要求。在研临床试验项目在试验开始时即由资料管理员按照机构该年度承接项目的编目规则编号立卷，以证明其唯一性。研究项目操作流程层面的管理涉及药物临床试验运行流程及其数据的采集过程，原则上应遵循“没有记录就没有发生”的业内共识。临床试验质量的优劣，很大程度取决于试验记录的真实、完整，应该要求研究者保证所有的原始数据和手写记录都清晰可辨、有迹可循并具有重现性。临床试验的项目应按照2020版《药物临床试验质量管理规范》第八十二条，要求“申办者应当确保研究者始终可以控制和查阅报告给申办者的病例报告表中的数据，该数据不应该只由申办者控制”，以保证临床试验项目的源数据、源文件和核证副本的真实性、完整性和可追溯性。

临床试验项目的归档资料是指临床试验前至临床试验完成后形成的、需要保存的所有研究资料。根据2020 版《药物临床试验质量管理规范》的要求，临床试验项目资料的保存分三个阶段：临床试验准备阶段、临床试验进行阶段、临床试验完成后阶段。

临床试验开始时，研究者及临床试验机构、申办者双方均应当建立项目档案，其中包括必备文件和临床试验中产生的所有关联性文件。

在临床试验进行阶段，临床试验专业项目组的资料管理员保存在研项目档案，项目组应在专业的临床试验在研资料柜中分设项目专用区域，并授权资料管理员专人保存文件，以保证文件的完整性。机构办公室可按在研项目（暂存在临床试验专业）与待结题项目（暂存在机构资料库）分类管理在研临床试验项目的资料。

临床试验结束时，监查员应当审核确认研究者及临床试验机构、申办者的必备文件，这些文件应当被妥善地保存在各自的临床试验档案卷宗内。临床试验项目档案的每个必备文件需要说明其存在的目的，并注明该文件需要列入研究者及临床试验机构保管、申办者保管或者双方共同保管的项目文件档案中。临床试验专业和PI将待结题项目资料按归档目录整理好后，报送机构办公室。研究项目的所有结题资料应由机构办公室的质量管理员和资料管理员会同项目组PI、申办者或CRO的监查员和项目经理，按照临床试验研究中心的归档目录和归档要求再次审核，满足国家药监局颁布的现场核查标准后，方可保存在临床试验机构资料库。

（五）临床研究协调员（CRC）管理

目前临床研究协调员（clinical research coordinator，CRC）作为临床试验专业运行临床试验项目时研究团队的辅助成员，甚至是PI的研究助理，承担诸如研究项目的伦理申报资料递送、项目启动会准备、协助受试者知情同意、预约受试者随访、检查报告单打印整理、研究数据转抄到CRF、研究结题文档整理等临床试验环节的管理工作，其工作职责范围的界定和工作绩效的评估，已逐渐成为药物临床试验机构质量管理体系中必须考量的因素。关于CRC的管理应考虑如下因素：

首先需要确认CRC的研究资质和工作能力，例如要求具有医学、药学、护理等相关专业大专以上学历；经过国家GCP培训，获得合格证书；熟悉药物临床试验相关法律法规，以及药物临床试验相关SOP；具备参加临床试验项目的经验；具有良好的组织协调和团结协作的能力。

其次是加强CRC来源的管理。目前药物临床试验机构的CRC主要有两种来源：一是由第三方SMO派遣至临床试验机构的专业项目组；二是机构自聘CRC，由机构办派驻临床试验专业项目组或项目组自聘。第一种派遣方式的优点是没有人力资源聘用的负担，聘用经费由申办者负担，CRC使用方式较灵活。但其劣势也非常突出：由CRC派遣方和临床试验机构双重管理，管理机制需要磨合；CRC随项目去留，流动性高，系统管理难度大；来自不同SMO的CRC水平参差不齐，影响试验项目的质量。所以，应建立SMO的筛选评估机制，遴选合格的SMO作为长期合作伙伴。第二种方式的CRC队伍相对较稳定，培训较系统规范，熟悉临床试验机构专业组的情况，由专业组和PI直接管理，和专业组配合融洽，有利于临床试验专业学科研究水平的持续发展。劣势是编制受限，职业前景不明朗，定位不明确或者会转变，工作缺乏严谨性，服务态度懈怠等。因此，应做好临床试验机构内部CRC的发展规划，建立完备的培训制度，拓宽CRC的职业发展路径，使之真正成为临床试验专业研究梯队的有机组成部分。

其三是鉴于CRC来源的问题，CRC受雇于SMO，但又属于临床试验机构研究团队的一员，CRC的责任心和对临床试验的把控甚至可以直接影响临床试验质量，且临床试验的质量是由主要研究者负责，即主要研究者一定程度上要承担CRC操作不当导致问题的责任，因此，机构需要严格界定CRC的工作职责范围。应建立CRC的管理制度，在如下方面强化管理：①无论CRC源于何方，所有参加临床试验的CRC均需在试验开始前到机构办公室备案，并签订保密协议。保密协议内容包括但不限于：受试者信息保密、研究单位医疗信息保密、申办者项目研发信息保密等。②加强利益冲突原则的管理，院外CRC的聘用严格限制由CRA兼任CRC，不允许合作SMO与申办者/CRO存在利益链关系。③明确所有来源CRC的工作职责和工作范围，不能有取代研究医师行使职责的违规现象发生。④建立CRC的培训考核制度和绩效评估制度，保证其所从事的研究辅助工作的质量。

（六）财务管理

临床试验研究中心应在符合国家法律法规和医院规章制度的前提下，结合医院相关的财务规定和经费管理办法来制定临床试验的财务管理制度，规范经费的预算、收入、支出、审计等环节的工作程序。药物临床试验机构为对外受理药物临床试验项目并签订合作协议的唯一机构。专业组或主要研究者（PI）不得接受任何未与机构签订正式合同的临床试验，也不得以任何名义单独对外签订协议或签订与医院正式协议不一致的双重协议。临床试验经费的使用需做到“合法合规、公开公平、专款专用、分项管理、独立核算”。在保障受试者安全和权益的前提下，避免经费分配阻滞、长期挂账，在受试者相关检查费用的支付的问题上，为了避免受试者缴纳费用后走医保报销或让受试者承担费用，各临床试验机构应制定可操作性强的受试者免费检查系统或免费检查流程，且全体研究人员必须严格执行；在受试者交通补助、营养补助支出方面，各机构应有合理合规的、便捷的受试者费用支付流程，避免受试者应得的费用长时间无法支出；在研究者观察费方面，应按照多劳多得、兼顾学术价值体现的原则，在项目组研究者之间合理地分配研究者经费，以提高参加临床试验各方研究人员的积极性，充分发挥合理使用和结算临床试验研究经费对开展临床试验的激励作用。

二、临床试验运行管理的建设

根据我国2020版《药物临床试验质量管理规范》要求"临床试验的全过程均需严格按照质量管理标准操作规程进行"。临床试验研究中心需建立包含试验前、中、后各个阶段的临床试验运行管理制度，保证临床试验的质量。临床试验运行的流程如图3-2-3所示。

（一）临床试验前的管理

临床试验前的管理主要包括临床试验项目的立项审查、伦理委员会申请、伦理审查和临床试验合同签署，主要由机构办公室和伦理委员会主导运行。

在试验前项目的立项阶段，应建立立项相关的SOP，例如，按照《项目受理标准操作规程》进行项目的立项。立项评估时应依据建立的审查SOP进行项目的科学性和可行性审查，规范审查的内容和程序。机构办公室的立项审查不仅仅是甄别申办者或CRO提供的立项资料是否符合监管部门法规的要求，还要与临床专业组共同评估试验项目的科学价值，以及在临床专业组的可操作性，包括该专业组是否有同类型项目在研；意向的PI是否有充分的时间和精力完成该研究；专业组在申办者期望的时限内是否有足够的门诊或住院患者入选；机构和专业组的设备设施及其

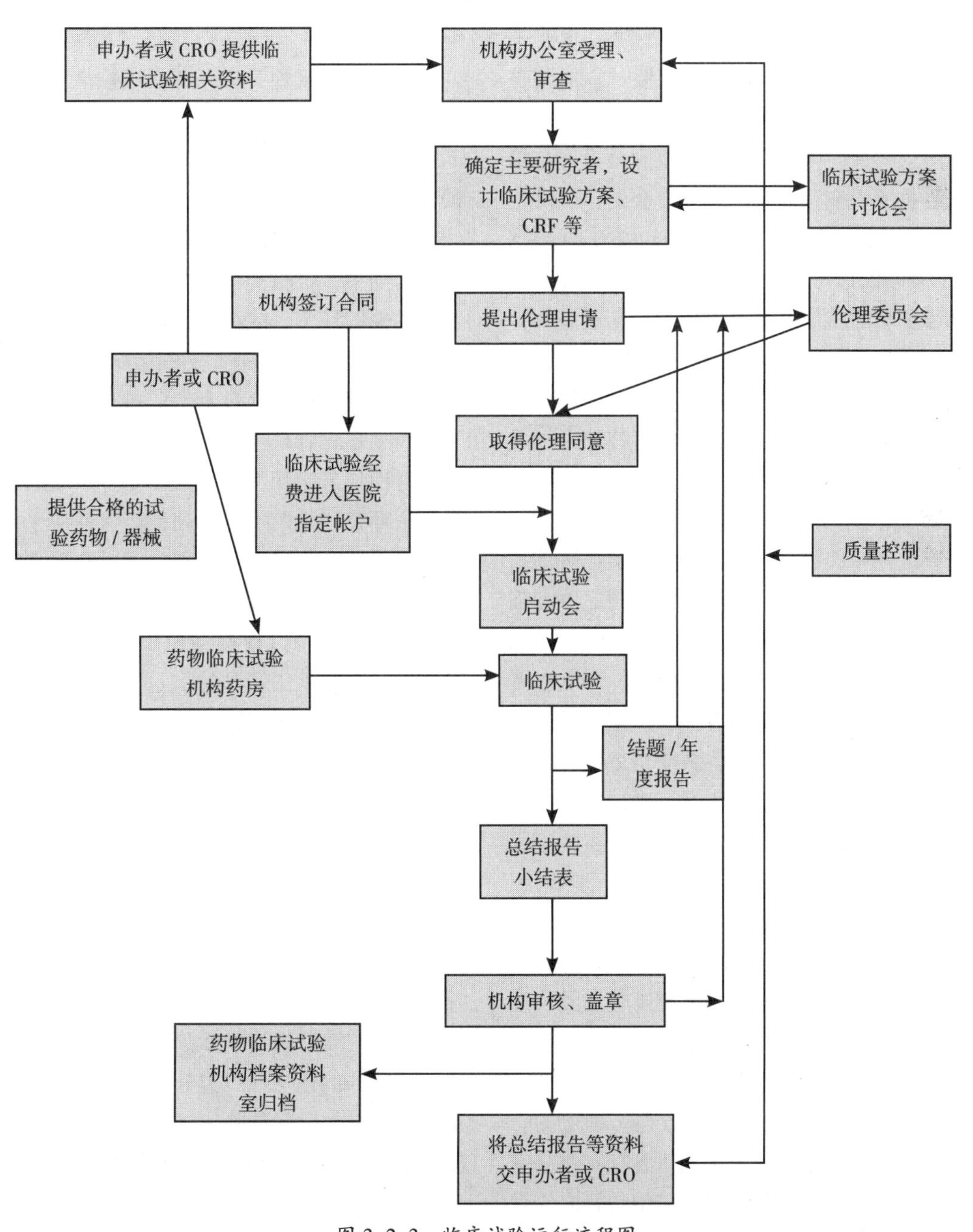

图3-2-3　临床试验运行流程图

检查项目是否能满足研究方案规定的有效性和安全性评价指标的检测要求等。如果上述的审查与临床专业组达成共识，则通过审查后将甄选合适的PI。

在向伦理委员会申请伦理审查阶段，PI和项目组将完善研究方案、知情同意书、研究者手册、CRF和招募广告等资料，如果是多中心临床试验，研究方案还需经过多中心研究者的方案讨论会完成最后确定。上述伦理申报资料经申办者或CRO、PI、机构办的项目管理审核后，由申办者的CRA或者专业组聘用的CRC提交伦理委员会审查，或者由研究者递交伦理委员会，有一些严格的机构办会规定由机构办质量管理人员或秘书和研究者共同递交伦理委员会，以保证递交的资料与前期审核资料的一致性。在此阶段，申办者或CRO的CRA应协助PI准备和完善伦理审查会议报告的PPT，重点阐述研究方案的入排标准、主要干预措施和研究流程；对受试者可能的风险、造成伤害的救护措施和补偿等规定；受试者权益保护的条款；受试者知情同意的主要内容等。PI需要到会报告并接受伦理审查委员的质询。如果伦理委员会的会议审查结论是"必要的修改后同意"，申办者/CRO的CRA还要协助PI根据伦理审查意见修改申报资料直至最后获得伦理委员会的批准。此外，如果临床试验的申办者具有外资背景，或试验采集的标本要出境或送到具有外资背景的第三方检测平台检测，在获得伦理委员会同意试验开展的批件后，还必须向科技部中国人类遗传资源管理办公室申报并获批才能开始实施临床试验。

获得伦理批件后即可进入临床试验合同签署审查阶段。申办者/CRO应和PI及机构办公室预先协商临床试验合同的条款，合同内容原则上应遵循我国2020版《药物临床试验质量管理规范》的要求："申办者与研究者和临床试验机构签订的合同，应当明确试验各方的责任、权力和利益，以及各方应当避免的、可能的利益冲突。合同的试验经费应当合理，符合市场规律。""合同内容中应当包括：临床试验的实施过程中遵守本规范及相关的临床试验的法律法规；执行经过申办者和研究者协商确定的、伦理委员会同意的试验方案；遵守数据记录和报告程序；同意监查、稽查和检查；临床试验相关必备文件的保存及其期限；发表文章、知识产权等的约定。""申办者应当与研究者和临床试验机构就必备文件保存时间、费用和到期后的处理在合同中予以明确。"合同双方初步确定的合同条款需由项目PI、机构办公室的项目管理和办公室主任审核，按照医疗机构财务管理规定中的合同签署SOP进行审定，再由申办者、主要研究者（PI）和临床试验机构法人代表或授权代表最后签署。

（二）临床试验中的管理

临床试验中管理的主体是临床试验专业组的PI和项目组，机构办公室负责监督其管理的实效性。PI和项目组应该围绕有效监控临床试验过程风险的理念，加强临床试验关键环节的质控措施，全过程履行SOP的三个原则来实施管理。

临床试验过程的风险主要体现在研究数据质量的风险和受试者权益和安全的风险。临床专业的PI和项目组成员要根据试验药物的特点加强管理，善于预判和发现临床试验过程中影响研究数据质量的风险点，以及导致受试者发生AE、SAE和SUSAR的可能因素，预先制定防控预案，提高临床试验中风险控制的能力。

加强临床试验关键环节的质控措施，是临床试验中管理的必要手段。临床试验过程的关键环节包括但不限于受试者的筛选过程，试验药物的管理过程，受试者发生SAE和SUSAR等严重安全性事件的上报和处置。以试验药物的管理过程为例，在临床试验的全生命周期中，试验药物的管理和质量评价几乎贯穿了所有的关键环节，故药物管理过程的质量控制措施对研究结局将产生至关重要的影响。在实际管理过程中，首先应选择适合自身专业特点的试验药物管理模式，如中心化管理模式，以奠定质量控制的基础；而有针对性地制定药物的接收、贮存、发放、回收、销毁各个环节记录的质控措施，将保证各个记录之间的逻辑关系清晰、记录链完整、记录数据真实，这样临床试验项目的质量就会得到基本的保障。

临床试验全过程遵循SOP操作应该成为PI和项目组成员在试验中管理的最基本原则。遵照《临床试验启动会SOP》，机构办公室协助PI、申办者组织召开临床试验启动会，完成试验项目的培训、分工和授权；项目组按照《受试者知情同意SOP》，对受试者充分告知试验的风险和受试者权益等知情同意内容，并签署知情同意书；受试者招募需遵循《受试者招募SOP》严格实施，防止引诱、胁迫等违规操作；依从《受试者筛选入选SOP》和研究方案的入选/排除标准，严格随机入组受试者；按照《试验药物分发、回收SOP》填写随访期间的药物分发和回收记录，保证试验用药的依从性；遵守《临床试验观察和原始记录SOP》操作，保证临床试验源数据、源文件和核证副本的真实性、完整性和可追溯性；严格执行《不良事件及严重不良事件处理SOP》，及时监控和确保受试者安全；遵循《临床试验数据盲态审核和统计分析

SOP》，保证研究数据的可靠性和科学性；按照《撰写临床试验总结报告 SOP》的要求，保证总结报告符合新药审评注册的技术标准。总之，严格执行临床试验各个环节的 SOP，临床试验中的管理就确立了规矩，临床试验的有效性和安全性结局就有了科学的保证。

（三）临床试验后的管理

由于国家监管部门在日常监管模式上加大了对临床试验项目现场核查的力度，所以，机构临床试验后的管理，特别是研究资料的归档储存管理应该以临床试验项目通过现场核查为导向去不断完善。

首先，临床试验结束后，PI 和项目组研究者应会同申办者 /CRO 的监查员，按照临床试验研究中心的质控要求自查临床试验项目的关键数据。例如，研究者自查受试者知情同意和权益保护条款的合规性；自查所有研究数据及其记录的真实性和完整性；确认在医疗机构的 HIS 系统、LIS 系统、PACS 系统、病理系统中的疗效数据和安全性数据的可追溯性；核实试验过程中发生的 AE、SAE 和 SUSAR 等安全性事件的上报、处置、随访、转归记录的真实性和完整性；追溯医疗机构的 HIS 系统（门诊和住院）中记载的所有入组受试者在试验周期内的合并用药。只有这样，才能经受住国家药监局对试验项目现场核查的考验。

其次，PI 和项目组研究者与申办者 /CRO 的监查员应按照临床试验机构的《资料归档 SOP》及时进行资料整理、数据处理与统计分析，完成分中心小结、结题报告和总结报告，并将全部归档资料上交机构，由机构办公室审核。机构办公室的资料管理员和质量管理员应重点审核盲态审核会取舍数据的合理性；核实研究方案、分中心小结表、统计分析报告和总结报告有效性数据和安全性数据表述的一致性；自查核对机构存档资料与伦理委员会存档资料的一致性。当以上要素都符合研究中心的归档要求后，机构办主任才会在分中心小结、结题报告和总结报告上签字盖章。一般而言，结题报告上报伦理委员会备案；总结报告盖章提交给申办者。同时，所有归档资料交机构资料管理员存档，方能结束临床试验后的管理流程。

三、质量控制和质量保证管理的建设

针对整个临床试验质量管理，我国 2020 版《药物临床试验质量管理规范》对质量控制（quality control，QC）和质量保证（quality assurance，QA）的定义为："质量控制指在临床试验质量保证系统中，为确证临床试验所有相关活动是否符合质量要求而实施的技术和活动"，"质量保证指在临床试验中建立的有计划的系统性措施，以保证临床试验的实施和数据的生成、记录和报告均遵守试验方案和相关法律法规"。

《药物临床试验质量管理规范》对申办者、临床试验机构和研究者的界定比较清楚，即申办者要承担临床试验质量的主体责任。例如第五章申办者中，第二十九条规定"申办者应当把保护受试者的权益和安全以及临床试验结果的真实、可靠作为临床试验的基本考虑"；第三十条规定"申办者应当建立临床试验的质量管理体系。申办者的临床试验的质量管理体系应当涵盖临床试验的全过程，包括临床试验的设计、实施、记录、评估、结果报告和文件归档。质量管理包括有效的试验方案设计、收集数据的方法及流程、对于临床试验中做出决策所必需的信息采集。临床试验质量保证和质量控制的方法应当与临床试验内在的风险和所采集信息的重要性相符。申办者应当保证临床试验各个环节的可操作性，试验流程和数据采集避免过于复杂。试验方案、病例报告表及其他相关文件应当清晰、简洁和前后一致。申办者应当履行管理职责。根据临床试验需要可建立临床试验的研究和管理团队，以指导、监督临床试验实施。研究和管理团队内部的工作应当及时沟通。在药品监督管理部门检查时，研究和管理团队均应当派员参加"。第三十一条规定"申办者基于风险进行质量管理。（一）试验方案制定时应当明确保护受试者权益和安全以及保证临床试验结果可靠的关键环节和数据。（二）应当识别影响到临床试验关键环节和数据的风险。该风险应当从两个层面考虑：系统层面，如设施设备、标准操作规程、计算机化系统、人员、供应商；临床试验层面，如试验药物、试验设计、数据收集和记录、知情同意过程。（三）风险评估应当考虑在现有风险控制下发生差错的可能性；该差错对保护受试者权益和安全，以及数据可靠性的影响；该差错被监测到的程度。（四）应当识别可减少或者可被接受的风险。减少风险的控制措施应当体现在试验方案的设计和实施、监查计划、各方职责明确的合同、标准操作规程的依从性，以及各类培训等方面。预先设定质量风险的容忍度时，应当考虑变量的医学和统计学特点及统计设计，以鉴别影响受试者安全和数据可靠的系统性问题。出现超出质量风险的容忍度的情况时，应当评估是否需要采取进一步的措施。（五）临床试验期间，质量管理应当有记录，并及时与相关各方沟通，促使风险评估和质量持续改进。（六）申办者应当结合临床试验期间的新知识和经验，定期评估风险控制措施，以确保现行的质量管理的有效性和适用性。（七）

申办者应当在临床试验报告中说明所采用的质量管理方法，并概述严重偏离质量风险的容忍度的事件和补救措施”。第三十二条规定“申办者的质量保证和质量控制应当符合以下要求：（一）申办者负责制定、实施和及时更新有关临床试验质量保证和质量控制体系的标准操作规程，确保临床试验的实施、数据的产生、记录和报告均遵守试验方案、本规范和相关法律法规的要求。（二）临床试验和实验室检测的全过程均需严格按照质量管理标准操作规程进行。数据处理的每个阶段均有质量控制，以保证所有数据是可靠的，数据处理过程是正确的。（三）申办者应当与研究者和临床试验机构等所有参加临床试验的相关单位签订合同，明确各方职责。（四）申办者与各相关单位签订的合同中应当注明申办者的监查和稽查、药品监督管理部门的检查可直接去到试验现场，查阅源数据、源文件和报告”。第三十三条规定“申办者委托合同研究组织应当符合以下要求：（一）申办者可以将其临床试验的部分或者全部工作和任务委托给合同研究组织，但申办者仍然是临床试验数据质量和可靠性的最终责任人，应当监督合同研究组织承担的各项工作。合同研究组织应当实施质量保证和质量控制”。由此可以看出，申办者应严格按照GCP的要求承担起临床试验的主体质量责任。

针对机构和研究者的质量管理要求，我国2020版《药物临床试验质量管理规范》中的研究者“指实施临床试验并对临床试验质量及受试者权益和安全负责的试验现场的负责人”。GCP的第四章（第十六条至第二十六条）研究者这部分内容均详细规定了研究者在临床试验过程中对各环节的操作要求并保证临床试验质量，例如GCP第十六条规定“（六）研究者和临床试验机构授权个人或者单位承担临床试验相关的职责和功能，应当确保其具备相应资质，应当建立完整的程序以确保其执行临床试验相关职责和功能，产生可靠的数据”。第十七条规定“（四）研究者在临床试验期间确保所有参加临床试验的人员充分了解试验方案及试验用药品，明确各自在试验中的分工和职责，确保临床试验数据的真实、完整和准确。（五）研究者监管所有研究人员执行试验方案，并采取措施实施临床试验的质量管理。（六）临床试验机构应当设立相应的内部管理部门，承担临床试验的管理工作”。第二十条规定“研究者应当遵守试验方案。（一）研究者应当按照伦理委员会同意的试验方案实施临床试验。（二）未经申办者和伦理委员会的同意，研究者不得修改或者偏离试验方案”。这为临床试验研究中心的质量管理体系建设和管理明确了职责范围和重点内容。针对药物临床试验机构的试验内容进行质量管理，也是保证临床试验质量的一个重要的因素，一定程度上也可以弥补申办者质量管理环节上的不足，因此，无论从临床试验机构备案的要求，还是项目的需求或法规的要求，建立临床试验机构的质量控制与保证体系是必要的。通常而言，临床试验的质量管理体系由临床试验项目组的质量控制（QC）和临床试验机构办公室的质量保证（QA）构成。

临床试验专业组的质量控制（QC）在本书其他章节有较为详尽的阐述。各专业组负责人和/或PI及质控员负责本专业组临床试验项目质控的全面管理工作，其管理的重点是把握临床试验过程中影响质量控制的关键环节和关键因素，制定有针对性的质量控制措施。例如，当临床试验给予受试者药物干预以后，在生理效应观察的关键环节，质控管理措施包括准确授权研究医师和研究护士的分工职责；明确采集数据的时点和填写CRF的时限；有具体的SOP规范复核数据的流程和方法；杜绝安全性事件漏报的质控措施；规定专业组质控的频率；发现问题的持续改进措施等。在管理的人员组织保证方面，各专业组应组建质量管理小组，委派项目质控员。质控员应熟悉法规、医院临床试验管理文件、试验方案，负责制定质控计划。实际操作层面，应首先全面质控入组前几例受试者的所有研究记录，及时发现共同问题，制定防止后续再发生问题的改进措施；其后应重点质控容易出现严重影响临床试验数据质量和受试者安全的风险点，杜绝严重违背方案的质量事件发生。专业组质控必须遵循质控过程有记录、重反馈、必追踪、勤分析、善总结的基本准则。

临床试验机构的质量保证管理工作由机构办主任和质量保证人员具体负责，除了指导、检查和监督临床专业组的质量控制效果以外，应重点发现和控制影响临床试验质量的系统性问题。机构办公室负责定期或特殊情况下增加对各专业组的质量监督检查，负责检查各专业组质量控制的活动记录及自查登记的情况。机构主任或经机构主任授权的管理人员对临床试验机构内部临床试验质量保证的管理进行指导和监督。

从机构内质量保证工作的层面，办公室应根据临床专业制定的《质量控制程序》或《持续质量改进程序》监督检查临床试验实施前、中、后的质量控制情况。主要监督临床试验是否严格执行试验方案设计；是否准确开具研究医嘱及医嘱实施的依从性；是否准确及时填写CRF；是否按规定及时处理不良事件、发生SAE和SUSAR后是否及时按规定程序向各相关部门上报；是否详细记录SAE和SUSAR救治或处理过程等。机构质量管理人员和项目管理人员应定期对临床试验项目的质量控制问题进行总结，及时发现影响临床试验质量的系统性问题，提出持续改进的措施，监督临床试验专业组切实整改，杜绝系统性质量隐患。质量保证计划、监督检查记录、整改反馈记录和质量保证总结报告应存入研究中心临床试验管理档案。机构内质量保证工作还应重视临床试验信息化平台对具体实施过程的重要技术支撑作用，加大建设或不断完善的力度，使临床试验的质量控制和质量保证工作真正达到与临床试验过程同步运行、实时监控、预期警戒、及时改进的理想境界。

临床试验机构的质量保证运行过程需要申办者的监查和稽查、政府监管部门的视察、伦理委员会的跟踪审查、医院其他职能主管部门的监督共同参与，形成内外一体的临床试验质量保证管理体系。只有参与临床试验的各方都资源共享、各履其责、相辅相成，才能真正保障临床试验的质量。

参考文献

[1]高荣，李见明.我国药物临床试验机构的发展、定位和职责探讨[J].中国临床药理学杂志，2012，28(9)：714–717.

[2]广东省药学会共识撰写小组.药物临床试验机构经费管理·广东共识(2019)[J].今日药学，2020，30(3)：145–149.

[3]曹玉，沈一峰，范贞，等.制定临床试验合同中的主要条款分析[J].中国临床药理学杂志，2019，35(24)：3247–3249.

（余　勤　冯仕银）

第三章　伦理委员会的建设与管理

一、伦理委员会概述

（一）伦理委员会的定义

伦理委员会是保护受试者的权益和安全，维护受试者尊严，促进生物医学研究规范开展的组织。

《涉及人的生物医学研究伦理审查办法》中规定，伦理委员会的委员应当从生物医学领域和伦理学、法学、社会学等领域的专家和非本机构的社会人士中遴选产生，人数不得少于7人，并且应当有不同性别的委员，少数民族地区应当考虑少数民族委员。

2020年版《药物临床试验质量管理规范》中给出了明确的定义，伦理委员会是由医学、药学及其他背景人员组成的委员会，其职责是通过独立地审查、同意、跟踪审查试验方案及相关文件、获得和记录受试者知情同意所用的方法和材料等，确保受试者的权益、安全受到保护。

伦理委员会在英国和美国有不同的名称，英国称作EC（ethical committee），我们国家绝大多数机构伦理委员会受其影响称为EC，而美国称作IRB（institutional review board，independent review board）。

（二）伦理审查宗旨

伦理委员会对涉及人的生物医学研究项目进行独立、客观、公正、及时的审查，致力于最大限度地保护受试者的安全、健康和权益。

（三）伦理委员会职责

伦理委员会的职责是保护受试者的权益和安全，维护受试者尊严，促进生物医学研究规范开展。伦理委员会应当特别关注弱势受试者。

（1）做出审查决定。《涉及人的生物医学研究伦理审查办法》中规定，对涉及人的生物医学研究项目进行审查，评价其科学价值和伦理可接受性。伦理审查委员会应对审查的研究项目做出批准、不批准、修改后批准、修改后再审、暂停或者终止研究的决定。而2020年版《药物临床试验质量管理规范》规定伦理委员会的审查意见有：同意；必要的修改后同意；不同意；终止或者暂停已同意的研究。审查意见应当说明要求修改的内容，或者否定的理由。

为满足受试者保护的伦理要求，委员会行使同意或否决某个研究项目的职责和权力，有权要求修改研究项目。如研究项目进行中发生意外伤害或违规行为，有权要求暂停或者终止某个已经批准的研究项目。对方案及知情同意书的修正案进行审查，对可疑且非预期严重不良反应、违背方案等事件进行审查。

（2）知情同意要求。伦理委员会有权对知情同意征询过程提出要求。

（3）跟踪审查要求。根据研究风险发生的可能性和风险程度，伦理委员会应对已通过伦理审查批准开展的研究项目进行跟踪审查，跟踪审查的频率应当根据受试者的风险程度而定，但至少一年审查一次。通过跟踪审查了解整个研究过程中项目进展情况，包括新的安全数据对受试者的影响、项目执行情况等，确保受试者的安全和权益能得到持续保障。

（4）培训的要求。针对伦理委员、研究者和研究管理部门组织开展伦理原则和审查能力相关培训。

（5）其他。按照国家有关分级管理的规定，完成对不同风险级别的生物医学新技术临床研究项目的审批，确保在本机构伦理审查委员会备案和/或审查。

（四）伦理审查范围

伦理委员会负责对涉及人的生物医学研究进行审查。

涉及人的生物医学研究包括以下活动：

（1）采用现代物理学、化学、生物学、中医药学和心理学等方法对人的生理、心理行为、病理现象、疾病病因和发病机制，以及疾病的预防、诊断、治疗和康复进行研究的活动。

（2）医学新技术或者医疗新产品在人体上进行试验研究的活动。

（3）采用流行病学、社会学、心理学等方法收集、记录、使用、报告或者储存有关人的样本、医疗记录、行为等科学研究资料的活动。

所有涉及人的生物医学研究都必须在研究实施以前提交伦理审查，并获得伦理委员会的批准。严禁开展没有获得伦理审批的研究。

（五）伦理委员会的权力

伦理委员会对研究项目的审查必须独立于申办者/研究发起单位和个人、研究者等，并避免任何不适当的影响。

伦理委员会对涉及人的生物医学研究项目进行审查监督可以行使如下权力：

（1）批准/不批准一项研究项目。

（2）对批准的研究进行跟踪审查。

（3）终止或暂停已经批准的研究项目。

二、伦理委员会的组建

（一）组织要求

（1）伦理委员会的组建应有其所在医疗卫生机构发布的正式成立文件，委员（主任委员、副主任委员、委员）和工作人员（办公室主任、秘书、其他工作人员等）应有任命文件。

（2）医疗卫生机构应建立机制保障伦理委员会审查独立不受干扰。应建立利益冲突管理制度和标准操作规程，任命负责该项工作的部门和个人，做好利益冲突管理工作。

（3）医疗卫生机构应给予伦理委员会人力、财政、办公场所和设施等保障。设立独立的办公室和档案储存空间，具备必要的办公条件，任命专职的工作人员，给予必要的财政支持以维持伦理委员会的良好运作。

（4）伦理委员会应有书面文件说明伦理委员会的名称、地址、组织构架、主管部门、伦理委员会职责、成员资质要求、任职条件和任期、办公室工作职责，建立选择与任命伦理委员会委员、秘书的程序等。

（二）委员组成要求

伦理委员会的人员组成和规模取决于其所审查研究项目的规模和类别，应适应所审查项目的专业类别和数量的要求，可以根据审查情况的变化在委员类别和数量上进行适当调整。为了确保伦理委员有资格和背景知识对研究项目的科学性及伦理合理性进行审查，伦理委员会组成应符合以下基本要求。

（1）专业背景。伦理委员会应由多学科背景的人员组成，包括从事医药相关专业和非医药专业人员。伦理委员应当从生物医学领域和伦理学、法学、社会学等领域的专家和非本机构的社会人士中遴选产生，少数民族地区应当考虑少数民族委员。必要时，伦理委员会可以聘请独立顾问。独立顾问对所审查项目的特定问题提供咨询意见，不参与表决。

（2）人员数量。至少由7位委员组成。

（3）隶属关系。除了隶属于本单位的委员外，还要有独立于本单位之外的委员。

（4）委员性别。伦理委员会应有不同性别的委员，且性别大致均衡。

（三）岗位设置要求

（1）主任委员和副主任委员。伦理委员会应设主任委员1名，副主任委员若干名，主任委员和副主任委员可由委员推荐、选举产生。当主任委员因故不能履行职责时，可以委托副主任委员履行主任委员全部或部分职责。

（2）伦理委员。医疗卫生机构应根据审查项目的需求聘请和任命一定数量的委员，以便符合法律、法规及指南的要求。委员候选人的产生可以自荐或推荐的方式。

（3）办公室主任。根据需要，还可以设伦理委员会办公室主任1名和（或）副主任若干名，负责与伦理审查相关的日常管理工作，是秘书和工作人员的行政领导。

（4）秘书。根据伦理审查工作量的需要，伦理委员会办公室应设秘书若干名，负责处理伦理审查相关的日常事务。

（5）工作人员。必要时，伦理委员会可配备一定数量的工作人员协助完成伦理审查相关工作。

伦理委员会主任委员、副主任委员、委员、办公室主任（副主任）、秘书、工作人员应颁发聘书和正式任命文件，聘书中应详细描述任命期限。

（四）委员任职条件

为了确保委员能履行伦理审查责任，委员应具有以下条件。

（1）委员应具有能力和兴趣从事委员相关工作，具有伦理和科学知识以及专业素养，并愿意承担义务，能自愿为伦理委员会的工作投入必要的时间和精力。

（2）同意并签署委员声明。声明自愿担任伦理委员会委员；同意公开他（她）的完整姓名、专业、职业和隶属关系；同意应要求公开其与伦理审查相关的工作报酬。承诺会依照《赫尔辛基宣言》等伦理审查相关的指南、法规和政策，用最高的标准审查涉及人的生物医学研究，确保受试者的个人权益得到充分保障，确保研究以符合人道和伦理的方式进行。

（3）同意并签署保密协议。承诺对有关审查内容、审查材料、受试者信息和其他相关事宜保守秘密，承诺对所提供的审查项目资料不复制或保留，只以伦理审查为目的，不用于其他目的或公开给第三方。

（4）同意并签署利益冲突声明。声明不拥有与作为伦理委员会成员的责任相冲突的任何经济或非经济利益关系；承诺在参加伦理委员会审查活动期间，如果出现任何与审查项目可能有关的利益冲突或潜在利益冲突时，将立即向伦理委员会报告，并回避该项目的审查、讨论和决议过程。

（5）伦理委员会委员应同意参加有关涉及人的生物医学研究的伦理道德和科学审查方面的初始培训和继续教育活动，完成培训要求、参加考核并取得合格的成绩。

（6）提交个人简历、资质证明文件、伦理审查培训证书等相关材料。

（五）委员任期

伦理委员会应规定委员的每届任期、是否可以连任以及连任的次数。伦理委员的任期一般为5年。

（六）委员免职条件

当伦理委员满足以下条件时，可免去其委员资格。

（1）本人书面申请辞去委员职务者。

（2）因各种原因长期无法参加伦理审查会议者，伦理委员会应规定出席会议的最低要求。

（3）因各种原因无法完成研究项目伦理审查者，伦理委员会应规定审查项目按时完成率的最低要求。

（4）未能通过伦理审查的培训及考核，不能继续胜任伦理审查工作者。

（5）因健康或工作变动等原因，不能或不愿继续担任委员者。

（6）因道德规范或职业操守与委员资格相违背者（譬如与审查项目存在利益冲突而不主动声明，因友情或者亲情的缘故，不能独立、公正、公平地审查项目者）。

（七）委员免职程序

委员免职由伦理委员会讨论决定，同意免去委员资格的票数应超过委员人数的半数。免职决定以正式文件的方式公布。

（八）换届

伦理委员会应规定期满换届的相关内容。换届时既要考虑到近期或未来一段时间内伦理审查工作的需求，满足伦理审查发展的需要，增补一定数量的新委员；又要考虑到伦理审查工作的连续性，允许部分委员连任。换届应考虑伦理委员会的整体审查能力及委员的专业类别等因素，医药专业、非医药专业的委员各有一定数目的新委员和一定数目的连任委员。

（九）委员替换

委员被免去资格或者申请辞去委员职务时，可以启动替换程序。根据资质、专业、单位隶属关系、性别等相当的原则来遴选替换委员。替换委员在上岗履行伦理审查责任前，应经过伦理审查相关的培训，考核合格后方可被任命为正式委员，并以正式文件公布。培训内容和时长应有制度和标准操作规程具体规定。

（十）伦理委员会人员岗位职责

1. 主任委员

（1）遵守无利益冲突原则，主动声明与审查项目相关的利益冲突。

（2）遵守保密承诺。

（3）主持任免委员。

（4）担任项目的审查委员。

（5）主持伦理审查会议。

（6）按时参加伦理审查会议。

（7）按时完成会议审查任务。

（8）按时完成快速审查任务。

（9）审核、签署伦理审查决定文件。

（10）审批伦理委员会的制度、指南和标准操作规程等。

（11）审核送审项目审查方式。

（12）审批聘请独立顾问。

（13）审批实地访查人员。

（14）协调相关部门处理受试者抱怨。

（15）对委员的审查能力进行评估，反馈评估意见，追踪改进情况。

（16）审核伦理委员会年度工作计划和年度工作总结。

2. 副主任委员

（1）在主任委员领导下工作，履行副主任委员职责。

（2）遵守无利益冲突原则，主动声明与审查项目相关的利益冲突。

（3）遵守保密承诺。

（4）担任项目的审查委员。

（5）按时参加伦理审查会议。

（6）按时完成会议审查任务。

（7）按时完成快速审查任务。

（8）审核伦理委员会的制度、指南和标准操作规程等。

（9）接受继续教育，增强伦理审查能力。

（10）接受伦理委员会的评估和考核。

（11）受主任委员的委托，行使部分或者全部主任委员的职责。

3. 委员

（1）在主任委员领导下工作，履行委员职责。

（2）遵守无利益冲突原则，主动声明与审查项目相关的利益冲突。

（3）遵守保密承诺。

（4）担任项目的审查委员。

（5）按时参加伦理审查会议。

（6）按时完成会议审查任务。

（7）按时完成快速审查任务。

（8）接受继续教育，提高伦理审查能力。

（9）接受伦理委员会的评估和考核。

4. 办公室主任

（1）在主任委员领导下工作，负责与伦理审查相关的管理工作。

（2）遵守无利益冲突原则，主动声明与审查项目相关的利益冲突。

（3）遵守保密承诺。

（4）组织制定并修订伦理委员会的制度、指南和标准操作规程等。

（5）推荐送审项目的审查方式。

（6）推荐聘请独立顾问。

（7）推荐实地访查人员。

（8）在主任委员的领导下，组织接受相关部门的监督检查，组织接受第三方的质量检查。

（9）培训伦理委员、伦理相关工作人员、研究者、受试者等。

（10）编写伦理委员会年度工作计划，撰写年度工作总结。

（11）负责多中心研究项目与其他伦理委员会之间的信息沟通和交流。

（12）处理受试者的抱怨，提出建设性处理建议和措施，与相关部门或人员协调处理，并向主任委员报告。

（13）接受伦理委员会的评估和考核。

5. 秘书

（1）在办公室主任领导下工作，负责处理伦理委员会的日常审查相关工作。

（2）遵守无利益冲突原则，主动声明与审查项目相关的利益冲突。

（3）遵守保密承诺。

（4）协助办公室主任开展伦理委员会的制度、指南和标准操作规程的制定及修订等相关工作。

（5）在办公室主任领导下，组织接受相关部门的监督检查，组织接受第三方的质量检查。

（6）受理伦理审查申请。

（7）审核伦理审查会议资料（电子版和纸质版），例如会议日程、投票单、审查表等。

（8）组织伦理审查会议。

（9）安排会议审查。

（10）安排快速审查。

（11）会议记录。

（12）负责与伦理审查申请者的交流，解答伦理审查申请者的疑问。

（13）解答受试者伦理相关的疑问和关切，必要时记录。

（14）受理受试者的抱怨并记录，并向办公室主任报告。

（15）协助办公室主任培训伦理委员、伦理相关工作人员、研究者、受试者等。

（16）帮助委员获取指南、法规、伦理审查经验等文献，以及获取培训信息，负责处理培训相关的事项。

（17）协助做好多中心研究项目与其他伦理委员会之间的信息沟通和交流。

（18）负责伦理委员会网站的维护和知识的更新，通过网站和其他方式公开伦理审查程序、伦理审查相关注意事项等。

（19）管理、维护、更新委员档案。

（20）管理、维护、更新伦理审查相关管理类档案。

（21）接受伦理委员会的评估和考核。

6. 工作人员

（1）在办公室主任领导下工作，处理伦理委员会的日常审查相关工作。

（2）遵守无利益冲突原则，主动声明与审查项目相关的利益冲突。

（3）遵守保密承诺。

（4）告知伦理审查申请者伦理审查相关事项并给

予指导，例如递交材料内容、审查程序等。

（5）受理伦理审查申请。

（6）准备伦理审查会议资料（电子版和纸质版），例如会议日程、投票单、审查表等。

（7）安排会议审查。

（8）安排快速审查。

（9）管理、提醒跟踪审查。

（10）传达伦理审查意见及审查结果。

（11）管理、维护、更新伦理审查项目档案。

（12）负责归档资料的查阅和复印相关事项。

（13）接受伦理委员会的评估和考核。

三、伦理委员会运行管理

（一）备案

按照国家及所在省 / 市的规定完成备案并及时更新，在国家医学研究登记备案信息系统进行登记。

（二）信息公开

通过互联网公开伦理管理和伦理审查相关信息；研究者及时按规定在医学研究登记信息系统进行研究项目登记。通过信息公开，接受社会和受试者的监督。提高涉及人的生物医学研究的公信度，提升受试者的满意度。

（三）会议的法定组成

（1）参加伦理会议委员的法定组成应同时满足以下要求。

①人数：到会委员应不少于伦理委员会全体委员的二分之一，并不少于五人。

②专业：要包含医药专业和非医药专业委员。

③隶属关系：要包含至少一名外单位委员。

④委员性别：要包含不同性别的委员。

（2）就某个审查项目而言，法定到会组成还需同时满足以下要求。

①存在利益冲突的委员回避、退出审查程序或者某委员因故暂时离开审查会议而未参与某个项目的评审后，拥有投票权的委员人数仍然符合法定到会组成的要求。

②存在利益冲突的委员回避、退出审查程序或者某委员因故暂时离开审查会议而未参与某个项目的评审后，专业背景仍然符合法定组成要求，即要涵盖医药专业人员、非医药专业人员。

③存在利益冲突的委员回避、退出审查程序或者某委员因故暂时离开审查会议而未参与某个项目的评审后，委员隶属关系方面仍然符合法定组成要求，即要包括至少一名外单位委员。

④存在利益冲突的委员回避、退出审查程序或者某委员因故暂时离开审查会议而未参与某个项目的评审后，委员性别方面仍然符合法定组成要求，即要包括不同性别的委员。

为了保证伦理审查会议在预定的时间顺利召开，建议伦理委员会各专业资格类别的委员人数可各在 2 名以上，外单位委员在 2 名以上，不同性别的委员在 2 名以上。

（四）委员的培训

合格的伦理委员会委员是保证涉及人的生物医学研究审查质量的关键。伦理委员会应负责对伦理委员及相关的工作人员提供初始培训和继续教育培训，具体可由伦理办公室（如果有）或主任委员指定的人员（如秘书）来组织完成。

1. 初始培训

初始培训是指伦理委员会委员上岗前必须接受的伦理审查基本技能的培训。

（1）培训目标。使受训者具备伦理审查的基本能力以履行伦理审查的职责。

（2）培训要求。制定有效的伦理审查初始培训计划，并严格实施初始培训计划。

（3）培训内容。国家有关伦理审查要求的法律法规、部门规章以及指导原则等；《药物临床试验质量管理规范》；本国及本地区的伦理审查指南及规范；国际性的研究伦理原则、指南及规范，例如《赫尔辛基宣言》等；伦理委员会的审查制度和标准操作规程；伦理审查审批标准；涉及人的生物医学研究中涉及伦理问题的重要新进展、新发现和热点案例。

（4）培训方式。参加培训讲座、观摩伦理会议、参加国内外的学术交流活动等。

（5）考核。伦理委员会委员在完成上岗前的培训后，应接受伦理委员会的考核，考核合格后，表明其达到了培训的基本要求和预期目标，具备成为委员的条件，方可参与伦理审查。

2. 继续教育培训

继续教育培训是指伦理委员会委员上岗后为了更好地做好伦理审查工作、提高伦理审查能力而接受的培训。

（1）培训目标。持续提高委员涉及人的生物医学研究的伦理审查能力。

（2）培训要求。根据培训目标制定年度继续教育培训计划，并严格实施继续教育培训计划。

（3）培训内容。生物医学技术新进展；法律法规、部门规章制度、指南、指导原则以及国内外新进展；本机构伦理委员会制度和标准操作规程的更新内容；委员伦理审查方面的薄弱环节等。

（4）培训方式。参加国内外的学术交流活动、举办专题培训讲座、在伦理会上进行常规培训、分发培训资料进行自学等。

（5）考核。委员在完成继续教育培训后，应接受伦理委员会的考核，考核合格，表明其达到了培训的要求和预期目标。

（五）独立顾问

1. 聘用目的

在拟定对某一研究项目作伦理审查时，如果主任委员或伦理办公室主任 / 秘书或主审委员认为该研究项目所涉及的内容超出委员的专业知识范畴时，可以聘请在相关专业领域具有能力的个人作为独立顾问协助审查，以弥补伦理委员会在此方面的不足。

2. 独立顾问聘任

伦理委员会主任委员、办公室主任、秘书、委员等均可推荐独立顾问，由主任委员审核并批准。

伦理委员会可以聘请独立顾问或委任常任独立顾问。当伦理委员会根据以往的审查项目情况，大致可以预见在哪些方面需要寻求咨询建议时，可以聘请部分人员作为该委员会的常任独立顾问。

独立顾问可以是伦理学或法律方面的专家，也可以是特定疾病或方法学的专家，也可以是社区、受试者群体、特殊疾病患者群或特定利益团体的代表。

3. 独立顾问职责

独立顾问的聘书中应明确规定独立顾问的职责：

（1）对某项涉及人的生物医学研究提供咨询建议。

（2）应邀参加会议。

（3）不具有表决权。

4. 独立顾问应同意并签署的文件

（1）独立顾问声明。同意应要求公开自己的完整姓名、职业和隶属关系；同意必要时公开工作报酬和其他有关开支。

（2）保密承诺。承诺对有关会议审查内容、申请材料、受试者信息和其他相关事宜保守秘密。

（3）利益冲突声明。声明不拥有与作为独立顾问的责任相冲突的任何经济或非经济利益关系，任何直接或间接的义务和责任。如果与受委托提供咨询的研究项目存在利益冲突关系，应向伦理委员会说明并不接受聘请。

（六）伦理审查方式

会议审查、紧急会议审查和快速审查 / 简易程序审查是伦理委员会的三种审查方式。

（1）会议审查。是伦理委员会的主要审查方式，应根据项目审查需求定期召开审查会议，完成项目的伦理审查。召开审查会议的频次可根据待伦理审查的项目数量而定。

（2）紧急会议审查。如果出现重大或严重问题，危及受试者的安全和权益，或符合其他既定紧急会议审查条件，应召开紧急会议审查。

（3）快速审查 / 简易程序审查。快速审查 / 简易程序审查是会议审查的补充形式，目的是提高工作效率，主要适用于临床研究方案的较小修正、不影响试验的风险受益比的情况，或尚未纳入受试者的研究项目的定期 / 年度跟踪审查等。

（七）伦理审查类别

伦理审查类别分为初始审查、跟踪审查和复审。

1. 初始审查

初始伦理审查是指首次向伦理委员会提交的伦理审查申请。涉及人的生物医学研究在开展前，应提交伦理审查，得到伦理委员会的批准后方可实施。获得伦理委员会的批准是开展研究的先决条件。

2. 跟踪审查

是在研究的实施过程中对研究进行的监督审查，再次评估研究的风险与受益。伦理委员会应对所有批准的涉及人的生物医学研究进行跟踪审查，直至研究结束。跟踪审查包括修正案审查、定期 / 年度跟踪审查、可疑且非预期严重不良反应审查、方案偏离 / 违背审查、研究结题审查、研究暂停 / 终止审查等。

（1）修正案审查。在研究实施过程中，若确有需要，可以对方案、知情同意书、招募材料等资料进行修改，但是研究项目资料的任何修改均需得到伦理委员会审查同意后才能执行，除了为避免受试者遭受即刻危险所做的必要修改。在为了避免受试者即刻危险的情况下所做的修改，研究者可以在获得伦理委员会同意前实施，但是事后应将修改的内容及未经同意即实施的原因及时报告伦理委员会，获得伦理委员会的审查和同意。

（2）定期 / 年度跟踪审查。为了确保在研究实施过程中受试者的安全和权益得到持续保障，伦理委员会应对批准的涉及人的生物医学研究进行定期 / 年度跟踪审查。伦理委员会根据研究的风险程度，在批准研究时确定跟踪审查的频率，每年不少于一次。伦理委员会可根据受试者承担的受益风险比的变化、研究进展等调整跟踪审查频率。研究者应根据跟踪审查频率，按时向伦理委员会递交阶段进展报告等跟踪审查材料。通常情况下，建议在定期/年度跟踪审查到期之前的20个工作日向伦理委员会递交跟踪审查材料。在多中心临床研究中，组长单位伦理委员会除了要审查本中心的阶段进展报告外，还要审查各个分中心的进展报告。除了伦理批件中要求的定期跟踪审查，当出现任何可能影响研究进行，或者增加受试者风险，或者影响受试者权益的情况时，研究者均应以“阶段进展报告”的方式，及时报告伦理委员会。

（3）可疑且非预期严重不良反应审查。严重不良事件（serious adverse event，SAE）指受试者接受试验用药品后出现死亡、危及生命、永久或者严重的残疾或者功能丧失，受试者需要住院治疗或者延长住院时间，以及先天性异常或者出生缺陷等不良医学事件。可疑且非预期严重不良反应（suspected unexpected serious adverse reaction，SUSAR），指临床表现的性质和严重程度超出了试验药物研究者手册、已上市药品的说明书或者产品特性摘要等已有资料信息的可疑并且非预期的严重不良反应。

申办者应当将可疑且非预期严重不良反应快速报告给所有参加临床试验的研究者及临床试验机构、伦理委员会；申办者应当向药品监督管理部门和卫生健康主管部门报告可疑且非预期严重不良反应。

伦理委员会应当关注并明确要求研究者及时报告所有可疑且非预期严重不良反应。伦理委员会应对可疑且非预期严重不良反应进行审查，规定审查的方式和条件，保护受试者的安全和权益。

（4）方案偏离/违背审查。研究方案的偏离/违背是指研究者没有严格按照试验方案进行研究，对方案的部分条款不遵从。方案偏离/违背应及时报告伦理委员会。伦理委员会将按照规定的审查方式和条件，对方案偏离/违背的原因、影响及处理措施，是否影响受试者的安全和权益、是否增加受试者的风险等内容进行审查，并做出审查决定。

（5）研究结题审查。涉及人的生物医学研究在研究结束后，应及时向伦理委员会递交书面的研究结束信函和研究结题报告。参加单位的伦理委员会主要负责审查本中心的研究结题报告。

（6）研究暂停/终止审查。研究暂停/终止时，申请者应及时向伦理委员会递交书面的研究暂停/终止报告，报告计划入组例数、已经入组例数、暂停/终止原因、受试者的后续处理等。伦理委员会应按照规定的审查方式和条件，审查研究暂停/终止对受试者安全和权益的影响。

3. 复审

初始审查和跟踪审查后，对于审查结果为“作必要的修正后同意”的研究项目，根据伦理委员会的审查意见对方案、知情同意书、招募广告等修改后，应以“复审”的方式再次送审，获得伦理委员会的批准后方可实施。伦理委员会应规定复审的方式和条件。

（八）审查决定的传达

伦理委员会秘书应在会后及时整理会议记录和投票单，根据会议记录和投票结果形成书面的审查决定并及时传达，以“伦理审查意见函”或者“伦理审查批件”的形式书面传达伦理审查决定。

“伦理审查意见函”或者“伦理审查批件”应有主任委员（或被授权者）签名，伦理委员会盖章。

（九）利益冲突管理

应建立利益冲突管理制度和标准操作规程，识别任何与伦理审查和科学研究相关的利益冲突，并采取相应的管理措施；指定负责部门、任命负责人。每次审查或咨询研究项目时，与研究项目存在利益冲突的委员或独立顾问应主动声明并回避。

（十）建立沟通交流和协作机制

1. 伦理委员会与机构其他部门的协作

伦理委员会与开展研究的机构中所有与受试者保护相关的部门协同工作，明确各自在伦理审查和研究监管中的职责，保证本机构承担的，以及在本机构内实施的所有涉及人的生物医学研究项目都提交伦理审查，所有涉及人的生物医学研究项目受试者的健康和权益都得到保护；保证开展研究中所涉及的机构利益冲突、研究者利益冲突、独立顾问利益冲突得到最大限度的减少或消除；有效地报告和及时处理违背法规与方案的情况；建立与受试者有效的沟通渠道，对受试者所关心的问题做出回应。

2. 伦理委员会之间的协作

建立与其他伦理委员会有效的沟通交流与合作机制，协作完成多中心临床研究的伦理审查，鼓励开展委托审查或审查互认。增进学术交流，促进伦理审查结果的同质性。

四、提升伦理委员会工作质量的策略

（1）建立受试者保护体系，明确规定各个部门和人员的职责，使其各司其职，分工协作，做好受试者保护和伦理审查相关工作。

（2）做好利益冲突管理工作，及时识别、恰当处理利益冲突相关工作，尽最大可能减少或者杜绝利益冲突对伦理审查工作的不利影响。

（3）做好与其他伦理委员会的沟通交流，取长补短，不断提高伦理审查质量。

（4）制定内部质量提高计划和措施，采用 PDCA 循环发现问题并进行整改。

（5）做好委员的换届工作，规范、及时地为伦理审查工作补充新鲜血液，及时保留胜任的委员。

（6）做好委员的遴选工作，把好委员入门关：选择能胜任、乐于从事伦理审查工作的委员。

（7）做好委员继续教育培训，制定培训计划，落实培训内容，做好委员的持续培训，不断提高委员审查能力和审查质量。

（8）做好委员评估考核，制定委员考核指标和内容，定期开展评估考核，查找委员审查的薄弱点，采取靶向性的措施。

（9）做好独立顾问聘任工作，所涉及的内容超出委员的专业知识范畴时，聘请在相关专业领域具有能力的独立顾问协助审查，弥补伦理委员会审查不足，提高伦理审查质量。

（10）聘用合格的工作人员，并建立人才梯队。确保伦理审查相关的管理及服务工作，保持伦理审查工作的连续性，协助提高伦理审查质量。

参考文献

[1] Christiane Druml M. Wolzt J. Pleiner E. A. Singer. Declaration of Helsinki. Ethical Principles for Medical Research Involving Human Subjects [J]. 中国结合医学杂志（英文版），2001（3）.

[2] 国家卫生健康委员会. 涉及人的生物医学研究伦理审查办法 [Z]. 2016-11-09.

[3] 国家药品监督管理局.《药物临床试验质量管理规范》[Z]. 2020-04-23.

[4] 国家卫生健康委医学伦理专家委员会办公室、中国医院协会. 涉及人的临床研究伦理审查委员会建设指南（2019 版）[EB/OL]. http://www.cha.org.cn/plus/view.php？ aid=15896，2019-10-29.

[5] ICH.ICH-GCP E6（R2）[EB/OL]. https://max.book118.com/html/2017/1206/142984354.shtm.

[6] 国家食品药品监督管理局. 药物临床试验伦理审查工作指导原则 [EB/OL]. http://www.gov.cn/gzdt/2010-11/08/content_1740976.htm，2010-11-08.

[7] International ethical guidelines for biomedical research involving human subjects. [EB/OL]. 2016. https://cioms.ch/wp-content/uploads/2017/01/WEB-CIOMS-EthicalGuidelines.pdf.

[8] World Health Organization.Operational Guidelines for Ethics Committees That Review Biomedical Research [EB/OL]. 2000.https://www.who.int/tdr/publications/training-guideline-publications/operational-guidelines-ethics-biomedical-research/en/.

[9] 熊宁宁，李昱. 伦理委员会制度与操作规程（第三版）[M]. 北京：科学出版社，2012.

（王美霞　盛艾娟　王小琪）

第四章　数据审核/评估委员会

一、数据审核/评估委员会概述

除了临床单位的伦理委员会和/或学术审查委员会，临床试验过程中，根据研究需要，可成立各种数据审核/评估委员会，本文“数据审核/评估委员会”非专用名词，系临床试验中各种负责数据审核或评估的委员会总称。各种数据审核/评估委员会在临床试验中的作用与职责不同，如数据监查委员会主要负责安全性审核、独立期中分析等，为临床试验是否提前中止或修正方案等提供专业建议；独立仲裁委员会主要负责审核具体试验相关的重大安全性事件，对事件的性质及归属提供仲裁决议。数据审核/评估委员会通常独立于试验操作团队，即由不参与临床试验的独立委员组成，如临床试验数据监查委员会、独立影像评估委员会等。如需要且可行，也可组建非独立的数据审核/评估委员会，如Ⅰ期耐受性爬坡试验可组建由研究者、申办者医学人员、临床药代/药理专家等组成的安全审核委员会，对是否进行后续剂量爬坡提供建议，由主要研究者进行最终决策。具体临床试验项目是否成立数据审核/评估委员会，成立何种数据审核/评估委员会，需要符合项目及药监要求，并兼顾合理性及可行性。常见的数据审核/评估委员会有以下几种。

（一）临床试验数据监查委员会（DMC）

临床试验数据监查委员会（data monitoring committee，DMC）是一个独立的具有相关专业知识和经验的专家组，负责定期审阅来自一项或多项正在开展的临床试验的累积数据，旨在保证临床试验中受试者的安全性，继续试验的合理性及科学价值。DMC可依照预先制定的方案执行周期性或临时性动议的风险-获益评估，DMC主要职能包括安全性监查、有效性监查、试验质量监查、试验设计调整建议、多区域临床试验的区域疗效评估等。

是否需要设立DMC，可视研究项目的具体需求而定。对于大多数探索性早期试验、没有重大安全性问题的短期研究，可以不设立DMC；而对确证性临床试验，特别是大样本、安全性风险高、包含适应性特征的复杂设计，或者观察周期较长的临床试验，设立DMC就显得非常必要。需要设立DMC时，应在研究方案中明确规定，并对DMC的职责和任务进行详细阐述。建立DMC时需重点考虑成员的代表性、独立性和公正性，应规避利益冲突。DMC成员的确定和章程的拟定应在第一例受试者入组之前由申办者完成。

DMC由主席和一般成员组成，主席通常由申办者推荐，全权负责DMC的运行。成员应至少包含3名成员（含主席），应注意避免与研究者来自同一单位成员。DMC成员应是来自不同学科的专家，通常，DMC的成员主要来自具有相关疾病专业知识的资深临床医师和熟悉研究设计的统计师，根据特殊需要也会邀请其他学科的专家，例如，有些试验需要邀请毒理学、医学伦理学等方面的专家来审阅研究中的试验数据。由于DMC可能需要审阅非盲数据的分析结果，所以还需要与DMC并行设立一个独立统计团队来支持DMC的工作。

DMC应在试验开始前制定DMC章程，详细清晰地说明DMC将如何开展工作，主要内容包括：①研究设计以及DMC目的简介；② DMC成员的组成、更换规则、职责范围、利益冲突评估规则以及可能的利益冲突申明；③ DMC会议及其形式，包括会议计划、时间安排、会议法定人数及参会人员等；④数据分析方法，包括统计准则（要与研究方案一致）；⑤期中分析数据及结果的获取权限；⑥提供给DMC所需材料的方式、格式和时间；⑦ DMC与申办者、独立统计团队以及其他相关方的沟通交流，包括DMC所提建议传达的方式及计划；⑧记录文件（会议纪要）的准备和存档。

在运作过程中，DMC需要定期接受申办者的信息更新，通常DMC采用会议形式审核。DMC会议分为开放会议和闭门会议两种形式。开放会议在盲态情况下，讨论受试者招募、数据质量、依从性、药物安全性，以及其他可能影响试验操作和结果的问题。闭门会议由DMC成员和独立统计团队参加，独立统计团队统计师提供非盲数据的分析结果。DMC对这些数据和结果进行审阅，给出继续试验、终止试验或修改研究设计的建议。

DMC审核后首先在DMC成员内部达成一致意见，而后对申办者提供建议，但需要将非盲数据及分析结果（例如，期中分析结果）对申办者绝对保密。DMC建议（包括但不限于）：无须修订方案继续试验；修订方案后继续试验（如调整样本量等）；暂停入组直至解决不确定性问题（如潜在严重安全性问题）；终止试验（如基于已观测到的有效、无效或严重安全性问题）。需要说明的是，DMC建议是否被接受则由申办者决定，如果申办者拒绝采纳DMC的建议，特别是关于终止试验的建议，应以书面形式回复DMC，并告知伦理委员会和监管机构。

2020年9月21日，国家药品监督管理局药品审评中心发布了《药物临床试验数据监查委员会指导原则（试行）》的通告（2020年第27号），为指导申办者建立药物临床试验数据监查委员会，规范数据监查委员会的监查活动，促进受试者权益保护和临床试验的可靠性提出了详细的要求，各申办者在组建和运行药物临床试验数据监查委员会时可以参考和遵照执行。

（二）独立仲裁委员会（IAC）

独立仲裁委员会（independent adjudication committee，IAC）是一个独立的具有相关专业知识和经验的专家组，负责审阅正在开展的临床试验的重大安全性事件。审核关注的重大不良事件因研究药物及适应证而异，如呼吸药物可能关注死亡事件、重大心血管不良事件（major adverse cardiovascular events，MACE）、需住院或急诊治疗的不良事件、恶性肿瘤等。是否需要设立IAC，可视研究项目的具体需求而定。建立IAC时需重点考虑成员的独立性和公正性，应规避利益冲突。IAC成员的确定和章程的拟定应在第一例受试者入组之前由申办者完成。IAC由主席和一般成员组成，全权负责IAC的运行，并可根据需要，设立分委会。分委会专家需要有丰富的临床实践及临床试验经验，以及与所仲裁的不良事件相关的专业。如MACE分委会由心脏科专家组成，根据特殊需要也会邀请其他学科的专家，例如，有些试验需要邀请毒理学、病理学、肿瘤学等方面的专家来审阅研究中的重大不良事件。IAC专家通常需要接受项目培训，培训内容包括方案、研究进度安排、需要仲裁的关键事件、关键事件定义、仲裁流程及时限要求等。

通常，项目执行小组需要发现并确认潜在的需要仲裁的事件，收集与需要仲裁的事件相关的原始记录。IAC收到需要仲裁的事件后，要在规定时限内按照既定的仲裁流程审核事件，并提交仲裁结果。针对不同事件，可以制定不同的仲裁流程，有一些事件可先由分委会主席仲裁，若不能确定再由后续委员仲裁，有一些事件可由各位委员同时出具仲裁结果。如同时出现不同仲裁结果，可按照事先规定的章程进行最终裁决。如果仲裁判定后，有后续原始记录形成，在再次提交原始记录后，可能需要按照流程重新仲裁。仲裁委员会章程中通常需制定仲裁质量控制措施。

（三）安全审核委员会（SRC）

有一些试验会组建安全审核委员会（safety review committee，SRC），比如Ⅰ期耐受性爬坡试验及药代动力学研究。SRC可由主要研究者、病房研究医生组成，也可包括申办者医学总监/试验医生、临床药代/药理专家等。如试验需要盲态判定，需要非盲人员协助，如试验规定1/3试验组受试者出现某些跟药物可能相关的不良事件时需要停止剂量爬坡，而试验剂量组受试者8例（包括6例试验组及2例安慰剂对照）有2例发生了相关不良事件，此时就需要揭盲以确定是否发生在试验组。IRC需要根据前期剂量研究结果，讨论并投票决定是否继续下一个剂量研究或者停止剂量爬坡，如果投票意见不一，则由主要研究者最终拍板决定。

（四）独立影像评估委员会（IRC）

抗肿瘤药是当前全球新药研发的热点之一，随着肿瘤治疗手段的逐渐丰富，患者的生存期不断延长，客观缓解率和无进展生存期等基于医学影像评估结果的替代终点，越来越多地被作为支持新药上市的关键研究的主要终点。在临床试验中，影像检查及评估过程的差异可导致相关测量误差增加、临床试验终点评估变异增大，最终影响临床试验结果，因而临床试验影像程序的标准化在以影像评估为主的临床试验中变得十分重要。当新药研发的关键研究采用影像相关终点作为主要研究终点时，为保障评估的客观性和独立性，通常会在临床研究中设置第三方独立影像评估，第三方独立影像评估是依据独立影像评估工作章程开展工作。

总之，各种临床试验数据审核/评估委员会的作用、组建及运作方式不尽相同，下面就对独立影像评估委员会（IRC）的发展历史、作用与意义、法规要求及行业规范、工作内容、结果导出及统计分析等做一详细介绍，并分析独立影像评估委员会与研究者评估的优势，阐明其早期介入的必要性及发展前景，以此为例让大家对数据审核/评估委员会的运作方式有一个清晰的认识。

二、独立影像评估委员会详谈

（一）IRC发展历史

独立影像评审委员会（independent review committee，IRC）的产生是药物研发和评估以及影像技术的发展成果。20世纪80年代，随着经济的发展，制药企业、医疗器械企业及医疗机构发展迅速，良好的经济金融环境以及药械创新需求使得各种政府基金等机构在基础和临床医学的研发过程中，也逐渐加大了投入。首先，为了满足医药研发的专业需求，合同研究组织（contract research organization，CRO）在美国诞生，该组织是学术性或商业性的机构连接医药研发企业、机构和政府的纽带，在研发过程的各个环节提供专业化的服务。

随着市场竞争日趋激烈，专注于新药研究的CRO随着新药研发投入的增加和市场规模的扩大而迅速壮大。新药的研发往往投入巨大，研发周期很长，但若研发成功，则获利颇丰。新药的研发成功与否很大程度上影响着药厂的收益。药厂迫切需要缩短新药研发周期，降低新药研发费用，并控制成本支出，降低研发失败的风险。CRO在这方面帮助药厂快速组织具有高度专业化和丰富经验的研究运营团队，提供技术和管理服务，在药物研发方面发挥了良好的支持作用，并获得了药厂的认可。

近年热度持续高涨的抗肿瘤新药的有效性评估主要依赖于相对主观的影像评估，而影像的量化评估很大程度上依赖图像的质量、一致性和阅片人员对评估标准的统一性。为了在影像评估上满足客观、可靠和可溯源的要求，给予CRO和药厂方面更好的支持，IRC诞生了。IRC即国内大家通称的“独立影像评估委员会”。由于影像评估的重要作用，IRC在美国FDA和欧洲药品管理局EMA被指定为临床试验影像终点疗效评估的推荐方法。美国FDA在IRC运行的指导文件《Clinical Trial Imaging Endpoint Process Standards Guidance for Industry》中指出，当需要影像解读和影像评估对达到审批合格确定的药物，在安全性和疗效终点上对患者具有重要影响时，需要盲化独立的中心评估。IRC基于这一要求开始建立盲化阅片的评估流程，并跟随着药物评估需求的细分，在管理和运营流程上逐步细化，灵活响应不同药物评估的特定需求。

为满足影像评估的需要，业界出台了一系列的评估标准，在采集方式、影像质量、评估方法和结论等方面都有很明确的规定。这些评估标准往往在受试者筛选、影像采集方案、评估方案等各个维度都需要高标准地执行，因此，IRC的重要性也日益受到重视。2011年后，很多新药上市前的临床研究，尤其是PD-1/PD-L1和溶瘤病毒等肿瘤免疫抑制剂，几乎都使用了影像CRO和IRC。

虽然国内的IRC应用成熟度尚不及欧美国家，但随着相关法规规则的逐渐完善健全，以及国内专业的CRO和科研机构的共同努力，国内的肿瘤药物临床试验也越来越多地借助专业的CRO提供的IRC服务为肿瘤药物提供独立疗效评估。随着国内临床试验行业的发展，IRC可为药研企业带来更多的利益，逐步成为药物研发，尤其是抗肿瘤药物研发中不可缺少的重要环节。

（二）IRC作用与意义

临床试验的主要目的是确定试验药物/器械的安全性和有效性。评价有效性的理想临床试验终点应当是反映临床获益的指标，例如：生存期延长、生活质量提高或症状减轻等。但因为大型试验随访期较长、成本过高，以及交叉治疗和后续治疗等因素的影响，往往难以对临床获益充分评价。这时，可以考虑采用替代终点（surrogate endpoint）来支持该药物的上市申请，这些替代终点可能能够合理预测临床获益。

替代终点通常依赖于影像，其结果则取决于阅片人的主观评估。临床试验对影像的评估和医生日常诊断时的评估重点有较大不同。日常诊断时，影像医师往往不进行定量分析或只提供少量的定量分析，偏倚（bias）和可变性（variability）很高，误差、误判时有发生，原因是这些偏差在诊断上的意义不大。临床试验对于阅片要求很高，申办者关注受试样本的统计分析，须对评估的偏倚和可变性进行严格控制，因为影像数据的采集和解读差异很可能会导致试验终点的偏差甚至试验失败，造成严重的后果。

造成偏倚的最大影响因素为阅片人/影像CRO的独立性。一般可从四个方面考虑独立性：

（1）利益独立。评估者与受试者/申办者不得有直接或间接的利益关联，例如：评估者配偶在申办者任职；影像CRO或其关联公司持有申办者股份，存在关联交易等问题。这些情形下，公正性都会受到严重质疑。

（2）角色独立。评估者不能同时参与项目的其他环节，比如参与项目管理，可能了解到影响独立评估的信息。

（3）数据独立。评估者获得的数据应尽可能限于影像数据。临床数据应以满足执行对应的评估标准为前提，最小化的提供。此外，数据的关键信息应予以盲化处理，包括但不限于：受试者信息、研究中心名称、访视名称、影像检查日期、试验分组、研究者评估信息等。例如，对于因疾病进展加做计划外随访，评估者知晓本次扫描的起因和目的，则评估时更可能给出疾病进展的评估结果。

（4）流程独立。在流程中不得安排迫使独立评估者交叉（overlap）或者互动（interaction）的环节。

造成可变性的因素主要有：

（1）各研究中心数据采集标准的可变性。例如使用不同的影像检查方式（modality）、是否使用造影剂、使用不同的影像采集序列和参数标准、各访视点之间扫描方案的一致性等。

（2）评估者对阅片标准理解的可变性。例如：肿瘤试验中可能使用到不同的阅片标准，这些标准在应用时有很多的细节和技巧需要注意，不同的评估者容易产生不同的理解。

（3）评估者自身的可变性。例如：评估者受到他人观点的影响、对于疑难病例犹豫不定、可能在不同的环境下给出不同的评估结果等。

（4）评审流程的可变性。设计科学合理的流程和对评估者进行规范化监督，也将提高评估结果的准确度。

基于以上特点，IRC能够提高评估结果的公正性和可靠性，从而节省入组患者数，缩短临床试验周期，可为药物研发企业带来更多的利益。随着国内国际市场上医药研发流程和法律法规的逐步完善，IRC在药物研发评估中的作用将更加重要，应用也将逐步普及。

（三）IRC法规要求及行业规范

在欧美西方国家，由于IRC起步较早，且相关法规成熟，许多IRC供应商已遵循国际性的法规及行业标准形成了较完整的质量体系。美国FDA于2018年4月出台的《临床试验影像终点标准和指南》，对IRC的重要性及影像采集、评估流程等提供了指导性建议，除了强调盲态的独立集中评估可提高影像评估的可信度和一致性以外，还强调中心化影像质量监控对于减少影像数据的质量缺陷非常重要。

该指南中明确了IRC应制定一个或多个文档，尤其独立阅片章程，规定申办者、影像CRO及独立阅片专家等参与方的权利、责任和义务，以及如何保证IRC的独立性、如何收集、贮藏影像数据和传输阅片结果、如何监控和降低不同评估之间的差异、（必要时）如何结合临床数据确认最终阅片结果和如何进行阅片质量的监控等。

对于美国的研究中心，推荐使用获得FDA上市许可的影像设备进行影像采集。研究用器械的使用，需遵循21 CFR part 812中的研究用器械豁免政策（IDE）。鼓励不同中心之间标准化影像采集技术的设置：例如影像检查的时间、层厚、序列、造影剂注射时间，都应在影像手册中规定。并且要求采用标准DICOM格式的电子化影像。另外，在评估流程的管理上，要求阅片人在系统中完成任一访视CRF并签名后，该访视CRF中的数据和图像上保存的标记即锁定，后续阅片人不可再对此访视CRF中的数据或图像上保存的标记进行修改。如果发生影像的退回重阅，IRC独立阅片章程须对可能发生的退回重阅流程加以描述。

在中国，由于IRC业务是2013年起步，且相关法规尚有待完善，使得国内的IRC行业一度显得扑朔迷离，缺乏统一的标准和规范。2020年4月，中国国家药品监督管理局出台了《抗肿瘤药临床试验影像终点程序标准技术指导原则（征求意见稿）》，对药物评估中需要使用IRC的场景和IRC在进行影像评估时的规范进行了详细规定。

（四）IRC工作内容

1. IRC适用场景

《抗肿瘤药临床试验影像终点程序标准技术指导原则（征求意见稿）》中指出：“在当前，主要使用IRC的场景如下：①单臂设计的试验（当前须采用BICR评估）；②无法设盲、可能存在评估偏倚的试验；③有效性统计假设/预期获益可能不十分显著的随机对照试验；④影像源数据质量易出现偏差，需要设置IRC对影像源数据质量进行控制的试验；⑤使用特殊的评估标准的试验，如需要特殊影像量化方法。”

抗肿瘤药是当前全球新药研发的热点之一，IRC广泛应用于基于肿瘤测量的终点如无病生存期（disease-free survival，DFS）、客观缓解率（objective response rate，ORR）、疾病进展时间（time to progression，TTP）、无进展生存期（progression-free survival，PFS）等替代终点作为疗效评估依据的临床试验项目中。肿瘤项目往往使用量化或半量化评估标准，并且它们往往是经充分验证的、国际通用且被广泛认可的评估标准（详见4. IRC常用评估标准）。

除了常用于抗肿瘤药物疗效评估外，IRC亦适用于其他以影像数据评估结果为主要终点（primary endpoint）的临床试验，包括各种难以测量、高度依赖专业技能的定量数据（quantitative data）和需要通过主观判断影像质量的定性数据（qualitative data）。适应证可能涉及泌尿、代谢疾病、肌肉骨骼、皮肤、内分泌疾病、心血管、眼科、感染性疾病、呼吸、妇科、胃肠道、儿科、造影剂、中枢神经、麻醉镇痛等等。这些非肿瘤项目的疗效评估往往缺乏权威或公认的统一评估标准。一般需要根据具体情形，参照相关疾病国内及国际临床指南、专家共识及同类型研究文献等相关资料及研究结果进行评估。比如下肢溃疡愈合情况，要用数字照片评估病灶面积；慢性心力衰竭的疾病，要用心动超声来评估左室收缩末期容积（LVESV）指数变化；药物清洗结肠效果，要用通过结肠镜影像按照BBPS标准评估肠道清洁程度。此外，医疗器械类试验涉及影像评估作为终点的，也可能会引入IRC，例如，椎体病理性骨折-椎体成形术（用骨水泥），可以通过测量胸、腰椎（用X-ray）的椎体高度以及椎体角度来评估骨折恢复情况。

2. IRC人员组成

除了负责IRC的项目管理人员以外，在执行层面，IRC主要由影像专员、独立评估者、影像科学家等人员组成。

影像专员负责对原始影像进行质控管理，对影像的质量和合规性进行检查，尽量保证独立评估者在最优质量的原始影像上进行评估。影像专员应为医学影像专业的人员。

独立评估者需遵循阅片章程及临床试验的其他相关规则和标准完成独立评估。为了保证其独立性，其所在医院必须并非本项目参研单位，并且要签署利益冲突声明。为了确保评估人在影像评估上具备丰富的专业经验，评估人必须持有执业医师证和医师资格证，职称一般至少为主治医师级别。对于不同类型的评估，也需要注意阅片人的专科背景，例如放射学阅片人要求为放射科医生，肿瘤学阅片人要求为临床医生。IRC对于抗肿瘤药物的疗效评估常采用经典的“2+1”阅片模式（双重阅片+裁判）（见图3-4-1）：由2位独立阅片人背靠背地对同一受试者的数据进行独立评估。如果2人评估结果一致，则该结果为受试者最终评估结果；如果2人评估结果不一致，则引入1位裁判，裁判从之前2人的评估结果中选择其中之一作为最终结果。评估人对质控后的影像进行分析和评估，根据评估标准，进行病灶的选取测量，并将结果填写入CRF，结合评估标准得到评估结果。裁判阅片的评估人，则对于先前评估人得到的不一致的评估结果进行裁判阅片。通过以上各个部分评估者的分析，得出对独立疗效评估的结论。

影像科学家可负责对IRC的评估结果进行医学审核，同时负责独立阅片章程的起草以及对独立评估者进行评估标准培训。

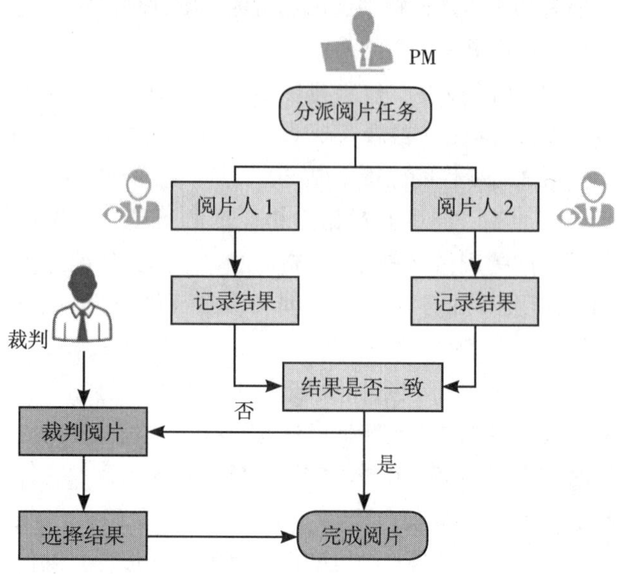

图3-4-1 双重阅片+裁判流程示意图

3. IRC运作模式

中国国家药品监督管理局出台的《抗肿瘤药临床试验影像终点程序标准技术指导原则（征求意见稿）》对于IRC的运作有详细描述，富有指导意义。为方便大家阅读，在此对其部分内容进行了摘编。

IRC运行时主要遵循的原则为保证阅片结果客观、稳定、可溯源。其中保证客观性、独立性又是IRC的最高原则。由于退回重阅会有较高的风险被质疑，比如会质疑重阅过程中可能有其他因素影响到评估结果的公正性，所以IRC应遵循尽量事前规划，避免事后更改的原则。不能随意修改章程原则性条款，而是提前预设风险管理措施。在整个运行过程中，要在影像数据的全生命周期保证规范性，包括：

（1）流程设计规范。

（2）源数据规范。

（3）评估流程规范。

（4）评估后数据管理规范。

为获得高质量的影像源数据，需要为影像的采集制定对应的标准。这时需要考虑：

（1）影像检查方式（modality）。考虑哪种检查方式最适合于项目适应证和影像终点的需要。

（2）多中心、多影像设备的统一规范。

（3）影像技师资质的要求。

（4）项目进行过程中模体校准的规划。

（5）图像采集特征 / 参数的统一。

（6）质量控制流程的设置。

形成采集标准后，对影像的采集技师及临床监查员进行培训。根据项目方案 / 章程在规定的时间窗口按标准采集好影像后，影像科技师识别成像错误或不可接受的影像，必要时重复影像检查。随后，由研究中心的人员将数据提交到 IRC。IRC 对所接收数据进行匿名化处理。处理完成后由质控人员对影像进行质控。质控人员在质控的过程中需要对拍摄质量、时间窗口、模态、拍摄部位等预设参数再次进行检查，发现不合格的地方，应该向研究中心发出质疑，并要求及时回复。通过质控的影像经签名确认进入评估环节。

在进入正式评估环节之前，IRC 往往还需要将自身数据记录与临床 EDC 里面的数据记录进行一致性核查比对，确保双方没有漏传、错传数据。

评估环节，应根据项目需求选择合适的评估标准（详见 4. IRC 常用评估标准），并设计保证 IRC 独立性、科学性和稳定性的流程，形成独立评估章程。之后，按照章程要求严格筛选资质符合的独立评估人，并对其进行项目相关的严格培训。培训材料应包含以下内容：

（1）对影像评估主要目标的概述。

（2）对图像后处理、病变测量和其他图像评估的主要要求进行概述。

（3）确认某些特定评估的定义和 / 或标准，包括对影像病例报告表的使用。

（4）对维持评估者评估能力措施的描述。

IRC 评估数据的稳定性是保证评估结果可信的重要指标，其中包括 IRC 评估者之间评估结果的稳定性、同一个评估者前后评估结果的稳定性，以及 IRC 的总体评估结果与研究者的总体评估结果之间差异的稳定性（包括试验组和对照组之间差异的方向和幅度是否稳定）。评估的独立性不过度强调 IRC 与研究者在最终评估结果的一致性。

评估完成后，影像 CRO 应有一名具备资质的审核员，例如影像科学家，对评估结果进行质控，最后将综合的阅片评估结果按照指定的数据规范导出递交，整个 IRC 的该项目的工作流程完成（图 3-4-2）。

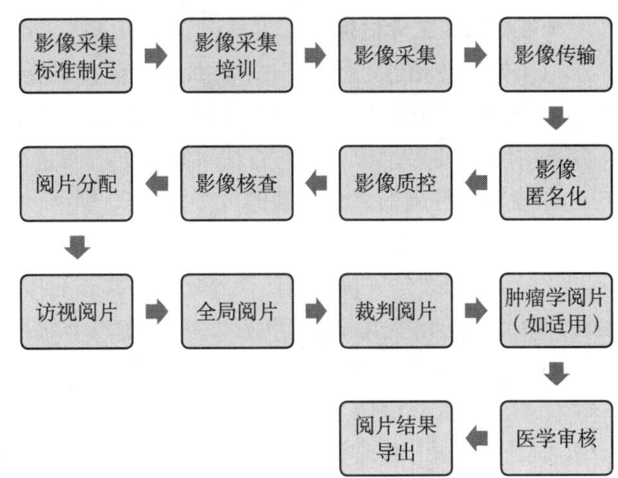

图 3-4-2　典型的 IRC 运作流程图

4. IRC 常用评估标准

早期在影像评估之前，对于药物药效的评估非常粗糙，多数只是简单的评估发病率和死亡率。对于各个疗程药物使用的情况和病情的进展没有准确的手段。而在有影像技术之后，可以通过影像精确的观察病灶的具体位置和形态大小，在对病灶有了精确定位的同时，也方便了对病灶的进展情况进行按时间段分期比较。随着肿瘤治疗方法的日益复杂多样化，基于影像的病灶进展的定量评估可以帮助甄别在哪个阶段的治疗方法和药效对于患者最为有效，因此将影像表现和临床终点的结合变得非常重要，为提供药物的精准研发和使用提供了新的解决方案。

由于早期影像设备的缺乏和准确率方面的限制，20 世纪 70 年代，影像评估或体检证实瘤体缩小即为有效。1980 年，基于客观缓解率（ORR，objective response rate）的 WHO 实体瘤标准问世。作为评估化疗药物细胞毒性效果的标准，它主要是分析肿瘤大小的变化。由于 WHO 标准对药物评估有很大的局限性，一系列更为完善的针对不同肿瘤的评估标准相继发布。2000 年，RWG（RECIST Working Group）发布了实体瘤评估标准（RECIST），随后又对 RECIST 标准进行更新，发布了 RECIST 1.1 和 mRECIST 等各种评估标准。其中 2009 年发布的 RECIST 1.1 是目前实体瘤评估广泛应用的标准。由于免疫疗法的推广，RWG 及其他行业工作组又陆续于 2014 年发布 irRECIST 标准，2017 年发布 iRECIST 标准和 2018 年发布 imRECIST 标准用于实体瘤免疫疗法药物的评估。淋巴瘤是另一个常见肿瘤分类，IWG（International Working Group）在 1999 年、2007 年和 2014 年相继发布了用于淋巴瘤药物的疗效评估标准，其中 2014 年发布的 Lugano 标准成为目前淋巴瘤药物疗效评估的主要标准。IWG 在 2016 年发布的 LYRIC 标准和 2017 年发布的 RECIL 标准，是淋巴瘤免疫药物的评估标准。

下面按实体瘤和淋巴瘤两大类别对相关评估标准进行简单介绍。

◆**实体瘤相关评估标准**

（1）WHO 标准：这是第一个评价肿瘤疗效的标准。由于肿瘤形态存在不确定性，且往往分布在不同的层面。为了使用比较便捷的方法对肿瘤进行测量，同时也能较为准确的评估肿瘤的大小，WHO 标准使用肿瘤最大长径乘以与之垂直的最长径（即短径）的乘积（SPD）来评估肿瘤负荷。通过比较治疗过程中 SPD 从基线开始的变化来决定治疗效果。治疗的效果分为 4 类：一是完全缓解（CR），该情况要求肿瘤完全消失；二是部分缓解（PR），SPD 相比基线值减小 ≥ 50%，CR 和 PR 需要间隔至少 4 周确认；三是疾病进展（PD），存在一个或多个病灶大小增加≥ 25%；四是疾病稳定（SD），即除去以上三种情况的其他情况。WHO 标准由于采用 SPD 的计算方式，对于 PD 的判定比较敏感。另外，对于多大的病灶可进行测量或其个数以及病灶的融合或分离都没有很好的解决方案。为了解决这些问题，各药物评估组织和机构都通过进行修订或者补充该标准来满足具体试验项目的需要。

（2）RECIST 1.0 标准：为了解决 WHO 中的标准不够明确的问题，RWG 在 2000 年提出了 RECIST 标准，即 RECIST1.0。该标准的形成主要基于一项临床试验的回顾性结果。RECIST1.0 相比于 WHO 标准，细化定义了可测量病变最小尺寸，并且仅采用单径线测量（例如，病灶最长直径）以减少计算 SPD 而导致误差扩大，同时规范了成像技术的使用（如螺旋 CT）。判定疾病进展的要求有所降低，被定义为出现新病变或相比历史最小最长径之和（sum of diameter，SOD）增加超过 20%。同时，新病灶必须为明确新病灶，才能评为 PD。

（3）RECIST 1.1 标准：随着影像技术的突飞猛进，多排螺旋 CT 和 MR 给肿瘤的评估提供了更多手段。影像存储和管理功能的信息化使对于标准的研究和分析有了更大的数据库。为了结合新的技术和大量影像数据，并得到更符合患者人群普适性的标准，RWG 工作组在 2009 年出台了 RECIST1.1 标准，对于原有的测量和评估方法进行了修改和补充。RECIST1.1 标准相对于旧版对所有靶病灶的测量有了更明确的要求：靶结外病灶最长径至少为 10mm、靶淋巴结病灶的短径至少为 15mm，且至少超过影像层厚的 2 倍。为便于评估，大多数的测量约定在影像的轴位上进行。

对于之前未进行明确的骨病灶和囊性病灶的评估规则也做出约定。

RECIST1.1 对于靶病灶的数量和分布也做出更明确的规定：在基线评估时，全身最多 5 个病灶可以被选为靶病灶进行评估，且在同一个器官中靶病灶不可以超过 2 个。为了保证测量的准确性和可重复性，原则上尽可能选择最大的病灶作为靶病灶。如果大的病灶不适合重复测量的话，则依次从大到小选择下一个可被重复测量的病灶。标准中考虑了淋巴结病灶在缓解时候的具体形态特征，要求每个淋巴结的短径必须小于 10mm 才被认为是完全缓解。在随访的过程中，靶病灶如果存在分裂或者融合的情况，需要将分裂后各病灶的 SOD 或者将融合状态时的大病灶单径与之前的情况进行比较，用以更准确地评估病灶。

虽然 RECIST 1.1 标准已被广泛使用，但是其仍然是将肿瘤形态大小作为评估的唯一标准。加上测量误差和一些病灶的边界本身难以识别，导致仍有评估准确性不够理想的情形。

（4）Choi 标准：RECIST 标准仅根据肿瘤的形态大小进行评估，考虑到一些需要评估肿瘤密度和活性的情形，形成了 Choi 标准。

FDG-18 试剂作用下的 PET 影像可以很好地反映对葡萄糖代谢敏感的肿瘤的活性，因此 FDG18-PET 影像被用作评估肿瘤活性的重要成像手段。在 Choi 标准中对 FDG18-PET 的影像评估建立了明确的标准，从肿瘤活性和肿瘤大小分析上给出了量化指标。

在肿瘤活性上，部分缓解被定义为 SUV（standard uptake value）下降到 70% 的基线值或 SUV 的最大值小于 2.5，同时肿瘤大小的变化要求减少 10% 以上。

虽然 Choi 标准考虑的方面较为全面，但是由于肿瘤活性的参数 SUV 受血糖水平、身高、体重、禁食持续时间、FDG 注射剂量以及注射到扫描的间隔时间等诸多因素的影响，加上 PET 本身空间分辨率的制约，依然可能会导致一定的评估误差。

（5）irRECIST 评估标准：最早出现的免疫相关的评估标准是 irRC，它提出了肿瘤总负荷这一概念，将靶病灶与可测量的新病灶均考虑在内，并以此为基准进行疗效评估。但由于 irRC 和 WHO 标准一样采取双径测量法并计算 SPD 的局限性，irRC 标准自提出后未获得广泛应用。在 2014 年的 ESMO 研究者首次提出了 irRECIST 标准，该标准结合了 RECIST1.1 标准的单径测量法和 irRC 标准中将可测量新病灶计入整体肿瘤负荷中的理念。

随着 irRECIST 标准在临床试验中的应用和肿瘤免疫类药物的发展，在实践中仍然遇到诸多问题和挑战，例如 iBOR 如何确立、新病灶出现后再次评价的具体方法等。

（6）iRECIST 评估标准：2017 年 RWG 工作组正式提出 iRECIST 标准，在疗效评估时要综合靶病灶、非靶病灶、新病灶三方面肿瘤负荷的变化。可测量的新病灶可作为新靶病灶评估，但不会计入原始总肿瘤负荷基线上；除新靶病灶外，其余可测量或不可测量的新病灶归为新非靶病灶。

在首次评估为 iUPD 后，仍可能出现 iPR、iSD 等非 PD 的评估结果，仅当满足一系列条件时方可确认为 iCPD。iRECIST 标准创新性地提出了一种循环反复评估模式，一定程度上可捕获免疫治疗时非典型缓解类型（如假性进展和延迟反应）的出现。因此，iRECIST 标准是在免疫治疗时代应用更为普遍的评估标准，它创新性地提出了 iUPD 的概念，对 iUPD 后续的评价方法及 iBOR 的确立进行了充分阐述。

（7）imRECIST 评估标准：2018 年 imRECIST 标准被提出，它结合了 RECIST1.1 和 irRC 标准的部分规定，同时进一步发展出独特的评估模式。imRECIST 标准沿用了将可测量新病灶计入整体肿瘤负荷的概念及单径测量法，但在评定 PD 时仅计算基线就可测量病灶，否定了非靶病灶和新病灶在定义 PD 时的价值。

◆淋巴瘤疗效评估标准

如前所述，IWG（International Working Group）在 1999 年、2007 年和 2014 年相继发布和更新了用于淋巴瘤药物的疗效评估标准，其中 2014 年发布的 Lugano 标准成为目前淋巴瘤药物疗效评估的主要标准。

这 3 个版本的评估标准都是建议最多测量 6 个主要病灶的 SPD。限于当时影像技术发展的客观条件，1999 年版未强调 FDG-PET 的重要性，并且有一些模糊的界定，导致阅片时容易出现曲解（例如，未确定的完全缓解 CRu 评估类别）。2007 年版更多地考虑了对肿瘤活性的分析，肯定了 FDG-PET 的作用，只要病灶的 FDG-PET 检查结果是阴性，无论 CT 上的大小是否无变化或减小，都可认定为完全缓解。由此取消了将 CRu 作为评估结果。Lugano 标准进一步强化了 FDG-PET 的评估规范，并根据五分量表（5PS）进行亲 FDG 淋巴瘤的代谢学缓解评估。而骨髓活检不再适用于常规 HL 和大多数 DLBCL 分期，相关缓解使用 FDG-PET 成像进行评估。在 CT 评估上，使用单点垂直径之积（PPD）进展进行疾病进展（PD）评估，不再使用 SPD。不鼓励常规监护扫描以最大限度地减少不必要的扫描。相较于 1999 和 2007 两版主观评估脾累及，Lugano 以 CT 检测垂直径长度＞ 13cm 来量化脾累及。

伴随免疫治疗的发展，IWG 也在 2016 年发布 LYRIC 标准和在 2017 年发布 RECIL 标准，来指导淋巴瘤免疫药物的评估。LYRIC 标准和 Lugano 标准有很高的一致性，只是在评估 PD 时，需要排除 IR（不确定缓解）的情形：

IR（1）：SPD 前 12 周增加≥ 50%；

IR（2）：SPD 增加 <50%，且

a. 有新的病变，或

b. 治疗期间任何时候，单个病灶或病灶组的 PPD 增加≥ 50%；

IR（3）：在没有病灶大小增加符合 PD 标准的情况下，FDG 摄取增加。

RECIL 标准对 RECIST 和 LUGANO 进行了综合，最多选取 3 个靶病灶，并且是进行单径测量。另外，引入了轻微缓解（minor response）这一概念。

综上所述，由于不同适应证的特异性和分析的复杂度不同，所采用的评估标准也可能存在差异，这时应结合药物研发的具体适应证确定合适的评估标准。

（五）IRC 结果导出及统计分析

IRC 的结果导出应保持记录的完整性和格式的标准化，以保证结果的逻辑清晰完整、可回溯。

记录的完整性应包括数据的完整性和流程的完整性。数据的完整性包括原始的影像评估数据，评估者的测量数据及评估结果等。流程的完整性指应该记录结果产生过程中各流程的流转信息，遵循 21 CFR part 11，至少保证规范的电子签名及完整的稽查痕迹。

“格式的标准化”是指评估结果需要按照 CDISC 要求的标准 SDTM 格式导出数据，在满足 SDTMIG 标准的前提下，结合药物评估的具体需求，和申办者的统计部门共同制定数据导出规范的细则。

中国 CDE 于 2020 年 5 月也出台了《药物临床试验数据递交指导原则（征求意见稿）》，鼓励申办者遵循 CDISC 标准递交药物临床试验数据。

（六）IRC 早期介入的必要性

在前述以影像评估作为试验终点的项目中，IRC 介入的时间越早越好，即使尚未决定是否采用 IRC 进行评估。对于Ⅰ期 ~ Ⅲ期的序列项目，只要涉及疗效评估，就应当考虑引入 IRC，完全不必等到Ⅲ期。对于单个项目，在方案讨论阶段，就应当就影像相关问题咨询 IRC 的专业意见。

IRC 早期介入临床试验意义重大，主要表现在以下几个方面：

一是Ⅰ / Ⅱ期试验结果给Ⅲ期设计提供可靠的依据，申办者可以根据更为客观均一的评估结果进行Ⅲ

期试验设计，增加试验成功率，加快项目进程。

二是避免试验方案对 IRC 的运作提出不当要求，后续不得不修改方案，延误试验进度。例如，设计一些裁判机制将研究者的评估引入 IRC，破坏 IRC 的独立性；或者要求研究者无条件遵循 IRC 的评估结果，干预患者正常诊疗，给试验造成安全隐患。

三是参与阅片标准和数据采集要求的讨论，避免原定的评估标准无法实施或无法满足试验要求。有的项目评估标准和数据采集要求不匹配，例如，方案要求使用 mRECIST 标准，但未要求采集动脉期强化病灶（即“存活肿瘤”），实际无法按照 mRECIST 的要求评估，只能退回使用 RECIST1.1 标准；要求使用 Lugano 2014 标准，但未要求采集 PET 相关临床信息，导致相关评估无法准确进行。还有的项目中途新增疗效评估标准。例如，对于肺癌的脑转移受试者新增 RANO 评估；对于 PD-1 项目，新增 iRECIST 等免疫相关评估标准，增加较多成本。

四是对影像采集质量及早监控，为后续疗效评估的准确性打好基础。IRC 会对参数中心进行标准化和授权，制订统一的影像采集参数标准，确保评估准确可靠可重复。据不完全统计，回顾性项目的数据质疑率比前瞻性项目高出近 40%，且难以解决，影响后续疗效的评估准确性。

（七）IRC 与研究者评估

IRC 和研究者是两套平行独立的评估体系，二者的最高任务不同。IRC 的最高任务，是尽可能减少主观偏倚和可变性，为申办者提供更加客观可靠的评估结果，用于统计分析以支持注册申报。研究者的最高任务是为受试者的安全负责，评估结果用于为受试者后续的诊疗方案提供依据。在获取的信息量上，IRC 主要是获取受试者的影像数据信息，对可能造成评估偏倚的受试者隐私信息是充分盲化的。而研究者可以获取受试者尽可能多的信息做出针对受试者个体情况的综合评估分析结果，一般处于非盲状态。IRC 的评估结果可作为研究者的参考依据，但不能支配研究者的临床诊疗决策（图 3-4-3）。

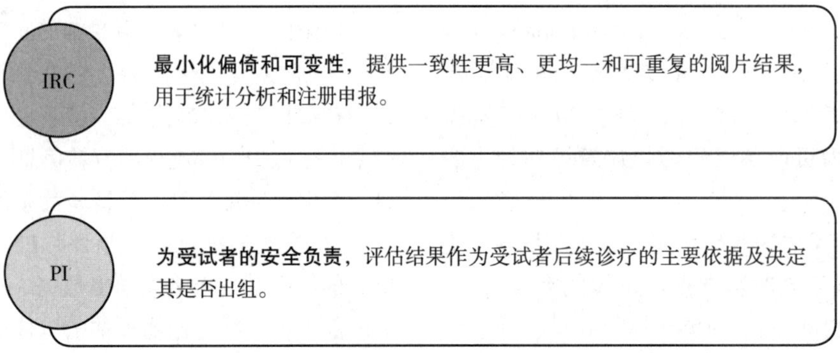

IRC

最小化偏倚和可变性，提供一致性更高、更均一和可重复的阅片结果，用于统计分析和注册申报。

PI

为受试者的安全负责，评估结果作为受试者后续诊疗的主要依据及决定其是否出组。

除某些特定场景，例如 **PD 确认或入组合格性确认**，IRC 不会收集 site 的评估结果，也不会向 PI 报告其评估结果。

图 3-4-3 IRC 与研究者（PI）的任务差异

IRC 和研究者评估结果不一致，通常可能有以下几个原因：①评估资料不同，研究者通常会看到更多的临床数据；②评估人资质不同，IRC 放射学专家（影像医生）和肿瘤学专家（临床医生）有严格分工，填写肿瘤评估表的研究者可能是放射科医生或 Sub-I（临床试验执行研究者）；③对评估标准的解读不同；④阅片模式的差异，IRC 通常是双重阅片 + 裁判，研究者通常是单人阅片。

后续措施要看评估过程是哪一方产生了偏差，但是应特别谨慎地进行退回重阅，且需在章程中事先约定，否则可能会因没有明确的规则而产生较高风险。因为法规中提到“评估时间点完成后，都必须锁定”，“锁定后，一般不允许修改”，“有充足理由时，可以按章程修订结果，完整记录并保障可溯源及核查”。

（八）IRC 展望

IRC 能够提高影像评估的客观性、准确性和提升临床研发效率，缩短临床试验周期，并可为制药企业带来更多获益。可以预见，在不久的将来，国内临床研究中 IRC 的应用也必将得到更为广泛的普及。IRC 在疗效评估中所占的比重和各种在不同类型产品的临床试验中的应用场景都会不断增加。同时随着各类新药研发需求的增长，监管机构政策法规的不断完善，评估标准的不断升级，影像技术和影像数据传输能力的提高，对于IRC所提供的解决方案，也会在综合技术、专业性、合规性、运营效率等各方面提出更高的要求。

随着人们认识的提升，IRC的应用场景在非肿瘤领域的比重可能会有迅速的提升。而随着不同类型影像检查技术和硬件设备的更新，未来可能提供更多不同维度的影像数据，从而使得独立影像评估中对于影像数据的要求和评估标准也会相应更新迭代。同时，人工智能影像分析技术的发展和逐步应用也可以更好地辅助评估者的影像评估，从根本上提高影像评估者的工作效率和评估准确率。

对于影像数据的传输效率方面，随着国内医院信息化程度的逐步提升，以及5G网络在中国的普及，在保证数据安全的前提下，IRC软件系统对接PACS或许将成为可能。这时影像数据的传输将变得更为安全、智能、高效，IRC的流程管理将会实现信息化、规范化、智能化，可以灵活应对更多的应用场景需求。

参考文献

[1] Miller AB, Hoogstraten B, Staquet M, Winkler A. Reporting results of cancer treatment [J]. Cancer 1981, 47 (1): 207 - 214.

[2] Therasse P, Arbuck SG, Eisenhauer EA, et al.New guidelines to evaluate the response to treatment in solid tumors [J]. J Natl Cancer Inst 2000, 92 (3): 205 - 216.

[3] James K, Eisenhauer E, Christian M, et al. Measuring response in solid tumors: unidimensional versus bidimensional measurement [J]. J Natl Cancer Inst 1999, 91 (6): 523 - 528.

[4] Eisenhauer EA, Therasse P, Bogaerts J, et al. New response evaluation criteria in solid tumours: revised RECIST guideline (version 1.1) [J]. Eur J Cancer 2009, 45 (2): 228 - 247.

[5] Bogaerts J, Ford R, Sargent D, et al. Individual patient data analysis to assess modifications to the RECIST criteria [J]. Eur J Cancer 2009, 45 (2): 248 - 260.

（蔡　鑫　付海军）

第五章　药物临床试验专业组管理

药物临床试验机构各专业组是负责临床试验项目具体实施的研究团队，是临床试验质量保证的核心部分。做好临床试验专业组的建设及规范管理是保证临床试验质量、保障受试者权益的关键环节。承接药物临床试验的专业组需要具备的软硬件条件有：具有承担本专业临床试验要求的床位数；年均出院人次、门诊人次能满足临床试验的要求；病源病种能够满足临床试验的要求；具有与开展的临床试验相适应的设施设备和仪器，设备仪器定期校验，保证工作状态保持正常；应有相应的抢救设施设备和急救药品，保证受试者可迅速得到救治或转诊；有适当的受试者接待场所，能够满足知情同意、随访等需要；具有掌握药物临床试验技术与熟悉相关法律法规，能承担药物临床试验的研究人员；其中主要研究者应当具有高级职称并参加过 3 个以上药物临床试验。概而言之，临床试验专业组管理的核心是专业组组织架构与人员团队管理、专业组硬件与设备设施管理，以及专业组管理体系和质量控制体系的管理。

一、专业组组织架构和人员团队管理

（一）专业组组织架构管理

专业组的临床试验运行需要研究团队成员之间的精诚合作来完成，科学的组织构架、合理的角色分工与明确的职责界定，是统筹协调保证临床试验质量的基础。

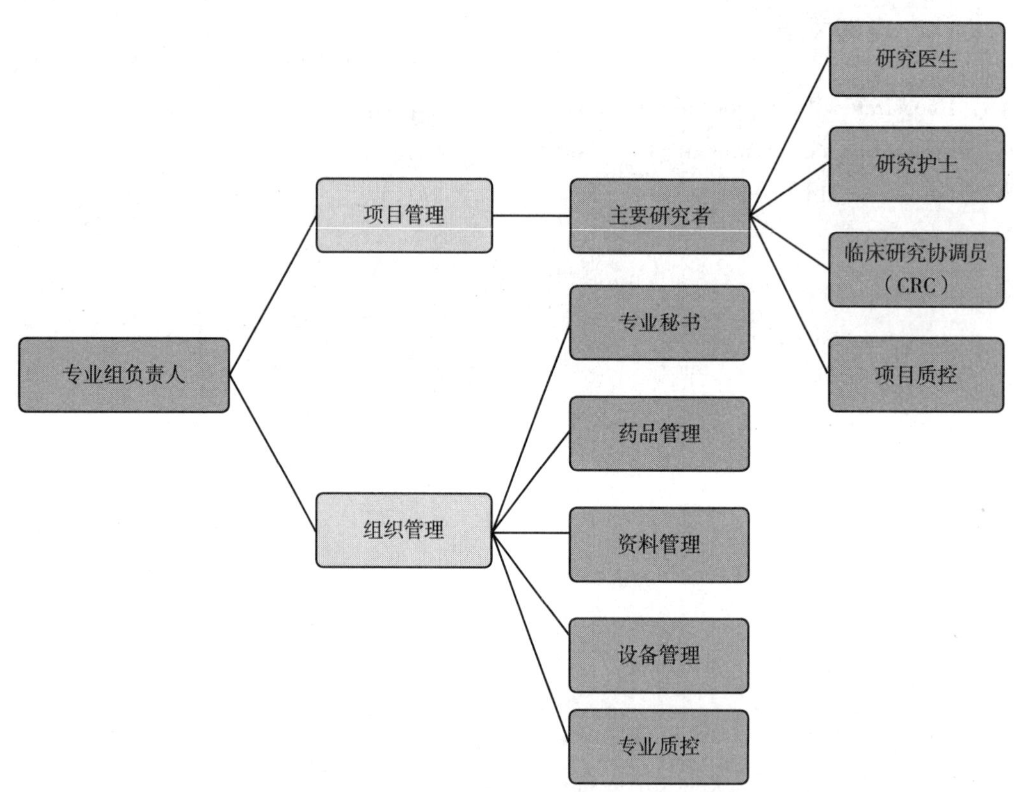

图 3-5-1　临床试验专业组组织构架和研究者角色及职责分工

图 3-5-1 显示的是临床试验专业组通常的组织构架：对于临床专业组而言，临床试验相关的管理大致分为两个部分，一是针对临床试验项目开展的项目管理，二是为保证临床试验正常运转的常规组织管理。常规组织管理是项目管理的基础，项目管理又是常规组织管理的补充和完善，两者缺一不可，相得益彰。

近几年，各机构都在探索切实可行高效的质量管理模式，由于临床试验质量提升来源于主要研究者和项目组对方案的执行、对数据的记录以及对安全性事件准确的医学判断和及时的救治，因此主要研究者是临床试验质量的负责人。有的机构减弱了专业组质控的权重，把项目的质量责任落实到临床试验PI和项目组，由项目组指派具有丰富临床试验经验并经PI授权的人员针对项目进行质控，较原来专业组设置质控的模式更具有可操作性，可以及时准确地发现项目运行的质量问题并及时改进，帮助项目组提升临床试验的质量，值得在专业组组织架构设置时借鉴。

针对一些体量比较大、专业组细分亚专业、多院区的医院，有的药物临床试验机构也在探索更细化、更具有可操作性的管理架构模式。随着主要研究者对临床试验质量责任的明确，对于多院区、多亚专业的机构来说，一个专业组负责人难以把控多院区多专业的临床试验质量，也给专业组负责人带来巨大的压力。鉴于此，青岛大学附属医院近年在专业组备案过程中，尝试改革机构办直接管理各院区专业组和项目组的模式，一是在备案过程中，备案系统中能够查询到的可以细化到最小专业的，即将该专业作为专业组管理，例如尝试将肝胆胰专业组、甲状腺专业组、胃肠专业组、血管外科专业组单独备案，不再备案普通外科专业组；二是每一个亚专业组分院区成立自己的独立专业组，例如肿瘤专业组虽然在备案系统中是一个专业组，但已经细分为各个院区肿瘤专业组，每一个院区肿瘤专业组都按照国家药监局对备案制的要求独立准备相应的软硬件、管理体系、组织机构和人员、急救设施等，评估时分别评估，这样每一个院区专业组都可以作为一个独立的单元接受国家药监局和省药监局的检查和核查，在项目运行过程中，也以细分的专业组管理到项目组，将项目组的质量管理作为QA/QC管理体系中的QC的重要任务，落实PI的临床试验项目质量的主体责任。

（二）人员团队管理

临床试验专业组的组织构架是否完整合理固然重要，但更重要的是参与管理的团队是否具有高度的责任感和专业素养。专业组的人员团队由专业组负责人进行统筹管理；项目管理的人员角色有主要研究者、研究医生、研究护士、项目质控员、CRC等；常规管理的人员角色包括专业组GCP秘书、设备管理员、资料管理员、药物管理员、专业质控员等。通常一人可承担多个角色，例如：研究护士可以同时是专业组药物管理员和资料管理员，但在承担研究项目时不应同时承担该项目质控工作。

临床试验专业组应注重团队协作和团队建设。专业组负责人应具有全面统筹能力和大局意识，建立责任明确的团队协作机制，平衡临床试验项目和成果分配，形成互帮互助、共同进步的良好协作氛围。对于主要研究者较多的专业组，专业组负责人应根据专业组研究人员的成长阶段、专业特长和个人能力分配临床试验项目，并制定合理公平的成果分配原则，主要研究者根据负责项目的情况对参加研究的人员进行成果分配。

1. 专业组负责人

目前国家药监局药物临床试验机构备案系统中只备案专业组和主要研究者，专业组负责人可根据各临床试验机构的临床科室设置情况进行设置和任命，专业组负责人和主要研究者职责有所不同，专业组负责人满足主要研究者的条件可以担任主要研究者，其他研究者如果满足主要研究者的条件也可以担任主要研究者开展项目，不应限制主要研究者只能由专业组负责人担任。一部分研究机构，特别是医院体量较大（主要研究者比较多，专业组负责人难以照顾到所有科室临床试验项目）、院区较分散（同一专业组各院区的病区无法同质化管理）、临床科室设置比较细的（专业组负责人事实上已无法管理到细分的科室），也尝试按照病种、病区、亚专业设置专业负责人和主要研究者，将专业组的管理体系建设按照病种、病区或亚专业来设置和考核。也有的研究机构不设置专业负责人，直接由机构办管理到主要研究者，各主要研究者需满足国家药监局的专业组的要求和考核的标准。因此，各研究机构可以根据自身的实际情况设置符合自身特色的专业组管理框架。

资质条件：具有在临床试验机构的执业资格；医学专业本科及以上学历，医学专业高级技术职称，具有相应的行政职务，在该医疗机构已完成注册；经过临床试验技术、GCP相关培训和伦理规范培训并获得培训证书；熟悉药物临床试验相关的法律法规、药物临床试验各种设计规范、标准操作规程（以下简称SOP）；曾经组织、独立承担完成新药临床试验或曾参加多中心临床试验项目或相关临床研究，具有较丰富的本专业临床及药物临床试验经验；热爱药物临床试验工作；在核心期刊上发表过药物研究或相关临床研究的论文。

职责：接受药物临床试验机构的管理；制定本专业药物临床试验的发展规划以及本年度工作计划，并完成年终总结；保证专业组内有符合GCP要求的研究场所，包括空间独立的“受试者接待室”以及供存放研究文件、药物的专用加锁橱柜和房间等等；组织制定并完善本专业药物临床试验的管理制度、SOP、设计规范及相关应急预案；协助机构完成本专业药物临床试验的人员安排和物资调配；负责本专业组临床试验的质量控制管理工作；协助机构完成药物临床试验的人员培训；协助机构主任、机构办公室完成对主要研究者（PI）的选择和考核等。

2. 专业组秘书

资质条件：具有医学/药学相关专业本科及以上学历；经过GCP、临床试验相关法律法规、技术规范的培训，并取得合格证书；熟悉临床试验相关法律法规和机构相关管理制度；熟悉药物临床试验的流程，熟悉计算机和具有较强的文字处理和网络应用能力，具有较强的沟通交流能力。

职责：接受专业负责人和机构办公室的领导，完成本专业科室临床试验相关工作；协助专业组负责人制定本专业的药物临床试验发展规划以及年度工作计划和总结；负责协助制定和撰写药物临床试验的管理制度、SOP、设计规范及相关应急预案；收集和保管本专业研究人员的个人资料和档案并定期更新；与机构办公室联系，具体安排机构的本专业临床试验讨论会、启动会和培训工作；负责对临床试验外来人员登记、培训和管理。

3. 专业组质控员

资质条件：具有医学/药学专业本科及以上学历，具有医学/药学专业中级及以上职称；经过GCP、临床试验相关法规、技术规范的培训，并取得合格证书；熟悉临床试验相关法律法规、指导原则。

职责：接受专业组负责人的领导，完成本专业科室临床试验的质控工作；熟悉本专业组开展临床试验的方案，制定合理有效的质控计划、完成质控工作后撰写质控报告提交专业组负责人；发现问题及时向相关研究人员反映。

4. 资料管理员

资质条件：具有专科及以上学历；经过GCP、临床试验相关法规、技术规范的培训，并取得合格证书；熟悉临床试验相关法律法规、指导原则。

职责：接受专业组负责人的领导，完成本专业科室临床试验的资料管理工作。协助制定资料保存、查阅、归档相关的SOP，并按照SOP对临床试验在研资料进行分类管理。

5. 药物管理员

资质条件：具有药学/护理学专业本科及以上学历，具有药学/护理学专业初级及以上职称；经过GCP、临床试验相关法规、技术规范的培训，并取得合格证书；熟悉药品管理与临床试验相关法律法规、指导原则。

职责：接受专业组负责人的领导，完成本专业科室临床试验的药品管理工作；协助制定药品接收、管理、贮存、发放、回收相关SOP；熟悉各项临床试验方案及药品管理要求，按照各项要求及SOP完成各项目药品管理工作。

6. 设备管理员

资质条件：具有本科及以上学历；经过GCP、临床试验相关法规、技术规范的培训，并取得合格证书；熟悉临床试验相关法律法规、指导原则。

职责：接受专业组负责人的领导，完成本专业科室临床试验的设备管理工作；协助制定设备管理相关的SOP，熟悉各项临床试验方案及仪器设备使用情况，按要求联系相关科室定期完成校验，保障设备正常使用。

7. 主要研究者

资质条件：具有医学专业本科及以上学历和医学专业高级职称，具有相应行政职务或学科带头人，在该医疗机构已完成注册；经过GCP、临床试验相关法规、技术及伦理规范的培训，并取得合格证书；参与过三项及以上临床试验项目、熟悉国内外本专业领域新药研究动态。接受作为主要研究者的信息公开，可接受公众对相关信息的查阅和监督。

职责：负责和承担临床试验项目、并对临床试验真实性和质量负责；参与制定临床试验方案、知情同意书及临床试验的其他文件，并对临床试验中的医疗决策负责；分配研究团队各个人员在临床试验中的职责和分工；主要研究者应当监督药物临床试验实施及各研究人员履行其工作职责的情况，并采取措施实施药物临床试验的质量管理，确保数据的可靠、准确。

8. 研究医生

资质条件：研究医生有医学专业本科及以上学历，在本医疗机构中具有注册行医资格；具有相关专业知识和能力；经过GCP、临床试验相关法规、技术规范的培训，并取得合格证书。

职责：能够完成主要研究者交办的相关临床试验工作；熟悉临床试验方案；根据临床试验要求筛选受试者，完成知情同意工作；对随访检查结果进行临床判断；及时收集受试者的不良事件和严重不良事件并完成符合医疗常规的救治；撰写严重不良事件报告，在规定时限内将报告递交申办者，审阅申办者提供的安全性报告，包括但不限于非预期严重不良反应、其他中心严重不良事件汇总等，并报告药物临床试验机构和伦理委员会；如实记录受试者情况和数据。

9. 研究护士

资质条件：在本医疗机构注册的护理学专业执业资格；具有初级及以上职称；经过 GCP、临床试验相关法规、技术规范的培训，并取得合格证书；熟悉药品管理要求；能够完成临床研究医嘱和医疗护理相关工作。

职责：熟悉临床试验方案；能够完成主要研究者交办的相关临床试验工作；能够完成取药、发药、药品回收相关的药品管理工作；能够完成临床试验相关物资领取发放工作；能够完成临床试验受试者安全监控和护理工作，并做好研究医嘱实施的相关记录。

10. 临床研究协调员（CRC）

资质条件：具备临床、护理或药学专业背景；经过 GCP、临床试验相关法规、技术规范的培训，并取得合格证书；熟悉药物临床试验相关的法律法规、药物临床试验各类 SOP；对药物临床试验工作有正确的认知，具有参加临床试验的经验。

职责：接受主要研究者和机构办公室的管理；在主要研究者的指导下，参与临床试验的协调工作。熟悉临床试验方案、知情同意书等文件，熟悉研究药物的性质、作用、疗效和安全性；协助主要研究者完成伦理申报，获得伦理委员会同意批准后，协助研究者、机构完成与医院各科室的协调；协助主要研究者召开启动会和培训；协助试验药物的领取、管理、配置、发放、清点工作；协助研究者完成受试者知情同意；提醒受试者随访，收集整理受试者各类检查报告、日记卡等；填写 CRF 表或完成 EDC 录入工作；完成主要研究者、机构办公室主任交办的其他工作。

（三）各角色协调与管理注意事项

专业组秘书在常规管理过程中主要负责信息传达、文件撰写等，针对具体临床试验项目，需要协助主要研究者整理研究资料，并及时与药物临床试验机构办公室沟通。药物管理员、资料管理员、设备管理员与专业质控员针对临床试验项目的具体要求分别完成相应工作。医疗机构内部管理的 CRC 除了承担项目中的协调工作外，也可以协助承担资料管理、药品管理等角色。

专业组临床试验管理角色的交叉体现了人力资源充分利用的专业特色，但也带来了若干管理的问题。由于临床试验实际操作内容庞杂，专业科室常常由于医疗工作非常繁重，参与临床试验项目的研究人员相对不足，许多服务于临床试验的商业机构 – 临床试验现场管理组织（site management organization，SMO）应运而生，从这些服务机构外聘 CRC 成为临床试验项目实操中重要的人员组成部分之一。有些专业科室因为人手不足，常由外聘 CRC 担任药物管理、资料管理等角色，由此带来的问题主要有：外聘 CRC 人员流动性大，会因人员替换而导致管理的连续性出现断层，发生受试者用药超窗、资料丢失、使用未按期校准的仪器设备等问题，以及由机构外聘人员管理内部文件导致泄密等。因而，专业组负责人需要高度重视此类问题，日常管理的相关工作必须由专业组内部人员担任，一方面可提高专业组研究人员的临床试验素养，另一方面可保证本专业组的管理更加稳定有序。

二、专业组硬件的准备与管理

专业组的硬件及其管理是临床试验运行的基本保证，也是专业组能否承接高水平临床试验项目的重要条件。虽然专业科室的硬件配备是否前沿和齐备与其学科医疗水平和科研水平密切相关，但规范严谨的硬件管理对临床试验的质量保证尤显重要。专业组应在如下方面对临床试验硬件进行准备和管理。

（一）药物临床试验的设备设施

专业组的临床试验设备多为治疗疾病的医疗设备，如心电监护仪、呼吸机、心电图测定仪、脑电图测定仪等，更多的仪器设备配置在辅助检查科室，为各专业组的临床试验提供共享服务，如放射影像、超声、病理、检验科的各类仪器设备。某种意义上，一个现代化医院配置的医疗仪器设备的先进性和完备性，决定了该医疗机构所属专业科室开展临床试验的水平。

一般而言，辅助检查科室的仪器设备都有规范的管理制度、标准操作规程和使用及维修记录，而专业组自身拥有的仪器设备在规范管理方面往往存在漏洞。所以，规范建立专业组仪器设备档案管理制度和使用及维修记录，对保证临床试验过程中采集的有效性和安全性数据的可靠性至关重要。其中，与临床试验项目操作相关的仪器使用记录还应该独立成档存放，以备现场核查溯源。由于临床试验质量监管对依从研究方案采集数据，以及对源数据的溯源均有专门要求，故做好临床试验数据的存储、备份管理是专业组质量控制管理的重要抓手。

（二）受试者接待室

受试者接待室是受试者知情告知、知情同意书签署，以及保护受试者隐私信息的重要场所。即使在医疗业务空间相对紧张的条件下，专业组也应该设置相对独立的房间，至少在受试者知情同意过程中保持私密的环境。受试者接待室的内部环境应相对舒适，以便为受试者知情同意营造轻松的氛围。受试者接待室必要时可配置准确的电子时钟、摄像设备，以保证受试者的知情同意过程能够准确、真实地记录。受试者接待室的墙体可张贴与受试者知情同意和权益保护相关的法规节选和标准流程，以利于受试者充分了解其权益和知情同意过程。

（三）药物贮存室

依据不同临床试验机构对临床试验药物管理模式的不同，专业组药物贮存室的功能可以对应设置和管理。如是机构中心药库管理模式，则专业组的药物贮存室仅满足药物暂存功能即可；如是机构和专业组复合管理药物模式或专业组管理模式，则专业组药物贮存室必须建立完善的管理机制。

一个规范的专业组药物贮存室的管理，硬件方面要保证有足够的储药柜用于贮存试验药物和回收药物，功能分区合理，标识清晰；应配备合适的冰箱；贮存室的温度和湿度可控制在药物的保存条件内；要具备防火、防盗、防虫、防鼠、防潮的设施，必要时可安装钠光源（黄光）以备保存对光敏感的不稳定药物；可安装准确的电子时钟和摄像设备，便于真实记录试验药物的接收、贮存、发放、回收药物的管理过程；有条件的机构和专业组可以配置冷链温湿度自动监控系统，避免人工记录温湿度的弊病；室内的墙体可张贴与药物管理相关的法规节选、管理制度和标准流程，以便督促药物管理员规范履行职责。此外，专业组临床试验药物的接收、贮存、发放、回收药物的过程记录的一致性是最容易出现问题的环节，是专业组质量管理的重点。

（四）资料档案室

专业组的资料档案室主要用于储存在研临床试验项目的资料。管理上要求配置带锁而不能透视的文件柜；档案室应满足防火、防潮、防盗、防虫蛀、防高温、防尘、防光、防腐条件；便于取用和回放；防止遗失和泄密；记录及时准确；源数据和核证副本保存完整；归档资料齐备、无误、规范。

三、专业组质量文件体系建设与管理

建立良好的、符合GCP规范的质量管理文件体系是专业组质量管理的基础。专业科室在药物临床试验机构质量管理体系的基础上，应该按照医院整体的制度框架，结合本专业组特点组织制定本专业组的药物临床试验管理制度、临床试验设计规范、标准操作规程（standards operation procedure，SOP）和不良事件应急预案，细化各个岗位研究人员的工作职责和流程，方能保障专业组临床试验项目的规范实施和运行。

（一）管理制度

专业组管理制度是专业科室在临床试验运行管理各个方面的基本管理要求，包括人员管理、场地管理、设备管理等各个方面，根据医疗机构和专业科室的特点，通常制定的管理制度包括但不限于如下内容：

- 专业组组织架构；
- 临床试验专业组工作流程；
- 临床试验专业组各类人员职责；
- 专业组临床试验项目管理制度；
- 专业组临床试验质量管理制度；
- 专业组临床试验人员培训与资格确认管理制度；
- 专业组CRA、CRC、CRN管理制度；
- 专业组临床试验立项管理制度；
- 专业组临床试验项目启动培训管理制度；
- 专业组知情同意管理制度；
- 专业组临床试验用药品管理制度；
- 专业组临床试验用医疗器械管理制度；
- 专业组临床试验生物样本管理制度；
- 专业组医疗废物处理管理制度；
- 专业组防范和处理临床试验中突发事件管理制度；
- 专业组不良事件（AE）/严重不良事件（SAE）管理制度；
- 专业组临床试验操作程序培训管理制度；
- 专业组临床试验数据自查核对制度；
- 专业组临床试验设施与环境条件控制和管理制度；
- 专业组临床试验相关仪器设备管理制度；
- 专业组临床试验文件与资料管理制度；
- 专业组管理制度和标准操作规程的制订、更新、发放、使用、废除、保存和归档管理制度。

此外，各专业科室还应根据自身专业特点制定相应制度，体现具有专业特色的管理水平，例如麻醉专业有麻醉苏醒室，需要制定《麻醉苏醒室管理制度》等。

（二）设计规范

临床试验设计规范是指导专业组设计临床试验方案，体现专业组临床研究水平的重要管理文件。专业组应在临床试验机构的通用设计规范基础上，设计制定本专业组的临床试验设计规范，用于具体指导本专业组研究人员提高临床研究的设计水平。通常制定的设计规范包括但不限于如下内容：

- 专业组临床试验方案设计规范；
- 专业组临床试验知情同意书设计规范；
- 专业组临床试验病例报告表设计规范；
- 专业组临床试验受试者招募广告设计规范；
- 专业组临床试验研究者手册设计规范；
- 专业组各疾病病种临床试验方案设计规范；
- 专业组使用各类药物的临床试验方案设计规范。

专业组在制定临床试验设计规范时，应该侧重解决具有本专业特色的临床试验设计规范问题。具体考虑的原则是，根据本学科亚专业的研究方向，结合该专业领域国内外创新药物的研究趋势，参考FDA、EMA和NMPA颁布的各类药物临床试验指导原则，设计具有专业特色的临床试验方案、知情同意书、病例报告表等。例如，心血管内科专业组可以分别制定抗高血压药物和抗心律失常药物的临床试验方案设计规范；内分泌科专业组可以分别制定治疗糖尿病药物和治疗骨质疏松药物的临床试验方案设计规范。

（三）标准操作规程

标准操作规程是规范临床试验具体操作的标准指导性文件。制定专业组标准操作规程应建立明确的目录，可以根据临床试验具体操作环节迅速检索查阅，标准操作规程的描述应该条理清晰、规范明确，既符合医疗常规，又具有本专业的可操作性。临床试验专业组SOP一般包括但不限于如下内容：

- 制定标准操作规程的标准操作规程；
- 专业组临床试验方案设计的SOP；
- 专业组临床试验病例报告表设计的SOP；
- 专业组临床试验知情同意书设计的SOP；
- 专业组临床试验原始记录表格设计的SOP；
- 专业组临床试验设盲与揭盲的SOP；
- 专业组临床试验伦理申报的SOP；
- 专业组临床试验人类遗传资源申报的SOP；
- 专业组组临床试验质量控制的SOP；
- 专业组临床试验项目启动会的SOP；
- 专业组临床试验受试者知情同意的SOP；
- 专业组临床试验受试者筛选与入选的SOP；
- 专业组临床试验受试者随机分组的SOP；
- 专业组临床试验原始记录的SOP；
- 专业组临床试验受试者随访观察的SOP；
- 专业组临床试验受试者检验与检查的SOP；
- 专业组临床试验病例报告表填写的SOP；
- 专业组临床试验用药物管理与使用的SOP；
- 专业组临床试验口服给药的SOP；
- 专业组临床试验静脉给药的SOP；
- 专业组临床试验肌肉注射给药的SOP；
- 专业组临床试验生物标本采集的SOP；
- 专业组临床试验生物标本处理及转运的SOP；
- 专业组临床试验生物标本外部运送的SOP；
- 专业组临床试验医疗废物处理的SOP；
- 专业组科室人员临床试验急救培训的SOP；
- 专业组原始医疗文书记录的SOP；
- 专业组临床试验不良事件记录的SOP；
- 专业组临床试验不良事件处理的SOP；
- 专业组临床试验不良事件报告的SOP；
- 专业组临床试验严重不良事件记录的SOP；
- 专业组临床试验严重不良事件处理的SOP；
- 专业组临床试验严重不良事件报告的SOP；
- 专业组临床试验数据管理的SOP；
- 专业组临床试验电子文档数据管理的SOP；
- 专业组临床试验统计分析报告撰写的SOP；
- 专业组临床试验总结报告撰写的SOP；
- 专业组临床试验质量控制的SOP。

制定专业组SOP应该重视的问题包括三个层面，一是符合国家颁布的法律和规范，二是体现专业特色，三是具有可操作性。专业组可根据科室自身特色仪器设备情况、特色医疗技术情况，以及场地功能划分情况制定适应本专业组临床试验全流程操作的SOP。例如，有些专业科室在临床试验过程中可能会使用到输液泵、呼吸机、心电图仪等仪器设备，需要制定相应的操作SOP；有些科室可能会承接不同类型、不同试验分期的临床试验（如Ⅰ期、Ⅱ期和Ⅲ期临床试验），由于试验目的和评价结局的不同，导致考察的主要终点指标必然有所不同，因而临床试验方案、病历报告表等制定的SOP也会随之有所不同，专业科室需要全面考虑承接项目的目标和特点，撰写既体现专业特点，又具有可操作性的相关SOP。

（四）应急预案

临床试验的应急预案是为应对试验过程中可能出

现的危急情况而撰写的解救措施，旨在建立有备无患的临床试验安全监控体系，妥善应对源于灾害、试验场所、试验过程，以及受试者的各种突发状况，充分保障受试者的安全。一般专业组需要撰写的应急预案包括但不限于如下内容：

➢ 受试者发生严重不良事件伤害的救治应急预案；
➢ 受试者发生低血糖的救治应急预案；
➢ 受试者心肺复苏的应急预案；
➢ 处理突发公共卫生事件的应急预案；
➢ 专业科室失火的应急预案；
➢ 专业科室停电的应急预案。

不同专业组接诊的患者和以患者为对象的受试者具有不同的特点，应急预案部分应凸显专业组特征。专业组需要根据诊疗疾病的特点、入组受试者人群的特性、试验药物常见预期不良反应等制定应急预案。例如，对于呼吸科专业组，入组受试者常有呼吸道疾病伴随症状，在参加临床试验的过程中，极大可能会哮喘急性发作，因此呼吸科需要制定应对受试者突发哮喘的应急预案。

四、专业组培训体系的建设和管理

临床试验专业组研究团队的业务素养和临床研究水平，在保证临床试验的质量方面起着关键的作用，因而不断完善研究团队的可持续性培训体系建设和常态化管理，成为专业组质量体系建设的永恒命题。临床试验培训体系的完善主要体现在两个层面：首先是对研究团队与时俱进地培训临床试验监管法规和 GCP 规范；其次是对研究团队可持续性地培训临床研究的设计、掌握和提升研究的技术和方法，以及不断规范实施临床试验的行为习惯。对于新入职的研究者，前者是当务之急，便于他们尽快获得研究资质；对于已有一定临床试验经验的研究者，后者则成为提高业务素养和临床研究水平的常态化工作任务。

从专业组可持续性培训和管理的模式着眼，专业组负责人应做好研究团队的中远期培训规划，既要努力培养行业内有影响力的主要研究者，也要不断打造团结协作、职责分明、有效运行、结构合理的研究团队。首先要不断补充具备临床试验资质的年轻研究者，使研究梯队具有后续可持续发展的潜力；其次要通过灵活的培训方式不断强化骨干研究者的法规意识和更新临床试验知识结构，让主动参与临床研究的意识成为其规范实施临床试验的动力。在内容和形式上，可以采取送出去参加系统培训班（线上或线下）、请进来参与专题研讨会等形式，获得 GCP 培训证书和继续教育学分，保持研究团队临床试验知识结构不断更新的态势。对专业组而言，在临床试验项目实施的过程中通过边实践边学习的方式，来强化研究团队的 GCP 意识、规范研究者遵循试验方案的行为习惯、掌握临床试验的技术和方法、提升团队的整体研究实力，是值得推广的培训形式。

五、专业组质量管理

专业组的质量控制体系建设可以参照 CNAS 的质量保证五要素（人、机、环、料、法）、本书的“药物临床试验质量管理体系建设”和“临床试验的质量控制”章节来完善和管理。所谓“人”的要素，即抓好研究团队的培训和研究水平的提升，其中良好的组织构架和人员分工是基础，团队研究水平是核心竞争力，不间断的培训是可持续发展的保证。所谓“机”的要素，即抓好研究硬件的配置和研究技术的拓展，其中专业组先进的医疗设备和前沿医疗技术是前提，仪器设备的规范管理是有利保证，研究数据的真实、完整和可追溯是质量的核心。所谓“环”的要素，即抓好研究空间的配置和研究环境的优化，其中专业组的受试者接待室、药物贮存室和资料档案室是基础条件，门诊和病房的功能分区可保证研究流程顺畅，研究环境的规范管理能够避免差错的发生。所谓“料”的要素，即抓好研究材料的供给和研究物质的配置，其中专业组的研究护士是管理的关键团队，研究试剂和材料的品质如果没有严格控制，有可能成为影响研究质量不可忽视的因素。所谓“法”的要素，即抓好研究法规和技术指导原则的培训，以及研究技术和方法的优化，从某种意义而言，这将成为影响专业组临床研究的学术地位和研究水平的决定因素。

综上所述，临床试验专业组是以医疗机构常规诊疗科室为依托开展临床试验的专业团队，其管理应该以临床试验质量管理体系为主线，完善专业组组织架构与管理文件体系的同时，侧重抓好研究团队持续性的培训工作，优化科室临床研究的硬件和空间条件，在临床试验项目的实操过程中不断提高研究团队的管理能力和研究水平。

参考文献

[1] 国家药品监督管理总局，国家卫生健康委员会．药物临床试验机构管理规定［EB/OL］. http://www.gov.cn/xinwen/2019-12/01/content_5457331.

htm，2019-11-29.
[2]洪明晃，王少华，程金莲，等.临床试验机构能力评估系列标准[J].药物评价研究，2019，42(06)：1041-1060.
[3]国家药品监督管理总局，国家卫生健康委员会.药物临床试验质量管理规范[EB/OL].http://www.gov.cn/zhengce/zhengceku/2020-04/28/content_5507145.htm，2020-04-23.

（余　勤　李丰杉）

第六章　药物临床试验质量管理体系建设

一、质量管理概述

药物临床试验质量管理的目标是保证药物临床试验过程规范，数据和结果科学、真实、可靠，保护受试者的权益并保障其安全。临床试验的质量是研究者做出来的，不是管出来的，也不是查出来的，研究者团队是临床试验项目研究过程的具体执行者，研究者是实施临床试验并对临床试验质量及受试者权益和安全负责的试验现场的负责人。因此，研究者对临床试验的项目质量负有主体责任，药物临床试验机构对项目质量负有管理责任。

药物临床试验的质量管理包括质量保证和质量控制。临床试验的质量保证是指在临床试验中建立的有计划的系统性措施，以保证临床试验的实施和数据的生成、记录和报告均遵守试验方案和相关法律法规。它包含内部的质量控制和外部的质量监管。临床试验的质量控制是指在临床试验质量保证系统中，为确保临床试验所有相关活动符合质量要求而实施的技术和活动。质量控制应贯穿临床试验的全过程，以发现问题，查找原因，进行整改并解决问题，确保每个环节都符合规范。

二、质量保证体系

（一）硬件设施

硬件设施应完善，满足临床试验运行的需求。

1. 机构办公室

药物临床试验机构办公室是药物临床试验管理职能的具体落实部门，目前大部分医院的机构办公室的管理模式是挂靠在科研科（处）、药剂科（药学部）或独立成科室，随着药物临床试验机构的发展和对其管理要求的不断提高，越来越多的医院将机构办公室作为独立的职能部门进行管理。机构办公室是临床试验质量管理的牵头部门和组织实施部门，在当前研究者的 GCP《药物临床试验质量管理规范》意识相对薄弱的状况下，机构办公室的管理水平很大程度上影响了临床研究机构的药物临床试验质量。

2. 伦理委员会

伦理委员会是监督和确保受试者安全和权益得到保证的重要部门之一。为了伦理审查的独立性，避免伦理审查结果受到外界的干预，伦理办公室的行政职能应该是独立的。伦理委员会的委员组成在符合相关法律法规（如《药物临床试验伦理审查工作指导原则》）的同时，人员的专业、背景和审查能力应能保证项目审查的科学性和伦理的合理性。

3. 资料储藏室

资料和数据的管理要求和年限规定将由申办者与机构协定。部分项目申办者，特别是国际多中心临床试验，在合同中会约定 15 年的保存期限。由于新药注册审批的相对延滞性，目前国内大部分药物临床试验机构仍保存着自承接试验以来所有项目的临床试验资料。因此，机构资料室应具备足够的空间，并考虑可持续性，应具备防火、防虫、防霉、防盗的硬件设施，对于特殊资料的保存还需具备避光、控温等措施。对于项目数量比较多的机构资料室应考虑配备专业的资料密集柜，项目数量少的专业组可考虑资料柜。

4. 药物储藏室

临床试验药物的管理要求是专人、专柜、专锁、专账、专用。不同的药品要求贮存条件各有不同，机构应有专门的药物储藏室，药物贮藏室应配备防火、防盗、防潮和避光设施。目前国内各个机构对药品管理的模式不尽相同，主要有以下三种模式：机构中心药房、专业组药物储藏室和机构中心药房 + 专业组小药柜。

（二）人员配置

人员配置应合理，职责分工应明确。

1. 机构管理人员

合理充足的机构人员配合是保证临床试验机构高效、规范运行的基础。临床试验项目的实施涉及医院的各个科室，机构主任应由院级领导担任，才能保证各项工作顺利组织和开展。机构办公室负责全院药物临床试验项目的立项审核、合同签署、质量管理、药物的接收和管理、资料的接收、归档和管理，是各专业组、各相关辅助科室、伦理委员会、申办者、合同研究组织等各方面沟通和协调的桥梁。机构办公室主任、机构秘书、质量管理员、药物管理员和资料管理员应为专职人员，同时具备一定的专业背景。机构资料管理员主要对临床试验的立项备案资料以及更新文件、结题归档资料进行管理，并做好查阅、借阅登记。质量管理员作为临床试验质量管理的主要执行人员，应具备一定的医学背景和临床试验项目管理经验。

2. 研究团队

高水平的研究团队是临床试验质量的核心。主要研究者（PI）作为项目的总负责人，应当具有高级职称并参加过 3 个以上药物临床试验，有一定的临床试验经验，能统筹科室资源，试验开始前，要对研究团队进行授权和分工。研究者应培训合格，在 GCP 的指导下，规范的执行临床试验方案，确保符合入排标准的受试者，按照试验流程完成访视，并做好相关记录和评估。药物管理员应熟悉临床试验方案，按照方案中规定的要求，进行试验用药品的发放、回收和登记，按照药物的储藏要求进行药物的管理，并做好每日的温湿度记录。资料管理员对临床试验的过程资料进行管理，同时做好查阅登记，临床试验结束后将临床试验项目资料移交机构办公室资料管理员进行归档管理。质量管理员应有充足的时间，按照质控计划进行项目质控，为确保质控的效果，质量管理员最好具有一定的临床试验实施经验。临床研究协调员（CRC）主要协助研究者做一些非医学判断的事务性的工作，应熟悉机构各项规章制度，为了便于 CRC 规范开展工作，机构办公室可建立相应制度管理在院 CRC。

（三）管理制度及 SOP 体系

管理制度及 SOP 体系应覆盖临床试验的全流程，并具有较强的可操作性。

临床试验实施过程要依从国家有关部门发布的法律法规文件，同时各个机构也要制定符合自身特点、可操作性强的制度体系文件，以保证临床试验过程规范、数据真实、结果科学可靠，同时保障受试者安全和权益。

制度体系是保证临床试验规范开展的基础和保障，内容应涵盖临床试验的全过程，完善的制度体系文件有助于严格控制临床试验各环节中存在的各种影响因素和偏移，确保临床试验按照《药物临床试验质量管理规范》（GCP）等法律法规文件规范开展，最终获得科学、真实的数据，为新药的上市提供可靠的依据。药物临床试验机构的制度文件一般包含两个层面，分别是机构层面和专业组层面。机构和专业组层面的制度体系文件，应具有各自的特色和适用性。机构层面的制度体系文件在遵循国家法律法规的基础上，综合考虑医院各个专业组的情况，发布的制度文件需适用于医院各个专业组各种情况。专业组层面的制度体系文件是在机构层面制度体系文件的基础上，根据各个科室自身的特殊情况，制定符合自身的制度体系文件，特别注重文件的可操作性。

临床试验实施过程中，随着国家相关法律法规更新，以及医院的发展和各专业的实际需要变化，可以对制度体系文件进行必要的修订，必要时进行版本更新，以满足临床试验的需要。制度体系文件的制定和修订，应由专人负责，一般是由某个岗位的具体负责者负责相关工作制度和 SOP 等文件的起草，机构办公室主任审核，机构主任批准后予以发布。制度体系文件的制定一定要成体系，具有可操作性。

（四）质量控制措施

建立多层次全方位的质量控制措施，并有效实施。

药物临床试验机构内部的质量控制分为两个层面，即机构层面和专业组层面。专业组层面的质控主要由专业质量管理员具体实施，专业组负责人可根据专业组开展的临床试验的数量，指定一到几名专业组质量管理员。临床试验开始前，质量管理员应熟悉临床试验方案等资料，并根据临床试验的具体情况制定质控计划，交机构办公室备案。临床试验过程中，按照质控计划安排质控，并将质控发现的问题和整改意见反馈给研究者和专业组负责人。专业组负责人可定期召开质量管理专题会，对质控情况进行阶段性总结，并进行培训。机构层面的质控主要由机构质量管理员具体实施，机构质量管理员在常规质控的同时，对专业组质控情况进行定期追踪，可根据专业组质控的结果进行有因质控和专项质控，并据此调整机构的质控计划。

三、质控实施

（一）质量影响因素

1. 临床试验方案

质量源于设计，临床试验方案的科学性和可行性是临床试验质量的基础。方案违背是临床试验项目质控中常见的问题之一，也是影响药品审评结果的问题之一，而导致方案违背的主要原因之一是方案设计的可操作性。目前国内大部分临床试验方案设计由申办者起草，各个中心实施的过程中会有操作层面的问题，特别是全球同步的国际多中心临床试验，在各个国家实施的时候由于各国地域、人文等各种因素的影响，导致临床试验方案在各个机构落地实施的过程中，会存在与机构和专业组的现况或流程不相符的情况，不能严格依从试验方案，最终影响临床试验的质量和受试者的安全。

2. 研究团队

研究者参与药物临床试验方案的设计，同时也是具体实施者，药物临床试验的质量很大程度上依赖着研究者的 GCP 水平和投入程度。国内大部分研究者承担大量的临床工作和教学任务，投入到药物临床试验中的时间和精力相对不足。另研究者对 GCP 知识和相关法律法规的掌握程度也与规范开展临床试验不相适应。加强研究者的 GCP 培训和适当减轻研究者的工作负担对于保障临床试验质量就显得尤为重要。临床试验开始前，主要研究者应对研究团队进行明确的分工和授权，临床试验过程中，各类人员（研究者、药物管理员、资料管理员、质控员）要密切配合，有分工又有合作，才能保证临床试验规范开展。

3. 受试者

作为临床试验的主要研究对象，受试者的理解和配合度直接影响到临床试验数据的完整性和准确性。临床试验受试者来自社会各个阶层，其职业背景、学历层次、知识结构等各不相同，其理解力和接受程度不尽相同。临床试验过程中，在充分知情并同意的前提下，受试者需要在研究者的帮助下，按照试验方案，定期到机构接受访视，完成相关检查、服用试验药物，并接受研究者对疗效和安全性指标的评估。在此过程中，受试者是否按照访视计划按时接受访视、是否按照试验方案中规定的剂量按时服药等都将影响到临床试验的质量和结果的真实可靠性。为提高受试者的依从性，研究者应对受试者进行充分的知情同意和培训，让其对临床试验全过程有个基本的了解，并充分知晓在该项临床试验中享有的权利和义务以及相关受益和面临的风险，与受试者建立良好的关系，让受试者充分信任研究者，并积极配合研究者按照流程完成试验。

4. 临床研究协调员

临床研究协调员（CRC）作为研究团队的一员，主要协助研究者做一些事务性的非医学判断的工作，对于数据收集的及时性和完整性发挥着重要的作用。由于研究者试验投入精力和时间的限制，CRC 参与临床试验已成为一种趋势，CRC 几乎参与临床试验的全过程，在研究者的指导下，完成大量的事务性工作。同时 CRC 作为申办者、机构、研究者和受试者之间的桥梁和纽带，CRC 的业务水平和态度，在一定程度上影响着药物临床试验的质量。目前国内常见的 CRC 管理模式主要有三种，即临床试验现场管理组织（SMO）提供 CRC、研究机构聘请 CRC 和专业聘请 CRC。由 SMO 提供 CRC 为现阶段的主要模式，而这种模式存在很大的弊端是 CRC 的离职率较高，频繁更换 CRC 导致临床试验项目管理的延续性受到威胁，CRC 与研究者、受试者等群体的沟通顺畅度受到一定影响。

5. 监查员

监查员作为药物临床试验机构的外部质量监管力量，代表申办者与机构和研究者进行联系和沟通，对药物临床试验的实施过程进行监查，保证临床试验按照 GCP 和临床试验方案规范开展，及时获得完整、准确的数据。监查员的水平，是否有效履职，对于保证临床试验的质量发挥着重要作用。目前国内各申办者派出的监查员素质良莠不齐，人员流动性比较大，部分申办者或合同研究组织（CRO）从控制成本的角度出发，对监查员的监查频率做出规定，导致监查员不能做到充分的监查。部分监查员过于追求研究的进度，有时候忽略了临床试验的质量和受试者权益的保护。作为临床试验机构，应对监查员的资质进行把关，建立有效的准入机制，同时临床试验过程中也要对监查员的工作进行监管，方能保证监查员进行有效的履职。

6. 实验室

药物临床试验的实施大都需要实验室检查以协助对药物的安全性和有效性进行评价，实验室检查结果的准确性和及时性，影响到临床试验结果的准确性和及时性。目前大部分药物临床试验主要在三级医院开展，实验室能保证很好的室间质评。对于特殊的检查，需要机构与相关辅助科室进行有效的沟通，以保证结果的及时性。目前部分国际多中心试验，采用中心实验室，在各个机构采集标本，运往中心实验室进行统一检测，在这种模式下，虽然保证了检测标准的统一，但是样本在运输过程可能会存在保存条件不符合要求的情况，同时也会造成危急值得不到及时的反馈，受试者得不到及时救治和处理，可能影响到受试者的生命安全。

（二）质控依据

临床试验相关法律法规和技术指导类文件是药物临床试验质控的主要依据之一。《药物临床试验质量管理规范》是药物临床试验机构管理制度文件制定和质控的主要依据。《药物临床试验伦理审查工作指导原则》是伦理委员会运行和开展伦理审查工作的主要依据。《药物临床试验机构管理规定》于 2019 年 12 月开始实施，药物临床试验机构实行备案制，《药物临床试验机构资格认定办法》《药物临床试验机构资格复核检查标准》也可以为临床试验的质控提供具体的指导。2017 年我国成为人用药品注册技术协调会议正式成员，在国内开展的药物临床试验，特别是国际多中心临床试验，也应该遵循ICH-GCP。《Ⅰ期临床试验管理指导原则（试行）》《药物临床试验生物样本分析实验室管理指南（试行）》等为新药Ⅰ期临床试验和生物样本分析的质控提供依据。对于一些特殊的药品和人群，国家发布了相应的技术指导原则。2015年11月原国家食品药品监督管理总局发布药物临床试验数据现场核查要点的公告（2015年第228号），国家药品监督管理局2020年5月22日发布的《药品注册核查实施原则和程序管理规定（征求意见稿）》，为机构质控和做好接受国家药监局食品药品审核查验中心的临床试验数据核查工作提供了指导和依据。临床试验在遵循相关法律法规的同时，也要遵循医院的相关的规定和流程，即医院的各项管理制度、SOP等管理文件。

（三）质控要点

1. 知情同意和知情同意书

作为保护受试者权益的主要措施之一，知情同意书的设计应通俗易懂，满足不同层次背景和知识结构人群的充分理解需求，内容涵盖临床试验的目的、流程、试验药物的介绍，受试者的权利和义务、获益和风险等。知情同意书中不要出现诱导受试者参加临床试验的内容。受试者签署的知情同意书应是经伦理委员审批的最新版本。临床试验过程中，如果出现试验方案或研究者手册等内容的更新且需要受试者知晓的情况，此时需对知情同意书及时进行修订并经伦理委员会审批，尚未筛选的受试者签署新版知情同意书，已入组尚未出组的受试者需及时补签新版知情同意书，已出组的受试者一般情况下不需要补签新版知情同意书。知情同意书一般为一式两份，研究者和受试者各执一份签署后的知情同意书。

知情同意的过程应符合GCP要求，知情同意的时间应在受试者筛选前。签署知情同意书前，研究者应向受试者充分的讲解知情同意书的内容，并解答受试者的疑问，在受试者充分知情并同意后，由进行知情的研究者和受试者面对面签署知情同意书。签署知情同意过程中，如果发生书写错误，应由修改人进行签名并填写修改日期。对于无行为能力或限制行为能力的受试者应由其法定代理人实施知情同意，并在知情同意书中注明两人关系。已签署知情同意书的受试者在临床试验的任何阶段都有退出试验的权利。

质量管理员对知情同意书一般都是100%的质控。首先对知情同意书的份数进行核对，知情同意书的份数应与筛选入选表和研究病历中记录的参与筛选受试者的例数一致，比较常见的问题是筛选失败的患者未签署知情同意书。然后需对所有知情同意书逐一核对，重点关注以下几个方面，知情同意书的版本应为伦理委员会审批的最新版本，可与伦理委员会批件核对；知情同意书的签署时间应在项目启动后不能晚于受试者接受筛选访视日期，可与启动会记录、筛选入选表、研究病历和实验室检查单核对；签署知情同意书的研究者应为经PI授权的研究者，可与授权分工表和研究病历进行核对；知情同意书应由受试者本人签署，若由法定代理人或公正见证人签署应符合相关要求；研究者和受试者在知情同意书上签署的日期应一致；已签署的知情同意书中应有研究者的联系方式以便受试者有疑问时可随时联系研究者。

2. 方案执行

（1）筛选入组：按照试验方案规定完成筛选期相关流程的病例才是合格有效的受试者。将合格的受试者入组试验，既是对受试者安全和权益的保护，同时也避免了临床试验资源的浪费。虽然临床试验设计阶段，计算临床试验的入组例数时，一般考虑20%的脱落率。临床试验过程中，已入组受试者可能因为种种原因失访或脱落，研究者应严把筛选入组关，保证入组的受试者符合入选标准，不符合排除标准，确保完成受试者的例数满足统计分析的要求。质量管理员应熟悉临床试验方案，严格按照方案规定，对入选标准和排除标准逐条进行核对。入组阶段应特别关注受试者是否按照方案规定的随机方法进行随机。

（2）试验流程及访视窗：试验流程图可以帮助质量管理员快速地了解整个试验的全过程，质控管理员首先关注每个访视的访视时间是否在方案规定的范围，比较常见的问题是超窗，特别注意的一点是每次随访的时间窗应以基线访视日期为准进行计算。每次访视研究者都应关注受试者有无不适或不良事件的发生，并做好相关记录和处理。疗效和安全性指标，特别是主要指标，是评价药物安全性和有效性的直接数据来源，因此其收集的完整性、判断的准确性也是质量管理员关注的重点。

3. 合并用药

合并用药，包括禁忌用药的使用，可能会影响到药物疗效和安全性的评价，同时对受试者安全也可能会构成一定威胁。合并用药漏记也是临床试验质控中常见的问题之一。受试者每次访视期间，除研究药物外，服用的所有药品均应在研究病历或原始病历中记录，并转录到CRF中。当出现受试者服用方案规定的禁忌药品时，研究者应重点讨论和评估该药品对试验药物疗效和安全性评价的影响，并根据评估结果做出受试者是否退出临床试验的判断，此外对受试者的安全也要进行必要的随访。

4. 数据记录和溯源

临床试验数据记录载体包括源文件和病例报告表。源文件包括原始病历、实验室检查报告、筛选入选表、受试者鉴认代码表、药物发放记录表等资料。病例报告表分为纸质版和电子版。研究者应将试验数据准确、完整、及时、规范地记录于源文件，并及时地转录到病例报告表。如发生书写错误需进行数据的修改，应由研究者本人进行更正，并签署姓名和日期，此过程应保持原始记录清晰可见。临床试验过程中如出现任何检查结果的异常，研究者应对其临床意义进行判定，并在检查报告单标注。如果判定为异常有临床意义，应按照 AE 记录和处理（试验方案规定除外）。

临床试验数据的溯源是确保临床试验数据真实可靠的主要依据和重要手段。病例报告表是统计分析数据的来源，作为一种转录文件，病例报告表中的数据均应与原始资料中的记录一致，并能溯源到。质控的主要手段是将病例报告表与研究病历、检查报告单等原始资料进行核对。关于合并用药、检查报告的溯源，往往同时要关注医院 HIS 系统中的记录。

5. 试验用药品管理

试验药物是未批准上市的药物，其有效性和安全性未得到有效评价。用于临床试验的试验药物、阳性对照药品、安慰剂等统称试验用药品，仅能用于临床试验的受试者。试验用药品由申办者提供，药物管理员进行保管，临床试验结束后剩余药物要返回申办者。试验用药品的接收、保管、发放、回收均应有详细记录。

（1）接收：试验用药品接收时药物管理员要对试验用药品的名称、数量、批号、规格、有效期、包装是否完好等进行核对，并填写药物接收表，新批号药物应附有该批号药物的检验报告。对于双盲双模拟设计的临床试验，试验药物和对照药品在外形、气味、包装、标签等方面应保持一致。质控员重点查看药物接收表，相关信息填写是否正确，修改是否规范，是否有交接双方的签字，药物接收人是否为授权的药物管理员等，质量管理员可定期参与试验用药品接收，检查试验用药品的交接过程是否符合规范。

（2）管理：试验用药品的管理应符合专人、专锁、专柜、专账、专用的“五专”原则。试验药物的贮存条件应符合方案的规定。药物管理员每天要对药物储藏室的条件进行检查，并填写温湿度记录表。药物管理员应定期对试验药物的有效期进行检查，对于近效期药物要单独保管，并及时通知申办者进行替换。药物管理常见的问题是药物的贮存温度超出了方案规定的温度范围，出现这种情况，药物管理员应及时与申办者进行联系，对药物的稳定性进行评价，并根据评价结果做出相应处理。

（3）发放和回收：药物管理员需对受试者的身份进行核对，确保试验用药品发放给该项目的受试者。每次访视受试者凭借研究者开具的“GCP 处方”领取药物，并交回上次访视剩余的药物。药物管理员对项目名称、药物名称、药物编号、药物数量等进行核对，并填写药物发放回收记录表，发放人和接收人同时在药物发放回收记录表中签署姓名和日期。药物发放的数量应记录到最小单位。试验药物发放过程中，要特别注意随机性和盲态的保持。药物回收过程中，药物管理员要仔细对剩余药物和空包装进行核对和登记，并关注受试者有无漏服和多服的情况，以及试验药物有无破损和丢失等情况。回收的剩余药物和空包装应单独存放。按照规定，每次访视试验药物的服药依从性应控制在 80%~120% 之间。质量管理员在对试验药物的使用环节进行质控时，可将研究病历、随机表、药物发放回收表、受试者日记、病例报告表等资料进行核对。

（4）返还和销毁：临床试验的剩余药物和空包装在试验结束后应返还申办者，药物管理员和申办者的接收人应当面对剩余药品和空包装进行清点，并填写药物返还登记表。对于不方便运输的药物或空包装，可按照流程在机构销毁，销毁过程须有见证人在场，并填写销毁记录表。

6. 不良事件（AE）及严重不良事件（SAE）

不良事件（AE）指受试者接受试验用药品后出现的所有不良医学事件，可以表现为症状、体征、疾病或实验室检查异常，但不一定与试验用药品有因果关系。不良事件是评价临床试验药物安全性的重要指标，对新药能否被批准上市有重要的影响，不良事件处理是否恰当，影响到受试者的安全。一般情况下，从受试者使用药物之后开始收集并记录不良事件（研究方案中特殊要求除外）。质控检查研究者是否在研究病历或原始病历中详细记录不良事件的发生时间、严重程度、持续时间、采取的措施和转归等情况，该不良事件是否与试验药物存在因果关系做出判断，并填写不良事件记录表。研究者是否持续追踪不良事件的转归情况，直到受试者完全康复或病情稳定。

严重不良事件（SAE）是指受试者接受试验用药品后出现死亡、危及生命、永久或者严重的残疾，或者功能丧失，受试者需要住院治疗或者延长住院时间，以及先天性异常或者出生缺陷等不良医学事件。质控检查确认研究者在 SAE 发生时，是否对受试者进行了及时救治，并立刻报告主要研究者，经主要研究者确认后，填写SAE报告表，并及时报告申办者。当发生严重不良事件，研究者是否立即查明受试者所服药品的种类，以便对受试者采取有效的治疗措施；揭盲程序是否正确；对SAE的随访，是否直到受试者病情得到妥善解决或病情稳定；填写随访报告和总结报告是否规范。

可疑且非预期严重不良反应（SUSAR），指临床表现的性质和严重程度超出了试验药物研究者手册、已上市药品的说明书或者产品特性摘要等已有资料信息的可疑并且非预期的严重不良反应。质控检查研究者及申办者对SUSAR的判定是否合理，发生SUSAR之后，研究者对受试者是否进行了及时救治，是否及时报送给申办者，申办者是否及时地进行汇总分析并反馈给研究者和伦理委员会。

7. 生物样本

随着越来越多的临床试验，特别是国际多中心临床试验，选择中心实验室进行生物样本的检测分析，生物样本的管理成为质量管理的重点。生物样本的采集、预处理、保存和运输过程均应有记录。生物样本采集的时间和数量应与临床试验方案和知情同意书一致，仅能用于方案规定的检测项目。生物样本的保存和运输过程中应符合方案规定的条件，并做好温度的监控和登记。试验结束后，剩余生物样本的处理应获得受试者的书面知情同意。

（四）质控频率及关键环节

药物临床试验的质量管理是按照项目实施的，质控重点应从结题质控前移至试验前和试验中质控。项目的立项审核、启动会、第一例受试者入组、试验进行中、试验结题环节是临床试验项目质控不可忽视的环节。

1. 项目立项审核

项目的立项审核是质控的第一关。立项审核阶段重点对项目资料的完整性、申办者的资质、研究团队的组成等进行把关。申办者应具有相应的资质，并获得临床试验的批准，批准件中临床试验药物的名称和规格应与试验方案一致。申办者派出的监查员，应经过系统的GCP培训和项目培训，具有一定的临床试验管理经验，工作相对稳定，避免频繁更换监查员造成临床试验质量的风险。研究团队应组成合理、分工明确，研究者应经过GCP培训，具有一定临床技能水平，具备一定的临床试验项目管理经验，并有充足的时间参与到临床试验中，主要研究者同期主持的临床试验项目不宜太多。临床试验备案资料的审核，在关注完整性的同时，应同时关注科学性和可行性。

2. 项目启动

项目启动前，机构应组织由研究团队、监查员、相关辅助科室人员参加的项目启动会，启动会上要对试验方案、研究者手册、GCP等进行培训，进一步明确研究团队分工和职责，并由主要研究者进行授权。启动会上要进一步明确项目院内实施流程，特别是与院内常规不一致的流程，应与相关辅助科室负责人员进行商议确定，以确保临床试验项目按照试验方案规范开展。质量管理员可在启动会上对质控中常见的问题进行强调，并结合试验项目特点进行针对性的培训和讲解。

3. 第一例入组

为确保合格的受试者入组试验，每个项目第一例受试者入组完成，质量管理员应进行第一次质控。重点对筛选和入组访视产生的知情同意书、筛选入选表、鉴认代码表、药物发放表、病例报告表等全部资料进行详细的质控核查。重点关注知情同意书签署的规范性、方案的执行、入排标准的把控、数据记录的规范性和及时性。临床试验的质量提高是遵循着PDCA的管理循环，是一个不断持续改进的过程，每次质控活动结束后，质量管理员要将发现的问题及时反馈研究者，必要的时候，可对如何整改进行指导和帮助，并定期追踪整改的完成情况。

4. 项目进行中

项目启动后，质量管理员在综合考虑临床试验方案实施难易程度、研究团队临床试验水平、监查员的临床试验管理能力、受试者入组进度等情况的基础上制定质控计划。临床试验过程中，质量管理员可按照质控计划对临床试验项目进行质控。临床试验过程中的质控主要采取资料查阅、询问研究者、进行临床试验现场查看等方式进行。

5. 项目结题

项目结题是临床试验质量管理的最后环节，一般在所有受试者完成访视，数据被锁定之前进行质控。主要对资料的完整性、数据的一致性进行全面的质控。可采取抽查的方式对受试者的源文件和病例报告表进行核对，一般根据前期项目质控的结果决定抽查的比例，一般控制在30%~50%，入组例数较少的项目也可对所有受试者的资料进行质控。项目结束后，研究者对临床试验过程中产生的所有文件进行整理，并提交机构资料室进行归档保存，机构资料管理员需对资料的完整性和规范性进行全面的质控，并建立归档目录进行保存。

（陆明莹　张田香）

第七章 药物临床试验用药品的管理

一、试验用药品管理概述

临床试验用药品管理是药物临床试验质量管理中非常重要的一个环节，是整个临床试验质量的源头，管理好坏直接影响临床试验的质量和最终结果，由于临床试验用药品的特殊性，其质量问题将对受试者的权益和安全带来严重影响甚至伤害，因此管理好临床试验用药品具有非常重要的意义。

试验用药品，指用于临床试验的试验药物、对照药品。对照药品，指临床试验中用于与试验药物参比对照的其他研究药物、已上市药品或者安慰剂。

二、试验用药品相关法规要求

现行《中华人民共和国药品管理法》第二章第十九条明确规定，开展药物临床试验，应当按照国务院药品监督管理部门的规定如实报送研制方法、质量指标、药理及毒理试验结果等有关数据、资料和样品，经国务院药品监督管理部门批准。开展生物等效性试验的，报国务院药品监督管理部门备案。要求各申办者的试验用药品必须得到 NMPA 的许可或者备案后，方可开展药物临床试验。

由国务院药品监督管理部门、国务院卫生健康主管部门共同制定的 2020 版《药物临床试验质量管理规范》第四章第二十一条和第五章第四十四和第四十五条对临床试验用药品管理进行了详细的阐述。

（1）研究者和临床试验机构对申办者提供的试验用药品有管理责任。

（2）试验药物制备应当符合临床试验用药品生产质量管理相关要求，申办者负责向研究者和临床试验机构提供试验用药品。

三、GCP 中心药房的建设

（一）硬件建设

1. 场地

药物临床试验机构应当具备独立的 GCP 药房，地理位置便捷，方便门诊受试者、研究护士或临床研究协调员取、还药品。药房由独立、安全的房间组成，空间布局合理，环境整洁卫生。药房按功能进行分区，标识明显，包括办公区、接收区、贮存区、发放区、回收区、不合格区等。GCP 药房有足够的接收和保存试验用药品的场地，并配备有中央空调、温湿度监控设施，保证温湿度条件符合药物的贮存要求。药房装有防火防盗设施，非药物管理人员未经允许不得进入药房。GCP 药房的基本建设在符合 GCP 的要求上确立，保证了试验用药品保存场地的合规性、安全性，节省且规范了试验药品由各个临床科室自己保管所需要的场地。

2. 仪器设备

试验用药品贮存区配有常温柜若干，存放 10~30℃药品；阴凉柜若干，存放 10~20℃药品；医用冷藏冰箱至少两个，存放 2~8℃药品；24 小时温湿度监控系统，方便药物管理员实时监控药品的温湿度。发放区配有洁净工作台，保证药品的分装符合相关要求。回收区配有回收柜若干，贮存回收的药品和空包装。办公区域配备办公桌、文件柜、办公电脑、打印机，存放 GCP 药房管理相关文件和在研的药物临床试验项目相关文件。药房配有备用电源，保障医院断电情况下，冰箱的正常运行。配有温湿度计的转运箱若干，转运并记录试验用药品从离开药房到受试者服药前该时间段的温湿度。所有仪器设备均应通过质检，且在有效期内，保存相关证书备查。

（二）软件建设

1. 人员

GCP 中心药房配备具有丰富药品管理经验的专职药师至少 2 名，需取得 GCP 培训证书。药物管理员参加所有将在 GCP 中心药房进行管理的药物临床试验项目启动会，熟悉临床试验方案中试验用药品的管理要求、治疗方案、给药流程和注意事项等。

2. 电子管理系统

如有条件，应尽量建设完善的信息化管理系统应用于临床试验用药品管理中，将药品接收、发放、使用、回收、留样、返还 / 销毁等所有环节的药品去向和具体情况记录均采用电子化管理，并对试验用药品采取条码化管理，在试验过程中每一环节均可通过条码化管理实现药品核对、使用、清点和盘点实时查验，确保过程准确无误。各环节交接和记录均能打印、查询和归档，满足 GCP 等法律法规的相关要求，同时对各种试验用药品批号、有效期均能实时监控和警示提醒，避免药品过期失效，有效提升试验用药品管理效率和准确性，减少差错事件发生。

（三）质量管理体系

1. 管理制度

（1）临床试验用药品管理应遵照《药品管理法》《药品管理法实施条例》《医疗机构药事管理暂行规定》《药物临床试验质量管理规范》以及有关法律法规执行。

（2）申办者向研究者提供易于识别、正确编码并贴有特殊标签的符合临床试验用药品生产质量管理相关要求的试验药物，试验用药品的包装标签上应当标明仅用于临床试验、临床试验信息和临床试验用药品信息；在盲法试验中能够保持盲态。

（3）申办者在获得伦理委员会同意和药品监督管理部门许可或者备案后，与机构签订协议，方可按贮存要求运送临床试验用药品至临床试验药房，由药物管理员接收。

（4）GCP 药房设专人管理药品（包括临床试验用药物的接收、保存、发放、回收、留样、销毁或返还），并保持人员相对稳定。

（5）药物管理人员负责验收申办者提供的研究药物和对照药品或安慰剂。依据研究方案查验试验用药物包装的完整性；核对剂型、品名、规格、批号、数量、有效期等。检查药检报告的结论是否为“合格”，并核对批号、检查有效期，证明药物符合临床应用的质量标准。

（6）试验用药物应分类存放于试验药物储藏室和专柜，整齐有序，做好温湿度记录，确保试验药品的贮存符合方案要求。

（7）试验用药物仅用于参加该项临床试验的受试者，不得在市场上销售。研究者不得把试验用药物转交给非临床试验研究人员。

（8）监查员负责对试验用药物的供给、使用、贮存及剩余药物的处理全过程进行监查。

（9）机构办公室在整个试验过程中应指派工作人员监管，保证研究者将药物仅用于参加该试验项目的受试者，且用法、用量严格遵循试验方案。研究者和药物管理员应积极配合机构办公室管理人员的监管。

（10）临床试验结束后，药物管理员负责整理试验用药品所有记录资料，并归入项目档案。

（11）机构应不定期组织药物管理员的培训工作。

（12）“麻精药品”应按照《麻醉药品和精神类药品管理条例》《处方管理办法》严格进行管理。

2. 标准操作规程

试验用药品管理建议主要包括以下标准操作规程：

（1）试验用药品的接收、贮存、发放、使用、退回 / 销毁的 SOP。

（2）药品分装的 SOP。

（3）抽样的 SOP。

（4）日常温湿度管理的 SOP。

（5）有效期管理的 SOP。

（6）不合格药品管理的 SOP。

（7）盘点管理的 SOP。

（8）冰箱管理的 SOP。

（9）药房安全管理的 SOP。

（10）各种仪器设备使用的 SOP。

（11）日常培训的 SOP。

3. 应急预案

（1）重大灾害事故应急预案。

（2）公共安全事件等特殊时期的应急预案。

（3）重大差错应急预案。

（4）超温处理的应急预案。

（5）药品受损应急预案。

（6）停电的应急预案。

4. 思考总结

临床试验结束或进行中，采用纠正和预防措施（CAPA）系统，发现问题，分析原因，解决问题。CAPA 是质量持续改善的核心，根本原因的分析以及纠正和预防措施是质量管理体系的基础。

四、试验用药品的机构管理

（1）机构办公室定期组织药物管理员参加院内和药政管理部门的 GCP、法律法规和指导原则的培训，切实保障所有参与人员按照统一的标准操作规范执行。

（2）机构办要求所有参与药物临床试验药物管理的人员必须持有国家药品监督管理局认可的 GCP 培训证书，关注国内外临床试验药物管理的新措施，不断探索和加强试验用药物管理方法。

（3）药物管理员参与每个临床试验工作，参加每个试验项目的启动会，熟悉试验方案，了解试验用药物的保存和使用方法及药物的特点。

（4）涉及特殊药品（如毒麻药），或需要特别处理的药品（如有较大毒性的抗肿瘤注射剂）时，由

GCP 药房药物管理员承担对试验药品的管理制度和管理流程的培训，针对每一个项目的试验药品的特征，对所参加科室的药物临床试验专业组团队人员进行培训。

（5）机构办将对 GCP 药房的质控纳入机构质量控制体系，分别对项目的试验用药物的接收、保存、发放、回收、返还和销毁的全过程进行质量核查，发现问题需及时整改，必要时可增加检查频次。

（6）如出现以下情况，机构办公室和 GCP 药房应及时更新相关的管理文件：国家法律法规或有关标准指导原则更新；药房软硬件设施发生改变，执行过程中发现可操作性不强的文件；自查、监查、稽查、评估检查及日常监督检查中发现存在缺陷的文件。

参考文献

[1] 国家药监局，国家卫生健康委. 药物临床试验质量管理规范（2020 年第 57 号）[EB/OL]. http://www.nhc.gov.cn/yzygj/s7659/202004/1d5d7ea301f04adba4c4e47d2e92eb96.shtml，2020-04-27.

[2] 全国人大常委会.《中华人民共和国药品管理法》[EB/OL]. http://www.npc.gov.cn/npc/c30834/201908/26a6b28dd83546d79d17f90c62e59461.shtml，2019-08-26.

[3] 国家药监局，国家卫生健康委. 药物临床试验机构管理规定（2019 年第 101 号）.[EB/OL]. http://www.gov.cn/xinwen/2019-12/01/content_5457331.htm，2019-11-29.

[4] 国家药品监督管理局. 关于发布药物临床试验数据现场核查要点的公告[J]. 中国制药信息，2016，32（4-5）：96-98.

[5] 国家药品监督管理局. 药物临床试验质量管理规范（局令第 3 号）[EB/OL]. http://www.nhc.gov.cn/wjw/bmgz/201105/ebb64ab0d2f84fe08e143c1d0e56244c.shtml，2003-08-06.

[6] 中华人民共和国国务院. 麻醉药品和精神药品管理条例[EB/OL]. http://www.gov.cn/gongbao/content/2016/content_5139413.htm，2016-2-6.

[7] 周娟绒，姚苗苗，潘龙，等. 临床试验中心药房管理模式的探索[J]. 临床医学研究与实践，2019，4（23）：92-93，104.

[8] 广东省药学会. 药物临床试验药物管理·广东共识（2020 年版）[EB/OL]. http://www.sinopharmacy.com.cn/download/95.html，2020-04-16.

（吴建才　刘亚妮）

第八章　药物临床试验文件的管理

一、文件管理的概述

文件分为管理类文件和临床试验项目文件。药物临床试验项目文件是指评估药物临床试验实施和数据质量的文件，用于证明研究者、申办者和监查员在临床试验过程中遵守了《药物临床试验质量管理规范》和相关药物临床试验的法律法规要求。药物临床试验项目文件为确认临床试验实施的真实性和所收集数据完整性的依据，是申办者稽查、药品监督管理部门检查临床试验的重要内容。临床试验文件管理应该专人管理、及时归档、分类管理、安全保存。

二、文件管理相关法规要求

由国务院药品监督管理部门、国务院卫生健康主管部门共同制定的2020版《药物临床试验质量管理规范》第四章第二十五条、第五章第三十六条和第八章对临床试验文件管理进行了详细的阐述。

此外，临床试验文件管理还要遵守《国家药监局关于发布药物临床试验必备文件保存指导原则的通告》(2020年第37号)、《中华人民共和国档案法实施办法》《电子文件归档与电子档案管理规范》的相关规定。

三、文件管理设施设备

文件资料分为书面文件和电子文件两类。电子档案应储存于可靠的介质（移动硬盘、光盘等）中，用于保存临床试验资料的介质应当确保源数据或者其核证副本在留存期内保存完整和可读取，并定期测试或者检查恢复读取的能力，免于被故意或者无意地更改或者丢失。

（1）申办者、研究者和临床试验机构应当确认均有保存临床试验必备文件的场所和条件。档案室布局合理，空间和档案柜的数量满足文件保存需求，如对于文件数量比较多的档案室应考虑配备专业的资料密集柜，文件资料比较少的档案室可考虑带锁的文件柜。

（2）档案室设备条件应当具备防止光线直接照射、防盗、防高温、防火、防潮、防尘、防鼠、防虫等设施。温度一般控制在10~30℃，湿度一般控制在40% ~70%，以利于文件的长期保存。

（3）档案室实行门禁管理，档案管理员授权进入，其他工作人员均无此权限。

（4）电子管理系统，如有条件可使用信息化管理系统应用于临床试验文件的管理，信息化的档案应当对接收的电子档案进行检测，确保电子档案的真实性、完整性、可用性和安全性，符合《电子文件归档与电子档案管理规范》。档案室可以对重要电子档案进行异地备份保管。

四、管理细则

（一）各方职责

1. 申办者 /CRO 职责

（1）申办者使用的电子数据管理系统，应当通过可靠的系统验证，符合预先设置的技术性能，以保证试验数据的完整、准确、可靠，并保证在整个试验过程中系统始终处于验证有效的状态，符合电子文件归档与电子档案管理规范和《药物临床试验质量管理规范》。

（2）申办者应当与研究者和临床试验机构就必备文件清单、要求、保存时间、费用和到期后的处理在合同中或标准操作规程中予以明确。

2. 机构 / 研究者职责

（1）本机构承担的所有临床试验均应有相应的文件，每份档案要保证其内容的完整性、准确性及真实性。

（2）文件应由专人负责，在每项药物临床试验结束后及时对资料及文件进行整理、分类、编目、登记归档，并妥善保管。

（3）已归档的临床试验相关资料原则上不得以借阅为由带出机构，借阅档案的研究人员应在机构办公室阅读、查看，不得私自带走、撕毁、修改。特殊情况下须带走资料者，必须由主要研究者提出书面申请，并做好借阅登记，并在限定时间内归还。

3. 档案管理人员职责

（1）档案管理人员定期进行专业系统的知识培

训，定期开展对档案法规和规章制度的学习。

（2）档案管理员负责保管机构档案室和档案柜的钥匙。离开时，档案柜钥匙不得插在档案室门上或档案柜上，也不得置于办公桌或其他人易于取到的地方，所有档案柜及档案室的钥匙应整齐放置在钥匙柜中。

（3）档案管理员在每项药物临床试验结束后及时对资料及文件进行整理、分类、编目、登记归档，并妥善保管。

（4）档案管理人员应遵守国家保密法规，对方案涉及的有关新处方、制剂工艺、受试者信息、试验数据等内容进行保密，不得擅自对外泄密。

（5）档案管理人员必须严格执行档案借阅和返还制度，逐项认真填写档案借阅登记本，须及时督促借阅人员归还文件，并及时归档。

（6）非机构档案管理人员进出机构档案室均需经过档案管理人员的同意，并由档案管理人员陪同进出机构档案室。

（二）必备文件的管理

申办者、研究者和临床试验机构应当按"临床试验必备文件"和药品监督管理部门的相关要求，妥善保存试验文档，应当制定试验主文档管理计划书或文件管理的标准操作规程以规范试验文件的管理，被保存的文件需要易于识别、查找、调阅和归位。

（1）试验主文档管理计划书可包括但不局限于以下内容：①试验主文档的内容、文件夹的结构、文件代码等；②试验主文档保管的中心办公室 / 场所及主要联络人（文档管理者）；③试验主文档提交或维护的流程：试验主文档提交的时间表、方法及跟踪记录等，文档的命名、版本控制等规则；④试验主文档的质控计划；⑤试验结束后试验主文档的存档方式。

（2）文件管理制度建议主要包括相关管理文件的控制与维护的制度，文件的制订和修改需要有完整的制订 / 修订、审核和批准流程、档案室管理人员工作制度、档案室存档资料的借阅及返还制度、档案室出入登记制度。

（3）文件管理标准操作规程包括文件的制定、生效、接收、保存、返还和销毁 SOP。

（4）根据 2020 版《药物临床试验质量管理规范》的要求，临床试验项目文件的保存分为三个阶段：临床试验准备阶段、临床试验进行阶段、临床试验完成后阶段。临床试验的不同阶段，文件管理的侧重点不同，临床试验开始时，研究者及临床试验机构、申办者双方均应当建立项目档案，其中包括必备文件和临床试验中产生的所有关联性文件。在临床试验进行阶段，临床试验专业项目组的资料管理员保存在研项目档案。机构办公室可按在研项目（暂存在临床试验专业组）与待结题项目（暂存在机构资料库）分类管理在研临床试验项目的资料。临床试验结束时，研究者及临床试验机构、申办者审核确认必备文件，这些文件应当被妥善地保存在各自的临床试验档案卷宗内。

参考文献

[1] 国家卫生健康委员会，国家药品监督管理局．药物临床试验质量管理规范（2020 年第 57 号公告）[EB/OL]．http: //www.nhc.gov.cn/yzygj/s7659/202004/1d5d7ea301f04adba4c4e47d2e92eb96.shtml，2020-04-27.

[2] 国家药品监督管理局．关于发布药物临床试验必备文件保存指导原则的通告（2020 年第 37 号）[EB/OL]．https: //www.nmpa.gov.cn/xxgk/ggtg/qtggtg/20200608094301326.html，2020-06-03.

[3] 全国人大常委会．中华人民共和国档案法 [EB/OL]．http: //www.npc.gov.cn/npc/c30834/202006/14a5f4f6452a420a97ccf2d3217f6292.shtml，2020-06-20.

[4] 广东省药学会．药物临床试验文档目录·广东共识（2020 年）[EB/OL]．http: //www.sinopharmacy.com.cn/download/105.html，2020-08-01.

[5] 国家市场监督管理总局，国家标准化管理委员会．电子文件归档与电子档案管理规范 [EB/OL]．http: //www.gb688.cn/bzgk/gb/newGbInfo ？hcno=EB1CC0500D91490B5D219823AC1F3D16，2016-08-29.

（吴建才　时　萍）

第九章　重大突发公共卫生事件情况下临床试验的管理与操作

突发公共卫生事件，是指突然发生，造成或者可能造成社会公众健康严重损害的重大传染病疫情、群体性不明原因疾病、重大食物和职业中毒以及其他严重影响公众健康的事件。根据突发公共卫生事件性质、危害程度、涉及范围，突发公共卫生事件可划分为特别重大（Ⅰ级）、重大（Ⅱ级）、较大（Ⅲ级）和一般（Ⅳ级）四级。重大公共卫生事件，特别是传染性疾病，例如从1988年上海甲肝疫情、2003年“非典”到2019年的新型冠状病毒肺炎（COVID–19）疫情，因其复杂性、突发性、传染性、暂无特效药等特点，而采取“封城”“交通限行”“停工停产”等疫情防控措施，保障社会公众的人身安全和权益。

目前我国临床试验多以国内临床试验为主，截至2020年4月9日，国家药品监督管理局药品评审中心平台登记的试验总数为13567项，国内试验占据91.6%，创新药物的临床试验研究发展势头正足。然而新型冠状病毒肺炎期间，由于不可抗力因素造成受试者无法按时随访、受试者招募数量不足、检验机构不能及时恢复样品检测、药品供应不及时等问题，而使大部分临床试验项目暂停随访、入组。直接影响临床试验整体质量的同时，增加很多人力、物力、时间成本，对于国内临床试验平台的经济效益产生极大影响。相反，针对肺炎疫情诊治相关的药物临床试验迅速增加，在患者与公众的急迫需求下，如何高效率、高质量地完成临床试验，避免临床资源浪费，保障受试者安全与权益是药物临床试验各环节相关人员共同面临的挑战。因此，在满足国家及省市的疫情防控要求的前提下，各临床试验机构纷纷制定临床试验工作指引，以期在保障受试者及临床试验研究人员的健康安全的基础上，逐步推进临床试验的工作实施。

为积极应对重大突发公共卫生事件对临床试验的影响，保证临床试验项目安全、有序开展，本章节以新型冠状病毒肺炎疫情下的药物临床试验管理与操作为基础，结合《重大突发公共卫生事件（传染性疾病）一级响应下临床试验管理共识（2.0版）》、各机构突发公共卫生事件一级响应下GCP工作指引、FDA指导原则、《COVID–19流行期间临床试验管理指南第二版》《新冠肺炎疫情期间药物临床试验管理指导原则（征求意见稿）》，如何建立重大突发公共卫生事件情况下临床试验的管理与操作的应急机制。本章节分为指导原则及在该原则下药物临床试验机构、临床专业科室、伦理审查部门、申办者、CRO、SMO各方成员、受试者、第三方稽查和监管部门管理与操作等部分，为临床试验相关人员准确掌握重大突发公共卫生事件情况下临床试验的管理与操作提供参考。

一、指导原则

（1）以响应党中央和政府号召，遵循国家卫生健康委员会对重大突发疫情的防控要求为整体原则。

（2）临床试验的疫情防控工作措施以保护受试者的权益和安全为核心准则。

（3）各项临床试验相关工作应与各级政府、医院内部的疫情防控要求一致；各临床试验专业人员和研究人员（包括主要研究者、研究医生、研究护士、药师、CRC等）及有关各方工作人员（包括CRA、项目管理人员等）在积极配合疫情防控工作的前提下，要高效率、高质量地开展各项临床试验，尽可能保证临床试验的完整性。

（4）发现受试者或工作人员出现疑似症状应转往定点门诊就诊并按照规定上报医院或机构。

二、药物临床试验机构管理与操作

药物临床试验机构作为医院内统筹负责管理全院临床试验项目的业务部门，包括临床试验项目的洽谈与承接、临床试验的组织管理与质量控制等工作。在疫情突发期间，如何确保受试者的权益、保证临床试验数据的真实性和完整性及驻院CRC的管理，防止工作人员与受试者的交叉感染等是药物临床试验机构开展高质量、高效率的临床试验亟须解决的问题。

（一）人员管理

1. 流行病学调查

药物临床试验机构研究人员在突发疫情初期，须如实详细登记近期是否前往疫区或有无疫区相关人员接触史，是否出现疫情疑似症状，如发热、咳嗽等，如有接触史，请自我居家隔离或前往指定地点隔离；如出现疑似症状，前往定点门诊就诊并接受疫情排查。隔离期满或排查后未感染疫情者，可返岗工作。

2. 个人防护

机构储备足够的防护物资（医用外科口罩、手套、防护眼镜、防护服、帽子等）、医疗物资（手部消毒液、体温计、医用垃圾袋等），以保证机构内的环境安全和相关工作人员的健康安全。

3. 人员培训

机构内工作人员应积极学习各级卫生健康委员会组织安排的相关疫情预防与控制指南、疫情防护工作注意事项等内容；机构组织相关医务人员对科室人员进行培训，机构工作人员在保证自我安全的前提下有序开展临床试验。

（二）项目流程管理

1. 制度和标准操作规程（SOP）

机构应在突发疫情初期，根据防疫工作要求及时制定或修改临床试验机构的各项应急预案、管理文件和SOP，以保证医院内承接项目尽量避免不可抗力因素影响，有序开展。

2. 信息化系统

机构办公室尽可能采用信息化手段正常开展项目洽谈、新项目立项、协议审批、协议签署等工作，例如邮件、电话/线上会议、微信等方式；部分机构对已建立的临床试验信息化管理系统进行完善，可线上完成临床试验各个环节的管理和监查；以上机构信息化管理措施可避免人员聚集，在一定程度上保证临床试验机构及申办者的试验项目按计划实施，防止疫情结束后项目的集中开展。

3. 项目立项

新项目的立项材料可通过邮件形式提交至机构办公室邮箱，机构秘书对立项材料进行审核后，连同审核意见一并通过邮件方式反馈；立项审核通过后，纸质版资料的备案另行通知。

对于与疫情诊治相关的药物临床试验（例如中医辨证论治、抗病毒治疗、干细胞治疗、康复者血浆治疗、激素治疗、分子靶向治疗、疫苗等），应严格审核是否存在超适应证使用等国家药监局不予批准的情况，充分考虑疫情的防控和受试者的权益；为鼓励和支持研发，各国药政管理部门开通了特别审批程序以便于申请人申请和提交研发计划，因此，机构应审核其是否已获得特别审批程序批准。通过审核的项目，医疗机构应与临床研究负责人签订临床研究项目任务书/协议，并及时向核发其医疗机构执业许可证的卫生健康行政部门进行临床研究备案。

4. 项目质控

疫情期间在研项目的质控将受到不同程度的影响。机构办公室将根据疫情防控要求核查，符合规定后进行质控；质控过程中重点关注疫情期间受试者入组、随访及脱落后的数据管理情况，试验方案的执行，试验药物的发放及变更、实验室检查及不良事件（AE）、严重不良事件（SAE）的上报等情况，以保证试验质量的可控性；特别对于与疫情诊治相关新药或增加适应证的药物临床试验，应及时了解试验进度并按计划进行质控，因受疫情影响，出现严重的受试者招募数量不足、药物不良反应或临床治疗效果不佳的试验，应及时上报。

5. 项目结题或终止

项目的总结报告/分中心小结表、关闭中心通知函等资料可提前通过邮件形式发送至机构档案管理员邮箱进行审核，纸质文件可邮寄至机构办公室；在进行项目结题归档前，CRA应按规定在线填写流行病学调查表以待机构审核，审核通过后可与机构档案管理员预约时间，并按规定前往机构办公室进行项目结题归档。

（三）BE/Ⅰ期临床试验管理

（1）考虑到BE/Ⅰ期临床试验的受试者招募人数较多及集体筛查、集体入住的特点，在不符合防疫工作要求的前提下，暂停或延缓BE/Ⅰ期临床试验的受试者筛选、用药、临床观察、生物样本采集和处理等操作。

（2）临床急需、危急重症类、对疫情防控影响相对较小的项目，可逐步启动或筛选入组新受试者，启动会优先采取线上形式进行，并制定疫情期间Ⅰ期临床试验项目受试者筛选和管理流程。

（3）对于涉及疫情诊治的相关药物的Ⅰ期临床试验项目，在保障受试者与研究相关人员的权益与安全的前提下，优先开展。

（4）对于临床试验生物样本的采集与处理，CRC/CRA应提前与Ⅰ期临床试验项目管理员及责任护士预约，并通知受试者在规定时间前往机构进行血样采集。

（5）对于临床试验生物样本的转运，CRC/CRA应提前与Ⅰ期临床试验样本管理人员、生物样本冷链运输人员预约沟通，待得到肯定答复后方可进行样本转运。

（四）试验药物管理

（1）需到药物临床试验机构药房领药的 CRC，必须是已经在机构办登记的，且健康无接触史人员，应在规定时间内与机构药房预约，并在预约时间内到达，以减少人员流动。

（2）非紧急的受试者用药，可以避免在疫情防控期间向机构药房寄送药物。

（五）生物样本安全性管理

与疫情相关的药物临床试验，特别是治疗传染性疾病，例如新型冠状病毒肺炎，其生物样本的采集、处理、运输、保存及销毁过程均存在相关人员感染风险，因此，应及时制定并完善严格、规范的生物样本安全管理制度，以保证相关人员的安全与权益。

1. 生物样本的采集

生物样本除常规的血液标本及血清样本外，还包括根据病症不同，需要采集的上呼吸道、下呼吸道、粪便标本等。大部分的标本采集由研究人员，如责任护士来完成，由于研究人员与受试者近距离接触，因此，在生物样本采集前，研究人员首先应经过生物安全培训并具备相应的实践技能，并按照规定的生物安全防护分级进行个人防护；样本采集时，研究人员要核对样本采集容器上的信息，核对无误后，按照标准的标本采集方法进行样本采集，采集完成后进行记录；采集后的采血针、棉签等需放入专用的医疗锐器盒或固体医疗垃圾收集容器中；其棉签等固体废弃物应及时进行压力蒸汽灭菌处理，并将消毒处理后的固体废弃物沿专用通道，集中交由固体废物处理单位处置；针头等锐器经高压灭菌后再做统一处理。

2. 生物样本的处理

采集后需要立即进行离心操作的生物样本，离心机要求配有密封塞的转头，样本离心前需对离心机进行消毒、开机预平衡的操作；样本离心完成后，在生物安全柜内进行开盖、分离操作。

在将离心后的上清液转移至样本储存容器或进行上机检测过程中，应避免溢出或洒落，转移完成或检测结束后立即加盖封闭并进行相关记录。

3. 生物样本的运输

样本运送前对其容器外部进行消毒后，放置于带有生物安全警示标识的专用标本自封袋中，对自封袋进行消毒，之后置于专用 A 类或 B 类生物安全运输箱，并对运输箱外表面进行消毒。

由经过生物安全培训的人员，在做好个人防护的前提下，专车运送至接收单位或检测机构，期间保持运输箱平稳，并保证有相关温度监测记录，避免反复冻融，并完整填写样本检测送检表。

4. 生物样本的保存

具有传染性的生物样本由指定的具有保存条件的机构（医疗机构、检测机构等）进行保存；机构接收样本时，应严格按规程对生物安全运输箱、自封袋、样本容器逐个消毒，并核对样本信息，将接收的样本置于专柜或专库中于指定温度下保存，以防止样本灭活；机构内应配有消防、监控等安全措施，确保样本的安全；样本由专人管理，双人双锁，准确记录样本的来源、种类、数量、编号登记、入库时间、保存方法、监控保存温度、使用记录、流向及销毁情况，专册（卡）应长期保存。

5. 生物样本的销毁

医疗机构及检测机构中疫情感染受试者的生物样本在经过检测后应于6个月内及时送至专业部门保存；专业部门根据《人间传染的病原微生物菌（毒）种保藏机构管理办法》的销毁规定对样本进行销毁，并对销毁过程进行严格监督；销毁后应当作为医疗废物送交具有资质的医疗废物集中处置单位处置。销毁的全过程应当有详细记录，相关记录保存不得少于 20 年。

三、临床专业科室管理与操作

1. 受试者入组管理

（1）临床试验开始前，研究者需获得受试者的知情同意书。如受试者或其监护人因疫情原因（交通限行等因素）无法前往研究中心签署知情同意书，研究人员可通过电子邮件等方式将知情同意书发送至受试者，然后研究者或其委托执行知情同意过程的人员，应通过电话或微信等方式对受试者或其监护人就有关试验的问题进行详尽的解释；受试者或其监护人同意参加临床试验后，将签署姓名及日期的知情同意书通过扫描、传真、邮寄等方式返回研究人员；未邮寄的，视疫情发展情况，可前往研究中心返还知情同意书的原件。

（2）研究者在获得知情同意书的副本后，如实记录在受试者的病历中；如研究者在试验开始前仍未获得签字及日期的知情同意书，研究者应在同意面谈期间让受试者或其监护人口头确认受试者或其监护人已签字并注明日期，并获得伦理委员会的审查和批准。

2. 受试者访视管理

（1）各项目组首先认真梳理目前所有在研项目及每个受试者的随访情况，与申办者协商制定受试者的随访方案（如受试者随访延期、随访方式改变等），并提前告知受试者随访方式及时间。随访方式尽量以电话、微信等远程随访为主，并如实记录电话、微信等随访过程；随访方式的改变及发生的方案违背均需按照正常流程上报伦理委员会和机构备案。

（2）已入组的受试者对于试验方案的变更等需重新签署知情同意书，因疫情原因（交通限行等因素）无法前往研究中心的，研究人员可通过电子邮件等方式将最新的患者信息表和知情同意书发送至受试者或其监护人，之后研究者或其委托执行知情同意过程的人员通过电话或微信等方式获得受试者或其监护人口头同意并附上电子邮件确认；知情同意书的变更需做好相关记录。

（3）研究者通过电话、微信等方式与受试者及时沟通，如发现受试者存在疫区居住或旅行史、疫区来往人员接触史、出现疑似症状或确诊症状等情况，应指导受试者居家隔离或前往定点医院接受相关检查、诊治；研究中心对受试者强制执行疫情排查程序，应做好相关记录，但无须作为方案修改进行报告，若申办者将该部分数据收集用于新的研究目标时，申办者应进行方案修改并报伦理委员会审批。

（4）对于接受隔离或诊治或因其他原因不能访视的受试者，主要研究者（PI）与申办者协商可暂时不视为脱落病例，按照访视缺失处理；确认不能完成后续随访的受试者，综合考虑试验完成和疫情发展情况，可招募新的受试者入组。

（5）研究者首先建议口服药物或者可自行注射治疗的受试者在当地或非疫情定点收治医院进行必要的检查，须嘱其完整保留就诊记录、病历、检验检查结果等资料，受试者下次访视时带回所有相关资料；研究医生远程审阅结果后将药物寄出给受试者，并详细告知受试者药物的存储条件等信息；需要回收的药物或包装，研究者要叮嘱受试者完好保存，根据情况考虑回收的方式和频率。

（6）若受试者因交通封闭等不可抗力因素无法回院进行药物输注的，研究者与申办者协商后，将药物寄送至当地的替代输注中心，由接受过相关培训的医务人员按原研究中心的给药方式进行输注与监督，确保受试者的用药安全；如当地医务人员采用常规方式进行输注时，必须获得研究者的任务授权，并做好相应记录，其导致的试验方案变更应由伦理委员会进行审查和批准。

（7）若受试者因交通封闭等不可抗力因素无法完成回院或无法在当地医院进行检查，须如实记录并报告方案违背。

（8）考虑疫情传染风险而无法进行的特殊检查，应暂缓该项检查，视疫情发展情况尽快安排受试者补充检查，可作为超窗或数据缺失处理并如实记录方案违背。

（9）对于急危重症等特殊情况下必须到院治疗或者随访的受试者，对于非疫情定点收治的医院机构，研究者应提前了解受试者的近况及是否存在疫区接触史，详细填写流行病学调查表，经PI同意后可进行来院随访或治疗。提前告知受试者来院访视务必保证无疑似症状，做好个人防护，到院后应先主动接受检测和预检分诊后方可进行治疗或者随访；对于疫情定点收治的医院，研究者与申办者可协商后将受试者转移到同一项目下其他中心或非定点收治医院进行后续随访，其中受试者与接收机构和派遣机构的研究者在转移相关事项上要达成一致。接收机构应可以访视派遣机构之前收集的受试者信息/数据、可以对任何电子病历报告表进行调整和输入新数据。应考虑转移过程对于受试者的影响并做出运输、交通等方面的安排。

试验实施的变更应明确传达给研究机构并得到其同意。任何情况下，让受试者及时了解可能影响他们的研究和监测计划的变化至关重要。

（10）PI和研究护士精确安排受试者到院随访时间，避免多个受试者在同一时间段前来随访，减少人员流动；研究者需提前安排独立诊室，避免使用防疫专用医疗设备，并嘱咐受试者不要在医院内随意走动，随访结束应立即离开医院。

（11）对受试者做好疫情的防护、隔离等宣教工作。

3. 随访区域/病房管理

（1）随访区域/病房内应配备有手部消毒液，用于手部卫生清洁。

（2）随访区域/病房应常通风换气，并定时消毒。

（3）临床科室应设有专门的应急隔离病房。

（4）需住院的受试者视身体状况独自入院或安排一名家属陪同，入院后应尽量减少外出，责任护士要告知受试者或家属疫情期间随访陪同的相关规定。

（5）责任护士每日按时对受试者进行相应的疫情防控监测，如体温监测，并如实记录。

（6）对病房内的医疗垃圾进行严格分类与处理。

（7）受试者随访结束后对病房进行彻底消毒，如紫外灯消毒等。

四、伦理审查受理与管理

突发重大传染病后，针对疫情诊治有效的相关药物研发成为社会各界的关注点，由此相关的临床研究也不断涌现，竞争临床资源。这对于伦理审查工作提出了更高的要求。伦理办公室在疫情突发初期需要制定并不断完善规范的应急伦理审查制度，综合考虑防疫的要求、研究方案的合理性及受试者尊严、安全和权益，有效管理利益冲突，提高伦理审查效率，提高临床试验的质量，满足重大疫情下患者和社会的急迫需求。

1. 伦理申请

伦理办公室优先采用信息化技术远程受理，如邮件、微信、QQ 等方式接收申请人提交的伦理审查文件资料及沟通相关伦理审查事项，并告知申请人提前预约并按要求提交相关资料。伦理审查申请受理后，以邮件回执作为签字凭证；补交纸质版资料视疫情的形势另行通知。

2. 立项初始伦理审查

（1）伦理委员会根据项目的性质，分清优先次序，未涉及重大疾病的常规性临床试验项目伦理审查原则上可暂缓、延后；临床急需、危急重症类及疫情诊治有关药物临床试验项目审查，应采取紧急会议的审查方式，简化文档要求，为避免人员聚集，优先采用网络视频的方式召开伦理审查会议。

（2）伦理委员会如采用网络视频方式召开伦理审查会议，其相关审查流程应尽量按照非疫情期间正常审查程序和议程进行，以保证落实伦理审查的关键点；多中心临床试验的伦理审查可建立协作审查机制，保证审查的一致性和及时性，如各成员单位伦理委员会在多中心临床研究项目的初始审查前需预先或紧急制定互认协议、制定相关制度和标准操作规程、确认互认条件和范围等，提高伦理审查效率、避免重复审查。

（3）已通过组长单位伦理审查，但需在异地开展的临床试验，在征得异地监管部门审核备案后，分中心的伦理委员会应对临床试验项目进行伦理审查并备案。

（4）伦理委员会秘书应归纳会议的讨论内容和审查决议，做好伦理审查会议记录，并根据会议记录和审查结论形成书面的伦理审查意见 / 批件。伦理审查网络视频会议应做好会议签到、讨论、投票等程序并存留原始证据，保证会议的公开、公正、真实可溯源；委员签到表以由秘书整理形成文书加盖伦理委员会公章的形式进行记录。

（5）伦理批件和意见等相关文件同样以邮件形式传达，发送邮件日期可作为伦理批件和意见的签署日期，除非申办者 / 研究者有特殊情况必须立即获得纸质文件。

3. 项目批准后跟踪审查

（1）对于因疫情影响临床试验环节而进行的临床试验方案、知情同意书等修订和修正案的审查，持续审查，结题审查及暂停 / 终止研究的审查，伦理委员会应充分评估试验的风险和受试者获益，在受试者的权益得到保护的情况下，采用快速简易程序审查方式进行审查。

（2）疫情期间伦理办公室接收 SAE 报告方式推荐采用邮件接收签字后再扫描的方式。如果为明显的毒副作用上报的 SAE，研究者判断为可疑且非预期严重不良反应（SUSAR）或无明确的治疗效果等，伦理委员会办公室应及时组织召开紧急会议进行审查，必要时采取相应措施，如提前终止临床试验，保护受试者的安全和权益；其他 SAE 事件建议以快速审查或简易程序方式审查。

（3）疫情期间定期 / 阶段跟踪审查建议采用简易程序 / 快速审查方式进行审查；与疫情相关的项目若中期分析无明确的治疗效果或组间疗效明显差异时建议采用紧急会议审查方式进行审查，以便充分讨论后慎重做出方案修改或研究暂停 / 终止等审查决定。

（4）伦理委员会审查因疫情原因威胁受试者安全而产生的方案违背时，不应简单判定为研究者的执行问题而要求对研究者进行额外的 GCP 培训，应关注后续随访中的受试者安全以及相关数据是否得到恰当的处理。

（5）因疫情导致受试者到其他承接临床研究机构进行现场访视，或延长随访时间等造成的方案违背，在保证受试者安全和权益的情况下伦理委员会可进行快速审查，审查通过后，可以批准其先执行，后备案。

五、申办者、CRO、SMO 各方成员管理与操作

（一）现场办公管理

（1）申办者、CRO、SMO 各方成员应尽量依托互联网技术，利用电话或网络等信息技术平台开展相关工作，尽可能减少前往研究机构现场办公。

（2）若必须前往研究机构办公，应提前与研究机构预约，按照研究机构的要求（出具近期健康体检证明），如实告知自己目前的健康状况，并提前接受研究机构的问卷调查，以便于后期的追踪；不满足疫情防控要求的，暂不允许到研究机构参与任何临床试验相关工作。前往疫区时，应按照药物临床试验机构和所在地区的防控要求配合开展临床试验工作。

（3）保证在项目允许的情况下，将每日研究机构外来来访人员人数控制在较合理的程度。

（4）申办者、CRO、SMO各方成员现场办公期间，服从研究机构的安排，做好防护工作。

（二）申办者管理

1.项目管理

将受试者的安全性作为疫情期间申办者启动、提前暂停或终止临床试验、修改临床试验方案的首要关注点。申办者与主要研究者全面考虑防疫工作对于临床试验研究环节的影响程度，如新受试者入组、受试者给药及随访检查等，以及试验药物和所涉及疾病的特性，视疫情形势合理安排临床试验项目的实施工作，最大化避免方案的偏离及方案的违背。

在临床试验影响防疫工作或者无法保障受试者与研究相关人员的权益与安全的情况下，非重大疾病的项目，要减缓或暂停在研项目新受试者的入组；未启动项目应推迟启动；集体入住、集体筛查等项目暂停启动。

临床试验因疫情防控工作影响需要进行明显的方案修改的，原则上疫情期间暂停或延缓项目的实施；只需要小幅修改的且能保障受试者权益的情况下，可进行方案修改后继续开展，并如实记录方案违背，疫情结束后执行原方案。

对于临床急需、危急重症类且对疫情防控影响相对较小的项目，申办者可与项目负责人、伦理委员会协商，逐步筛选入组新受试者、启动项目及开展受试者随访工作。

对于涉及疫情诊治的相关药物临床试验项目，可在保障受试者与研究相关人员的权益与安全的前提下，科学有效地加快临床试验的实施工作。

2.临床试验方案

申办者在进行临床试验立项前，应慎重考虑重大公共事件（如急性传染病）的发展趋势及疾病的特点，避免出现疫情转好后受试者人数严重不足等利益冲突的情况，进行合理的临床定位（临床疗效指标、剂型等选择），以便有效地利用临床资源和产生最大化的社会价值；对于疫情诊治的中药临床试验，必要时由一线的中医药专家根据收集的疫区病史及辨证分型信息，准确判断疫情的重点病机和传变规律，对通治处方及研发方案的合理性进行讨论，制定科学严谨的临床试验方案。

申办者要评估疫情对临床试验的影响，并制定相关工作指引，及时调整试验方案，包括给受试者寄送药物、延长访视窗额、增加入组数量、增加境外研究机构等，以确保受试者的安全与权益及试验的完整性；试验方案的变更应及时明确告知研究机构并获得研究机构同意，同时与受试者沟通，使其充分了解试验方案的变化。

3.数据管理

如果研究方案的变更导致数据管理和/或统计分析计划修改时，申办者应与相应的国家药政管理部门审查机构协商；在锁定数据库之前，申办者应在统计分析计划中说明如何处理与疫情相关的方案偏离。

4.监查

疫情期间不宜或无法到现场监查时，申办者应充分考虑采用信息化手段实现远程监查，及时制定并完善远程监查的流程；实施远程监查时应记录原因；在充分进行风险及各临床试验进展状况评估的前提下，确定各中心的远程监查地点和顺序，其检查频率应接近现场监查计划中的频率；远程监查的重点在于审查关键的研究机构文件和源数据，并以与现场监查活动相同的详细程度加以记录；远程监查过程中对发现问题的解决应遵循相应的流程。

5.数据采集

受试者因不可抗力因素，无法进行临床结果评估时，研究者应采用电话、视频等手段进行远程评估，并尽可能确保远程评估的方法与现场评估方法具有可比性；研究者应提前告知受试者进行远程评估的程序并进行至少一次的远程评估模拟，使受试者对远程评估做好充分准备；远程评估前，研究者应确保受试者的安全和隐私得到保护，并完整准确地收集临床评估数据；在远程评估不能满足申办者准确完整收集数据或不能确保受试者安全和隐私的情况下，研究者必须采用现场评估的方法。

6.试验药物

因疫情防控工作等原因，受试者无法从研究机构收到试验药物时，如试验非盲设计且试验药物已被相应国家药政管理部门批准用于其他途径上市的，受试者可自行购买试验药物，申办者应报销购买及输注试验药物所产生的相关费用。

申办者要充分均衡考虑疫情期间受试者服用试验药物的受益与风险，试验药物的供应、管理与使用的安全性等因素，制定明确的停药标准，以便决定是否暂停或继续为受试者提供试验药物；若停用该药物后，使临床试验面临重大风险，申办者与伦理委员会及监管机构协商后，可修改临床试验方案。

7.风险评估与控制

对于经特别审批程序批准开展的药物临床试验，申办者应向监管部门及时报告临床试验进展及安全性汇总信息和阶段性的临床研究进展情况，并主动开展风险评估。

申办者应严格按照药物警戒工作要求开展安全信号监测、分析、处理和报告，制定切实可行的风险控制措施，按要求及时上报 SUSAR。

申办者应考虑建立数据与安全监察委员会，定期评估整体试验的风险和有效性。

8. 中心管理 / 关闭

疫情期间原则上不建议启动新的研究中心，除非特殊情况下先作为紧急安全措施实施，如关键性试验访视，然后申办者提交临床试验方案修订申请。

研究中心因疫情原因必须关闭时，申办者应在充分保证受试者的安全性和数据的有效性的前提下，将已入组受试者转移到远离风险区或当地的研究机构、已经开展试验的中心或可能产生的新试验中心并安排好转移过程中交通等方面的工作。

9. 异常报告

及时关注受试者在用药过程中的不良反应情况，特别是与疫情诊治有关的中药使用过程中的严重不良事件 / 反应，收集不良事件 / 反应的详细资料，慎重判断是否与临床用药物有关，并通过信息化手段向药物临床试验机构、伦理办公室、国家药品监督管理局上报严重不良事件 / 反应信息。

10. 临床试验报告

对于受疫情影响的所有临床试验，申办者应在总结报告的适当章节或在单独特定的文件中说明因疫情防控措施的影响，在研究中断期间为管理研究而实施的应急措施；按唯一受试者鉴定代码和研究地点列出所有受疫情影响中断的临床试验研究的受试者名单，并说明个体参与度如何改变；针对实施的应急措施（例如，试验参与者停止试验和 / 或研究，修改用于关键安全性和 / 或疗效数据的采集程序）对试验研究的安全性和疗效的影响进行分析和讨论。

（三）CRC 管理

（1）对于选择寄送药物的受试者，CRC 要通过微信等方式收集并保存受试者提供的药物接收图片，确保药物已送达；待疫情结束后，对受试者保留的在当地或其他医院的就诊记录、病历、检验检查结果等资料进行整理归档。

（2）CRC 在受试者随访安排确认后，与申办者确认，详细记录 PV/PD 及其他特殊事宜和分时间梯次计划 eCRF 填写工作。

（3）因随访时间延长或随访工作被迫停止等造成临床试验方案违背的，须及时上报，并根据评估对受试者的影响上报国家药监局。

（4）在重点疫情科室或地区，CRC 无法进入医院工作时，应和研究者（包括研究护士、药物管理员等）做好工作交接或采用远程视频的形式，确保受试者可以按计划访视和接受治疗并保证数据的完整性。

（5）与申办者提前沟通物资运输事宜，包括药物发送、试剂盒发送、药物回收，减少因物流沟通不到位产生的 PV/PD。

（四）SMO 各方成员管理

SMO 准确收集风险信息供研究者和申办者商讨，并积极配合执行。如果主要风险在研究场所，可以考虑另外安排访视和给药场所；如果主要风险在参与访视的人员，可以考虑安排其他授权人员替代。

六、受试者入组 / 随访管理与操作

（1）受试者来院随访前或入组筛选前须向研究机构或临床专业科室如实登记近期有无疫区接触史或有无相关疑似症状。

（2）受试者到院随访时或筛选时应接受预检分诊检测，预检通过后方可按计划进行随访或入住；预检结果异常（如体温异常），按医院规定前往定点门诊进行排查，非感染者可继续进行随访或入住。

（3）住院受试者与家属须遵守医院防控要求，在院期间需戴口罩、勤洗手、主动接受体温检测，做好防疫保护措施。

（4）受试者随访结束后或出组应尽快离开医院。

（5）受试者在发生 AE 或 SAE 时要第一时间主动与研究者联系，及时就近治疗。

（6）受试者接收试验药物时，应签署书面的接收单据，并及时发送至试验药物管理人员保存、归档。

七、第三方稽查和监管部门管理与操作

（1）原则上暂停或延缓临床试验项目的第三方稽查，在必须进行稽查的情况下，应与研究机构协商后进行现场或远程稽查。

（2）药物临床试验监管部门及时出台并调整疫情防控期间药物临床试验管理工作的指导原则，以规范药物临床试验各个环节的管理与操作，确保受试者的安全与权益，维护临床试验秩序，保证临床试验数据的真实性和完整性。

（3）监管部门以多种方式（电话、邮件等）接收社会公众的关于疫情期间药物临床试验的反馈意见。

（4）监管部门以邮件形式接受严重不良事件或反应的报告，并及时处理。

（5）监管部门支持符合条件的医院开展相关疫情诊治药物的临床试验；完善特别审批程序，开通绿色

通道，加快审批疫情诊治药物临床试验注册申请，在提高审批效率的同时，保证疫情期间临床试验的安全性、有效性和质量可控性。

（6）监管部门对临床急需、市场短缺的药品注册申请采用优先审评审批程序，优先配置资源、缩短审评时限。

（7）用于严重危及人身健康的疫情诊治且尚无有效防治手段，或者与现有治疗手段相比有足够证据表明具有明显临床优势的创新药或者改良型新药等，允许申请人采用突破性治疗药物程序进行药品注册申请。

（8）国家药品监督管理局支持中药传承和创新，建立和完善符合中药特点的注册管理制度和技术评价体系，鼓励运用现代科学技术和传统研究方法研制中药，加强中药质量控制，提高中药临床试验水平。中药注册申请，申请人应当进行临床价值和资源评估，突出以临床价值为导向，促进资源可持续利用。

（9）监管部门制定并公布药物临床试验登记和信息公示的具体要求，并对临床试验安全性风险管控工作进行动态监管。

（10）药物临床试验开展过程中，监管部门及其专业技术机构给予申办者必要的技术指导、沟通交流及优化资源配置、缩短审评时限等政策和技术支持。

参考文献

[1]白桦，白楠，鲍小海，等.重大突发公共卫生事件（传染性疾病）一级响应下临床试验管理共识（2.0 版）[EB/OL].https://mp.weixin.qq.com/s/g0lEPe9x0K4Ff59MfO6uow，2020-02-02.

[2]FDA. FDA Guidance on Conduct of Clinical Trials of Medical Products During the COVID-19 Health Emergency-Guidance for Industry，Investigators，and Institutional Review Boards [EB/OL].https://www.fda.gov/regulatory-information/search-fda-guidance-documents/fda-guidance-conduct-clinical-trials-medical-products-during-covid-19-public-health-emergency，2020-3.

[3]EMA. Guidance on the Management of Clinical Trials during the COVID-19（Coronavirus）pandemic [EB/OL].https://www.eucrof.eu/news-eucrof/latest-news/20-03-guidance-on-the-management-of-clinical-trials-during-the-covid-19-coronavirus-pandemic，2020-3-20.

[4]陈诚，骆王敏，尚尔宁，等.新型冠状病毒肺炎疫情下药物临床试验机构管理策略探讨[J].中国药业，2020，29（7）：39-41.

[5]刁晶，王勇，孙昕，等.药物临床试验机构对试验项目质控要点[J].继续教育医学，2016，30（12）：154-156.

[6]侯飞飞，刘珺，白朝辉，等.新型冠状病毒肺炎临床研究注册现状分析[J].解放军医学杂志，2020，45（4）：365-369.

[7]元唯安，胡义扬，唐健元，等.当下新型冠状病毒肺炎中药临床研究的若干思考[J].上海中医药杂志，2020，54（4）：1-5.

[8]中国临床研究能力提升与受试者保护高峰论坛（CCHRPP）.中国临床研究能力提升与受试者保护高峰论坛（CCHRPP）临床研究伦理协作审查共识（试行版）[EB/OL].https://www.sohu.com/a/213407638_776163，2017-11-20.

[9]耿希，顾翠峰，周文超，等.新型冠状病毒肺炎疫情下临床研究伦理审查工作的实践与思考[J].上海中医药杂志，2020，54（7）：1-4.

（王明霞　高敬林）

第四篇

药物临床试验研究操作流程

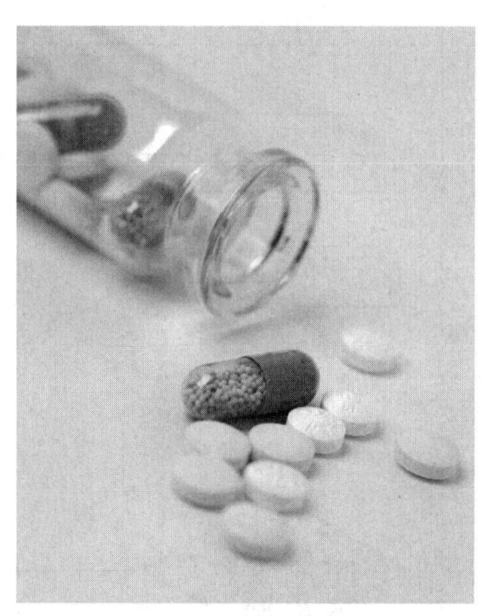

第一章　药物临床试验项目研究中心的选点与评估

【目的】

药物临床试验成功的一个关键因素是与有经验和有能力的药物临床试验机构及专业组合作。药物临床试验机构及专业组的管理，如团队情况、执行要求、流程、资源可用性和经验，最终都会影响研究时间表、数据质量和完整性，甚至产品的批准时间和申办者的财务表现。

该章节所述流程旨在帮助相关人员了解或理解以下情况：

（1）了解药物临床试验项目研究中心的选点与评估的一般流程。

（2）理解药物临床试验机构在临床试验项目研究中心选择中的主要职责。

（3）理解申办者选择药物临床试验机构和研究者的出发点和关注要点。

【流程】

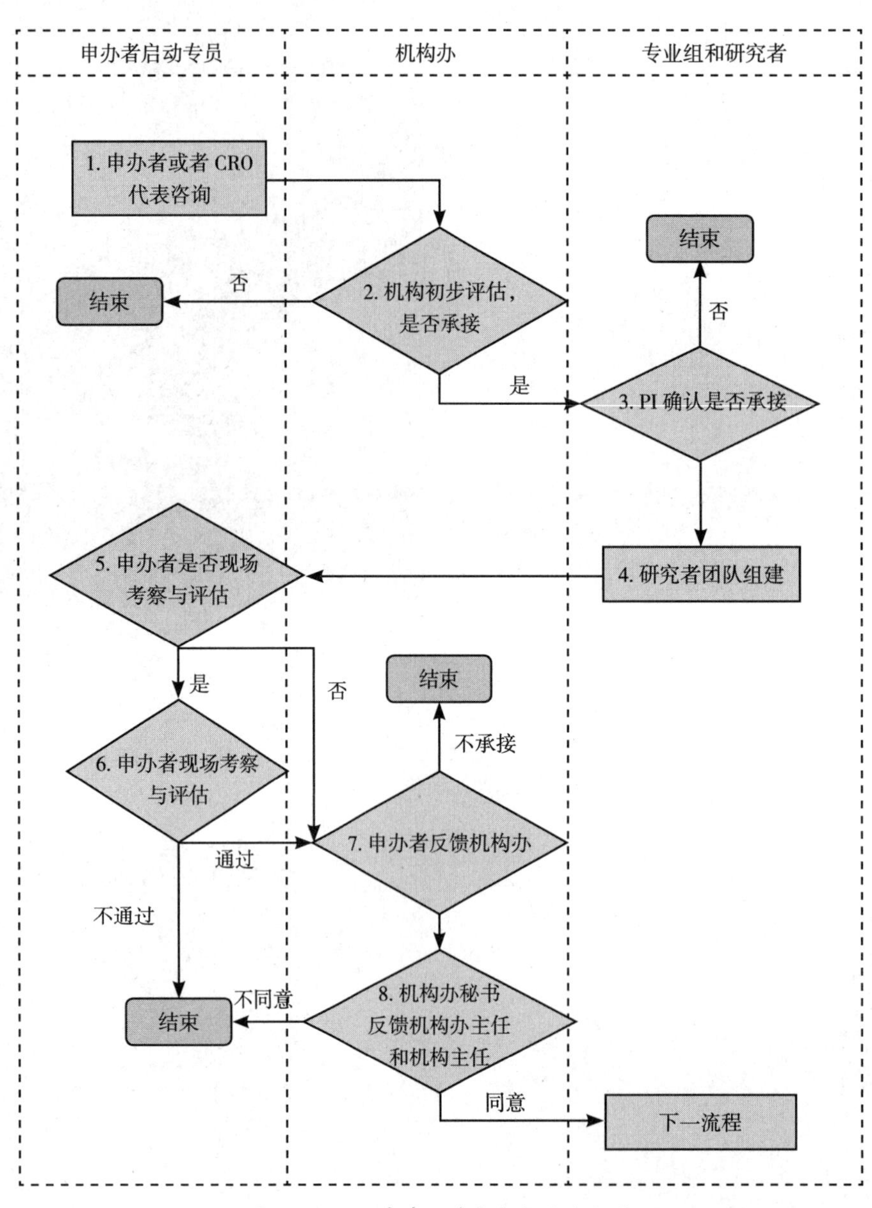

图 4-1-1　研究中心选点与评估流程图

表 4-1-1 研究中心选点与评估流程描述

<table>
<tr><th>步骤</th><th>流程描述</th><th>文件</th></tr>
<tr><td rowspan="2">1. 申办者或者 CRO 代表咨询</td><td>相关人员：申办者或 CRO 的 CRA 或启动专员（以下称启动专员）、机构办质控员或秘书（以下称机构办秘书）</td><td rowspan="2">机构临床试验初筛须知</td></tr>
<tr><td>（1）机构办需要设定一个公开的咨询联系人和联系电话、联系邮箱，公开临床试验初筛的流程
（2）申办者或者 CRO 代表需要按照机构办的要求联系机构办秘书
（3）申办者或 CRO 代表需要按照机构办的要求提供方案摘要、NMPA 临床试验批件或者通知书等相关资料，具体需要的资料按照各机构办的要求提供
（4）申办者或 CRO 代表联系机构办秘书，告知机构办需要承担的项目名称、试验目的、适应证、需要参加的专业组、计划入组例数、试验起止日期等，如有提前联系的 PI 也可以告知</td></tr>
<tr><td rowspan="2">2. 机构办初步评估确认是否承接</td><td>相关人员：机构办质控员或秘书、机构办主任、机构主任</td><td rowspan="2">机构临床试验评估相关 SOP 或相关表格</td></tr>
<tr><td>（1）机构指定项目负责人员（一般为机构办质控员或秘书，具体根据各机构对临床试验项目分工的规定执行）负责项目的评估流程和相关人员的对接和联系，评估因素和内容主要包括：临床试验项目的评估、专业组评估、主要研究者评估
①临床试验项目评估：
● 临床试验项目涉及的药品注册分类：按药品种类可分为化学药品、生物制品及中药天然药，按照药品新颖程度可分为创新药、改良型新药、仿制药、境外已上市境内未上市及进口药品，部分机构对专业组承接的新药分类有特定要求，可以参照具体要求
● 该中心是组长单位还是参与单位，部分机构对中心为组长单位的项目优先承接
● 临床试验项目是国际多中心、国内多中心、单中心等
● 临床试验项目的分期：包括 BE、Ⅰ期、Ⅱ期、Ⅲ期、Ⅳ期、上市后的观察
● 试验药物的提供方式：是否赠药
● 是否提供临床试验保险
● 临床试验申办者的主体特征问题：申办者是国外公司、国内公司、中外合资公司，因为涉及合同签署甲方的资质和赔偿流程以及法律问题，如果申办者是国外公司，需要确定其在国内是否有分公司或其他关联公司可以代表申办者签署合同并承担责任，如果无此类公司，一旦出现纠纷，可能会出现联系不到国外的申办者，本应由申办者承担的责任可能会由研究机构承担，从法律上具有风险
● 考虑既往与申办者或 CRO 合作的效率，部分机构会限制甚至不再与部分申办者或 CRO 合作
②专业组评估：
● 涉及的专业组是否为国家药品监督管理局备案并获得资质的专业组
● 该专业组相关的硬件设施（受试者接待室、药物储存室、资料档案室）是否满足 GCP 及研究项目的要求
● 该专业组（或项目组）的人员团队资质是否符合 GCP 及研究项目的要求、资质保存完整并定期更新
● 该专业组的急救设施（科室抢救室、急救车等）是否满足 GCP 的要求，快速转运流程是否通畅
● 该专业组的管理体系是否符合 GCP 的要求，包括管理制度、标准操作规程（SOP）、急救预案、设计规范等文件，是否定期更新并组织培训
③主要研究者筛选与评估：
主要研究者筛选与评估主要有以下几种方式，一是研究者与申办者或业内同行联系，获得临床试验项目信息，申请项目开展；二是由申办者或业内同行推荐；三是由机构办筛选确定，启动专员在初期咨询时应告知机构办秘书项目的基本情况，机构办根据实际情况进行评估；机构办评估主要研究者时，可从以下因素考虑：
● 必须是医院正式职工，具有相应专业技术职务任职和行医资格，相关执业资质（医师执业证书、护士执业证书等）的执业地点需是本试验机构
● 具备本专业副高及以上职称
● 具有本专业 3~5 年以上工作经验，能严格按照临床试验方案执行
● 目前正在科室从事本专业相关工作
● 若申请药物临床试验，主要研究者需参加过 3 个以上药物临床试验，并在 NMPA 药物临床试验机构备案系统上备案。针对Ⅳ期临床试验、上市后的观察的主要研究者是否要求备案或有无参与项目的经历，各机构要求不同，可根据各机构的实际要求评估
● 主要研究者应具有试验方案中所要求的专业知识和经验，掌握临床试验方法学相关知识、GCP 相关法律法规知识，能够主导临床试验的规范开展
● 主要研究者有权支配参与该项试验的人员和使用该项试验所需的设备
● 主要研究者遵守国家 GCP 等有关法律、法规与道德规范，有很强的 GCP 规范意识，了解对临床试验数据质量承担的法律责任
● 主要研究者 GCP 培训合格获得 GCP 证书，并定期更新（部分机构要求 GCP 证书有效期在三年内）
● 具备足够从事临床研究的时间和精力
● 主要研究者所在的专业组或病区有满足方案所要求的病源数，能够保质保量守时地完成临床试验</td></tr>
</table>

续表

步骤	流程描述	文件
2. 机构办初步评估确认是否承接	● 主要研究者目前开展的临床试验项目数量是否超出了机构办规定的数量，大部分机构对一个 PI 承担临床试验项目数量进行了限制，使 PI 有足够的精力和充足的病源保证临床试验的进度和质量 ● 既往承担项目质量的评价：评价以往承担过的项目，如 PI 或研究团队对临床试验不重视，积极性不高，无法按照合同约定完成临床试验，或试验过程中出现完整性问题导致归档困难，或以往承担项目出现过真实性问题，或核查过程中不积极主动迎检者，不得承担临床试验项目，部分机构对研究者有黑名单制度，限制上述 PI 继续承担临床试验项目 （2）机构办质控员或秘书根据上述因素初步评估后，报告机构办主任初步评估结果，并给予申办者或 CRO 回复；如果机构不予承接，初筛结束，如果机构初步认为可以承接，则进行下一步的步骤	机构临床试验评估相关 SOP 或相关表格
3. 主要研究者确认是否承接	相关人员：申办者或 CRO 代表、机构办秘书、PI	
	（1）机构办联系主要研究者（PI），或由申办者或 CRO 代表联系主要研究者，进行洽谈，主要研究者在接到问询后，需要决定是否有意愿承接项目，一般的考虑如下因素： ● 研究的科学价值 ● 受试者病源数量能否满足临床试验项目 ● 受试者的获益和风险评估，包括药物的安全风险、保险等 ● 研究的可行性，如入排标准、流程复杂度、患者依从性等 ● 科室资源是否充足，如人员、设备、环境等 ● 研究的费用 （2）根据上述因素综合考虑之后，给予回复；申办者或委托 CRO 代表根据回复，执行下述操作：如果不予承接，初筛结束，如果认为可以承接，则进行下一步步骤	
4. 主要研究者对项目组研究者团队的组建	相关人员：PI	
	（1）主要研究者初步认为可以承接项目后，需要考虑研究团队的组建问题，以便与申办者洽谈时，展现项目组的人员团队组成和团队的优势，供申办者或 CRO 进一步考察 主要研究者在初步组建研究者团队时，一般考虑的如下因素： ● 团队人员应在科室从事本专业相关工作，相关执业资质（医师执业证书、护士执业证书等）的执业地点应为本机构 ● 具有试验方案中所要求的专业知识和经验，能严格按照临床试验方案执行 ● GCP 培训合格获得 GCP 证书，并定期更新（部分机构要求 GCP 证书效期在三年内） ● 具备足够从事临床研究的时间和精力 ● 团队中相关的角色均有研究者可以选择，例如 Sub-I、研究医生、研究护士、药物管理员、质控员、档案管理员等等 （2）主要研究者根据上述因素综合考虑之后，给予回复；申办者或委托 CRO 代表根据回复，执行下述操作：如果不予承接，初筛结束，如果认为可以承接，则进行下一步步骤	
5. 申办者或 CRO 对研究者的考察与评估	相关人员：申办者或 CRO 的启动专员、CRA 或项目经理（PM）、主要研究者、研究团队	申办者或 CRO 的选点报告
	（1）申办者或 CRO 知悉机构办和主要研究者初步愿意承担临床试验项目之后，申办者或 CRO 相关人员应启动对研究者的考察与评估，下列情况，申办者或 CRO 可以考虑豁免研究者考察与评估流程：能够提供文件证明过去 12 个月内已进行过该中心的筛选访视并有相关记录，且同时满足以下条件：主要研究者相同、涉及的设备相同、研究团队的表现令人满意 （2）申办者或 CRO 相关人员对研究者的考察与评估一般考虑的因素如下： ● 研究团队成员必须是医院正式职工，具有相应专业技术职务任职和行医资格，相关执业资质（医师执业证书、护士执业证书等）的执业地点须是本机构 ● PI 具备本专业副高及以上职称，研究团队符合 GCP 和申办者的要求，有能力支配参与该项试验的人员和使用该项试验所需的设备 ● 研究者团队具有丰富的临床试验和研究经验，具有试验方案中所要求的专业知识和经验，能严格按照临床试验方案执行，PI 能主导临床试验的规范，开展并保证临床试验数据的真实、完整、规范 ● 专业组需具备完善的人员资质和设备设施以及管理体系（包括管理制度、SOP、设计规范、急救预案等），软硬件配备符合 GCP 和申办者的要求，PI 须参加过 3 个及以上药物临床试验，并在 NMPA 药物临床试验机构备案系统中备案 ● 研究团队熟悉申办者所提供的与临床试验有关的资料与文献 ● 研究团队熟悉 GCP，遵守国家有关法律、法规与道德规范，有很强的 GCP 规范意识，GCP 培训合格并获得 GCP 证书 ● PI 所在的专业组或病区是否有同类 / 同适应证项目正在进行，病种可以满足试验方案的要求，能够保质保量按时完成临床试验 ● 研究团队熟悉最新的相关法律法规，了解对临床试验数据质量承担的法律责任 ● 研究者有较强的意愿或兴趣参与研究项目，配合度良好且沟通顺畅 （3）申办者或 CRO 相关人员根据上述因素综合考虑之后，决定是否选择该研究者开展试验项目	

续表

步骤	流程描述	文件
5. 申办者或CRO对研究者的考察与评估	（4）申办者或CRO相关人员向机构办秘书报告考察情况及项目下一步的决定，执行下述操作：如果不愿意选择专业组，选点操作结束，试验不进行下一步操作；如果愿意在本专业组开展，但不愿意选择该研究者，申办者或CRO可直接结束选点，也可和机构办沟通，选择其他PI和团队；如果决定选择该研究者和团队开展试验项目，则进行下一步步骤	申办者或CRO的选点报告
6. 申办者向机构办提供考察报告（可选项）	相关人员：机构办秘书、申办者或CRO启动专员	
	申办者或CRO启动专员向机构办秘书报告考察情况及项目下一步的决定，提供考察报告，执行下述操作：如果不愿意选择该专业组，选点操作结束，试验不进行下一步操作；如果愿意在本专业组开展，但不愿意选择该研究者，申办者或CRO可直接结束选点，也可和机构办沟通，选择其他PI和团队；如果决定选择该研究者和团队开展试验项目，则进行下一步步骤	
	注意事项：向机构办提供考察报告为可选项，各机构可根据实际情况做出规定，机构办是否要详细获知申办者或CRO选点的过程可以根据各机构的规定执行，也可根据研究者团队既往执行的项目质量决定，如果该PI及团队既往项目执行的质量较高，在历次的NMPA临床试验数据核查、第三方稽查、申办者监查等检查过程中均顺利通过，则可忽略此流程。如果机构办对PI及团队的能力和水平不掌握，例如第一次承担项目的专业组或PI，机构办可向申办者或CRO了解选点考察的内容，必要时可以要求提供考察报告	
7.机构办秘书向机构办主任和机构主任汇报	相关人员：机构办秘书、机构办主任、机构主任	
	机构办秘书确定上述流程均得到执行，并达成初步意向承接项目后，向机构办主任和机构主任汇报 该节点为可选项，每家机构的初筛流程不尽相同，是否在此节点向机构办主任和机构主任汇报，各机构可根据自己的SOP进行调整	

【常见问题及注意事项】

1. 部分临床试验机构无清晰的初筛流程，或不对外公布

针对一些刚刚获得资质的临床试验机构，在流程没有细化之前，可能对临床试验项目的初筛流程没有做出详细的规定，建议各机构详细制定初筛的SOP，并对外公布，给合作方参考。

2. 部分临床试验机构无细化的项目承接选择的原则

针对目前NMPA对临床试验数据的严格核查与监管，申办者或CRO的人员能力和水平有差异，主要研究者对临床试验的质量把控的能力也有差异，建议各中心制定承接项目的初筛原则，保证具有优势的临床试验项目得到顺利开展。

3. 部分主要研究者不了解承担临床试验项目的目的和意义

目前研究者对临床试验数据的真实性、完整性和规范性承担直接法律责任，但部分研究者对GCP的理解、对承担临床试验项目的目的和意义的理解仍需重点关注，机构可一边加强培训，培养研究者的GCP意识，一边制定相关的临床试验承接的原则，逐步提高研究者参与临床试验的积极性和规范性。

4. 部分申办者或CRO选择临床试验中心和主要研究者的流程过于简单，流于形式

一般情况下，申办者或CRO对研究中心有考察的过程，但是各公司的流程不同，未必能做到对研究团队进行细致的考核，往往仅询问PI是否愿意承接该项目，相关的病源数是否足够。

NMPA于2020年4月23日发布的《药物临床试验质量管理规范》的第三十七条明确，申办者选择研究者应符合以下要求：申办者负责选择研究者和临床试验机构。研究者均应经过临床试验的培训，有临床试验的经验，有足够的医疗资源完成临床试验。各申办者或CRO应制定详细的选点SOP，机构也可予以协助。

各机构应细化项目初筛SOP，并具有可操作性，认真考察合作方和研究者的资质和能力，而不是简单地走流程。对于一些新备案的机构、专业组和主要研究者，在没有项目或项目较少时，初筛的要求可以根据实际情况进行调整，总之，是以积极鼓励主要研究者执行临床研究并保证临床试验质量为前提。

5. 主要研究者对潜在受试者数量评估能力不足，导致无法完成合同约定的入组任务

主要研究者应首先详细了解研究项目的入选和排除标准，对于标准需要详细确认清楚，同时了解是否有特殊检查，例如穿刺活检等。第二，针对入排标准以及科室门诊或住院患者的数量、患者主要地域来源，结合项目操作复杂程度，评估潜在受试者的数量。一旦签署合同约定入组例数，主要研究者应充分调动专业组内的资源，保证有充足的受试者进入筛选流程、入组并完成试验。

6. 部分主要研究者及研究团队人员GCP意识不足，GCP考核不过关

临床医生开展临床试验的GCP意识不足一直是

一个难题。中国的临床医生医疗任务繁重，大部分精力集中在诊疗工作上，对GCP的培训和知识掌握不足，这就需要各机构切实制定好机构的培训计划，定期举办GCP培训班，根据培训的情况挑选对临床试验积极性高、对质量把控较严格的专业组和研究团队重点帮助，并通过临床试验项目的执行逐步提高GCP意识。

7. 注意事项

（1）针对一些创新药，如果涉及伦理前置审查的，可不提供NMPA临床试验批件或临床试验通知。

（2）针对第一次联系机构办需要提供的资料，可根据各机构的要求执行，不限于上述要求的资料。

（3）针对申办者是国外公司且在国内没有分公司的情况，研究风险较大。但有的机构经综合考虑风险与获益后，决定承担项目也是可以的，此处的观点仅供参考。

（4）本章节叙述的初筛流程仅供参考，各申办者和各机构可根据研究者既往承担项目的质量情况、研究者的GCP意识情况适当进行调整或简化。

（5）关于要求申办者进行选点考察和对研究者的考核，各机构办可以根据各专业组PI执行项目的能力和水平做适当调整。对于那些质量把控能力很强的PI，上述评估过程（包括申办者的考察）都可以简化甚至省略。对于新承担项目的PI和专业组，建议机构办和申办者一起对该专业组和PI进行一次细致的考察，以后的项目可以适当简化。

（6）关于要求申办者提供筛查评估报告，部分申办者可能会认为该文件是公司内部受控文件，不便于提供，机构办可根据情况灵活掌握，如可以由申办者启动专员做一个非正式报告，或者口头反馈。因为该要求的目的是保证临床试验质量，保证后续流程的顺利进行，不是必须要保存申办者的内部受控材料。实际上，大部分申办者对选点和研究者考察这个步骤非常重视，也愿意与机构办分享选点报告。

参考文献

[1]国家药监局综合司.关于做好药物临床试验机构备案工作的通知（药监综药注〔2019〕100号）[EB/OL]. http://www.gov.cn/zhengce/zhengceku/2019-12/19/content_5462415.htm，2019-11-29.

[2]国家药监局，国家卫生健康委.关于发布药物临床试验机构管理规定的公告（2019年第101号）[EB/OL]. http://www.gov.cn/xinwen/2019-12/01/content_5457331.htm，2019-11-29.

[3]元唯安.机构备案制时代，充分利用成熟机构的宝贵经验以老带新[EB/OL]. https://mp.weixin.qq.com/s？__biz=MzI1NzExNDQ4Nw==&mid=2650770468&idx=2&sn=45ce4544b70b5de05d77fe86307f2067&chksm=f217443cc560cd2acc06d7249e559b43d32b9bdfcae472a3c0a94dc7f32fda064a32c4ffc6cf&mpshare=1&scene=1&srcid=0324M287i7ZBy8Za5MYVooSp&sharer_sharetime=1585016303240&sharer_shareid=9c823eaa74d8b0c216079ad944e2fe5c#rd，2020-03-09.

[4]国家药监局，国家卫生健康委.药物临床试验质量管理规范[EB/OL].http://www.nhc.gov.cn/yzygj/s7659/202004/1d5d7ea301f04adba4c4e47d2e92eb96.shtml，2020-04-27.

[5]“中国临床研究能力提升与受试者保护”高峰论坛（CCHRPP）.临床试验相关问题共识之主体、保险与受试者的伤害补偿[EB/OL]. https://mp.weixin.qq.com/s？__biz=MzA3MjkwMjA2NA==&mid=2648949186&idx=1&sn=b9553968d5333ef8ed02256a859e3144&chksm=8700551db077dc0bb482b2d05e449e5ccbbe6d6523252c2840f436ad64070-6847874119438b1&mpshare=1&scene=1&srcid=&sharer_sharetime=1585023525084&sharer_shareid=9c823eaa74d8b0c216079ad944e2fe5c#rd，2019-06-21.

[6]董晓峰，范贞.药物临床试验责任保险保障案例的分析[J].中国临床药理学杂志，2015，31（24）：2474-2476.

[7]曹玉，沈一峰，范贞，等.制定临床试验合同中的主要条款分析[J].中国临床药理学杂志，2019，35（24）：3247-3249.

[8]广东省药学会.药物临床试验受试者损害处理·广东共识（2020年版）[EB/OL]. http://www.sinopharmacy.com.cn/notification/1879.html，2020-03-05.

（孙　健　曹　玉　王晨静）

第二章　药物临床试验项目立项、伦理审查、启动准备

【目的】

药物临床试验要在临床试验机构正式开展，前期准备工作至关重要。申办者与研究机构和主要研究者达成初步合作意向后，需要在文件资料、试验条件和研究人员等方面做好充分准备，并在获得机构立项批准、伦理审查同意，签署临床研究协议后，临床试验才能正式启动。

本章节主要目的为帮助药物临床试验机构及专业组人员了解项目启动前和项目开始初期需要准备的临床试验项目资料，获得各环节批准的方法、流程及相关注意事项。主要包括三方面内容：机构立项准备、伦理委员会审查准备以及临床试验项目启动准备。

【流程】

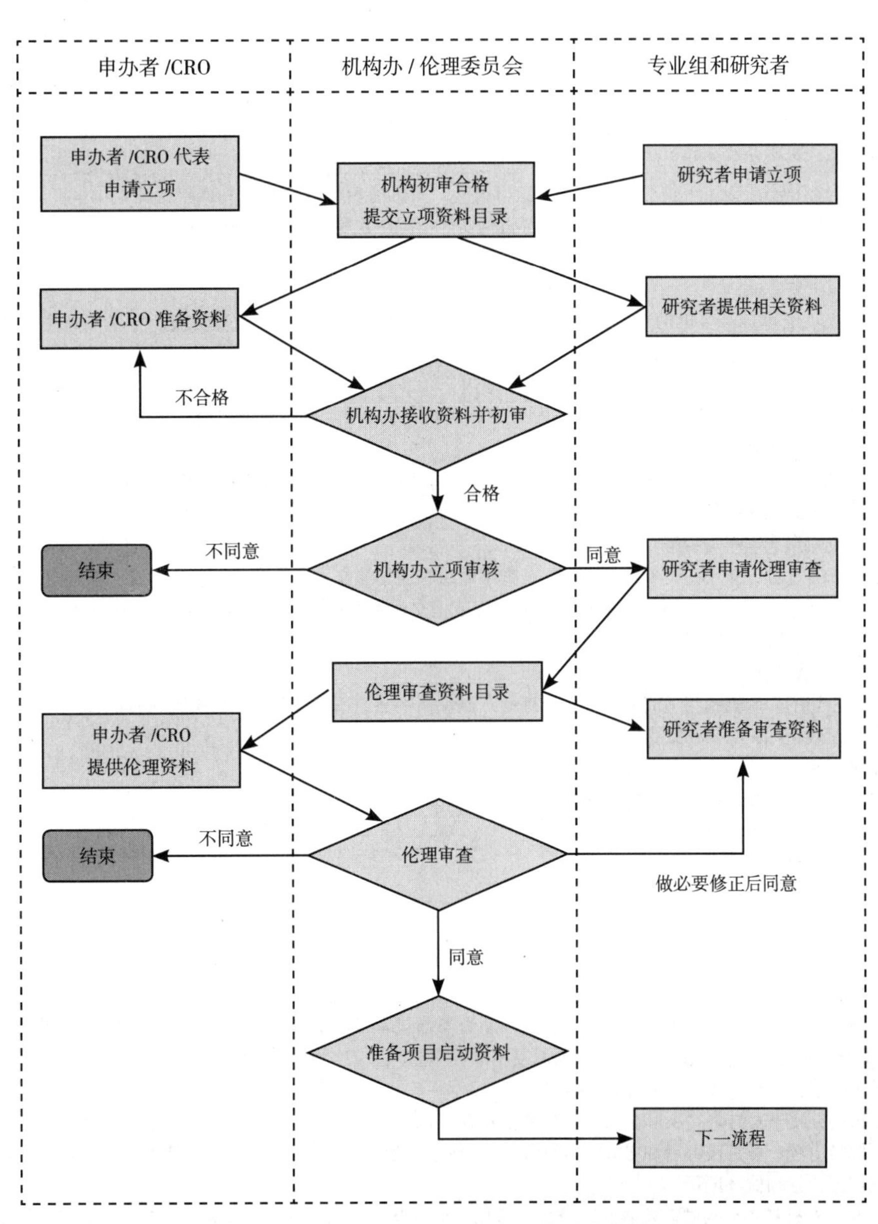

图 4-2-1　项目立项、伦理审查、启动准备流程图

表 4-2-1 项目立项、伦理审查、启动准备流程描述

步骤	流程描述	文件
1. 申办者或者CRO申请试验项目立项	相关人员：申办者项目组成员或 CRO 代表、机构办秘书	
	申办者或者 CRO 代表联系机构办，简要介绍项目前期沟通情况、目前进展，表明本次联系机构办的目的是为完成立项工作，询问机构办立项流程、需要提供的立项资料及数量	
2. 机构办确认立项审查	相关人员：机构办秘书、机构办主任、主要研究者（PI）、科室负责人	临床试验立项资料送审目录、临床试验立项申请表、立项申请表
	（1）机构办秘书与机构办主任、主要研究者（PI）确认承接意向，若 PI 不是科室负责人，需要征得科室负责人同意 （2）机构办秘书向申办者项目组成员或 CRO 代表提供立项资料送审目录和立项申请表，指导填写注意事项，申请表需要主要研究者签字 （3）根据机构办公室要求准备足够数量的立项材料，经申办者盖章和 PI 签字的临床试验方案、知情同意书、申办者资质证明、CRO 委托书等材料加盖申办者公章	
3. 申办者或CRO收集资料	相关人员：申办者或 CRO 代表、主要研究者（PI）、研究者	
	（1）申办者或 CRO 代表协助主要研究者填写立项申请书并签名 （2）申办者或 CRO 代表通知主要研究者及研究团队成员提供简历、医师资格证、执业证书、GCP 培训证书 （3）申办者或 CRO 代表按照立项资料清单收齐其他应由申办者或 CRO 提供的材料，所有送审的材料都要提供中文版本 （4）申办者或 CRO 代表制作送审文件目录清单，按机构办要求装订，不同内容的材料之间加装分隔页，以便查找 （5）申办者或 CRO 代表与机构办秘书预约递交资料具体时间 （6）申办者或 CRO 代表将资料移交机构办秘书，并做好交接登记	
4. 机构办公室接收立项资料并审核	相关人员：机构办公室成员	
	（1）机构办秘书或指定人员对接收的立项送审材料，按机构 SOP 规定流程和期限组织立项审查。审查可以分为形式审查和科学性审查（可根据各机构实际情况决定是否进行科学性审查） （2）形式审查： 审查重点主要包括： • 核对立项送审材料与机构立项送审目录是否一致，查看立项申请书、试验方案、知情同意书样稿、申办者和 CRO 资质文件是否按规定签字盖章 • 临床试验通知书 / 临床试验批件是否在有效期内 • 试验方案、ICF、研究者手册、CRF 等相关资料是否有版本号和版本日期等信息，且与资料目录一致是否提供了所有试验用药品的药检报告 • PI 的简历、培训证书是否齐全，PI 及其所在专业是否在国家药监局药物和医疗器械临床试验机构备案管理信息系统中备案 • 其他资料形式审查是否符合要求 形式审查通过者可进入下一个环节，形式审查不通过者通知递交人补充完善后再次审查直至通过 （3）科学性审查：科学性审查由授权的专人负责或提交学术委员会完成，学术委员会须制定工作组织构架和工作程序等相关制度 审查重点主要包括： • 试验药物的作用机制与适应证选择的合理性，试验药物与该适应证其他治疗药物比较的优劣 • 主要疗效指标、次要疗效指标设计的合理性 • 受试者例数与试验目的的一致性 • 受试者入排标准设计的科学性 • 给药剂量与剂量调整方案的科学性 • 随访周期设置的合理性 • 禁用合并用药、合并治疗设计的合理性 • 重点关注不良事件设计的合理性 • 统计方法设计的合理性 • 其他科学性审查 科学性审查通过者可进入下一个环节；科学性审查不通过者，可根据各机构管理制度，由 PI 与申办者 /CRO 进行解释说明或做出修订后，书面回复科学性审查人员或学术委员会，再次进行科学性审查，直至通过科学性审查或撤回该项目立项申请 （4）机构办秘书及时将立项审查结果通知申办者或 CRO 代表： • 不同意立项，可将申办者和 CRO 的资料退回。申办者和 CRO 声明无须退回，则由机构办负责销毁。退回或销毁须做好记录 • 需要补充材料或有问题需要协商或澄清，机构办秘书及时通知申办者补充材料重新递交，跟进至问题解决后立项	

续表

步骤	流程描述	文件
4. 机构办公室接收立项资料并审核	● 同意立项，立项送审资料可作为研究者文件夹在机构办保存 （5）通知申办者和 CRO 代表领取同意立项意见书，告知可进行伦理审查申请，提供伦理委员会联系方式、微信公众号等基本信息	
5. 申办者或者 CRO 申请伦理审查	相关人员：申办者或 CRO 的代表、伦理秘书、主要研究者（PI）、研究者 申办者或者 CRO 代表联系伦理办，告知试验项目已在机构立项，现申请伦理审查，询问申请流程、需要提供的资料内容及数量，以及本次伦理会资料递交截止时间	伦理审查送审文件清单
6. 伦理委员会提供审查文件目录	相关人员：申办者或 CRO 代表、伦理委员会、主要研究者（PI） （1）伦理秘书与机构办联系或查看立项意见书，确认已通过机构立项 （2）伦理秘书向申办者或 CRO 代表提供伦理审查申请指南和伦理审查送审文件清单及文件数量（可先递交一份完整材料，形式审查通过后补足数量） （3）伦理秘书提供《伦理审查申请表》模板，指导填写注意事项，告知申请书需要由主要研究者和科室负责人签字 （4）临床试验方案需要经 PI 签字确认，至少一份方案和知情同意书加盖申办者公章（盖首页和骑缝章）	伦理审查申请表
7. 申办者或 CRO 收集资料	相关人员：申办者或 CRO 代表、主要研究者（PI）、研究者 （1）申办者或 CRO 代表协助主要研究者填写伦理初始审查申请书并签名 （2）申办者或 CRO 代表通知主要研究者及研究团队成员提供简历、医师资格证、执业证书、GCP 培训证书 （3）申办者或 CRO 代表按照资料清单收齐其他应由申办者或 CRO 提供的材料 （4）申办者或 CRO 代表制作送审文件目录清单，按伦理委员会的要求装订，不同内容的材料之间加装分隔页，以便查找 （5）此部分资料也可根据机构办和伦理委员会的要求在立项时同步收集	
8. 伦理委员会接收资料并审核	相关人员：伦理委员会、主要研究者（PI） （1）申办者或 CRO 代表与伦理委员会秘书预约递交资料具体时间 （2）申办者或 CRO 代表将资料移交伦理委员会秘书，并做好交接登记 （3）伦理委员会秘书确定会议时间后，及时通知 PI 和申办者或 CRO 代表，申办者或 CRO 代表协助 PI 准备会议审查汇报 PPT，在规定的时间内递交伦理委员会 （4）伦理委员会秘书及时将审查意见通知研究者、申办者或 CRO 代表，并向申办者提供书面审查意见 （5）如果伦理审查意见为“做必要修改后同意”，则伦理委员会秘书收集研究者修改或补充的材料，按照伦理委员会规定流程审查 （6）如果伦理审查意见为“不同意”，可将申办者和 CRO 的资料退回并做好记录 （7）如果伦理审查意见为“同意”，则伦理委员会保存一份已签字盖章的完整资料，其余资料退回申办者或 CRO 并做好记录	
9. 签署临床试验协议，准备项目启动资料	相关人员：申办者或 CRO 代表、机构成员、主要研究者（PI） （1）申办者、CRO、SMO、机构协商签署临床试验协议 （2）申办者或 CRO 代表准备研究者文件夹及研究中使用的相关资料，按照《药物临床试验必备文件保存指导原则》要求，准备好临床试验准备阶段的所有必备文件 （3）申办者或 CRO 代表准备启动会议资料，培训 PPT、签到表、会议记录本、授权表	药物临床试验必备文件保存指导原则

【常见问题及注意事项】

1. 立项或伦理审查递交资料不全

立项送审资料、伦理送审资料在提交前要和机构办及伦理委员会充分沟通，根据各机构递交资料目录清单和数量要求，逐项核对准备。易缺漏文件包括 NMPA 的临床试验通知书、组长单位批件，如尚未拿到该文件，应和机构办、伦理委员会沟通说明情况。

2. 递交文件资料没有签字盖章

立项申请书、伦理审查申请书、试验方案需要主要研究者签字。申办者、CRO 资质、试验方案、知情同意书等文件需要申办者盖章。

3. 文件装订混乱，难以查询

文件准备好后，应制作文件目录，加分隔页装订后递交。如果机构有具体要求则遵照执行。

4. 试验药物是否必须递交 GMP 证书？

不需要递交 GMP 证书。新版《药品管理法》中删除了药品监督管理部门按照规定对药品生产企业是否符合《药品生产质量管理规范》的要求进行认证，但从事药品生产活动，应当遵守药品生产质量规范，试验药物生产也应该遵守试验药物生产质量规范。

5. 递交资料版本不正确

递交立项审查和伦理审查的版本应为最新版本，且与组长单位伦理审批通过的版本一致。

6. 国际多中心临床试验资料是否可以只有英文版?

国际多中心临床试验项目的资料应该有中文版本，特别是知情同意书、协议、试验方案、研究者手册等重要文件的翻译表述应符合中文表达习惯。

【附件】

（1）药物临床试验立项申请表（参见附录表4-2-1）；

（2）药物临床试验立项资料送审目录（参见附录表4-2-2）；

（3）药物临床试验伦理审查申请（参见附录表4-2-3）；

（4）伦理审查送审文件清单（参见附录表4-2-4）；

（5）研究者文件夹资料清单（参见附录表4-2-5）。

（王永生　向　瑾　倪穗琴）

第三章　药物临床试验的伦理审查流程

第一节　伦理委员会初始审查流程

【目的】

制定伦理初始审查的流程，规范涉及人的生物医学研究项目的初始审查，从程序上保证初始审查工作有章可循，协助提高初始审查质量。

【流程】

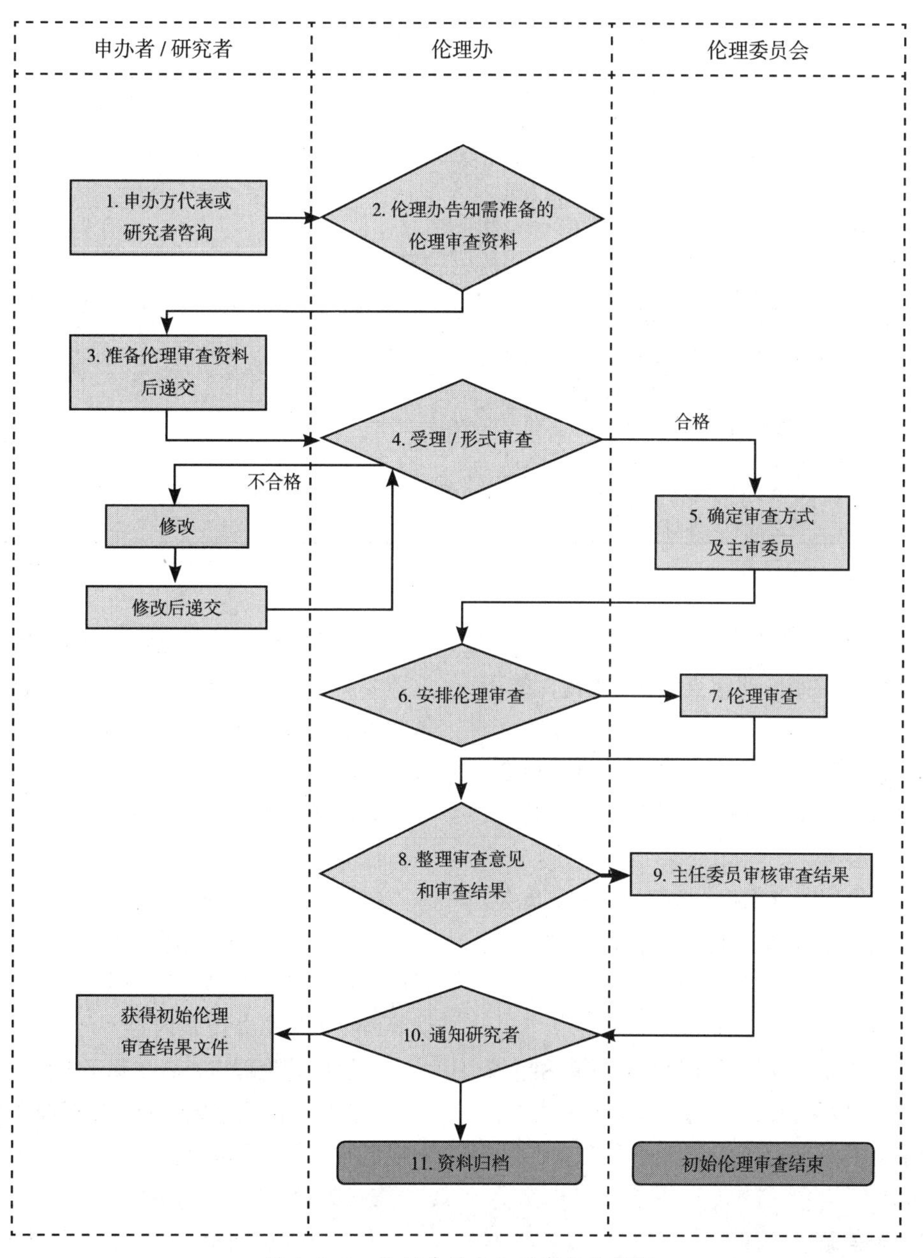

图 4-3-1　伦理委员会初始审查流程图

表 4-3-1　伦理委员会初始审查流程描述

步骤	流程描述	文件
1. 研究者 / 申办者代表咨询	相关人员：研究者或是申办者代表、伦理委员会秘书或工作人员	—
	（1）伦理办公室需要公开联系电话、联系邮箱、伦理审查流程 （2）研究者或是申办者代表需要按照伦理办的要求联系伦理办联系人	
2. 伦理办告知需准备的伦理审查要求	相关人员：研究者或是申办者代表、伦理办秘书或工作人员	药物临床试验项目初始审查递交要求及递交文件清单
	伦理委员会需要提供初始审查递交要求及递交文件清单	
3. 准备审查资料后递交	相关人员：研究者或是申办者代表	—
	（1）研究者或是申办者代表需要按照伦理委员会的要求递交初始伦理审查资料 （2）递交伦理审查的文件需要相关责任人签字、盖章	
4. 形式审查 / 受理	相关人员：研究者或是申办者代表、伦理办秘书或工作人员	—
	（1）递交的伦理审查资料合格，伦理办公室出具受理通知书，告知项目伦理编号 （2）递交的伦理审查资料不合格，研究者或申办者代表需要对伦理办建议补充或修改的内容进一步修改后再次递交	
5. 确定审查方式与主审委员	相关人员：伦理委员会主任委员 / 伦理办公室主任	伦理委员会 SOP
	按照既定 SOP，决定伦理审查方式和确定主审委员	
6. 安排伦理审查	相关人员：伦理办秘书或工作人员	—
	（1）准备伦理审查文件包 （2）通知主审委员、派送审查文件包	
7. 伦理审查	相关人员：伦理委员会委员	—
	（1）伦理委员按照伦理审查要点审查 （2）出具审查意见并反馈审查结果给伦理办公室	
8. 整理审查意见和审查结果	相关人员：伦理办秘书或工作人员	—
	（1）快审项目：整理主审委员意见及审查结果 （2）会审项目：整理伦理委员讨论意见及投票结果	
9. 审核伦理审查结果	相关人员：伦理委员会主任委员 / 授权委员	—
	（1）审核伦理审查结果 （2）在伦理审查结果相关文件上签字、盖伦理委员会印章	
10. 传达伦理审查结果	相关人员：伦理办秘书或工作人员、研究者或申办者代表	—
	向研究者或申办者提供纸质版伦理审查结果文件	
11. 文件归档	相关人员：伦理办秘书或工作人员	—
	审查文件、审查过程文件（会议记录、委员评审用工作表、投票单、签到表等）、审查结果文件归档	

【常见问题及注意事项】

1. 伦理委员会无初始伦理审查流程 / 指南，或不对外公布

没有制定初始伦理审查流程 / 指南的伦理委员会，建议制定清晰的初审伦理审查流程 / 指南并对外公布，给申请伦理审查者参考。

没有公布初始伦理审查流程 / 指南的伦理委员会，建议公布清晰的初审伦理审查流程 / 指南，给申请伦理审查者参考。

2. 递交文件不完整

建议伦理委员会制定详细的递交文件清单和递交要求，通过网站等进行公布，建议伦理审查申请者在递交前，对照伦理委员会的递交文件清单和递交要求进行核对。

3. 关键文件未盖章

方案、知情同意书等未加盖各相关方的公章以确认。

建议申请伦理审查者，仔细阅读各临床试验机构伦理委员会的递交要求，在递交前确保递交文件特别是关键性文件，如方案、知情同意书等，加盖申办者或合同研究组织公章。

4. 临床研究项目以申报书 / 任务书替代完整方案

任务书 / 申报书内容通常不全面，例如无明确的入选排除标准、中止 / 终止标准缺失、无详细的研究流程、试验对照设计不合理或不符合指导原则、受试者退出后治疗安排缺乏、样本量估算方法缺失或者错误等研究方案必备要素内容。

建议申请伦理审查者，基于申报书 / 任务书中任务要求，按照《药物临床试验质量管理规范》等规范文件中规定的研究方案包含的内容撰写完整的研究方案。

5. 知情同意书撰写不规范

未按照知情同意书撰写规范要求撰写，或者未包含必备要素。

建议伦理委员会办公室提供普适性模板，至少包含项目题目、来源、研究者信息、招募对象、例数、入选和排除标准、研究过程、干预方式、风险与受益、替代治疗方案、妊娠与哺乳的影响、研究和权益相关咨询人等。

建议伦理审查申请者提前与伦理办公室沟通，获得相关模板和要求。

6. 未按照学术委员会意见修改或说明

部分医院在伦理审查之前要求报送学术委员会进行科学性审查。可能会出现未按照学术审查意见修改或回复说明即提交伦理审查的情况。

建议伦理委员会办公室工作人员做好形式审查，确保每条学术审查意见得到修改或解释；申办者或研究者应认真对待学术审查意见。

【附件】

伦理委员会药物临床试验项目初始审查递交要求及递交文件清单（参见附录表 4-3-1）。

第二节　伦理委员会复审审查流程

【目的】

制定复审审查流程，规范涉及人的生物医学研究项目的复审审查，从程序上保证复审审查工作有章可循，协助提高复审审查质量。

对于审查结果为“必要的修改后同意”的研究项目，根据伦理委员会的审查意见对方案、知情同意书、招募广告等修改后，应以“复审”的方式再次送审，获得伦理委员会批准后方可实施。

【流程】

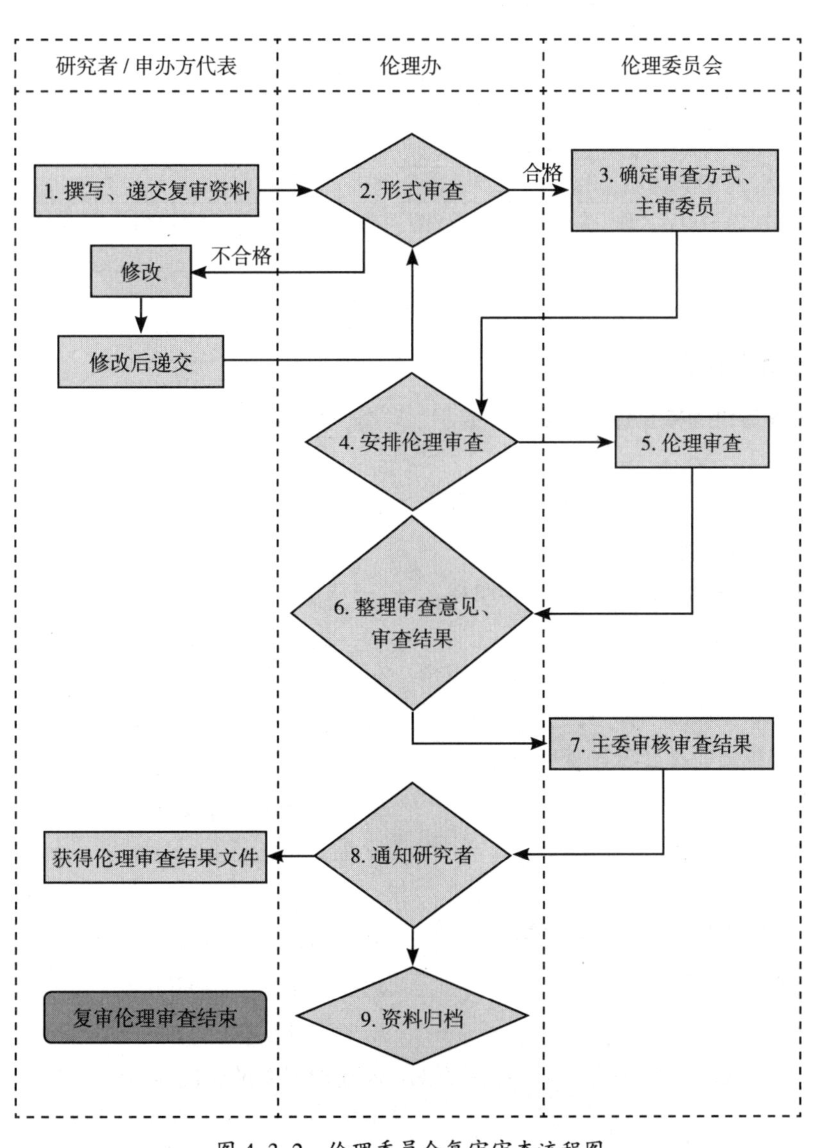

图 4-3-2　伦理委员会复审审查流程图

表 4-3-2 伦理委员会复审审查流程描述

步骤	流程描述	文件
1. 递交复审资料	相关人员：研究者或申办者代表、伦理办秘书或工作人员	临床试验项目复审审查递交要求及递交文件清单
	（1）伦理办公室提供复审递交要求及文件清单 （2）研究者或是申办者代表需要按照伦理委员会的要求递交复审资料	
2. 形式审查 / 受理	相关人员：研究者或是申办者代表、伦理办秘书或工作人员	—
	（1）递交的伦理审查资料合格，伦理办公室出具受理通知书 （2）递交的伦理审查资料不合格，研究者或申办者代表需要对伦理办建议补充或修改的内容进一步修改后再次递交	
3. 确定审查方式与主审委员	相关人员：伦理委员会主任委员 / 伦理办公室主任、伦理办公室人员	伦理委员会 SOP
	按照既定 SOP，决定伦理审查方式和确定主审委员	
4. 安排伦理审查	相关人员：伦理办秘书或工作人员	—
	（1）准备伦理审查文件包 （2）通知主审委员、派送审查文件包	
5. 伦理审查	相关人员：伦理委员会委员	—
	（1）伦理委员按照伦理审查要点审查 （2）出具审查意见并反馈给伦理办公室审查结果	
6. 整理审查意见和审查结果	相关人员：伦理办秘书或工作人员	—
	（1）快审项目：整理主审委员意见及审查结果 （2）会审项目：整理伦理委员讨论意见及投票结果	
7. 审核伦理审查结果	相关人员：伦理委员会主任委员 / 授权委员	—
	（1）审核伦理审查结果 （2）在伦理审查结果相关文件上签字、盖伦理委员会印章	
8. 传达伦理审查结果	相关人员：伦理办秘书或工作人员、研究者或申办者代表	—
	向研究者或申办者提供纸质版伦理审查结果文件	
9. 文件归档	相关人员：伦理办秘书或工作人员	—
	审查文件、审查过程文件（会议记录、委员评审用工作表、投票单、签到表等）、审查结果文件归档	

【常见问题及注意事项】

1. 伦理委员会无复审伦理审查流程 / 指南，或不对外公布

建议伦理委员会制定清晰的复审伦理审查流程 / 指南，并对外公布，给申请伦理审查者参考。

2. 复审提交资料未按照伦理委员会的意见修改，或未修改的部分未做出说明

建议按照伦理委员会的意见逐条修改或回复，对于已经按照伦理委员会意见修改的部分，列出修改后的内容；对于没有按照伦理委员会审查意见修改的部分，给出未修改的理由。

【附件】

伦理委员会临床试验项目复审审查递交要求及递交文件清单（参见附录表 4-3-2）。

第三节 伦理委员会修正案审查流程

【目的】

制定修正案审查流程，规范涉及人的生物医学研究项目的修正案审查，从程序上保证修正案审查工作有章可循，协助提高修正案审查质量。

临床试验中，若有需要，可以对试验方案、知情同意书等文件进行修正。伦理委员会使用研究获批的必要标准来审查所做修改。

修正案需经伦理委员会审查并批准后才能执行。所有经伦理委员会批准的研究方案如果有任何修改都需要在实施前报告伦理委员会，在获得批准后方可实施，危及受试者生命的情况下必需的修改除外，但是未经伦理委员会批准的研究方案的改动必须立即报告伦理委员会。为了保护受试者的安全、健康和权益，伦理委员会必须评估是否有必要进行这些修改。

【流程】

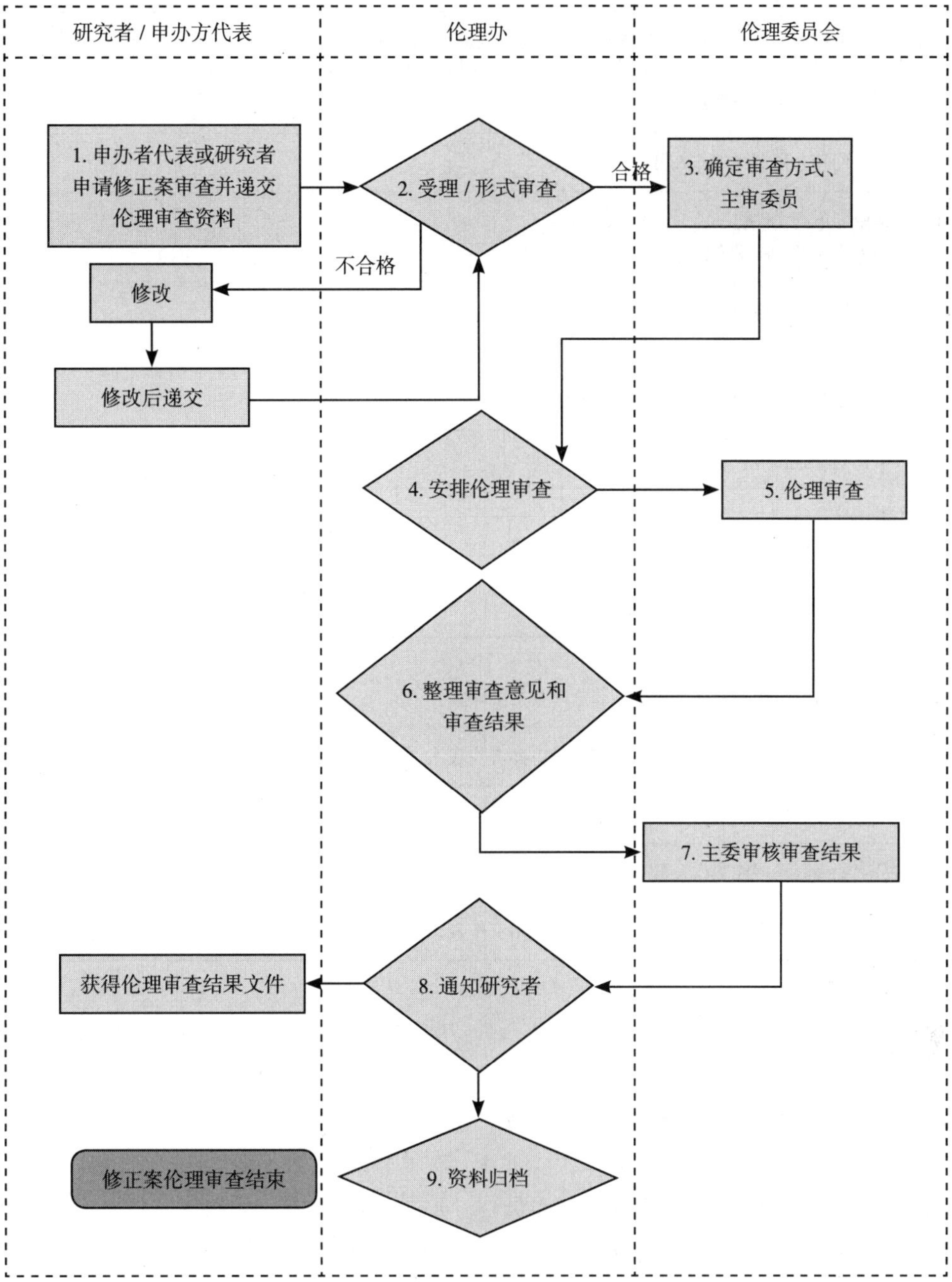

研究者 / 申办方代表 | 伦理办 | 伦理委员会

1. 申办者代表或研究者申请修正案审查并递交伦理审查资料
2. 受理 / 形式审查
合格
3. 确定审查方式、主审委员
不合格
修改
修改后递交
4. 安排伦理审查
5. 伦理审查
6. 整理审查意见和审查结果
7. 主委审核审查结果
获得伦理审查结果文件
8. 通知研究者
修正案伦理审查结束
9. 资料归档

图 4-3-3　伦理委员会修正案审查流程图

表 4-3-3　伦理委员会修正案审查流程描述

步骤	流程描述	文件
1. 递交修正案资料	相关人员：研究者或是申办者代表、伦理办秘书或工作人员	临床试验项目修正案审查递交要求及递交文件清单
	（1）伦理办公室提供修正案伦理审查递交要求及文件清单 （2）研究者或是申办者代表需要按照伦理办要求的文件清单递交修正案资料	
2. 形式审查 / 受理	相关人员：研究者或是申办者代表、伦理办秘书或工作人员	—
	（1）递交的伦理审查资料合格，伦理办公室出具受理通知书 （2）递交的伦理审查资料不合格，研究者或申办者代表需要对伦理办建议补充或修改的内容进一步修改后再次递交	

续表

步骤	流程描述	文件
3. 确定审查方式与主审委员	相关人员：伦理委员会主任委员 / 伦理办公室主任、伦理办公室人员	伦理委员会 SOP
	按照既定 SOP，决定伦理审查方式和确定主审委员	
4. 安排伦理审查	相关人员：伦理办秘书或工作人员	—
	（1）准备伦理审查文件包 （2）通知主审委员、派送文件包	
5. 伦理审查	相关人员：伦理委员会委员	—
	（1）伦理委员按照伦理审查要点审查 （2）出具审查意见并反馈给伦理办公室审查结果	
6. 整理审查意见和审查结果	相关人员：伦理办秘书或工作人员	—
	（1）快审项目：整理主审委员意见及审查结果 （2）会审项目：整理伦理委员讨论意见及投票结果	
7. 审核伦理审查结果	相关人员：伦理委员会主任委员 / 授权委员	—
	（1）审核伦理审查结果 （2）在伦理审查结果相关文件上签字、盖伦理委员会印章	
8. 传达伦理审查结果	相关人员：伦理办秘书或工作人员、研究者或申办者代表	—
	向研究者或申办者提供纸质版伦理审查结果文件	
9. 文件归档	相关人员：伦理办秘书或工作人员	—
	审查文件、审查过程文件（会议记录、委员评审用工作表、投票单、签到表等）、审查结果文件归档	

【常见问题及注意事项】

1. 伦理委员会无修正案伦理审查流程 / 指南，或不对外公布

没有制定修正案伦理审查流程 / 指南的伦理委员会，建议制定清晰的修正案伦理审查流程 / 指南，并对外公布，给申请伦理审查者参考。

没有公布修正案伦理审查流程 / 指南的伦理委员会，建议公布清晰的修正案伦理审查流程 / 指南，给申请伦理审查者参考。

2. 对研究方案的修改仅仅作为备案说明递交，没有提出修正案申请

对于研究方案、知情同意书等伦理委员会已经批准文件的修改，如果需要变更，请提出修正案申请，按照修正案程序处理。

3. 修正文件（研究方案、知情同意书等）的版本号出现跳号、版本号不连续的情况

修正文件（研究方案、知情同意书等）的版本号尽量避免出现跳号、版本号不连续的情况；如果出现这样的情况，建议增加版本号不连续的说明。

【附件】

伦理委员会临床试验项目修正案审查递交要求及递交文件清单（参见附录表 4-3-3）。

第四节 伦理委员会年度 / 定期跟踪审查流程

【目的】

制定年度 / 定期跟踪审查流程，规范涉及人的生物医学研究项目的年度 / 定期跟踪审查，从程序上保证年度 / 定期跟踪审查工作有章可循，提高年度 / 定期跟踪审查质量。

【流程】

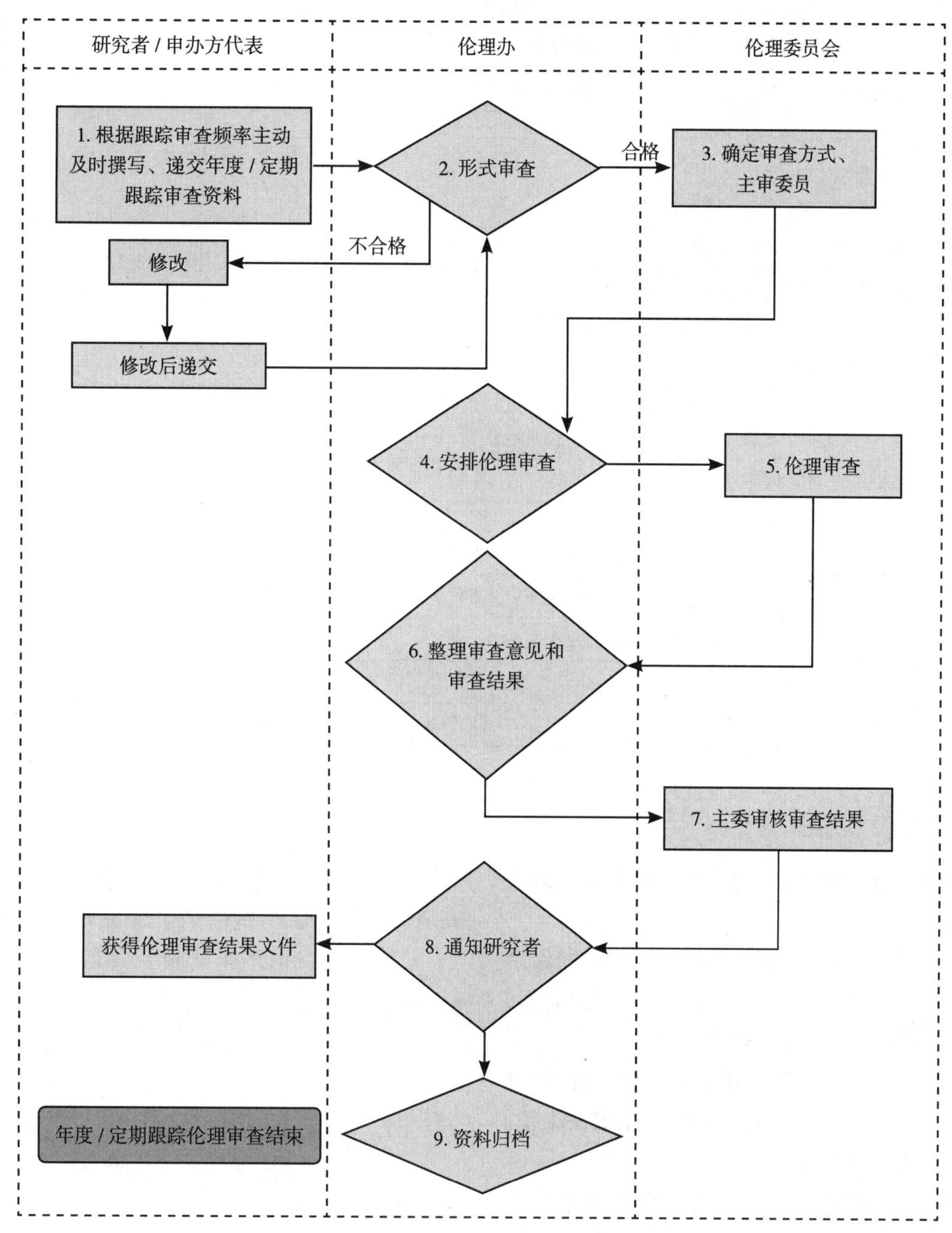

图 4–3–4　伦理委员会年度 / 定期跟踪审查流程图

表 4–3–4　伦理委员会年度 / 定期跟踪审查流程图描述

步骤	流程描述	文件
1. 递交年度 / 定期跟踪审查资料	相关人员：研究者或是申办者代表、伦理办秘书或工作人员	临床试验项目年度 / 定期跟踪审查递交要求及递交文件清单
	（1）伦理委员会须在初始审查结果文件中规定跟踪审查频率 （2）伦理办公室提供年度 / 定期跟踪伦理审查递交要求及文件清单 （3）伦理委员会须确定年度 / 定期跟踪报告包含的要素 （4）研究者或是申办者代表需要按照伦理委员会的要求递交年度 / 定期跟踪伦理审查相关资料	
2. 形式审查 / 受理	相关人员：研究者或是申办者代表、伦理办秘书或工作人员	—
	（1）递交的伦理审查资料合格，进行下一步流程 （2）递交的伦理审查资料不合格，研究者或申办者代表需要对伦理办建议补充或修改的内容进一步修改后再次递交	

续表

步骤	流程描述	文件
3. 确定审查方式与主审委员	相关人员：伦理委员会主任委员 / 伦理办公室主任，伦理办公室人员	伦理委员会 SOP
	按照既定 SOP，决定伦理审查方式和确定主审委员	
4. 安排伦理审查	相关人员：伦理办秘书或工作人员	—
	（1）准备伦理审查文件包 （2）通知主审委员，派送审查文件包	
5. 伦理审查	相关人员：伦理委员会委员	—
	（1）伦理委员按照伦理审查要点审查 （2）出具审查意见并反馈给伦理办公室审查结果	
6. 整理审查意见和审查结果	相关人员：伦理办秘书或工作人员	—
	（1）快审项目：整理主审委员意见及审查结果 （2）会审项目：整理伦理委员讨论意见及投票结果	
7. 审核伦理审查结果	相关人员：伦理委员会主任委员 / 授权委员	—
	（1）审核伦理审查结果 （2）在伦理审查结果相关文件上签字、盖伦理委员会印章	
8. 传达伦理审查结果	相关人员：伦理办秘书或工作人员、研究者或申办者代表	—
	向研究者或申办者提供纸质版伦理审查结果文件	
9. 文件归档	相关人员：伦理办秘书或工作人员	—
	审查文件、审查过程文件（会议记录、委员评审用工作表、投票单、签到表等）、审查结果文件归档	

【常见问题及注意事项】

1. 伦理委员会无年度 / 定期跟踪审查流程 / 指南，或不对外公布

没有制定年度 / 定期跟踪审查流程 / 指南的伦理委员会，建议制定清晰的年度 / 定期跟踪审查流程 / 指南，并对外公布，给申请伦理审查者参考。

没有公布年度 / 定期跟踪审查流程 / 指南的伦理委员会，建议公布清晰的年度 / 定期跟踪审查流程 / 指南，给申请伦理审查者参考。

2. 研究项目未及时递交年度 / 定期跟踪报告

申请人应根据伦理批件中规定的跟踪审查频率，按时向伦理委员会递交年度 / 定期跟踪报告，建议申请者应在定期 / 年度跟踪审查到期前至少 10~20 个工作日提交年度 / 定期跟踪报告。伦理委员会秘书 / 工作人员负责提醒申请者定期 / 年度跟踪审查事项，建议在定期 / 年度跟踪审查到期前约 20 个工作日，秘书 / 工作人员以电话或电子邮件的方式给申请者发定期 / 年度跟踪审查通知。

3. 研究项目递交年度 / 定期跟踪报告不完整或者内容前后矛盾

建议申请者在递交年度 / 定期跟踪报告前，核对年度 / 定期跟踪报告内容，确保没有缺项，确保内容不存在前后矛盾或者逻辑问题。

【附件】

（1）伦理委员会临床试验项目年度 / 定期跟踪审查递交要求及递交文件清单（参见附录表 4-3-4）；

（2）年度 / 定期跟踪报告要素表（参见附录表 4-3-5）。

第五节　伦理委员会方案偏离 / 违背审查流程

【目的】

制订方案偏离 / 违背审查流程，规范涉及人的生物医学研究项目的方案偏离 / 违背审查，从程序上保证方案偏离 / 违背审查工作有章可循，提高方案偏离 / 违背审查质量。

【流程】

方案偏离或违背有时难以区别。发生相关事件时，研究者应根据方案中预先规定的标准判定为重大或一般偏离 / 违背，按照本机构伦理委员会相关制度及 SOP 要求进行备案或递交伦理审查。以下流程适用于对偏离 / 违背事件的伦理审查。

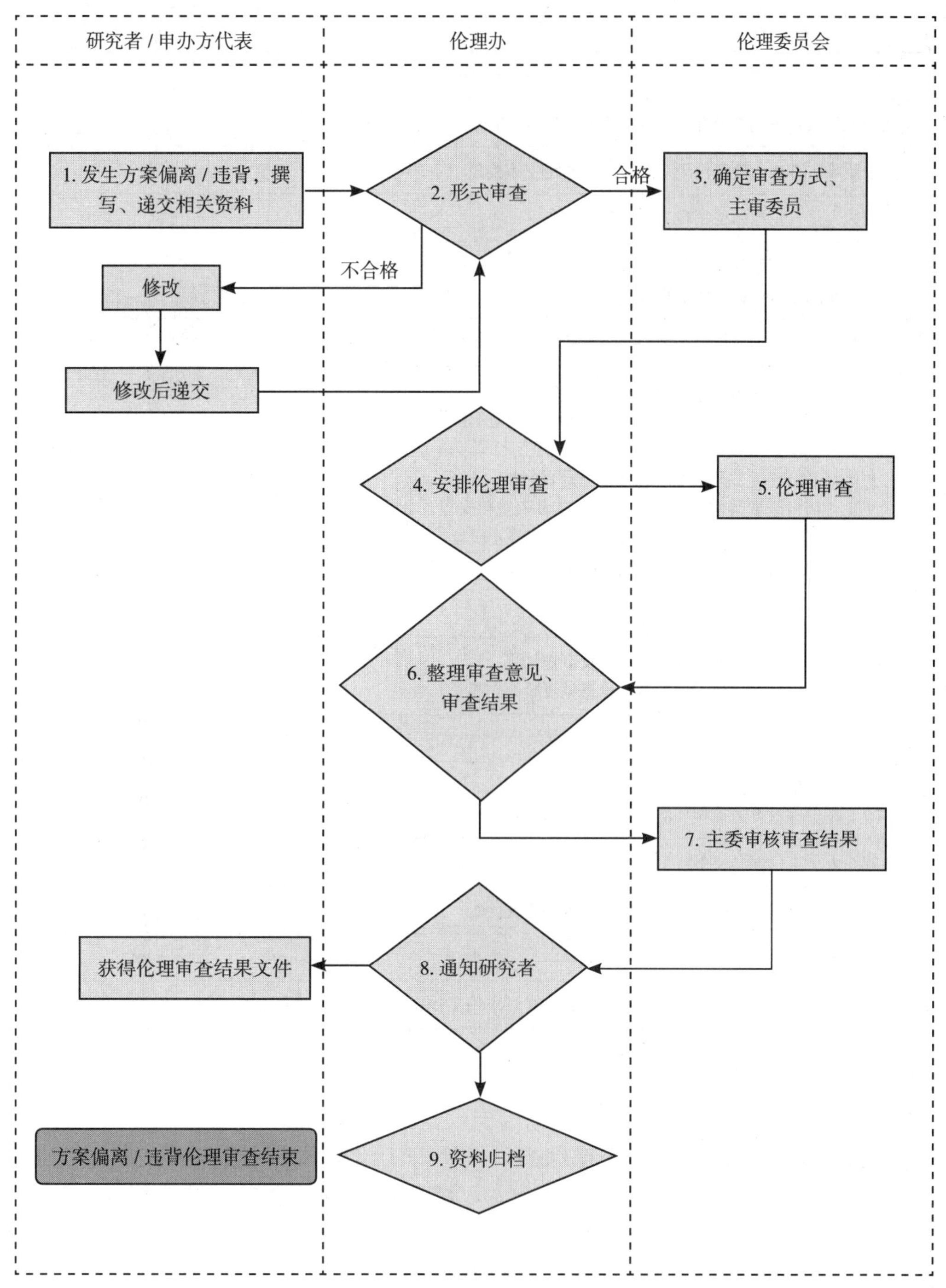

图 4-3-5　伦理委员会方案偏离 / 违背审查流程图

表 4-3-5　伦理委员会方案偏离 / 违背审查流程描述

步骤	流程描述	文件
1. 递交方案违背伦理审查资料	相关人员：研究者或是申办者代表、伦理办秘书或工作人员	临床试验项目方案违背审查递交要求及递交文件清单
	（1）临床试验发生方案违背，须及时撰写方案违背报告，并递交伦理委员会 （2）伦理办公室提供方案违背伦理审查递交要求及文件清单 （3）研究者或是申办者代表需要按照伦理委员会的要求递交方案违背伦理审查相关资料	
2. 形式审查 / 受理	相关人员：研究者或是申办者代表、伦理办秘书或工作人员	—
	（1）递交的伦理审查资料合格，进行下一步流程 （2）递交的伦理审查资料不合格，研究者或申办者代表需要对伦理办建议补充或修改的内容进一步修改后再次递交	

续表

步骤	流程描述	文件
3. 确定审查方式与主审委员	相关人员：伦理委员会主任委员 / 伦理办公室主任、伦理办公室人员 按照既定 SOP，决定伦理审查方式和确定主审委员	伦理委员会 SOP
4. 安排伦理审查	相关人员：伦理办秘书或工作人员 （1）准备伦理审查文件包 （2）通知主审委员、派送审查文件包	—
5. 伦理审查	相关人员：伦理委员会委员 （1）伦理委员按照伦理审查要点审查。伦理委员会对方案偏离 / 违背进行审查应重点关注如下方面： ● 该方案偏离 / 违背是否对受试者健康和权益造成损害 ● 是否影响数据的真实可靠 ● 研究者对违背方案采取的处理措施是否恰当 ● 是否需要采取其他措施，以保障受试者权益与安全，如修正方案和 / 或知情同意书、对违背方案事件实施调查、培训研究者，甚至暂停 / 终止研究 （2）出具审查意见并反馈给伦理办公室审查结果	—
6. 整理审查意见和审查结果	相关人员：伦理办秘书或工作人员 （1）快审项目：整理主审委员意见及审查结果 （2）会审项目：整理伦理委员讨论意见及投票结果	—
7. 审核伦理审查结果	相关人员：伦理委员会主任委员 / 授权委员 （1）审核伦理审查结果 （2）在伦理审查结果相关文件上签字、盖伦理委员会印章	—
8. 伦理审查结果	相关人员：伦理办秘书或工作人员、研究者或申办者代表 向研究者或申办者提供纸质版伦理审查结果文件	—
9. 文件归档	相关人员：伦理办秘书或工作人员 审查文件、审查过程文件（会议记录、委员评审用工作表、投票单、签到表等）、审查结果文件归档	—

【常见问题及注意事项】

1. 伦理委员会无清晰的方案违背审查流程 / 指南，或不对外公布

没有制订方案违背审查流程 / 指南的伦理委员会，建议制定清晰的方案违背审查流程 / 指南，并对外公布，给申请伦理审查者参考。

没有公布方案违背审查流程 / 指南的伦理委员会，建议公布清晰的方案违背审查流程 / 指南，给申请伦理审查者参考。

2. 研究项目未及时递交方案违背报告

申请人在发现方案违背后，针对方案违背的情况，应尽快制定减少或者杜绝方案违背的措施，并应尽快将方案违背报告递交伦理委员会。

3. 方案违背仅作为备案文件递交，没有按照方案违背上报

对于任何的方案违背，均应该按照方案违背递交。

【附件】

（1）伦理委员会临床试验项目方案违背审查递交要求及递交文件清单（参见附录表 4-3-6）；

（2）方案违背报告包含的要素表（参见附录表 4-3-7）。

第六节　伦理委员会可疑且非预期严重不良反应审查流程

【目的】

制定可疑且非预期严重不良反应审查流程，规范可疑且非预期严重不良反应审查，从程序上保证可疑且非预期严重不良反应审查工作有章可循，提高可疑且非预期严重不良反应审查质量。

【流程】

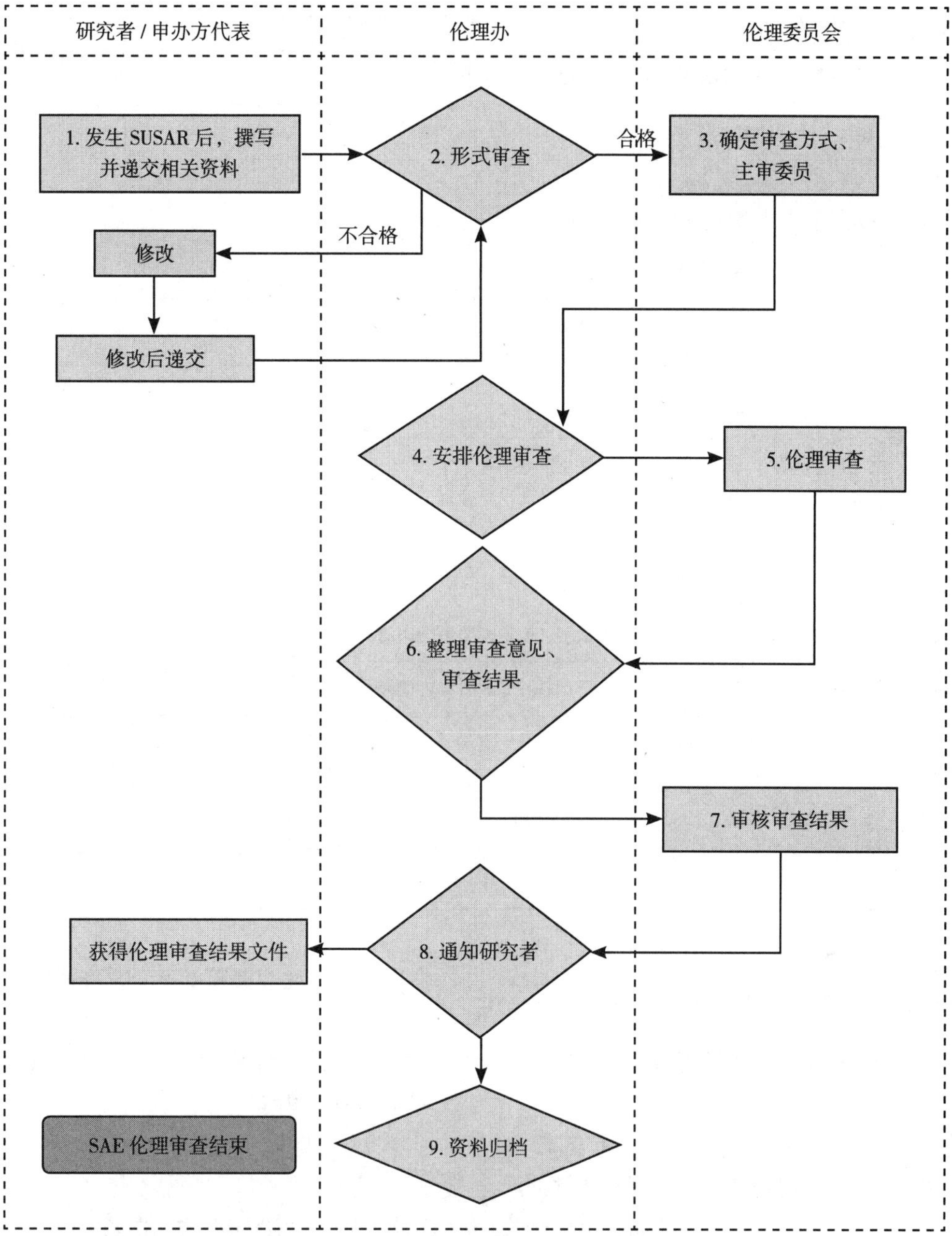

研究者 / 申办方代表	伦理办	伦理委员会
1. 发生 SUSAR 后，撰写并递交相关资料	2. 形式审查	3. 确定审查方式、主审委员
修改	不合格	合格
修改后递交		
	4. 安排伦理审查	5. 伦理审查
	6. 整理审查意见、审查结果	
		7. 审核审查结果
获得伦理审查结果文件	8. 通知研究者	
SAE 伦理审查结束	9. 资料归档	

图 4-3-6　伦理委员会可疑且非预期严重不良反应（SUSAR）审查流程图

表 4-3-6　伦理委员会可疑且非预期严重不良反应（SUSAR）审查流程描述

步骤	流程描述	文件
1. 递交可疑且非预期严重不良反应伦理审查资料	相关人员：研究者或是申办者代表、伦理办秘书或工作人员	SUSAR 审查递交要求及递交文件清单
	（1）临床试验发生 SUSAR，须及时撰写 SUSAR 报告，并递交伦理委员会 （2）伦理办公室提供 SUSAR 递交要求及文件清单 （3）研究者或是申办者代表需要按照伦理委员会的要求递交 SUSAR 伦理审查相关资料	
2. 形式审查 / 受理	相关人员：研究者或是申办者代表、伦理办秘书或工作人员	—
	（1）递交的伦理审查资料合格，进行下一步流程 （2）递交的伦理审查资料不合格，研究者或申办者代表需要对伦理办建议补充或修改的内容进一步修改后再次递交	

续表

步骤	流程描述	文件
3. 确定审查方式与主审委员	相关人员：伦理委员会主任委员 / 伦理办公室主任、伦理办公室人员	伦理委员会 SOP
	按照既定 SOP，决定伦理审查方式和确定主审委员	
4. 安排伦理审查	相关人员：伦理办秘书或工作人员	—
	（1）准备伦理审查文件包 （2）通知主审委员、派送审查文件包	
5. 进行伦理审查	相关人员：伦理委员会委员	—
	（1）伦理委员按照伦理审查要点审查 （2）出具审查意见并反馈审查结果给伦理办公室	
6. 整理审查意见和审查结果	相关人员：伦理办秘书或工作人员	—
	（1）快审项目：整理主审委员意见及审查结果 （2）会审项目：整理伦理委员讨论意见及投票结果	
7. 审核伦理审查结果	相关人员：伦理委员会主任委员 / 授权委员	—
	（1）审核伦理审查结果 （2）在伦理审查结果相关文件上签字、盖伦理委员会印章	
8. 传达伦理审查结果	相关人员：伦理办秘书或工作人员、研究者或申办者代表	—
	向研究者或申办者提供纸质版伦理审查结果文件	
9. 文件归档	相关人员：伦理办秘书或工作人员	—
	审查文件、审查过程文件（会议记录、委员评审用工作表、投票单、签到表等）、审查结果文件归档	

【常见问题及注意事项】

1. 伦理委员会无可疑且非预期严重不良反应审查流程 / 指南，或不对外公布

没有制定可疑且非预期严重不良反应审查流程 / 指南的伦理委员会，建议制定清晰的可疑且非预期严重不良反应审查流程 / 指南，并对外公布，给申请伦理审查者参考。

没有公布可疑且非预期严重不良反应审查流程 / 指南的伦理委员会，建议公布清晰的可疑且非预期严重不良反应审查流程 / 指南，给申请伦理审查者参考。

2. 研究项目可疑且非预期严重不良反应报告不完善、缺项、漏项、处理及转归描述不详尽

申请人在撰写可疑且非预期严重不良反应报告时，应认真撰写，仔细核对，详细描述可疑且非预期严重不良反应事件的发生、发展、转归及处理过程。

【附件】

（1）伦理委员会临床试验项目可疑且非预期严重不良反应审查递交要求及递交文件清单（参见附录表 4-3-8）；

（2）可疑且非预期严重不良反应报告要素表（参见附录表 4-3-9）。

第七节　伦理委员会中止 / 终止审查流程

【目的】

制定中止 / 终止审查流程，规范涉及人的生物医学研究项目的中止 / 终止审查，从程序上保证中止 / 终止审查工作有章可循，提高中止 / 终止审查审查质量。

【流程】

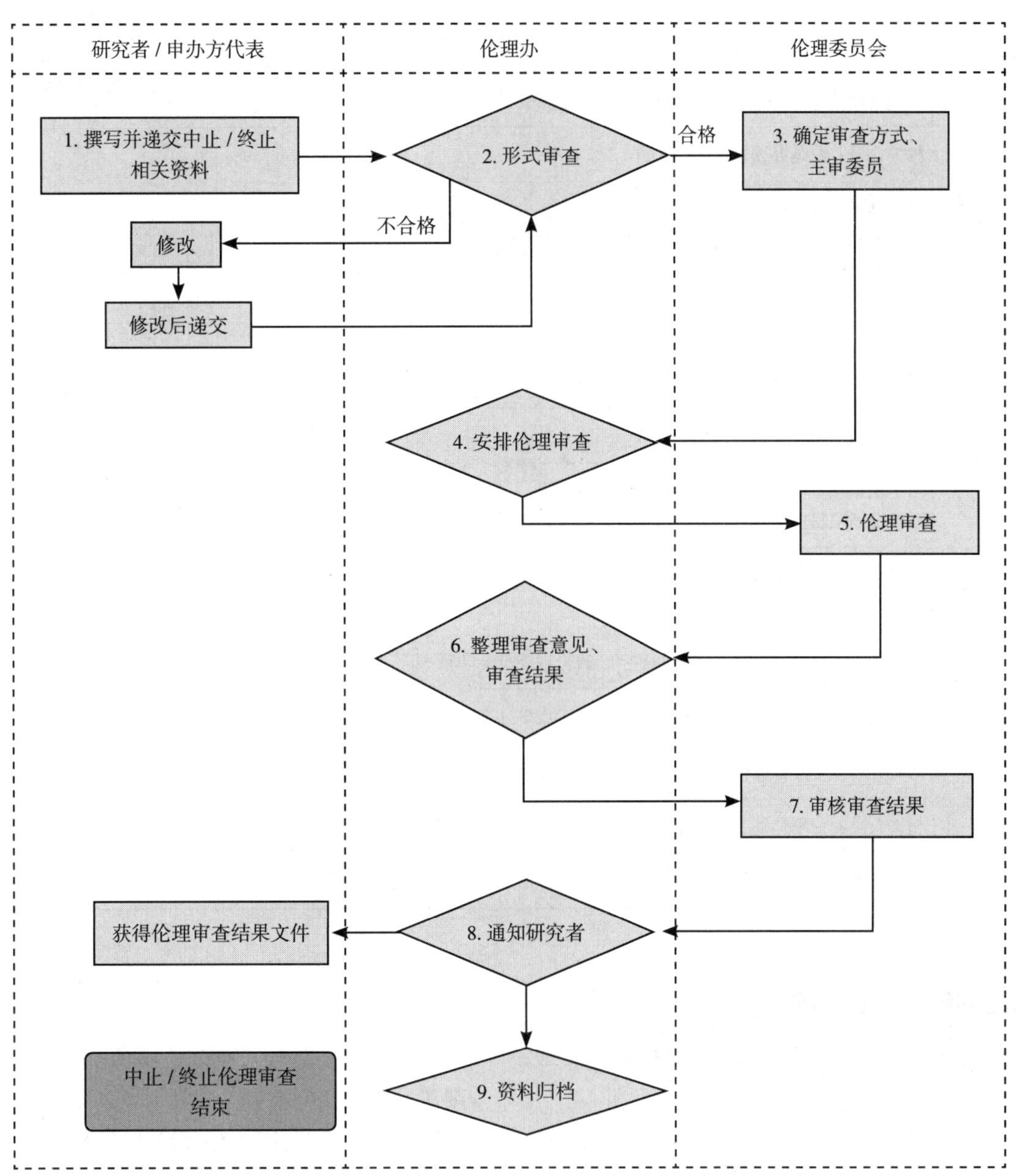

图 4-3-7　伦理委员会中止 / 终止审查流程图

表 4-3-7　伦理委员会中止 / 终止审查流程描述

<table>
<tr><th>步骤</th><th>流程描述</th><th>文件</th></tr>
<tr><td rowspan="2">1. 递交中止 / 终止伦理审查资料</td><td>相关人员：研究者或是申办者代表、伦理办秘书或工作人员</td><td rowspan="2">中止 / 终止报告递交要求及递交文件清单</td></tr>
<tr><td>（1）中止 / 终止报告可以由研究者、申办者提出，也可以是源自伦理委员会的审查意见或是主管部门的中止 / 终止试验的建议
（2）伦理办公室提供中止 / 终止报告递交要求、包含要素及文件清单
（3）研究者或是申办者代表需要按照伦理委员会的要求递交中止 / 终止伦理审查相关资料</td></tr>
<tr><td rowspan="2">2. 形式审查 / 受理</td><td>相关人员：研究者或是申办者代表、伦理办秘书或工作人员</td><td rowspan="2"></td></tr>
<tr><td>（1）递交的伦理审查资料合格，进行下一步流程
（2）递交的伦理审查资料不合格，研究者或申办者代表需要对伦理办建议补充或修改的内容进一步修改后再次递交</td></tr>
</table>

续表

步骤	流程描述	文件
3. 确定审查方式与主审委员	相关人员：伦理委员会主任委员 / 伦理办公室主任、伦理办公室人员	伦理委员会 SOP
	按照既定 SOP，决定伦理审查方式和确定主审委员	
4. 安排伦理审查	相关人员：伦理办秘书或工作人员	—
	（1）准备伦理审查文件包 （2）通知主审委员、派送审查文件包	
5. 伦理审查	相关人员：伦理委员会委员	—
	（1）伦理委员会委员按照伦理审查要点审查 （2）出具审查意见并反馈给伦理办公室审查结果	
6. 整理审查意见和审查结果	相关人员：伦理办秘书或工作人员	—
	（1）快审项目：整理主审委员意见及审查结果 （2）会审项目：整理伦理委员讨论意见及投票结果	
7. 审核伦理审查结果	相关人员：伦理委员会主任委员 / 授权委员	—
	（1）审核伦理审查结果 （2）在伦理审查结果相关文件上签字、盖伦理委员会印章	
8. 传达伦理审查结果	相关人员：伦理办秘书或工作人员、研究者或申办者代表	—
	向研究者或申办者提供纸质版伦理审查结果文件	
9. 文件归档	相关人员：伦理办秘书或工作人员	—
	审查文件、审查过程文件（会议记录、委员评审用工作表、投票单、签到表等）、审查结果文件归档	

【常见问题及注意事项】

1. 伦理委员会无中止 / 终止审查流程 / 指南，或不对外公布

没有制定中止 / 终止审查流程 / 指南的伦理委员会，建议制定清晰的中止 / 终止审查流程 / 指南，并对外公布，给申请伦理审查者参考。

没有公布中止 / 终止审查流程 / 指南的伦理委员会，建议公布清晰的中止 / 终止审查流程 / 指南，给申请伦理审查者参考。

2. 研究项目中止 / 终止审查报告不完善、缺项、漏项、中止 / 终止原因等描述不详尽

申请人在撰写中止 / 终止审查报告时，应认真撰写，仔细核对，详细描述中止 / 终止审查的原因、受试者的后续处理（例如：继续用药、其他治疗等）、对受试者安全和权益的影响、受试者安全和权益的保障措施等。

【附件】

（1）伦理委员会临床试验项目中止 / 终止审查递交要求及递交文件清单（参见附录表 4-3-10）；

（2）中止 / 终止审查报告要素表（参见附录表 4-3-11）。

第八节　伦理委员会结题审查流程

【目的】

制定结题审查流程，规范涉及人的生物医学研究项目的结题审查，从程序上保证结题审查工作有章可循，提高结题审查质量。

【流程】

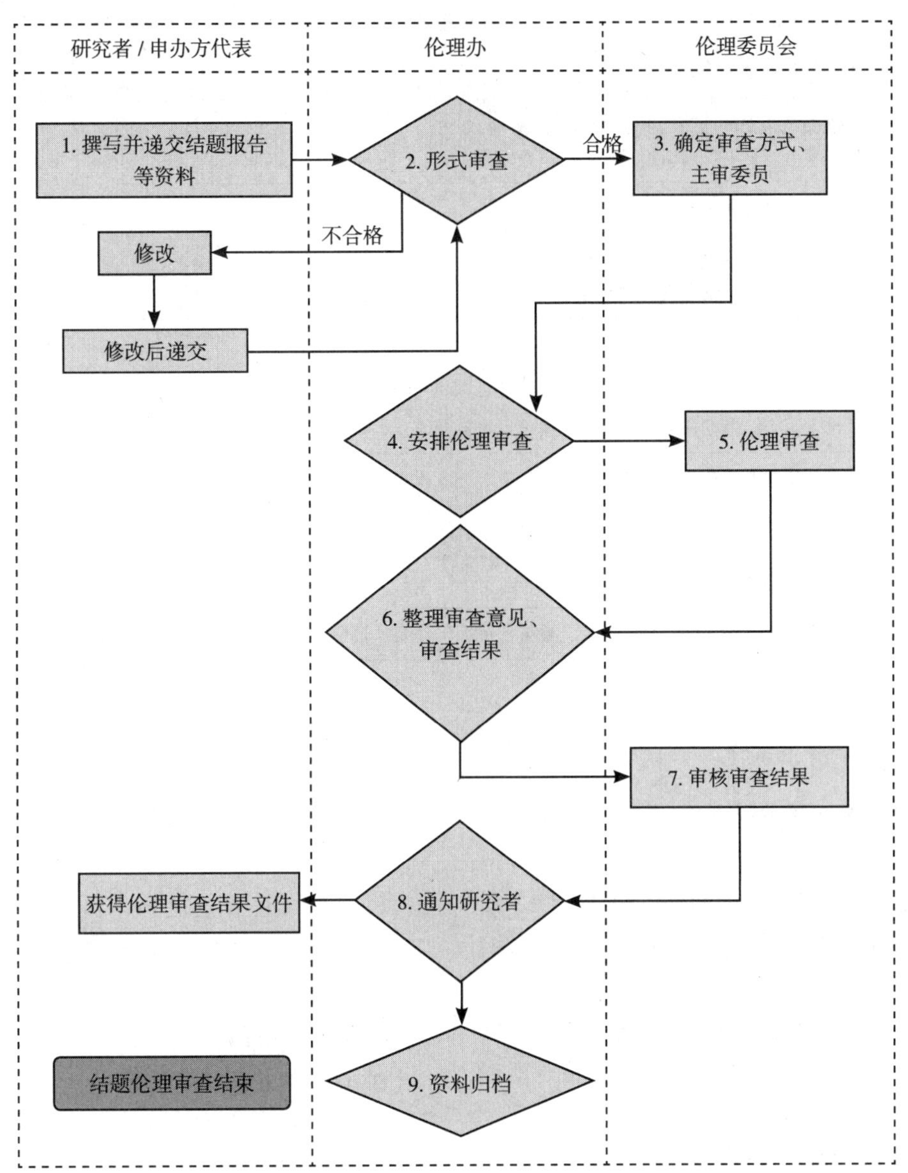

图 4-3-8 伦理委员会结题审查流程图

表 4-3-8 伦理委员会结题审查流程描述

步骤	流程描述	文件
1. 递交结题伦理审查资料	相关人员：研究者或是申办者代表、伦理办秘书或工作人员	结题审查递交要求及递交文件清单
	（1）伦理办公室提供结题审查递交要求及文件清单 （2）项目结束后，研究者或是申办者代表需要按照伦理委员会的要求递交结题伦理审查相关资料	
2. 进行形式审查	相关人员：研究者或是申办者代表、伦理办秘书或工作人员	
	（1）递交的伦理审查资料合格，进行下一步流程 （2）递交的伦理审查资料不合格，研究者或申办者代表需要对伦理办建议补充或修改的内容进一步修改后再次递交	
3. 确定审查方式与主审委员	相关人员：伦理委员会主任委员 / 伦理办公室主任、伦理办公室人员	伦理委员会 SOP
	按照既定 SOP，决定伦理审查方式和确定主审委员	
4. 安排伦理审查	相关人员：伦理办秘书或工作人员 （1）准备伦理审查文件包 （2）通知主审委员、派送审查文件包	

续表

步骤	流程描述	文件
5. 伦理审查	相关人员：伦理委员会委员	
	（1）伦理委员会委员按照伦理审查要点审查 （2）出具审查意见并反馈给伦理办公室审查结果	
6. 整理审查意见和审查结果	相关人员：伦理办秘书或工作人员	
	（1）快审项目：整理主审委员意见及审查结果 （2）会审项目：整理伦理委员讨论意见及投票结果	
7. 审核伦理审查结果	相关人员：伦理委员会主任委员 / 授权委员	
	（1）审核伦理审查结果 （2）在伦理审查结果相关文件上签字、盖伦理委员会印章	
8. 传达伦理审查结果	相关人员：伦理办秘书或工作人员、研究者或申办者代表	
	伦理委员会向研究者或申办者提供纸质版伦理审查结果文件	
9. 文件归档	相关人员：伦理办秘书或工作人员	
	审查文件、审查过程文件（会议记录、委员评审用工作表、投票单、签到表等）、审查结果文件归档	

【常见问题及注意事项】

1. 伦理委员会无结题审查流程 / 指南，或不对外公布

没有制定结题审查流程 / 指南的伦理委员会，建议制定清晰的结题审查流程 / 指南，并对外公布，给申请伦理审查者参考。

没有公布结题审查流程 / 指南的伦理委员会，建议公布清晰的结题审查流程 / 指南，给申请伦理审查者参考。

2. 研究项目未及时递交结题报告

在研究结束后，申请人应及时向伦理委员会递交结题报告。

3. 研究项目递交结题报告不完整或者内容前后矛盾

建议申请者在递交结题报告前，核对结题报告内容，确保没有缺项，确保内容不存在前后矛盾或者逻辑问题。

【附件】

（1）伦理委员会临床试验项目结题审查递交要求及递交文件清单（参见附录表 4-3-12）；

（2）结题审查报告要素表（参见附录表4-3-13）。

参考文献

［1］国家卫生健康委员会．涉及人的生物医学研究伦理审查办法［Z］.2016-11-09.

［2］国家药品监督管理局．药物临床试验伦理审查工作指导原则［EB/OL］. http://www.gov.cn/gzdt/2010-11/08/content_1740976.htm，2010-11-08.

［3］国家药品监督管理局，国家卫生健康委．关于发布药物临床试验质量管理规范的公告（2020年 第57号）［EB/OL］. https://www.nmpa.gov.cn/xxgk/ggtg/qtggtg/20200426162401243.html，2020-04-26.

［4］世界医学大会．赫尔辛基宣言（2013年）［Z］.

［5］国际医学科学组织委员会．人体生物医学研究国际道德指南.［EB/OL］. http://www.dyyy.xjtu.edu.cn/info/1127/14583.htm，2015-11-04.

［6］人用药品注册技术要求国际协调会.ICH-GCP（2016年）［EB/OL］.https://ichgcp.net/.

［7］全国人民代表大会常务委员会．中华人民共和国药品管理法（中华人民共和国主席令第三十一号）［EB/OL］. http://lawdb.cncourt.org/show.php？fid=152096，2019-08-27.

［8］国家药品监督管理局．药品注册管理办法（国家市场监督管理总局令第27号）［EB/OL］. https://www.nmpa.gov.cn/directory/web/nmpa/xxgk/fgwj/bmgzh/20200330180501220.html，2020-03-30.

（王美霞　盛艾娟　王小琪）

第四章　药物临床试验合同的洽谈与签署

【目的】

本章节流程旨在帮助研究机构相关人员了解或理解以下情况：

（1）了解临床试验合同洽谈、拟定、签署的流程。

（2）知晓合同的订立遵循公平原则，在平等、互信、充分表达各自意愿的基础上，依据《中华人民共和国民法典》、《药物临床试验质量管理规范》、药物临床试验方案等文件拟订合同，明确合同签署主体的权利及应履行的义务。

（3）合同签署需要关注的问题，避免签署有失公平的条款，更有效地保护合同签署主体的合法权益。

【相关概念】

（1）合同：指民事主体之间设立、变更、终止民事法律关系的协议。

（2）技术合同：指当事人就技术开发、转让、许可、咨询或者服务订立的确立相互之间权利和义务的合同。

（3）临床试验合同：根据《中华人民共和国合同法》分则，它属于技术合同，也有研究机构将其归为对外经济活动范畴，故将其按经济合同进行管理。临床试验合同应遵循《中华人民共和国民法典》《中华人民共和国合同法》，受法律保护，一般包括：主合同、补充合同、临床研究协调员（CRC）聘任合同、责任主体转让合同及其他类型合同（如申办者提供办公用品、耗材的合同，数据管理及统计服务合同，保密合同，临床研究协调员（CRC）服务委托合同等）。

（4）当事人：在本章节它是指合同签署主体，亦指签署合同的申办者、CRO、SMO、研究机构/研究者。

【签署方式】

（1）主合同：①申办者和研究机构/研究者签署两方合同，签署主体的甲方为申办者，乙方为研究机构/研究者；②申办者、CRO与研究机构/研究者签署三方合同，签署主体为甲方为申办者，乙方为研究机构/研究者，丙方为CRO；③CRO与研究机构/研究者签署两方合同，甲方为CRO，乙方为研究机构/研究者。

（2）临床研究协调员（CRC）服务委托合同：①申办者与研究机构/研究者、SMO签署三方合同，签署主体为甲方为申办者，乙方为研究机构/研究者，丙方为SMO；②研究机构/研究者与SMO签署两方合同，甲方为研究机构/研究者，乙方为SMO。

当事人订立合同，可以采用书面形式、口头形式或其他形式。书面形式是合同书、信件、传真等可以有形地表现所载内容的形式。以电子数据交换、电子邮件等方式能够有形地表现所载内容，并可以随时调取查用的数据电文视为书面形式。

依法成立的合同，受法律保护，仅对当事人具有法律约束力。当事人应当按照约定履行自己的义务，不得擅自变更或者解除合同。

【流程】

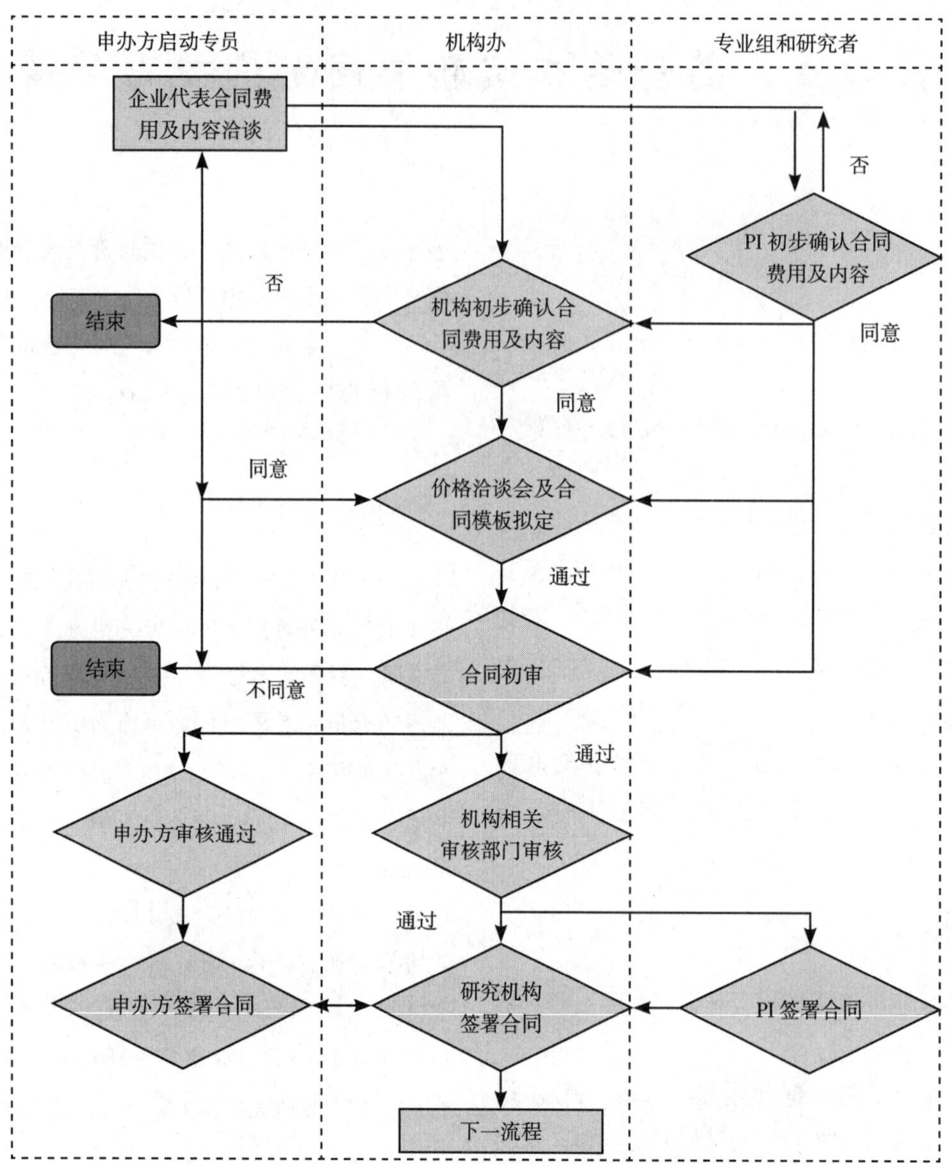

图 4-4-1　药物临床试验合同的洽谈与签署流程图

表 4-4-1　药物临床试验合同的洽谈与签署流程描述

步骤	流程描述
1. 合同洽谈	相关人员：申办者 /CRO 的 CRA 或启动专员（以下简称“企业代表”）、机构办主任或秘书（以下简称“合同接洽人”）、主要研究者、CRC
	（1）研究机构办公室（以下简称“机构办”）明确、公开合同接洽人、联系方式（电话及邮箱），明确合同洽谈及签署流程 （2）企业代表与研究机构、主要研究者联系，达成临床试验初步合作意向 （3）临床试验立项审批通过后，企业代表与合同接洽人、主要研究者就临床试验主合同的临床试验费用、各方职责及权益等进行协商，达成一致意见 （4）同期，如申办者已经选定 SMO，选定的 SMO 的 CRC 与合同接洽人、主要研究者就 CRC 服务委托合同的服务职责及权益、CRC 费用等进行协商，达成一致意见；如研究机构有优选 SMO，则研究机构联系 SMO，商定 CRC 服务委托合同
2. 合同拟定	相关人员：企业代表、合同接洽人、主要研究者、CRC
	（1）临床试验合同一般采用书面形式，企业代表 /CRC、研究机构 / 合同接洽人、主要研究者均可拟定。合同拟定应遵循《中华人民共和国民法典》《中华人民共和国合同法》《药物临床试验质量管理规范》等相关法规的要求，根据临床试验方案及知情同意书等文件的相关内容来拟定 （2）临床试验主合同包括但不限于以下内容： ● 项目名称、合同主体名称或者地址 ● 临床试验的大体内容、范围和要求（目的、研究内容的描述、实施要求等）

步骤	流程描述
2. 合同拟定	● 合同主体各方的职责及权益 ● 履行的计划、进度、期限以及预计完成的例数（包括临床试验的起止时间、预计完成的例数等） ● 临床试验费用组成及其支付方式 ● 风险责任的承担以及保险、违约金或损失赔偿的约定：界定风险及违约的概念，违约所需要承担的责任及赔偿；发生与临床试验相关的损害或者死亡的诊疗费用及相应补偿的合同签署主体；临床试验保险是否能够覆盖由临床试验所导致的研究机构 / 研究者承担的法律及经济赔偿等 ● 技术成果的归属、收益以及保密：涉及临床试验技术或者重大利益需要保密的条款；临床试验实施中需要避免的利益冲突条款；发表文章、知识产权归属以及保密责任等 ● 临床试验质量的标准和方法：脱落和筛选失败病例的比率、完成病例的情况、CRF 填写情况以及各项要求 ● 解决争议的方法：履行合同过程中出现争议情况，采用何种解决方式，可以选择诉讼或仲裁，向研究机构所在地的法院或仲裁机构提交起诉或申请仲裁的约定 ● 合同签署的份数，以最后一个签字日期为合同签署日期等 ● 名词和术语的解释及其他 （3）申办者 /CRO（甲方）职责： ● 申办者负责组织、监查和稽查临床试验，也可委托合同研究组织执行临床试验中的部分或全部工作和任务（或不明确工作和任务），并监督合同研究组织承担的各项工作，但其职责、临床试验数据质量和可靠性的最终责任人仍是申办者 ● 合同研究组织应当实施质量保证和质量控制，其职责与申办者相同 ● 建立临床试验全过程的质量管理体系。履行管理职责，指导、监督临床试验实施、数据处理、数据核对、统计分析和试验总结报告的撰写 ● 负责制定、实施和及时更新有关临床试验质量保证和质量控制体系的标准操作规程，确保临床试验的实施、数据的产生、记录和报告均遵守临床试验方案、《药物临床试验质量管理规范》和相关法律法规的要求。临床试验期间有质量管理记录，并及时与研究机构 / 研究者沟通。数据处理的每个阶段均有质量控制，以保证所有数据是可靠的，数据处理过程是正确的 ● 保证提供且临床试验中使用的电子数据管理系统的安全性，并通过可靠的系统验证，符合预先设置的技术性能，具有完整的使用标准操作规程，保证试验数据的完整、准确、可靠，保证在整个试验过程中系统始终处于验证有效的状态 ● 向研究机构 / 研究者提供试验方案和最新的研究者手册，且有足够时间让研究机构 / 研究者审议试验方案和相关资料。获得的相关药物安全性和有效性或重要的新信息时，应当先告知研究者，及时更新研究者手册并送达研究者 ● 向研究机构 / 研究者提供与临床试验相关的法律上、经济上的保险或者保证，并与临床试验的风险性质和风险程度相适应。但不包括研究机构 / 研究者自身的过失所致的损害 ● 承担受试者与临床试验相关的损害或者死亡的诊疗费用，以及相应的补偿。及时兑付给予受试者补偿或者赔偿。其补偿的方式方法，应当符合相关的法律法规 ● 负责在获得伦理委员会同意和药品监督管理部门许可或者备案之后，及时向研究机构 / 研究者提供试验用药品及试验用药品的书面说明 ● 制定试验用药品的供给和管理规程，包括试验用药品的接受、贮存、分发、使用及回收等。建立试验用药品回收管理制度，保证缺陷产品的召回、试验结束后的回收、过期后回收；建立未使用试验用药品的销毁制度 ● 确保试验药物制备符合临床试验用药品生产质量管理相关要求；确保试验期间试验用药品的稳定性，负责药物试验期间试验用药品的安全性评估。试验用药品的包装标签上应当标明仅用于临床试验、临床试验信息和临床试验用药品信息 ● 将可疑且非预期严重不良反应快速报告给研究机构 / 研究者、伦理委员会。药物研发期间安全性更新报告信息通报给研究机构 / 研究者、伦理委员会 ● 制定监查标准操作规程及监查计划。委派监查员在监查工作中执行标准操作规程，认真履行监查职责，保证临床试验遵守已同意的方案、《药物临床试验质量管理规范》和相关法规，确保按照试验方案正确地实施和记录；保护受试者的权益，试验记录与报告的数据准确、完整、真实；保证应对临床试验中的各类风险。 ● 申办者选定具有稽查经验并经过相应的培训，能够有效履行稽查职责，且独立于临床试验的稽查员。稽查员在稽查过程中观察和发现的问题均应当有书面记录 ● 申办者应当制定临床试验和试验质量管理体系的稽查规程，确保临床试验中稽查规程的实施 ● 研究机构 / 研究者在临床试验中不遵守试验方案、标准操作规程、《药物临床试验质量管理规范》、相关法律法规时，申办者应当立即采取措施予以纠正 ● 重要的依从性问题，或者对临床试验数据可靠性产生重大影响的，申办者应当及时进行根本原因分析，采取适当的纠正和预防措施 ● 研究机构 / 研究者有严重的或者劝阻不改的不依从问题，申办者可以终止研究机构 / 研究者继续参加临床试验，并及时书面报告药品监督管理部门 ● 申办者确保研究者始终可以查阅和在试验过程中可以录入、更正报告给申办者的病例报告表中的数据 ● 保护受试者的隐私和其相关信息 ● 临床试验总结报告应当全面、完整、准确反映临床试验结果，临床试验总结报告安全性、有效性数据应当与临床试验源数据一致

续表

步骤	流程描述
2. 合同拟定	• 禁止实施与伦理委员会同意的试验方案无关的生物样本检测（如基因等） • 申办者提前终止或者暂停实施中的临床试验，应当立即告知研究机构 / 研究者，并说明理由 • 申办者应当确认有保存临床试验必备文件的场所和条件 • 申办者应当书面告知研究机构 / 研究者对试验记录保存的要求；当试验相关记录不再需要时，申办者也应当书面告知研究机构 / 研究者 • 申办者的监查、稽查和药品监督管理部门的检查可直接到试验现场查阅源数据、源文件和报告 • 申办者提供临床试验经费、相关的文件及物资等 （4）研究机构 / 研究者（乙方）职责： • 研究机构 / 研究者熟悉并遵守《药物临床试验质量管理规范》及临床试验相关的法律法规，遵守赫尔辛基宣言的伦理原则 • 研究者应当详细阅读和熟悉临床试验方案、研究者手册及试验药物相关资料信息，并严格遵守伦理委员会同意的临床试验方案，正确、安全地实施临床试验 • 研究者应当实施临床试验质量管理，为授权的临床医生承担所有与临床试验有关的医学决策责任，凡涉及医学判断或临床的决策应当由临床医生做出。监管试验方案的执行，监督试验现场数据采集及履行工作职责情况，确保所有临床试验数据是从临床试验的源文件和试验记录中获得，确保临床试验数据的真实、完整和准确 • 研究者或指定人员向受试者或者受试者监护人充分告知经伦理委员会同意的有关临床试验的所有相关事宜（试验目的、用途和可能产生的风险等详细情况），并取得受试者签署的知情同意书。研究机构 / 研究者应当保护受试者隐私及其相关的信息 • 研究机构 / 研究者应当保证受试者在临床试验和随访期间出现与试验相关的严重不良事件、不良事件及有临床意义的实验室异常时，得到妥善的医疗处理，被告知并记录。除方案规定或其他文件中规定不需要立即报告的严重不良事件外，研究者应当立即向申办者书面报告所有严重不良事件及后续的随访报告 • 研究机构 / 研究者应当指派有资格的人员管理试验用药品。研究者确保试验用药品按照试验方案使用，避免使用试验方案禁用的合并用药 • 研究者或其指定的人员应当对偏离试验方案予以记录和解释 • 研究机构 / 研究者接受申办者组织的监查和稽查，以及药品监督管理部门的检查 • 研究机构 / 研究者参加临床试验开始、进行、结束时的研究者会议 • 临床试验完成后，研究者向申办者提供药品监督管理部门所需要的临床试验相关的报告 • 研究机构 / 研究者终止或暂停临床试验时，应当及时通知受试者，并向申办者、伦理委员会提供书面报告 • 提供有效、合法的收款票据 • 研究机构 / 研究者应按《药物临床试验质量管理规范》的规定保管临床试验资料，保管地点、时间根据合同签署主体的需要进行协商 • 研究机构和研究者授权研究机构以外的单位承担临床试验相关的职责和功能应当获得申办者同意 （5）临床试验费用包括但不限于： • 研究者费：指参与临床试验研究者的劳务费（某些项目也包含护士采血费、病理劳务费、阅片劳务费等），研究者费分为两种情形：一是按完成、脱落、剔除以及筛选失败病例估算，二是按临床试验方案规定的不同的访视期估算 • 检查费：指按照临床试验方案的要求所进行检查产生的费用、计划外产生的费用以及发生 AE/SAE 复查检查项目产生的费用等，如心电图、B 超、X 线 /CT/MIR、病理检查费、实验室检查的血常规、尿常规、刻盘 / 标本制作费等 • 受试者费用：受试者交通补助、营养补助、采血补助、住院费、挂号费、受试者招募费等 • 其他费用：牵头费、启动费、耗材、试剂、药物管理费、档案保管费、预付发生 SAE 应急治疗费用等 • 研究机构管理费：指用于研究机构临床试验建设发展及管理的费用，通常占临床试验费用 10%~30%，或固定的金额；每家中心一般根据各自中心的情况具体规定 • CRC（研究协调员）费用：是指用于支付研究协调员的服务费用 • 税费：国家规定税费发生变化时，按规定据实调整 （6）临床试验费用支付方式：根据临床试验方案规定的访视期 / 例数和实际情况约定临床试验费用支付方式，可采取一次总付、分期支付，也可采取其他方式，例如按例支付
3. 合同订立与签署	相关人员：企业代表 /CRC、合同接洽人、主要研究者、研究机构与合同审核签署相关部门
	（1）企业代表 /CRC 与合同接洽人、主要研究者最终确定并订立临床试验主合同 （2）企业代表 /CRC 将确定好的临床试验主合同 /CRC 合同（如适用）/ 保密合同（如适用）找主要研究者签署姓名及日期，按企业的流程进行盖章，盖章后按合同约定的份数交至研究机构的机构办公室 机构合同签署盖章流程，存在两种形式： • 机构办将合同交至研究机构法人直接签字，并盖研究机构公章或药物临床试验机构公章（建议盖研究机构公章） • 机构办先将合同递交至财务、审计、法务及相关部门审核，如无异议，则按研究机构签署流程，逐级递交各审核部门，最后由法人签署盖研究机构公章或合同章。如财务、审计、法务及相关审核部门审核提出异议，则合同签署主体重新进入合同拟定阶段，待最终确定合同后按签署盖章流程执行

【常见问题及注意事项】

1. 如何快速、高效签署合同

申办者先进行调研，了解研究机构合同洽谈人员及合同签署流程、时长，与合同洽谈人、主要研究者约定合同洽谈时间，就合同费用、条款等先行进行商讨，起草合同。一般在临床试验项目立项审批通过后，即可开始商谈合同，直至确定合同条款，待伦理委员会审批通过，便可签署合同。

2. 合同签署主体与履行主体不一致

什么是合同签署主体与履行主体不一致？例如合同签署主体为甲乙双方，甲方为申办者委托临床试验实施的CRO，乙方为研究机构。当申办者为国外公司且在国内没有代理公司或分公司，委托临床试验实施的CRO代表申办者签署临床试验合同时，合同内规定甲方的职责及赔偿由申办者承担而非CRO承担，签署合同的为CRO，这时就会出现签署合同主体（CRO）与履行主体（申办者）不一致现象。

此类问题常见于国际多中心临床试验，处理模式有：

（1）申办者为国外公司且在国内没有分支机构，委托CRO代理签署临床试验合同。这种情况下，与合同相关的责任和义务由CRO承担所有，涉及受试者补偿和赔偿的时候CRO全权负责补偿和赔偿。后续CRO再找申办者追索，CRO与申办者单独签署合同。如CRO不承担该责任，应要求CRO提供申办者出具的承担该责任的具有中国法律效力的承诺书作为合同附件，同时CRO对受试者补偿和赔偿提供担保或负连带责任。

（2）申办者为国内公司或在国内注册的合资、独资公司，委托CRO代理签署临床试验（不包含受试者损害赔偿）合同。这种情况下，需要申办者出具承担相关责任和义务（比如受试者补偿和赔偿）的承诺书并签字盖章；申办者为国外公司的，需由其在国内的分公司或其委托的其他法人实体出具该承诺书并签字盖章，作为合同附件保存。

（3）申办者部分委托CRO执行临床试验的管理，但不包含受试者损害赔偿的情况。这种情况下，合同签署需要由申办者、CRO和研究机构签署三方协议，明确各自承担的责任和义务。

3. 采用合同模板时需关注的漏缺条款

申办者、CRO、SMO、研究机构/研究者均可起草临床试验合同，实际工作中，合同模板有的采用申办者或者CRO、SMO的，有的采用研究机构的，如果申办者/CRO和SMO的合同模板的条款更倾向于约束研究机构，对申办者及CRO的义务约定则不尽完整，则建议采用研究机构的模板。因此各研究机构应形成自己的合同模板，模板内容可以参考申办者的合同、国内研究机构的合同模板以及各种合同专家共识等，除了针对国际多中心项目的合同模板必须全球统一使用同一模板的情况，研究机构可以要求或建议申办者采用研究机构的模板，申办者可以在此模板基础上进行完善添加。形成临床研究合同模板的目的就是避免漏缺条款，加快合同审核进度。

因此，研究机构审查合同时应留意合同各项条款，尽量避免漏缺。首先根据合同包含的内容审查：各项条款是否齐全，有无明确合同签署主体的职责；有无对违约的规定；有无对受试者补偿、赔偿、保险的约定；有无对试验起止、终止、保密责任的约定；有无对监查、稽查的明确规定；有无提供临床试验用药品的规定及药品的质量保证等，如发现漏缺建议将其补充完善。

目前部分合资公司与一些大的研究机构为了加快合同审查进度，尝试着根据各自合同模板形成临床试验项目框架合同，先期约定好合同中大部分的条款，签署一个框架协议，然后各临床试验项目的合同可以于该框架协议之外约定项目特有的条款即可，比如合同经费、遗传资源等。这也是较为普遍的做法，一定程度上可以节省合同洽谈的时间。

4. 关于受试者损害及赔偿关注的问题

我国2020年版GCP的第三十九条："申办者应当采取适当方式保证可以给予受试者和研究者补偿或者赔偿。（一）申办者应当向研究者和临床试验机构提供与临床试验相关的法律上、经济上的保险或者保证，并与临床试验的风险性质和风险程度相适应。但不包括研究者和临床试验机构自身的过失所致的损害。（二）申办者应当承担受试者与临床试验相关的损害或者死亡的诊疗费用，以及相应的补偿。申办者和研究者应当及时兑付给予受试者的补偿或者赔偿。（三）申办者提供给受试者补偿的方式方法，应当符合相关的法律法规。（四）申办者应当免费向受试者提供试验用药品，支付与临床试验相关的医学检测费用。"

申办者为临床试验进行投保较多的是"药物临床试验责任险"，由保险公司出具的保险凭证包含了保险合同的关键信息，申办者可以通过提供保险凭证以证明其投保事实。

申办者在中国境内开展临床试验是依据适用的法律法规对受试者承担责任，这与申办者是否购买了保险、是否足额购买了保险，以及保险的理赔范围之间没有必然联系。申办者与保险公司所约定的理赔范围，或者理赔条件不能限制申办者依照法律应该对受试者承担的责任。申办者响应GCP的基本原则而购买临床试验责任险更多的是保障其偿付能力，或者说是通过保险公司分担其赔偿责任，申办者破产或无力偿付时，至少有“保险”这个工具间接地保护受试者合法权益，投保金额多少将更多的是出于申办者自己的成本考量。

在处理药物临床试验过程中受试者人身伤害时，通常申办者与保险公司的合作方式有两种：①申办者（或代表申办者的CRO）委托保险公司直接负责受试者的补偿/赔偿事宜（包含协助与受试者的沟通、伤害的评估等等）；②申办者（或代表申办者的CRO）直接负责受试者的补偿/赔偿事宜。针对后者，当临床试验过程中发生受试者伤害的情形，申办者依照适用的法律法规在要求范围内对受试者承担补偿或赔偿责任；与此同时，申办者可根据其所购买的责任保险合同，在责任险的保险期限内，向保险公司进行索赔。一旦受试者补偿/赔偿责任和金额确定后，申办者与受试者签署合同，申办者即可先于保险公司对申办者的理赔向受试者进行赔付。此类“先于保险理赔向患者支付补偿”是具有实际可操作性且能够保护受试者权益的实践方式。由此可见，不论申办者购买保险与否，受试者的补偿与赔偿都应由申办者负责，如果申办者委托保险公司直接负责受试者的补偿/赔偿事宜，临床试验责任险不能覆盖的补偿与赔偿应由申办者同步负责。

“与试验相关”，并非仅指与试验药物相关，而是包括临床试验方案所要求的所有试验用药品（试验药物、对照药品或安慰剂），以及试验方案、流程所要求的各种检查和操作。但是合同条款中常见：“该损害需证明与试验药物有直接关系，申办者负责补偿和赔偿”。或合同中仅承诺赔偿与试验药物而非试验相关的损害；仅承诺赔偿相应的治疗费用，不提及经济补偿、赔偿、律师诉讼费等；仅约定对研究方案规定的临床干预或操作而直接导致的受试者损害（包括死亡）承担赔偿等等，所以合同中应明确约定，发生“与试验相关”的损害（包括与试验相关的AE/SAE）或死亡的受试者的治疗费用及相应的经济补偿，以及研究机构与研究者所遭受的损害都应由申办者承担，并由申办者先行垫付受试者相关的治疗费用，以保证受试者得到及时救助及治疗，当保险无法及时赔付时，申办者也应先行赔付，后期申办者再向保险公司进行索赔。

5. 合同中双语文本不一致的处理

国际多中心临床试验中，申办者根据所在国家的法律法规及临床试验要求拟定双语合同，通常研究机构习惯性采用申办者提供的合同模板，当合同模板的双语文本出现不一致情况，会要求以申办者的语言文本合同为准，针对这种情况，在合同审核时要约定，在中国进行的临床试验应当遵守中国的法律法规，当两种语言文本有任何不一致、矛盾或不符，以中文文本的规定为准。

6. 争议处理方式及地点约定的问题

合同中应明确约定，当合同发生争议，未协商一致时，合同签署主体可选择进行诉讼或仲裁，并约定诉讼或仲裁地点。提起诉讼或仲裁的，建议研究机构选择研究机构所在地法院或仲裁机构提交诉讼和申请仲裁。

7. 合同签署主体对临床试验的质量标准不一致的处理

首先按照法律法规、《药物临床试验质量管理规范》及临床试验方案的要求，明确合同签署主体职责及质量标准，同时约定当发现研究者不遵从已批准的方案或有关法规进行临床试验时，申办者应指出以求纠正，避免对质量标准认可不一而引起争议。

8. 与签字盖章的相关问题

药物临床试验的承接方——研究机构的合同主体是医院和主要研究者。在中国，获得药物临床试验资质的医院被称为某某医院国家药物临床试验机构，并向当地公安部门备案申请了“某某医院国家药物临床试验机构”类似的公章，根据中国GCP，药物临床试验机构就是指的医院，国家药物临床试验机构的公章就代表着医院，大部分医院也是在合同上盖国家药物临床试验机构公章。但是，这样的做法往往会引起部分申办者的质疑，主要考虑到国家药物临床试验机构（或类似部门）为医院的职能部门/科室，不是适合的注册登记单位，不具备独立承担民事责任的法律属性，临床试验机构的公章约束不到医院本身。针对这样的情况，建议：①各医院用医院公章给国家药物临床试验机构的公章进行授权，授权国家药物临床试验机构的公章代表医院公章，且具有同等法律效力；②如果不是法定代表人签署合同，建议由法定代表人对签署合同的人员进行授权。这样，国家药物临床试验机构的公章和授权代表可以代表医院和法定代表人在临床试验合同上签字盖章。当然，如果能直接加盖医院公章并由法定代表人进行签字更好。以上授权书可以由国家药物临床试验机构办公室统一管理，必要时可以出具原件/扫描件。

9. 注意事项

（1）无论是主合同还是CRC服务委托合同都可

使用研究机构或申办者、SMO 合同模板。

（2）建议使用研究机构合同模板，可以减少双方就法律、费用等事项的多次讨论，节省合同签署的时间。

（3）如使用申办者 /SMO 合同模板，则企业代表 /CRC 需要将合同模板按机构办要求发送给合同接洽人。特别是国际多中心项目（双语合同）建议企业代表选一个接近中国思维的并接受程度高的合同模板。

（4）合同签署主体应当具有相应的民事权利和民事行为能力，可以委托代理人签署合同，但其法人单位应出具明确的授权书，授权部门或代理人签署临床试验合同。

（5）如申办者为国外公司，委托国内代理公司或 CRO 实施临床试验，签署三方合同，则须在合同中明确申办者、委托公司各自承担的责任与义务，明确临床试验相关损害或死亡所造成的治疗费用、经济补偿、赔偿等承担方。

（6）关于合同签署盖章顺序的问题，一般情况下合同是由研究机构最后定稿，申办者先签字盖章，然后寄给主要研究者签字，然后机构法人或其授权代理人代表研究机构签字盖章，有的研究机构要求机构办主任也要签字盖章，有的机构或者申办者要求研究者和研究机构先签字盖章，各机构可根据自身的情况与申办者确定好顺序即可。

参考文献

[1]全国人民代表大会．中华人民共和国民法典［EB/OL］. http://www.gov.cn/xinwen/2020-06/01/content_5516649.htm，2020-07-29.

[2]广东省药学会．药物临床试验合同管理・广东共识（2014 版）［EB/OL］.http://www.xinyaohui.com/news/201502/03/5085.html，2015-02-03.

[3]国家药监局，国家卫生健康委．药物临床试验质量管理规范［EB/OL］.http://www.nhc.gov.cn/yzygj/s7659/202004/1d5d7ea301f04adba4c4e47d2e92eb96.shtml，2020-04-27.

[4]曹玉，沈一峰，范贞，等．制定临床试验合同中的主要条款分析［J］. 中国临床药理杂志，2019，35（24）：3247-3249.

[5]CCHRPP 工作委员会，RDPAC 临床运营小组合同共识工作组．临床试验相关问题共识之合同主体、保险与受试者的伤害补偿［EB/OL］. https://mp.weixin.qq.com/s？__biz=MzA3MjkwMjA2NA==&mid=2648949394&idx=1&sn=840726a8cafcad2b9488e244ab7a18c7&chksm=8700564db077df5bf3a7e1d4e867aa8c002763d4b252c16e8f5536dc43ed8cd5e6380719c0ed&mpshare=1&scene=1&srcid=&sharer_sharetime=1588390629841&sharer_shareid=9c823eaa74d8b0c216079ad944e2fe5c&key=6d5c5b80d1e0c0440dfe9fdd613972ad3ef9d35901450f985f74431ea919c1b6545491e69bd454b355b29789b34ed433811dde94cdd7e517b0a88b278a4cd8ccd68dab20b2ba53771f8cafc5a06ef302&ascene=1&uin=MTQzOTAyNTYyMQ%3D%3D&devicetype=Windows+10+x64&version=62090070&lang=zh_CN&exportkey=AevTsj9h3YTcuwv%2FXqhSpu4%3D&pass_ticket=kt%2Bu84cq7bnKOAvrObGQ7qT1qokzCFlEPfdPTn6t3M8PFEuIv7J6PACpD7fObIUa，2020-01-02.

[6]广东省药学会．药物临床试验受试者损害处理・广东共识（2020 年版）［EB/OL］. http://www.sinopharmacy.com.cn/download/90.html，2020-03-05.

[7]周文箐，李妮娅，何平．药物临床试验合同管理的常见问题与对策［J］. 中国新药与临床杂志，2019，38（8）：467-471.

（曹　玉　常　堃　柳艳平）

第五章　遗传资源的申报

【目的】

为了有效保护和合理利用我国人类遗传资源，维护公众健康、国家安全和社会公共利益，国务院于2019年5月28日颁布了《中华人民共和国人类遗传资源管理条例》(国务院令第717号)。人类遗传资源包括人类遗传资源材料和人类遗传资源信息。人类遗传资源材料是指含有人体基因组、基因等遗传物质的器官、组织、细胞等遗传材料。人类遗传资源信息是指利用人类遗传资源材料产生的数据等信息资料。

随着科技和社会的发展，我国涉及人类遗传资源的研究项目数量不断增多，人类遗传资源的申报和管理已经成为临床试验的重要组成部分。为了合理利用和有效保护我国的人类遗传资源，科技部对涉及人类遗传资源的研究活动进行行政许可审批，临床试验应在向中国人类遗传资源管理办公室（以下简称"遗传办"）做审批或备案后启动，已批准的项目在执行过程中要严格按照遗传办批准的内容和范围开展活动。

本章节流程旨在帮助机构办人员、研究者以及申办者/CRO相关人员了解和熟悉以下情况：

（1）了解人类遗传资源申报的相关管理规定及流程。

（2）熟悉药物临床试验机构对人类遗传资源的管理。

（3）了解人类遗传资源申报中容易出现的问题。

【概况】

1. 中国人类遗传资源采集审批

采集我国重要遗传家系、特定地区人类遗传资源或者采集国务院科学技术行政部门规定种类、数量的人类遗传资源的，需经国务院科学技术行政部门批准。

此项审批适用于在中国境内从事的中国人类遗传资源采集活动，包括重要遗传家系、特定地区人类遗传资源和国务院科学技术行政部门规定种类、数量的人类遗传资源的采集活动的规范和管理。所称人类遗传资源包括人类遗传资源材料和人类遗传资源信息。

重要遗传家系是指患有遗传性疾病或具有遗传性特殊体质或生理特征的有血缘关系的群体，患病家系或具有遗传性特殊体质或生理特征成员五人以上，涉及三代。

特定地区人类遗传资源指在隔离或特殊环境下长期生活，并具有特殊体质特征或在生理特征方面有适应性性状发生的人群遗传资源。特定地区不以是否为少数民族聚居区为划分依据。

国务院科学技术行政部门规定的种类是指罕见病、具有显著性差异的特殊体质或生理特征的人群；规定数量是指累积500人以上。

2. 国际合作科学研究审批

此项审批适用于对利用中国人类遗传资源开展国际合作科学研究的规范和管理。外国组织、个人及其设立或者实际控制的机构（以下称外方单位）需要利用我国人类遗传资源开展科学研究活动的，应当遵守我国法律、行政法规和国家有关规定，并采取与我国科研机构、高等学校、医疗机构、企业（以下称中方单位）合作的方式进行。利用我国人类遗传资源开展国际合作科学研究的，由合作双方共同提出申请，经国务院科学技术行政部门批准。

对于已获得许可利用中国人类遗传资源开展国际合作涉及变更的，获得变更审批决定前可按照原获批事项开展研究，变更的事项应在获得同意变更审批决定后方可开展。

利用我国人类遗传资源开展国际合作科学研究，合作双方应当在国际合作活动结束后6个月内共同向国务院科学技术行政部门提交合作研究情况报告。

3. 国际合作临床试验备案

为获得相关药品和医疗器械在我国上市许可，在临床机构利用我国人类遗传资源开展国际合作临床试验、不涉及人类遗传资源材料出境的，不需要审批。但是，合作双方在开展临床试验前应当将拟使用的人类遗传资源种类、数量及其用途向国务院科学技术行政部门备案。

备案程序：

（1）登录网上平台（网址：https://grants.most.gov.cn）在线提交备案材料。

（2）备案材料提交成功，获得备案号后，即可开展国际合作临床试验。

（3）科学技术部将申请人获得的备案情况向社会公布。

（4）临床试验过程中，需要对合作方、研究目的、研究内容、研究方案、合作期限等进行变更的，合作方应当及时终止备案记录、上传总结报告，并根据重大事项变更情况进行重新备案。合作方在获得新的备案号后，即可开展国际合作临床试验。

研究方案变化不涉及人类遗传资源种类、数量、用途变化的或仅涉及合作期限变化的，不需要重新备案，但需在网上平台上传变更说明。

4. 人类遗传资源材料出境审批

利用我国人类遗传资源开展国际合作科学研究，或者因其他特殊情况确需将我国人类遗传资源材料运送、邮寄、携带出境的，应当取得国务院科学技术行政部门出具的人类遗传资源材料出境证明，凭人类遗传资源材料出境证明办理海关手续（每次生物样本出境前办理）。

5. 人类遗传资源信息对外提供或开放使用备案

利用我国人类遗传资源开展国际合作科学研究产生的人类遗传资源信息，合作双方可以使用。来自临床试验的中国人类遗传资源信息，如果仅在国际合作项目的合作方内流转，则无须开展对外提供备案。合作方是指参与合作的所有中方单位、外方单位。为获得相关药品和医疗器械在我国上市许可的临床试验合作方包括临床试验申办者、医疗机构（组长单位）、合同研究组织、第三方实验室等。每次对外提供或开放使用前均须办理备案，申请单位应为中方单位。将人类遗传资源信息向外国组织、个人及其设立或者实际控制的机构提供或者开放使用的，应当向国务院科学技术行政部门备案并提交信息备份。

具体申请条件、办理材料和流程详见中华人民共和国科技部人类遗传资源管理网页 https://fuwu.most.gov.cn/html/jcxtml/20181218/2837.html ？ tab=fwzn。

【流程】

（一）国际合作科学研究审批/保藏审批/采集审批/出境审批

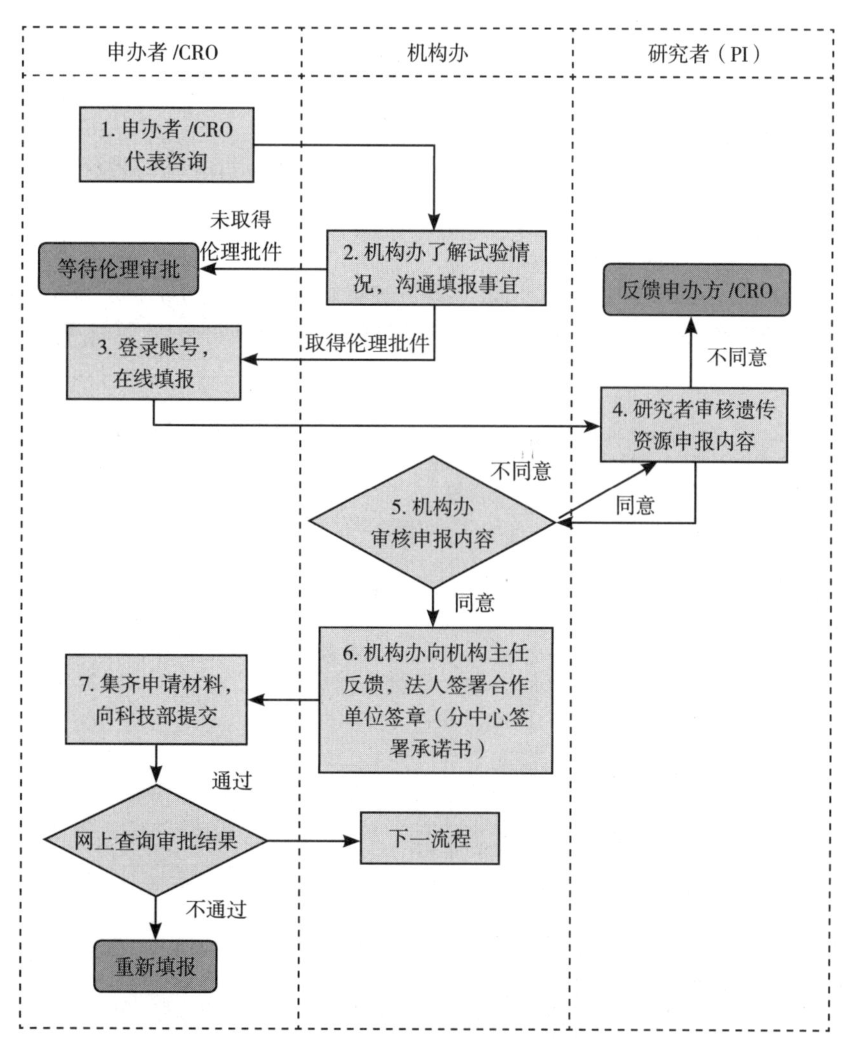

图 4-5-1　国际合作科学研究审批/保藏审批/采集审批/出境审批流程图

表 4-5-1　国际合作科学研究审批 / 保藏审批 / 采集审批 / 出境审批流程描述

步骤	流程描述	文件
1. 申办者 /CRO 代表咨询	相关人员：申办者 /CRO 的 CRA、机构办人员 （1）机构办需要设定一个公开的咨询联系人和联系电话，公开人类遗传资源管理流程 （2）申办者或 CRO 的 CRA 按照机构办的要求联系遗传资源申报联系人 （3）申办者或 CRO 的 CRA 向机构办联系人说明本次要申报的行政审批事项： ● 涉及中国人类遗传资源采集审批、保藏审批、国际合作科学研究审批、材料出境审批、国际合作临床试验备案、信息对外提供或开放使用备案，重要遗传家系和特定地区人类遗传资源申报登记，按照国务院科学技术行政部门规定的种类和数量，申报遗传资源采集审批的办理流程 ● 开展国际合作临床试验的，协商填报主体 ● 开展国际合作临床试验，涉及将人类遗传资源材料运送、邮寄、携带出境的，在国际合作科学研究申请中一并提出申请 （4）申办者或者 CRO 代表需要按照机构办要求提供 NMPA 临床试验批件或者通知书、伦理批件或修订后同意意见书，具体资料按照各机构办要求提供	机构办人类遗传资源管理流程
2. 机构办了解试验情况，沟通填报事宜	相关人员：申办者或 CRO 的 CRA、机构办人员 （1）机构指定办理联系人（一般为机构秘书或质控员，具体根据各机构对临床试验管理分工的规定执行），负责遗传办承诺书盖章办理及相关人员的对接和联系 （2）机构办联系人向申办者或 CRO 的 CRA 了解临床试验方案的内容： ● 试验药物的信息，是否取得临床试验批件，申办者是否具有外资背景，采集样本是否超过 500 例等 ● 临床试验项目情况，包括承担项目的主要研究者是谁、本中心是否为组长单位，参与单位都有哪些等 ● 该项目是否在本中心立项，是否取得组长单位 / 本中心伦理批件，组长单位通过伦理审查方可由填报人网上填报 （3）国际合作科学研究申请，应当由中国境内依法成立的法人单位办理报批手续。作为组长单位的医疗机构需与申办者 /CRO 沟通填报主体，注册项目一般由申办者 /CRO 填报，也有项目填报主体为组长单位	临床试验批件、伦理审查批件
3. 登录账号，在线填报	相关人员：申办者 /CRO 人员、机构办人员、研究者 （1）申请单位登录国家科技计划申报中心申请账号和密码，申报的账号分单位管理员角色和申报人角色。单位管理员授权申报人并创建提交项目；申报人负责填写项目申请信息，提交给单位管理员，由单位管理员负责提交给遗传办 （2）以上行政审批许可的填报应由具有法人资格的中方单位来进行填报，对于国际合作科学研究项目申办者 /CRO 可以和医疗机构协商填报主体 （3）医疗机构作为填报主体时，一般由申办者 /CRO 提供填报具体信息，由研究者登录申报，交机构办形式审查，由科研处作为单位管理员提交给遗传办 （4）网上生成并提交预审材料后，人类遗传办公室网上预受理，受理通过后方可打印纸质申请材料。国际合作科学研究申请或变更申请，分中心在签署法人承诺书时，一般需要向机构办提交纸质申请书备案	国际合作科学研究审批申请书、采集审批申请书、保藏审批申请书、遗传资源出境审批申请书
4. 研究者审核遗传资源申报内容	相关人员：申办者 /CRO 的 CRA、研究者 （1）组长单位：单位管理员提交预审材料前，申办者 /CRO 的 CRA 将人类遗传资源申请材料递交给研究者审核；分中心一般为申报材料预审通过后，CRA 将人类遗传资源申请材料递交给研究者 （2）主要研究者或专业组研究者审核遗传资源申报内容： ● 申报人类遗传资源的具体内容如采集、收集计划与试验方案、知情同意书以及中心实验室操作手册是否一致 ● 样本的种类、规格等与实际检测目的是否一致，如血生化检测需要采集全血，离心后分离血清进行检测 ● 受试者风险和安全评估，受试者补偿是否合适 ● 样本数量的设计是否合理，是否对筛选失败率等做出了充分考虑 ● 本中心是否具有检测能力，是否需要将样本寄送第三方检测机构 ● 以探索性为目的采集、收集生物样本目的是否明确、合理 ● 该研究的知识产权分享是否合理 （3）如研究者审核过程中发现问题或不认同申报情况，要及时向申办者 /CRO 反馈，如研究者同意申报内容，交机构办进一步审核	国际合作科学研究审批申请书、采集审批申请书、遗传资源材料出境审批申请书、试验方案、知情同意书、中心实验室手册
5. 机构办审核申报内容	相关人员：机构办人类遗传资源管理人员、机构办主任 （1）申报人类遗传资源的具体内容如采集、收集和出境样本的目的、种类、规格、数量等是否明确列出 （2）临床试验中涉及非实体样本（相关信息数据），其相关的信息数据是否申报采集、收集及出口出境 （3）第三方检测机构资质证明文件，其对样本接收、销毁情况的文件是否做了说明 （4）剩余样本的保存时限及处置方式是否合理，申报内容里应明确剩余样本的保存时限及处置方式 （5）如果为国际合作科学研究变更申请，其变更的具体情况 （6）如审核过程中发现问题，要及时向研究者反馈	第三方检测机构资质证明、国际合作科学研究变更申请书

续表

步骤	流程描述	文件
6. 机构办向机构主任反馈	相关人员：机构办人类遗传资源管理人员、机构办主任、机构主任 （1）机构办人类遗传资源管理人员确定上述流程均已执行，机构办审核后认为人类遗传资源申报内容没有问题，向机构主任汇报 （2）机构主任同意后，作为组长单位的医疗机构出具事业单位法人证书等资料，机构办找法人签署合作单位签章及审核意见表，分中心签署法人承诺书 （3）部分组长单位根据本机构的 SOP，代为办理人类遗传资源审批申请时，会要求分中心出具委托书	合作单位签章、审核意见表、法人承诺书、委托书
7. 集齐申请材料，向网上平台提交或递交纸质材料至科技部行政审批受理窗口	相关人员：申办者 /CRO 工作人员 （1）纸质申请书打印后，合作单位包括申办者 /CRO、医疗机构组长单位、第三方实验室等分别盖章，收集法人资格材料，伦理审查批件，知情同意书，研究方案，临床试验批件，涉及人类遗传资源的采集、转运、检测、销毁等协议文本等，申请材料递交至科技部进行形式审查 （2）多中心临床试验参与医疗机构伦理审查认可或同意的批件可以与组长单位同时提交，也可以在项目获批后提交 （3）人类遗传办公室受理纸质申请材料后，出具行政审批事项受理单、组织专家技术评审、科技部做出审批决定后将审批结果公布于网上。获得审批同意后即可在医疗机构内开展临床试验 （4）参与医疗机构（分中心）在组长单位网上查询获批后，将本单位伦理审查认可或同意的批件及本单位签字盖章的承诺书提交至科技部，即可开展国际合作临床试验 （5）对于已获得许可利用中国人类遗传资源开展国际合作涉及变更的，获得变更审批决定前可按照原获批事项开展研究，变更的事项应在获得同意变更审批决定后方可开展	法人资格证书，伦理审查批件，知情同意书，研究方案，临床试验批件，涉及人类遗传资源的采集、转运、检测、销毁等协议文本等

注：保藏审批、采集审批和出境审批无须提供法人合作单位签章 / 承诺书

（二）国际合作临床试验 / 信息对外提供或开放使用备案

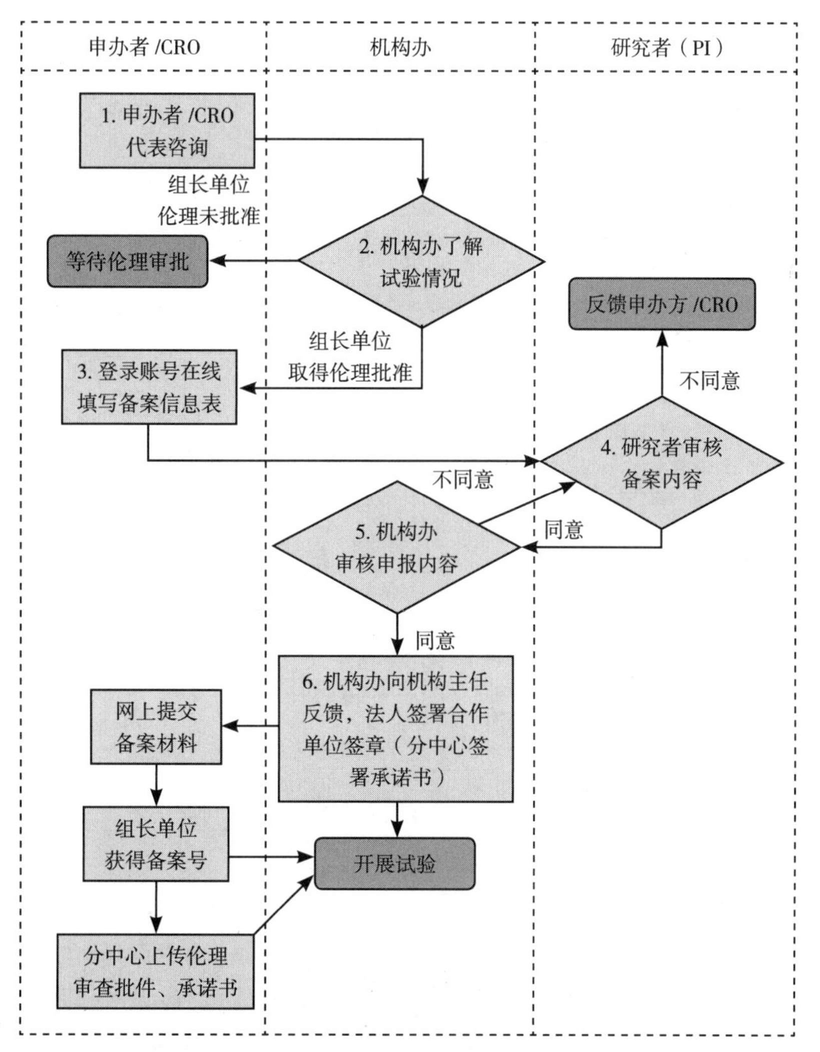

图 4-5-2 国际合作临床试验 / 信息对外提供或开放使用备案流程图

表 4-5-2 国际合作临床试验 / 信息对外提供或开放使用备案流程描述

<table>
<tr><th>步骤</th><th>流程描述</th><th>文件</th></tr>
<tr><td rowspan="2">1. 申办者 /CRO 代表咨询</td><td>相关人员：申办者 /CRO 的 CRA、机构办人员</td><td rowspan="2">机构办人类遗传资源管理流程</td></tr>
<tr><td>（1）机构办需要设定一个公开的咨询联系人和联系电话，公开人类遗传资源管理流程
（2）申办者或 CRO 的 CRA 电话或现场联系机构办遗传资源管理联系人
（3）申办者或 CRO 的 CRA 向机构办联系人说明本次要申报的行政许可备案事项，是否为变更备案以及之前的备案情况；咨询法人签署合作单位签章 / 承诺书所需要的时间等</td></tr>
<tr><td rowspan="2">2. 机构办了解试验情况</td><td>相关人员：申办者或 CRO 的 CRA、机构办人员</td><td rowspan="2">伦理审查批件、临床试验批件</td></tr>
<tr><td>（1）机构指定人类遗传资源管理联系人（一般为机构秘书或质控员，具体根据各机构对临床试验管理分工的规定执行），负责与相关人员的对接和联系
（2）机构办联系人向申办者或 CRO 的 CRA 了解临床试验的情况：
● 该项目是否在本中心立项，承担项目的主要研究者是谁
● 本中心是否为组长单位，以及是否取得组长单位 / 本中心伦理批件
● 该临床试验是否为药品和医疗器械注册项目，是否取得临床试验批件
● 本次备案是首次备案还是根据重大事项变更情况进行的重新备案
（3）医疗机构作为组长单位时，需沟通本次备案信息由申办者 /CRO 填报，还是本机构填报，伦理审查通过并取得批件后，填报人方可登录网上平台进行填报，并生成备案信息表</td></tr>
<tr><td rowspan="2">3. 研究者审核遗传资源备案内容</td><td>相关人员：申办者 /CRO 的 CRA、研究者</td><td rowspan="2">国际合作临床试验备案信息表、试验方案、知情同意书</td></tr>
<tr><td>（1）申办者 /CRO 的 CRA 将国际合作临床试验备案申请材料递交给研究者
（2）主要研究者或专业组研究者审核遗传资源备案内容：
● 申报人类遗传资源材料的类型、数量等备案的情况与试验方案以及知情同意书是否一致，样本数量的设计是否合理，是否对筛选失败率等做出了充分考虑
● 样本的种类、规格等与实际检测目的是否一致，如血生化检测需要采集全血，离心后分离血清进行检测
● 人类遗传资源剩余样本的处置是否合理
● 受试者风险和安全评估，受试者补偿是否合适
（3）如研究者同意备案内容，交机构办进一步审核</td></tr>
<tr><td rowspan="2">4. 机构办审核申报内容</td><td>相关人员：机构办遗传资源管理人员</td><td rowspan="2">临床机构与其委托的检测机构签署的合作协议、第三方检测机构资质证明</td></tr>
<tr><td>（1）本中心为组长单位时，是否具有检测、分析和剩余样本处理的条件，如果不具备，是否与委托的第三方检测单位签署正式协议
（2）协议中是否明确委托检测和分析的人类遗传资源材料的种类、数量、检测内容、转运方式、剩余样本和数据信息处理方式等
（3）该项目是否涉及人类遗传资源材料出境，如涉及出境，则应办理国际合作科学研究材料出境审批；信息对外提供或使用备案
（4）申报人类遗传资源的具体种类、规格、数量等是否明确列出
（5）剩余样本的保存时限及处置方式是否合理
（6）第三方检测机构资质证明文件，其对样本接收、销毁情况的文件说明
（7）机构办遗传资源管理人员向机构办主任汇报</td></tr>
<tr><td rowspan="2">5. 机构办向机构主任反馈</td><td>相关人员：机构办遗传资源管理人员、机构办主任、机构主任</td><td rowspan="2">合作单位签章、承诺书、委托书</td></tr>
<tr><td>（1）机构办遗传资源管理人员确定上述流程均已执行，且机构办主任认为该国际合作临床试验备案没有问题，机构办向机构主任汇报。机构主任同意后，机构办找医疗机构法人签署合作单位签章，分中心签署承诺书
（2）涉及多中心临床试验的，医疗机构组长单位通过伦理审查即可办理备案手续。参与医疗机构在组长单位获得备案号后，将本单位伦理审查认可或同意的批件及本单位签字盖章的承诺书上传至网上平台，即可开展国际合作临床试验
（3）临床试验过程中，需要对合作方、研究目的、研究内容、研究方案、合作期限等进行变更的，合作方应当及时终止备案记录、上传总结报告，并根据重大事项变更情况进行重新备案。合作方在获得新的备案号后，即可开展国际合作临床试验
（4）研究方案变化不涉及人类遗传资源种类、数量、用途变化的或仅涉及合作期限变化的，不需要重新备案，但要在网上平台上传变更说明
（5）部分组长单位根据机构 SOP 的规定，办理国际合作临床试验备案时，会要求分中心出具委托书</td></tr>
</table>

注：信息对外提供或开放使用备案无须签署合作单位签章 / 承诺书

【常见问题及注意事项】

1. 申办者和研究者未经批准即开展试验，或新版方案未经批准即开始执行

根据《中华人民共和国人类遗传资源管理条例》规定，利用我国人类遗传资源开展国际合作临床研究的，应由合作双方共同提出申请并经国务院科学技术行政部门批准后才能开展临床试验，所以临床试验开展不能早于遗传办批件。如临床试验开展过程中方案变更，且变更内容须向遗传办申报的，应在项目获批，且提交医疗机构的承诺书、伦理审查批件及知情同意文本等所有需要备案的材料之后，方可按照新版方案执行。

2. 临床参与单位应何时提交承诺书？

为明确临床参与单位的权责，临床参与单位须在临床试验开展前提交经单位审核盖章的承诺书备案。根据开展临床试验的实际情况，承诺书可与项目申报材料同时提交，也可在项目申报材料提交科技部遗传办后随时备案。承诺书扫描件须同时上传到行政审批网上申报平台。

3. 申请书中涉及的人类遗传资源信息类型填写不全

人类遗传资源信息包括临床数据，如人口学信息、一般实验室检查信息等；影像数据，如B超、CT、PET-CT、核磁共振、X射线等；生物标志物数据，如诊断性生物标志物、监测性生物标志物、药效学/反应生物标志物、预测性生物标志物、预后生物标志物、安全性生物标志物、易感性/风险生物标志物；基因数据，如全基因组测序、外显子组测序、目标区域测序、人线粒体测序、全基因组甲基化测序、lnc RNA测序、转录组测序、单细胞转录组测序、small RNA测序等；蛋白质数据；代谢数据等。申请书中涉及的人类遗传资源样本为全血、血清、血浆、组织切片，涉及基因检测、生物标记物检测、药代动力学检测等。申请书中应填写人类遗传资源样本涉及的全部人类遗传资源信息，同时申报基因检测原始数据及分析数据，避免仅填写基因检测结果数据。

4. 备案的适用范围，以及如何进行国际合作临床试验备案的变更

中国人类遗传资源国际合作临床试验备案适用于为获得相关药品和医疗器械在我国上市许可，在临床机构利用我国人类遗传资源开展国际合作临床试验、不涉及人类遗传资源材料出境的。“在临床机构”包括：一是所涉及的人类遗传资源仅在临床机构内采集、检测、分析和剩余样本处理等；二是所涉及的人类遗传资源在临床机构内采集，由临床机构委托的单位进行检测、分析和剩余样本处理等，临床机构应与其委托的单位签署正式协议。申办者和第三方实验室签署合同的，应按照中国人类遗传资源国际合作科学研究审批申请渠道办理。临床试验过程中，需要对合作方、研究目的、研究内容、研究方案、合作期限等进行变更的，合作方应当及时终止备案记录、上传总结报告，并根据重大事项变更情况进行重新备案。合作方在获得新的备案号后，即可开展国际合作临床试验。研究方案变化不涉及人类遗传资源种类、数量、用途变化的或仅涉及合作期限变化的，不需要重新备案，但须在网上平台上传变更说明。

5. 临床试验方案采集样本例数超过500例，应如何申报？

外资申办者涉及例数超过500例，应在申报国际合作科学研究、国际合作临床试验备案的同时，申报采集行政审批。如已经获得采集行政许可，申请人应在申报国际合作项目的同时上传对应的采集行政审批批件。内资申办者开展临床试验大于500例，须申报采集审批。申请人应为具有法人资格的中方单位，可以是申办者、医疗机构组长单位或分中心。

【附件】

（1）合作单位签章（参见附录表4-5-1）；

（2）法人承诺书（参见附录表4-5-2）；

（3）委托书（参见附录表4-5-3）；

（4）国际合作临床研究审批决定书（参见附录表4-5-4）；

（5）审核意见表（参见附录表4-5-5）。

参考文献

［1］曹诗雨，武志昂．我国临床试验中人类遗传资源政府规制研究［J］．中国药事，2019，33（2）：131-136.

［2］王瓅珏，吴明凤，王丹蕾等．加强对药物临床试验中人类遗传资源的管理［J］．中国新药杂志．2018，27（11）：1299-1302.

［3］周燕，任宇，杨宏昕等．药物临床试验实施中涉及人类遗传资源管理的实践与思考［J］．中国医药导报．2019，16（28）：174-185.

［4］周吉银，曾圣雅，邓璠．涉及人类遗传资源的临床研究伦理审查的挑战与对策探讨［J］．中国医学伦理学，2017，30（1）：62-65.

［5］侯春花，田丽娟．国际合作临床试验中我国人类遗传资源申报审批现状分析［J］．中国新药与临床杂志，2019，38（7）：404-408.

（贾才凤　王明霞）

第六章 药物临床试验机构的项目启动

第一节 药物临床试验机构的启动会前准备

【目的】

确保药物临床试验项目启动会顺利召开，研究中心物资到位，全体参会成员按时到会，方案和GCP的主要内容得到充分培训。

【流程】

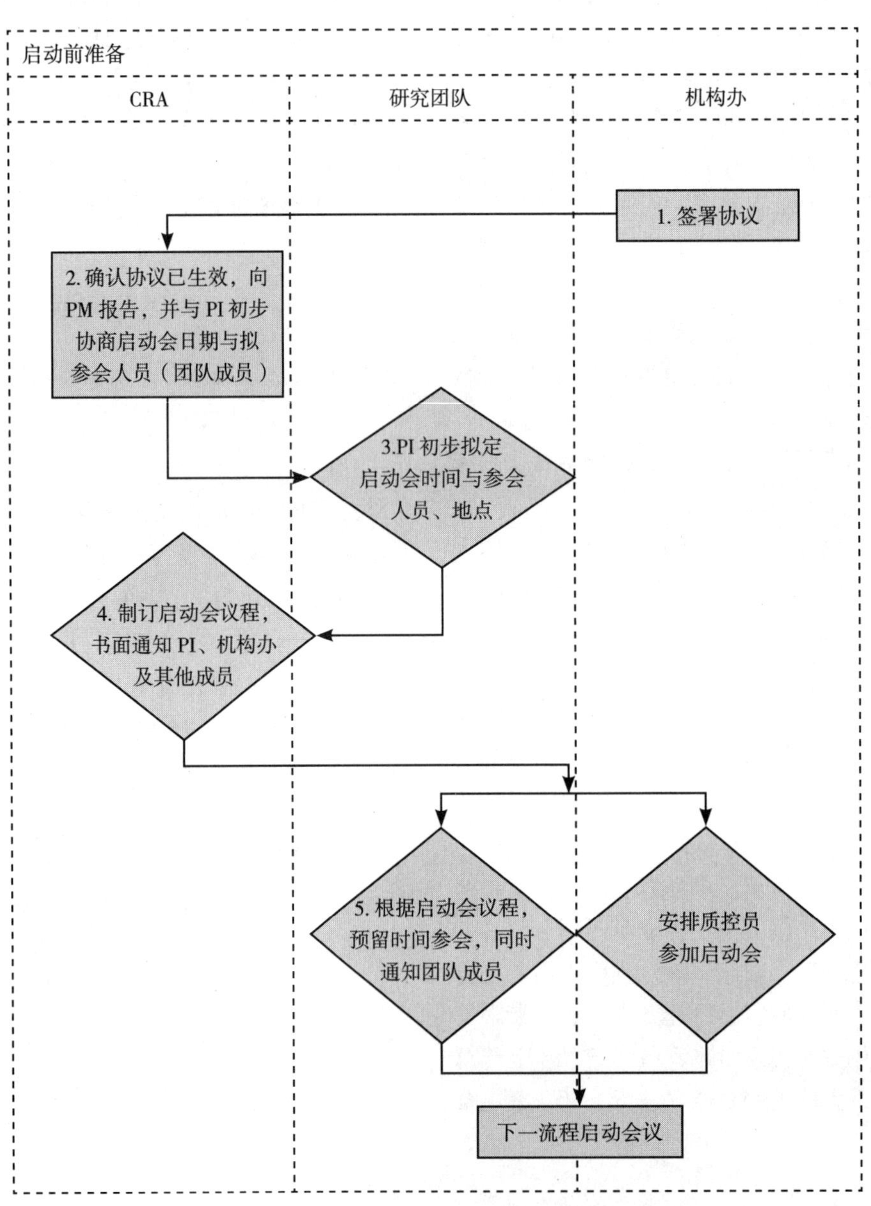

图 4-6-1 药物临床试验机构的启动会前准备流程图

表 4-6-1　药物临床试验机构的启动会前准备流程描述

步骤	流程描述	文件
1. 签署协议	相关人员：申办者 /CRO/SMO 及研究机构的授权代表 （1）临床试验协议样本建议先由研究团队审核确认后再交机构办公室复审，协议终版以各签署方达成一致为准 （2）凡属人类遗传资源国际合作项目的，在签署协议时，需要同时提交遗传办出具的《人类遗传资源采集、收集、买卖、出口、出境审批决定》复印件和备案证明，或者在协议中注明获得遗传办批准后生效 （3）按各机构规定流程完成协议签章，生效日期一般以最后一方签署日期为准	临床试验协议
2. 申办者与 PI 初步协商启动会安排	相关人员：CRA、项目经理（PM）、主要研究者（PI） （1）CRA 确认协议已生效，向 PM 汇报中心情况 （2）CRA 与 PI 初步协商启动会日期、地点与拟参会人员 （3）CRA 提前准备相应的表格和 SOP：如授权表、物资交接单等 （4）CRA 和申办者提前准备试验相关设施：如文件夹、冰箱、试管、离心机等 （5）CRA 和申办者准备临床试验用药物及相关物资	临床试验相关 SOP 或相关表格
3 .PI 初步拟定启动会时间与参会人员、地点	相关人员：主要研究者（PI）、CRC、CRA （1）PI 初步拟定启动会时间、地点和参加人员 （2）CRC 和 CRA 确认启动会时间和地点，提前预约会场	相关 SOP
4.CRA 制订启动会议程，书面通知 PI、机构办及其他成员	相关人员：主要研究者（PI）、CRA、机构办、研究团队 （1）CRA 根据 PI 拟定的时间制订启动会议程 （2）CRA/CRC 书面通知 PI 及研究团队、机构办及其他成员 （3）CRA 通知申办者及其他人员：包括项目经理及其他研究辅助方相关人员 （4）CRA 与 CRC 准备启动会 PPT、签到表、授权分工表等启动会相关资料、文件	启动会日程
5. 各方人员预留参会时间	相关人员：主要研究者（PI）、研究团队、CRC、机构办质控员 （1）PI 根据启动会议程，预留时间参会，可委托 CRC 通知其他团队成员和机构办公室 （2）CRC 通知其他人员；如果本研究需要检验科、放射科、病理科、药房等平台部门参加，则应一并邀请这些科室参会 （3）机构办根据启动会议程可安排机构办质控员参会 （4）CRC 根据启动会日程，与 CRA 共同准备会议资料，布置会场	相关 SOP，启动会日程

【常见问题及注意事项】

1. 启动会召开时间未提前协调周知，导致部分研究团队成员缺席

一般来说，临床试验机构和伦理委员会批准该项目，并且签署合同后，可以召开项目启动会。启动会召开时间由监查员通过电话或电子邮件与 PI 联系商定。监查员应当根据研究中心人员时间进行协调，提供尽可能多的注意事项提醒。一旦确定了双方都同意的日期，监查员应当提前 5 个工作日以上通过电子邮件向 PI 及研究团队全体成员发送书面通知，确认启动会日期及日程，以便全体人员提前安排时间参会。

2. 启动会时间安排不合理

临床试验机构项目启动会的时间可能根据每个研究的复杂性而有所不同，但是一个典型的研究中心启动会大约 1~2 个小时，主要培训方案内容、操作要点和 GCP 知识回顾等。并不是启动会的所有部分都要求所有成员出席，例如药物管理要求可单独培训药物管理员，样本处理可单独培训 CRC。

【附件】

临床试验机构项目启动会日程表（参见附录表 4-6-1）

第二节　药物临床试验机构项目启动会流程

【目的】

项目启动会的主要目的：

（1）确保所有参加临床试验的人员充分了解试验方案及试验用药品，明确各自在试验中的分工和职责，确保临床试验数据的真实、完整和准确。

（2）确保机构在人员、相关文件、研究物资和设备等各方面已经准备好开始研究。

（3）发现任何问题或潜在风险，并建立跟踪项。

【流程】

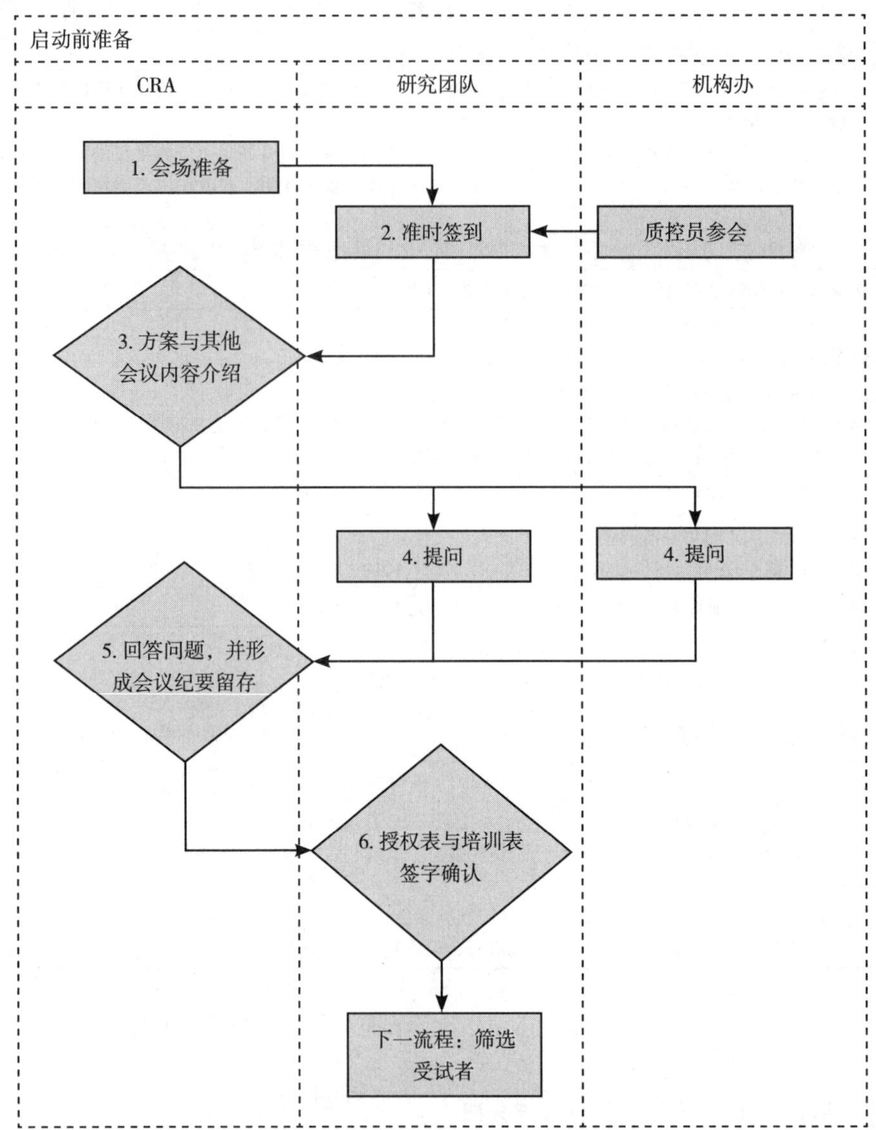

图 4-6-2　药物临床试验机构项目启动会流程图

表 4-6-2　药物临床试验机构项目启动会流程描述

<table>
<tr><th>步骤</th><th>流程描述</th><th>文件</th></tr>
<tr><td rowspan="2">1. 会场准备</td><td>相关人员：CRA、CRC、研究团队</td><td rowspan="2">第（4）条所列资料</td></tr>
<tr><td>（1）前期工作：CRA 与 CRC 根据召开时间、地点及与会人数，拟定会议工作安排及分工
（2）场地准备：CRC 确认已预约的会场在启动会时间段无其他用途
（3）物品准备：笔记本电脑、投影仪（检查投影仪能否正常使用）、签字笔等
（4）资料准备：培训资料电子版与纸质版、会议签到表、授权分工表、临床试验方案等</td></tr>
<tr><td rowspan="2">2. 现场签到</td><td>相关人员：全体参会人员，包括：PI、研究者、研究护士、CRC、药物管理员、其他相关科室人员、CRA 及申办者和研究辅助方相关人员等</td><td rowspan="2">同上</td></tr>
<tr><td>（1）所有参会人员按时签到，会议签到表存档
（2）参会人员领取会议资料</td></tr>
<tr><td rowspan="2">3. 方案与其他会议内容介绍</td><td>相关人员：全体参会人员</td><td rowspan="2">培训资料</td></tr>
<tr><td>（1）CRA 对方案及各类操作流程进行详细说明，重点在于研究流程、受试者的知情同意、受试者筛选、入排标准、CRF 填写、不良事件和严重不良事件的报告与处理等
（2）CRA 或中心实验室人员对本研究中临床样本的采集、处理、保管及运输进行详细说明，包括标本运输时如何同快递运输部门联络等，同时，要规定临床检查结果的报告时间和方式
（3）CRA 或药物供应商对药物运送、发放、使用、保管等相关内容进行介绍
（4）GCP 相关法规回顾学习</td></tr>
</table>

步骤	流程描述	文件
4. 会议讨论	相关人员：全体参会人员 （1）参会人员对方案等内容进行充分讨论，重点讨论入排标准、方案流程、操作等 （2）探讨试验过程中可能存在的问题和对策	方案
5. 会场问答，并形成会议纪要留存	相关人员：全体参会人员 （1）申办者或 PI 对与会人员提出的具体问题提出合理的解决方案，形成书面会议纪要 （2）CRA 整理会议纪要发送给全体参会人员，并在项目文件夹存档	会议纪要
6. 授权表与培训表签字确认	相关人员：PI、研究团队、CRA （1）主要研究者对研究者、研究护士、药物管理员、CRC 及其他相关研究人员在本研究中的具体分工和负责内容进行明确规定，并签字确认 （2）启动会结束后，研究团队 /CRA 整理并妥善保存启动会签到表、培训记录、会议纪要、培训资料、完成的授权分工表等资料 （3）CRC 清理会场，跟进会上待解决问题，协助研究者进行患者筛选	授权表与培训表

【常见问题及注意事项】

1. 启动会议题或试验物资准备不充分，导致项目难以顺利开展

监查员应当在会前向临床试验机构提供初步启动会议程草案，并与 PI、研究协调员或其他指定人员提前讨论确定议程。议程讨论建议包括以下项目，并根据不同方案和研究团队的具体情况进行修改：

- 详细讨论研究方案、操作流程和临床试验机构对研究人员的要求；
- 对研究方案进行培训，以确保研究小组的每个成员都熟悉研究方案执行的细节；
- 确认研究小组的每个成员都清楚自己的职责分工，并签署授权表；
- 确认开始研究实施所需的所有文件是否完整，如所需的伦理批件原件、研究参与者简历和资质证明、会议签到表等，并确保已保存至研究者文件夹；
- 确认纸质病例报告表（case report form，CRF）已经准备好，或者电子数据采集系统（electronic data capture system，EDC）已上线；
- 确认所需的研究物资已经准备好可以使用；
- 确认设施满足研究需要。

2. 会议讨论的问题未及时作答，或后续答复未及时反馈给机构，影响项目进度

CRA 应当在启动会结束时对讨论的内容作口头总结，随后完成书面会议纪要，并在会议结束后 1 至 2 周内将会议纪要分发给 PI 和全体参会人员，同时在研究文件夹中存档。CRA 的会议纪要或书面报告应描述所有需要跟进的问题进展，并及时反馈给 PI 及其他相关人员，直到问题妥善解决。

【附件】

药物临床试验启动会培训记录表（参见附录表 4-6-2）

（蒋发烨　李　婷　陶　野）

第七章 知情同意与受试者筛选

第一节 知情同意

【目的】

（1）让受试者全面了解其所参与的临床试验的各方面情况。

（2）尊重受试者的意愿，让受试者充分考虑。

（3）受试者自愿确认同意参加该项临床试验，应以签名和注明日期的知情同意书作为文件证明。

【流程】

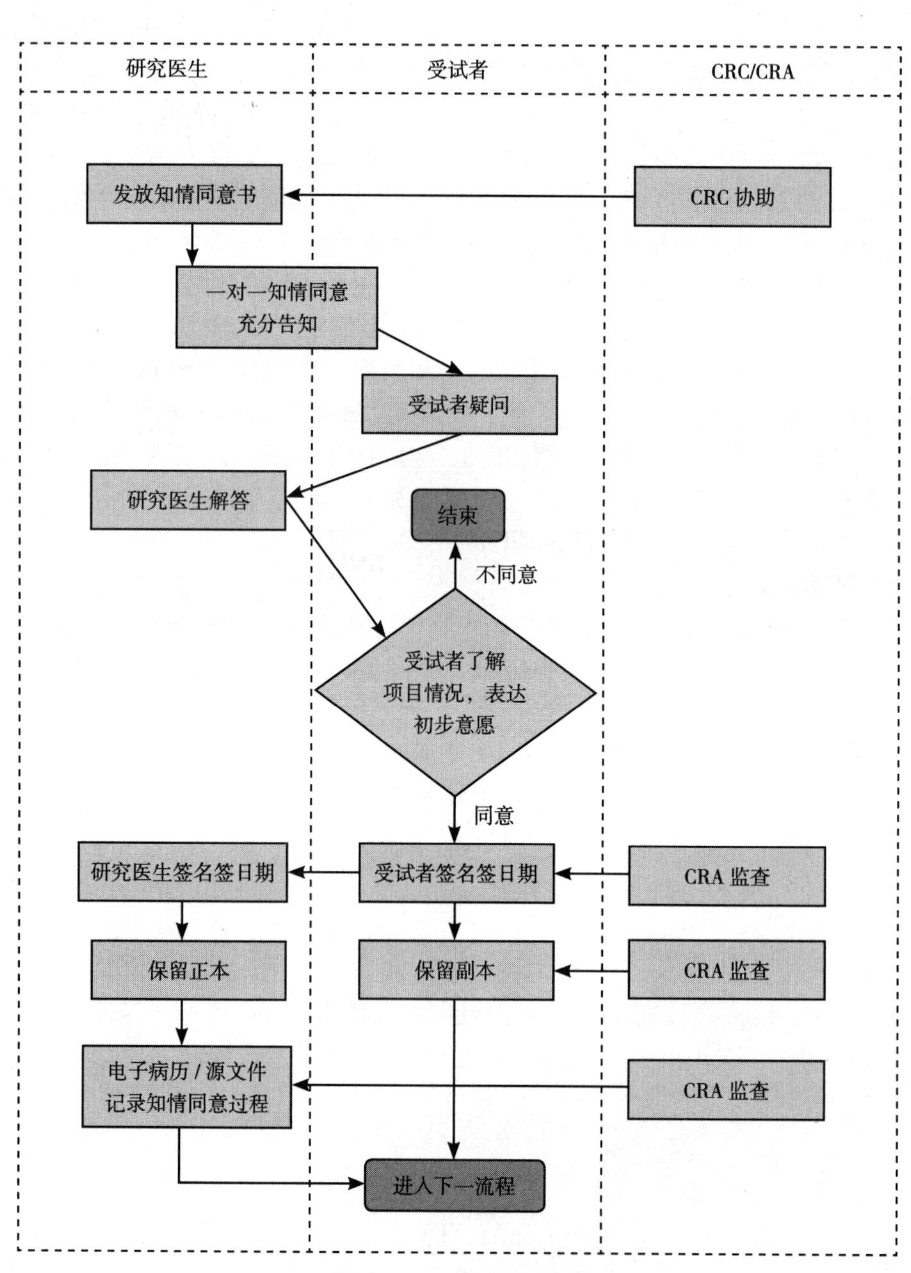

图 4-7-1 知情同意流程图

表 4-7-1　知情同意流程描述

<table>
<tr><th>步骤</th><th>描述</th><th>文件</th></tr>
<tr><td rowspan="2">1. 确定实施知情同意的研究者要符合要求</td><td>相关人员：研究者</td><td rowspan="2">经伦理委员会批准的知情同意书；知情同意相关 SOP</td></tr>
<tr><td>研究者实施知情同意，应当遵守赫尔辛基宣言的伦理原则，并符合以下要求：
（1）研究者应当使用经伦理委员会批准的最新版的知情同意书和其他提供给受试者的信息。知情同意书如有版本更新，临床试验过程中的受试者应当再次签署知情同意书
（2）研究者获得可能影响受试者继续参加试验的新信息时，应当及时告知受试者或者其监护人，并作相应记录
（3）研究人员不得采用强迫、利诱等不正当的方式影响受试者参加或者继续临床试验
（4）研究者或者指定研究人员应当充分告知受试者有关临床试验的所有相关事宜，包括书面信息和伦理委员会的同意意见
（5）知情同意书等提供给受试者的口头和书面资料均应当采用通俗易懂的语言和表达方式，使受试者或者其监护人、见证人易于理解
（6）签署知情同意书之前，研究者或者指定研究人员应当给予受试者或者其监护人充分的时间和机会了解临床试验的详细情况，并详尽回答受试者或者其监护人提出的与临床试验相关的问题
（7）受试者或者其监护人，以及执行知情同意的研究者应当在知情同意书上分别签名并注明日期，如非受试者本人签署，应当注明关系
（8）若受试者或者其监护人缺乏阅读能力，应当有一位公正的见证人见证整个知情同意过程。研究者应当向受试者或者其监护人、见证人详细说明知情同意书和其他文字资料的内容。如受试者或者其监护人口头同意参加试验，在有能力的情况下应当尽量签署知情同意书，见证人还应当在知情同意书上签字并注明日期，以证明受试者或者其监护人就知情同意书和其他文字资料得到了研究者准确的解释，并理解了相关内容，同意参加临床试验
（9）受试者或者其监护人应当得到已签署姓名和日期的知情同意书原件或者副本和其他提供给受试者的书面资料，包括更新版知情同意书原件或者副本，和其他提供给受试者的书面资料的修订文本
（10）受试者为无民事行为能力的，应当取得其监护人的书面知情同意；受试者为限制民事行为能力的人的，应当取得本人及其监护人的书面知情同意。当监护人代表受试者知情同意时，应当在受试者可理解的范围内告知受试者临床试验的相关信息，并尽量让受试者亲自签署知情同意书和注明日期
（11）紧急情况下，参加临床试验前不能获得受试者的知情同意时，其监护人可以代表受试者知情同意，若其监护人也不在场时，受试者的入选方式应当在试验方案以及其他文件中清楚表述，并获得伦理委员会的书面同意；同时应当尽快得到受试者或者其监护人可以继续参加临床试验的知情同意
（12）当受试者参加非治疗性临床试验，应当由受试者本人在知情同意书上签字同意和注明日期。只有符合下列条件，非治疗临床试验可由监护人代表受试者知情同意：临床试验只能在无知情同意能力的受试者中实施；受试者的预期风险低；受试者健康的负面影响已减至最低，且法律法规不禁止该类临床试验的实施；该类受试者的入选已经得到伦理委员会审查同意。该类临床试验原则上只能在患有试验药物适用的疾病或者状况的患者中实施。在临床试验中应当严密观察受试者，若受试者出现过度痛苦或者不适的表现，应当让其退出试验，还应当给以必要的处置以保证受试者的安全
（13）病史记录中应当记录受试者知情同意的具体时间和人员
（14）儿童作为受试者，应当征得其监护人的知情同意并签署知情同意书。当儿童有能力做出同意参加临床试验的决定时，还应当征得其本人同意，如果儿童受试者本人不同意参加临床试验或者中途决定退出临床试验时，即使监护人已经同意参加或者愿意继续参加，也应当以儿童受试者本人的决定为准，除非在严重或者危及生命疾病的治疗性临床试验中，研究者、其监护人认为儿童受试者若不参加研究其生命将受到危害，这时其监护人的同意即可使患者继续参与研究。在临床试验过程中，儿童受试者达到了签署知情同意的条件，则需要由本人签署知情同意之后方可继续实施</td></tr>
<tr><td>2. 确定知情同意书和提供给受试者的其他资料符合要求</td><td>知情同意书和提供给受试者的其他资料应当包括：
（1）临床试验概况
（2）试验目的
（3）试验治疗和随机分配至各组的可能性
（4）受试者需要遵守的试验步骤，包括创伤性医疗操作
（5）受试者的义务
（6）临床试验所涉及的试验性内容
（7）试验可能致受试者的风险或者不便，尤其是存在影响胚胎、胎儿或者哺乳婴儿的风险时
（8）试验预期的获益，以及不能获益的可能性
（9）其他可选的药物和治疗方法，及其重要的潜在获益和风险
（10）受试者发生与试验相关的损害时，可获得补偿以及治疗
（11）受试者参加临床试验可能获得的补偿
（12）受试者参加临床试验预期的花费
（13）受试者参加试验是自愿的，可以拒绝参加或者有权在试验任何阶段随时退出试验而不会遭到歧视或者报复，其医疗待遇与权益不会受到影响</td><td></td></tr>
</table>

续表

步骤	描述	文件
2. 确定知情同意书和提供给受试者的其他资料符合要求	（14）在不违反保密原则和相关法规的情况下，监查员、稽查员、伦理委员会和药品监督管理部门检查人员可以查阅受试者的原始医学记录，以核实临床试验的过程和数据 （15）受试者相关身份鉴别记录的保密事宜，不公开使用。如果发布临床试验结果，受试者的身份信息仍保密 （16）有新的可能影响受试者继续参加试验的信息时，将及时告知受试者或者其监护人 （17）当存在有关试验信息和受试者权益的问题，以及发生试验相关损害时，受试者可联系到研究者和伦理委员会并有其联系方式 （18）受试者可能被终止试验的情况以及理由 （19）受试者参加试验的预期持续时间 （20）参加该试验的预计受试者人数	
3. 一对一知情	相关人员：研究医生、受试者	经伦理委员会批准的知情同意书；知情同意相关 SOP
	（1）研究医生需经过培训，且有授权 （2）给受试者发放知情同意书 （3）受试者阅读知情同意书 （4）研究医生向受试者介绍项目的各方面情况（参照上述知情同意书的内容） （5）解答受试者所提出的问题 （6）给受试者充分的时间考虑，自主选择	
4. 签署知情同意书	相关人员：研究医生、受试者	
	（1）研究医生与自愿确认同意参与的受试者签署知情同意书 （2）研究医生记录知情过程	

【常见问题及注意事项】

1. 知情同意书签署时间的问题

知情同意签署时间不得早于伦理审查批准时间。有时受试者与研究医生的签字日期不一致，这是由于在实际工作中受试者将知情同意书带回与家人商量造成的，发生此类事件应有相应的记录，但无论如何研究医生的签字日期不应早于受试者。

2. 知情同意书更新的问题

更新后的知情同意书经伦理委员会审核通过后，应及时对临床试验中受影响的受试者及其监护人进行再次知情同意，获得同意后还须签署更新后的知情同意书。

3. 知情主体签名不全的问题

具有完全行为能力是受试者作为知情主体的首要条件，部分或无行为能力的受试者均不能单独作为知情同意的主体。

受试者因病情导致的知情同意能力受限或者丧失时，由其法定代理人代为行使知情同意权，但随着病情好转，受试者知情同意能力恢复，应及时对临床试验中受影响的受试者及其监护人进行再次知情同意，获得同意后还应签署知情同意书。

受试者和其法定代理人无识字能力的，应采取见证人制度，知情同意书上应有受试者或法定代理人的手印和见证人的签字。与临床试验有利益关系的人员，不能担任第三方见证人。

涉及儿童参加的临床试验，十周岁以上的儿童其知情同意书必须由法定代理人和参试儿童共同签署。

涉及智力低下等无知情同意能力的人，知情同意书必须有法定代理人签名。

知情同意书涉及法定代理人签名的，必须注明法定代理人本人与受试者关系。

须留存法定代理人、见证人的身份证复印件。

4. 知情时间不足的问题

研究医生缺乏足够的时间对患者实施知情同意是个普遍存在的现实问题。可参考日本同行，建立由医师、药师和护师等组成的知情同意协作团队，先由药师、护师对受试者就项目情况进行宣讲，回答一些相关的问题，再由医师一对一知情，通过团队协作提高的知情同意的质量和效率。

5. 知情场所的问题

实施知情同意的地点应安排在相对独立的空间进行。

6. 知情过程录音录像的问题

采用录音录像方式留证知情过程的，一是须事先获得伦理委员会批准，二是须征得受试者的同意。

7. 知情同意书修改不规范的问题

应该在错误记录上划一长条横线，旁边书写正确的内容，更正者签署名字及日期，必要时还须注明更正理由。

第二节　受试者筛选

【目的】

从自愿参加试验的受试者中筛选出符合试验方案要求的受试者。

【流程】

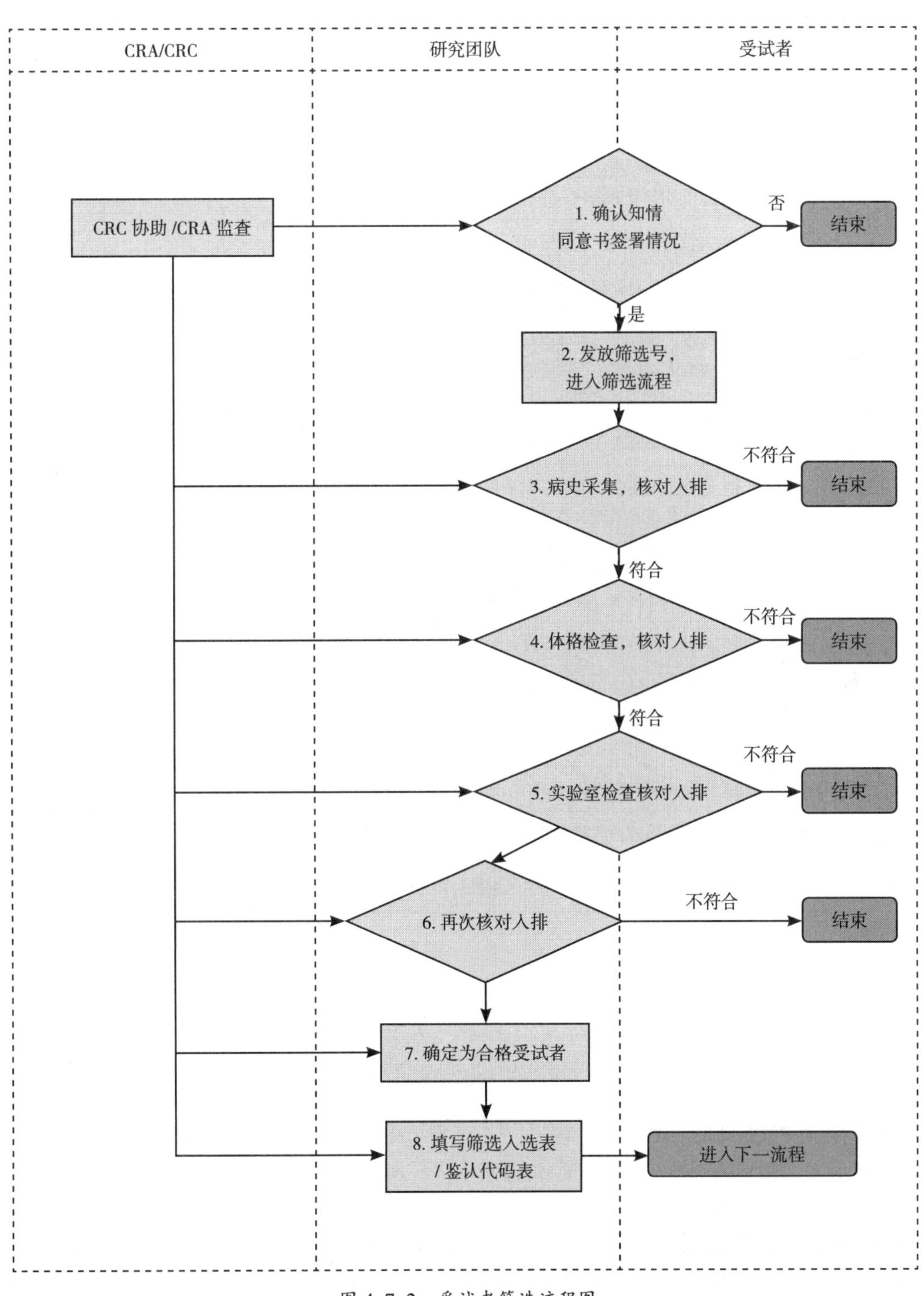

图 4-7-2　受试者筛选流程图

第四篇　药物临床试验研究操作流程

表 4-7-2　受试者筛选流程描述

步骤	描述	文件
1. 确认知情同意书签署情况	相关人员：研究者团队、CRC、受试者 （1）检查知情同意书的签署情况 （2）受试者和研究者是否均签字签署日期 （3）是否已交给受试者一份知情同意书或副本 （4）知情同意的过程是否已记录完整	受试者筛选相关 SOP
2. 发放筛选号，进入筛选流程	相关人员：研究者团队、CRC、受试者 （1）研究者发放筛选号 （2）CRC 引导受试者进行相关的筛选流程	
3. 病史采集，核对入排标准	相关人员：研究者团队、受试者、CRC （1）研究医生向受试者采集病史 （2）根据入排标准，研究医生对病史进行核对 （3）符合入排标准的受试者进入下一筛选项目 （4）CRC 引导受试者进入下一筛选项目	
4. 体格检查，核对入排标准	相关人员：研究医生、受试者、CRC （1）研究医生对受试者进行体格检查 （2）研究医生对体格检查结果进行判断 （3）根据入排标准，研究医生对体格检查结果进行核对 （4）符合入排标准的受试者进入下一筛选项目 （5）CRC 引导受试者进入下一筛选项目	
5. 实验室检查，核对入排标准	相关人员：研究医生、研究护士、医技科室的医护人员、受试者、CRC （1）研究护士按照方案和医嘱采集实验室检查相关标本 （2）医技科室的医护人员对受试者进行实验室检查 （3）CRC 整理资料，打印化验单或报告单 （4）研究医生对实验室检查结果进行判断 （5）根据入排标准，研究医生对实验室检查结果进行核对	
6. 再次核对入排标准，确认合格受试者	相关人员：主要研究者、研究医生 （1）根据入排标准，研究医生对受试者筛选资料进行核对，确认合格受试者 （2）根据入排标准，主要研究者对研究医生的筛选结果进行复核，最终确定合格受试者 （3）及时填写受试者鉴认代码表	
7. 通知受试者进入下一个环节	相关人员：研究者团队、CRC、受试者 （1）筛选合格的受试者由 CRC 或研究者团队成员通知其筛选结果 （2）筛选失败的受试者由研究者团队成员通知其筛选结果 （3）筛选合格的受试者进入下一试验流程	

【常见问题及注意事项】

1. 筛选时间的问题

筛选一定要在知情同意签署之后进行。

2. 实验室结果异常值判断的问题

整个试验期间对实验室结果异常值的判断标准应一致。

3. 医学判断和处理主体的问题

对受试者的相关医学判断和处理必须由本机构具有执业资格的医护人员执行并记录。

4. 原始记录保存的问题

涉及筛选的门诊记录应复印保存。

5. 筛选检查项目先后次序的问题

尽量遵循先无创、后有创的原则。

6. 尿液样本留取的问题

避免受试者冒用他人尿样或者在尿样中添加水或其他液体。

参考文献

[1]马大力，邓蕊. 日本药物临床试验知情同意发展状况及启示[J]. 医学与哲学，2019，40(7)：46-51.

[2]刘丹，曾圣雅，邓璠，等. 临床科研项目知情同意过程存在问题及解决途径[J]. 中国医学伦理学，2018，31(6)：732-735.

[3]郭春彦，王晓玲，王天有，等. 儿童药物临床试验知情同意书设计及签署要素分析[J]. 中国临床药理学杂志，2017，33(15)：1503-1506.

[4]贾景蕴，胡思源，马融，等. 儿童参加临床试验知情同意书的设计与操作[J]. 药物评价研究，2014，37(2)：163-165.

[5]首都医科大学宣武医院，首都医科大学附属北京同仁医院，上海中医药大学曙光医院，等. 履行知情同意原则的指导意见[J]. 医学与哲学(人文社会医学版)，2008，29(10)：1-5.

[6]黄晶晶，杨卫敏，李华芳，等. 精神医学临床研究中知情同意书的设计与应用[J]. 药学服务与研究，2012，12(3)：209-211.

[7]赵淑华，刘晓红，傅志英，等. 药物临床试验中的知情同意常见问题及分析[J]. 中国新药杂志，2016，25(23)：2692-2695.

[8]满秋红，薛江莉，杨亚军. 生物样本库知情同意书规范化设计[J]. 协和医学杂志，2019，10(1)：77-80.

[9]国家药监局，国家卫生健康委. 关于发布药物临床试验质量管理规范的公告(2020年第57号)[EB/OL]. https://www.nmpa.gov.cn/xxgk/ggtg/qtggtg/20200426162401243.html，2020-04-26.

(元唯安　贺　敏)

第八章 受试者检查和检验流程管理

第一节 受试者免费检查和检验

【目的】

为保证临床试验规范运行，保护受试者权益及保障其安全，临床试验为受试者提供免费的临床试验相关检查和化验。检查和检验结果的原始、准确、完整、清晰、同步记录、可溯源是影响临床试验成功与否的关键因素，是临床试验过程中的重要环节。

该章节流程旨在帮助临床试验机构相关人员了解或理解以下情况：

（1）了解临床试验机构免费检查和检验的一般流程。

（2）了解机构管理部门在该流程中对各相关科室及人员的协调作用。

【流程】

常见模式一 项目启动后，机构办授权，CRA根据项目编号刻“药研项目编码章”，研究者开具免费申请单时须在门诊/住院系统中勾选“药研”选项，由研究者盖章后生效。

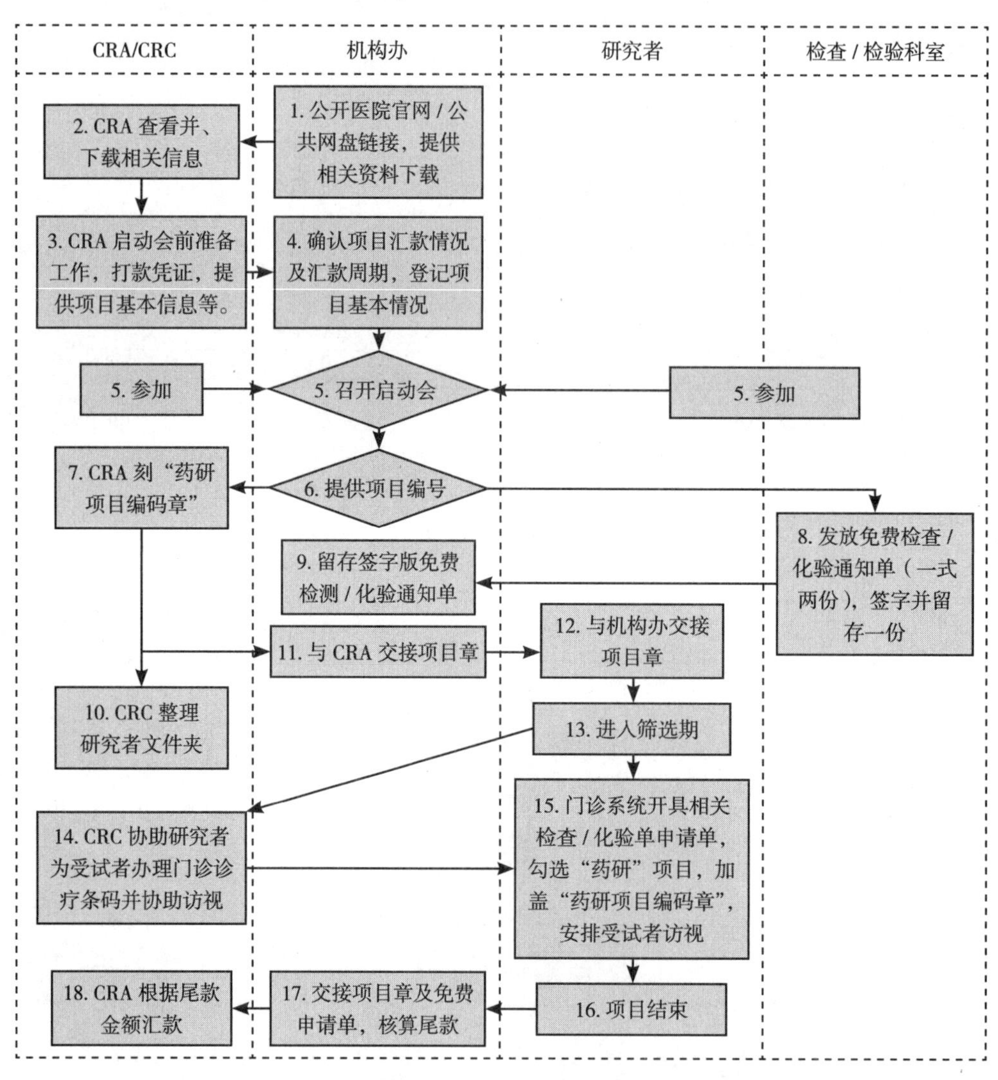

图4-8-1 受试者检查和检验“常见模式一”流程图

表 4-8-1　受试者检查和检验"常见模式一"流程描述

步骤	描述
1. 申办者或者 CRO 代表咨询	相关人员：申办者或 CRO 的 CRA、机构办联系人或秘书、医技（检查 / 检验）科室联系人
	机构办需要公开相应的临床试验机构网站或公共网盘链接，设定公开的咨询机构办及医技（检查 / 检验）科室的联系人、联系电话和联系邮箱，公开并实时更新临床试验检查和化验项目的费用、室间质评证书及正常值范围
2. 机构办对项目的免费检查和化验工作进行管理	相关人员：申办者或 CRO 的 CRA、机构办负责人或秘书、医技（检查 / 检验）科室负责人
	（1）确认申办者或 CRO 的 CRA 将临床试验合同中关于免费检查和化验的费用已汇入临床试验机构账户 （2）根据临床试验合同确认该项目汇款周期 （3）根据申办者或 CRO 的 CRA 提供的信息对项目进行登记，包括：项目名称、参加的专业组、PI 姓名，以及方案或签署完毕的临床试验合同中免费检查和化验的明细及预算 （4）临床试验项目启动后要做的事项： ● 对项目进行编码管理 ● 通知申办者或 CRO 的 CRA 根据项目编码刻"药研项目编码章"，章上须体现药物名称及编码号 ● 根据方案或签署完毕的临床试验合同中免费检查和化验的明细，给相应的医技（检查 / 检验）科室负责人发送免费检查和化验通知，并盖机构办公章，由医技科室负责人签字。该免费检查和化验的通知一式两份，由机构办与医技科室共同保存 ● 机构办负责人或秘书将"药研项目编码章"交由研究者进行保管，并做好交接记录
3. 对研究者文件夹进行备案管理	相关人员：申办者或 CRO 的 CRA、项目 CRC
	临床试验项目启动后，收集项目相关的实验室室间质评证书、正常值范围、仪器设备合格证书，并在研究者文件夹中备案
4. 对受试者进行管理	相关人员：主要研究者或者研究者、项目 CRC
	（1）根据受试者身份证号码为受试者办理门诊诊疗条码，作为临床试验过程中受试者的唯一身份识别码 （2）主要研究者或研究者登录门诊 / 住院医生工作站，录入受试者的基本信息，根据方案要求开取检查申请单或者化验申请单：①主要研究者或者研究者开取检查 / 化验申请单时，需在系统中勾选药研标志后，再审核打印申请单；②主要研究者或者研究者对检查 / 化验申请单签字确认后，在申请单上盖"药研项目编码章"；③检查 / 化验申请单盖"药研项目编码章"后生效 （3）受试者持盖有"药研项目编码"章的申请单去相关科室接受检查和化验，不需要缴纳任何费用，并可在规定的工作日内取得检查及化验结果 （4）研究者或者项目 CRC 收集受试者相关检查或者化验结果，打印报告单 （5）将检查或者化验结果记录在原始病历、CRF 或者 EDC 系统中
5. 机构办对项目进行结题工作	相关人员：机构办负责人或秘书、主要研究者或者研究者、医技科室负责人、申办者或 CRO 的 CRA
	（1）项目结束后，机构办负责人或秘书与研究者进行交接，回收"药研项目编码章"，该项目停止相关免费检查和化验 （2）项目结束后，机构办负责人或秘书与相关检查 / 化验科室交接该项目所有的"药研项目编码章"的申请单，并根据方案、临床试验合同、免费申请单等资料核算项目尾款 （3）申办者或 CRO 的 CRA 根据尾款金额将费用汇入临床试验机构账户

常见模式二　项目启动后，机构办授权，CRA 根据项目编号刻"药研项目编码章"，在门诊 / 住院系统中，研究者根据临床试验专用模板开取免费申请单，免费申请单由机构办负责人盖章后生效。

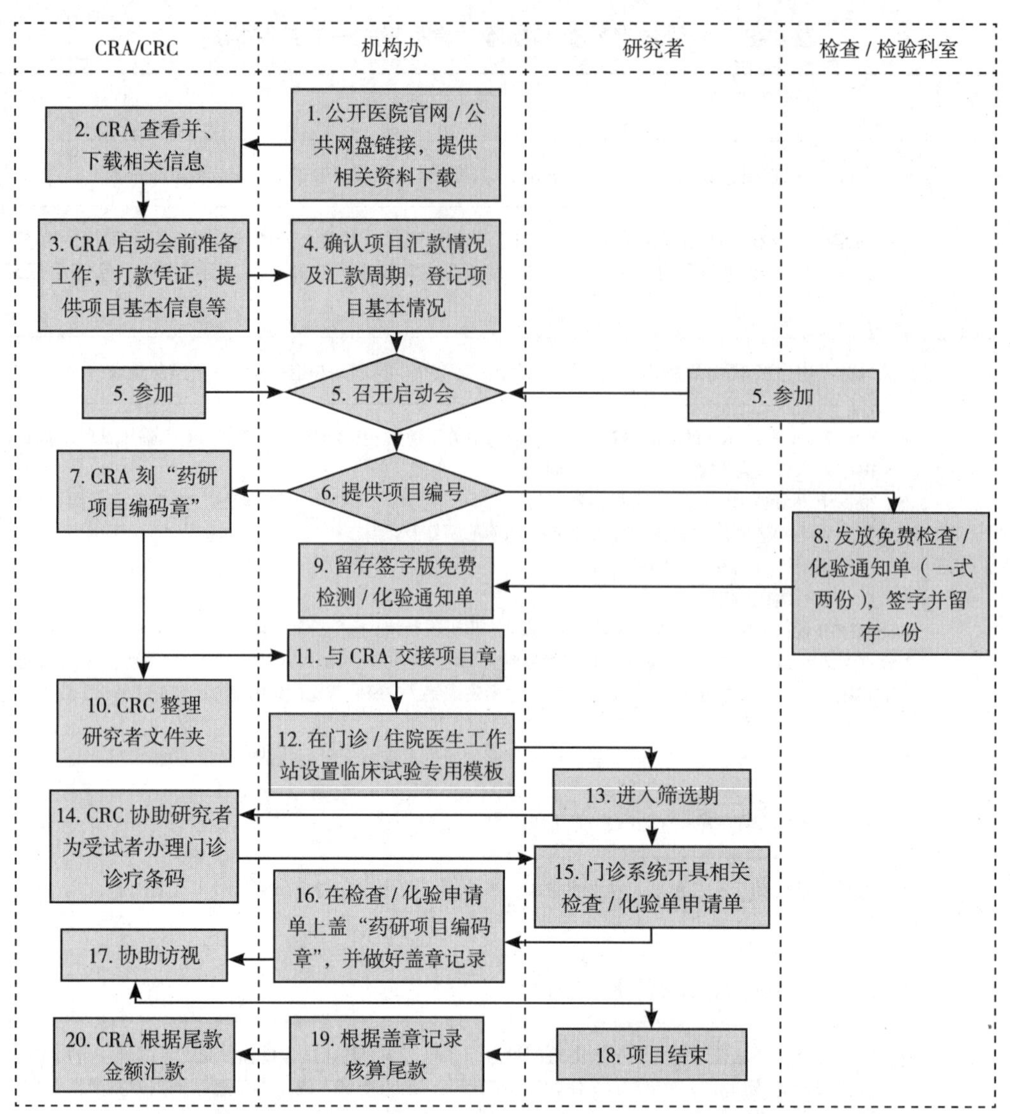

图 4-8-2　受试者检查和检验“常见模式二”流程图

表 4-8-2　受试者检查和检验“常见模式二”流程描述

步骤	描述
1. 申办者或者 CRO 代表咨询	相关人员：申办者或 CRO 的 CRA、机构办联系人或秘书、医技（检查 / 检验）科室联系人
	机构办需要公开相应的临床试验机构网站或公共网盘链接，设定公开的咨询机构办及医技（检查 / 检验）科室的联系人、联系电话和联系邮箱，公开并实时更新临床试验检查和化验项目的费用、室间质评证书及正常值范围。
2. 机构办对项目的免费检查和化验工作进行管理	相关人员：申办者或 CRO 的 CRA、机构办负责人或秘书、医技（检查 / 检验）科室负责人、项目 CRC
	（1）确认申办者或 CRO 的 CRA 将临床试验合同中关于免费检查和化验的费用已汇入临床试验机构账户 （2）根据临床试验合同确认该项目汇款周期 （3）根据申办者或 CRO 的 CRA 提供的信息对项目进行登记，包括：项目名称、参加的专业组、PI 姓名，以及方案或签署完毕的临床试验合同中免费检查和化验的明细及预算 （4）临床试验项目启动后要做的事项： ● 对项目进行编码管理 ● 通知申办者或 CRO 的 CRA 根据项目编码刻“药研项目编码章”，章上须体现药物名称及编码号 ● 根据方案或签署完毕的临床试验合同中免费检查和化验的明细，给相应的医技（检查 / 检验）科室负责人发送免费检查和化验通知，并盖机构办公章，由医技科室负责人签字。该免费检查和化验的通知一式两份，由机构办与医技科室共同保存 ● 在医院门诊 / 住院医生工作站中，设置临床试验专用检查或者化验申请单模板，供项目使用 ● “药研项目编码章”由机构办负责人或秘书进行保管，并有盖章登记记录表
3. 对研究者文件夹进行备案管理	相关人员：申办者或 CRO 的 CRA、项目 CRC
	临床试验项目启动后，收集项目相关的实验室室间质评证书、正常值范围、仪器设备合格证书，并在研究者文件夹中备案

续表

步骤	描述
4. 对受试者进行管理	相关人员：主要研究者或者研究者、机构办负责人或秘书、项目 CRC
	（1）根据受试者身份证号码为受试者办理门诊诊疗条码，作为临床试验过程中受试者的唯一身份识别码 （2）主要研究者或研究者登录门诊 / 住院医生工作站，录入受试者的基本信息，根据方案要求开取检查申请单或者化验申请单：①主要研究者或者研究者对临床试验专用检查 / 化验申请单签字确认后，由 CRC 协助去机构办盖“药研项目编码章”，并做好盖章登记记录；②临床试验专用检查 / 化验申请单盖“药研项目编码章”后生效 （3）受试者持盖“药研项目编码”章的申请单去相关科室接受检查和化验，不需要缴纳任何费用，并可在规定的工作日内取得检查及化验结果 （4）研究者或者项目 CRC 收集受试者相关检查或者化验结果，打印报告单 （5）将检查或者化验结果记录在原始病历、CRF 或者 EDC 系统中
5. 机构办对项目进行结题工作	相关人员：机构办负责人或秘书、申办者或 CRO 的 CRA
	（1）项目结束后，机构办负责人或秘书停止“药研项目编码章”的使用 （2）机构办负责人或秘书根据方案、临床试验合同、盖章登记记录表等资料核算项目尾款 （3）申办者或 CRO 的 CRA 根据尾款金额将费用汇入临床试验机构账户

常见模式三 受试者走正常医疗流程，由 CRC 协助研究者定期收集缴费凭证，向机构办进行费用报销。

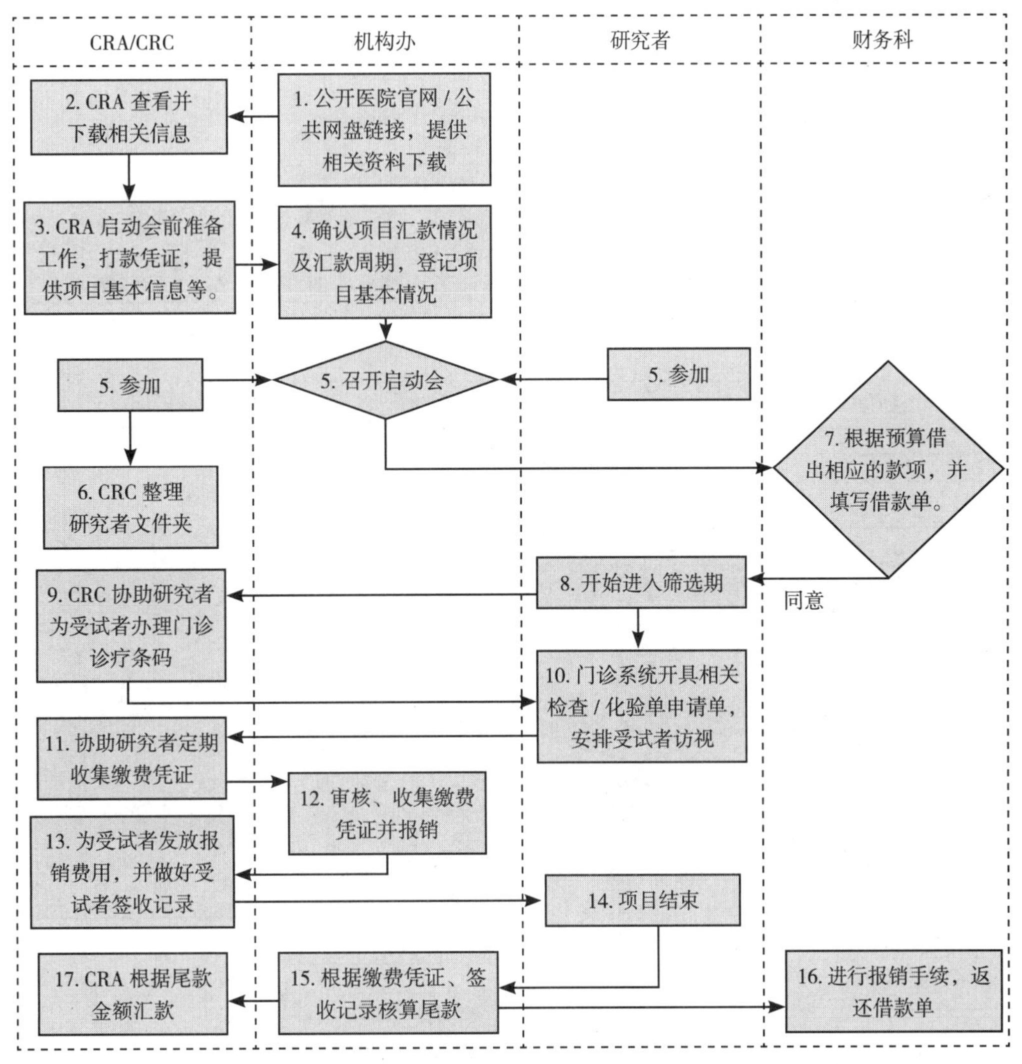

图 4-8-3　受试者检查和检验“常见模式三”流程图

表 4-8-3　受试者检查和检验“常见模式三”流程描述

步骤	描述
1. 申办者或者 CRO 代表咨询	相关人员：申办者或 CRO 的 CRA、机构办联系人或秘书、医技（检查 / 检验）科室联系人
	机构办需要公开相应的临床试验机构网站或公共网盘链接，设定公开的咨询机构办及医技（检查 / 检验）科室的联系人、联系电话和联系邮箱，公开并实时更新临床试验检查和化验项目的费用、室间质评证书及正常值范围

续表

步骤	描述
2. 机构办对项目的免费检查和化验工作进行管理	相关人员：申办者或 CRO 的 CRA、机构办负责人或秘书、财务科联系人
	（1）确认申办者或 CRO 的 CRA 将临床试验合同中关于免费检查和化验的费用已汇入临床试验机构账户 （2）根据临床试验合同确认该项目汇款周期 （3）根据申办者或 CRO 的 CRA 提供的信息对项目进行登记，包括：项目名称、参加的专业组、PI 姓名，以及方案或签署完毕的临床试验合同中免费检查和化验的明细及预算 （4）临床试验项目启动后，机构办负责人或秘书向研究中心的财务科进行申请，根据项目检查和化验预算借出相应的款项，并填写借款单
3. 对研究者文件夹进行备案管理	相关人员：申办者或 CRO 的 CRA、项目 CRC
	临床试验项目启动后，收集项目相关的实验室室间质评证书、正常值范围、仪器设备合格证书，并在研究者文件夹中备案
4. 对受试者进行管理	相关人员：主要研究者或者研究者、机构办负责人或秘书、项目 CRC
	（1）根据受试者身份证号码为受试者办理门诊诊疗条码，作为临床试验过程中受试者的唯一身份识别码 （2）主要研究者或研究者登录门诊 / 住院医生工作站，录入受试者的基本信息，根据方案要求开取检查申请单或者化验申请单 （3）受试者持检查申请单或者化验申请单，按照正常流程到临床试验机构收费处缴纳费用，根据缴费凭证去相关科室接受检查和化验，并可在规定的工作日内取得检查及化验结果 （4）研究者或者项目 CRC 定期收集受试者缴费凭证，定期上交给机构办负责人进行审核 （5）审核通过后，研究者或者项目 CRC 向机构办负责人领取受试者检查或者化验费用，将该费用发放给受试者，并由受试者作签收记录 （6）研究者或者项目 CRC 收集受试者相关检查或者化验结果，打印报告单 （7）将检查或者化验结果记录在原始病历、CRF 或者 EDC 系统中
5. 机构办对项目进行结题工作	相关人员：机构办负责人或秘书、财务科联系人、申办者或 CRO 的 CRA
	（1）项目结束后，机构办负责人或秘书根据方案、临床试验合同、受试者缴费凭证及签收记录等资料核算项目尾款 （2）申办者或 CRO 的 CRA 根据尾款金额将费用汇入临床试验机构账户 （3）机构办负责人或秘书整理好受试者缴费凭证，向临床试验机构财务科进行报销手续，并返还借款单

常见模式四 机构办授权，通过临床试验免费诊疗信息系统实现免费检查 / 化验。

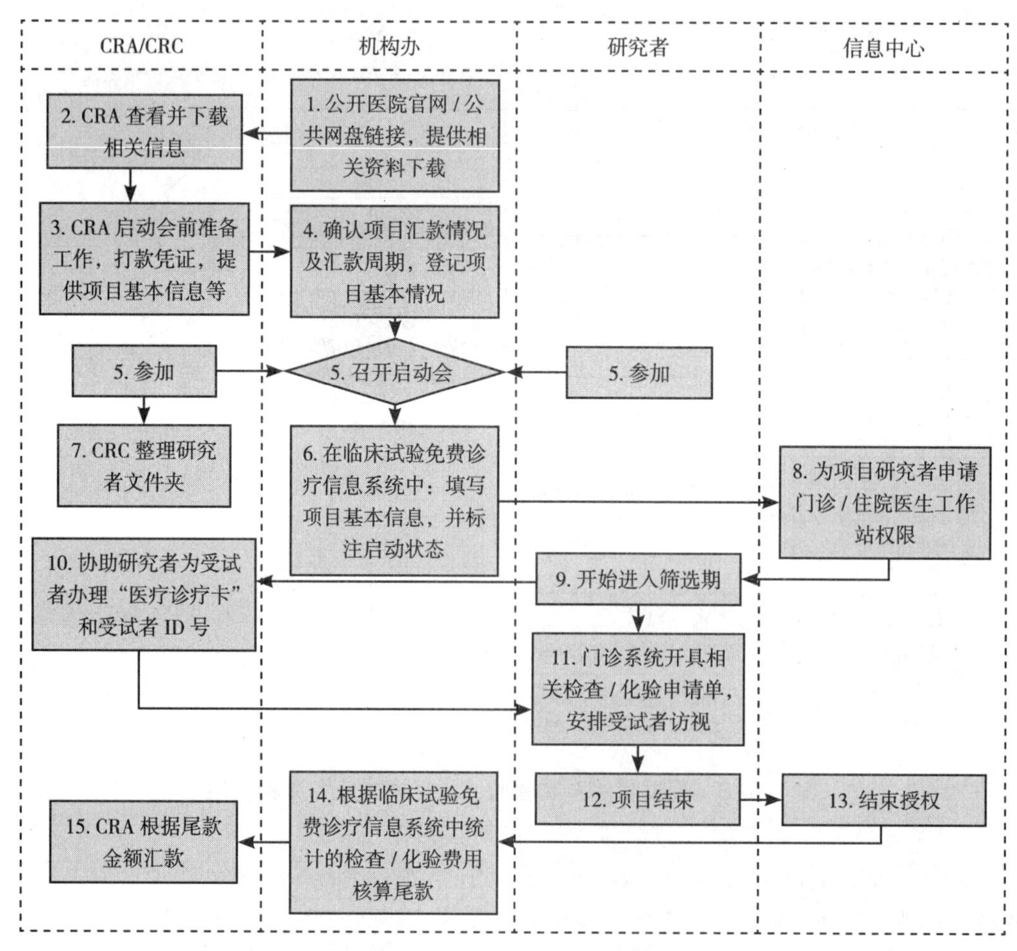

图 4-8-4 受试者检查和检验“常见模式四”流程图

表 4-8-4 受试者检查和检验“常见模式四”流程描述

步骤	描述
1. 申办者或 CRO 代表咨询	相关人员：申办者或 CRO 的 CRA、机构办联系人或秘书、医技（检查 / 检验）科室联系人
	机构办需要公开相应的临床试验机构网站或公共网盘链接，设定公开的咨询机构办及医技（检查 / 检验）科室的联系人、联系电话和联系邮箱，公开并实时更新临床试验检查和化验项目的费用、室间质评证书及正常值范围
2. 机构办对项目的免费检查和化验工作进行管理	相关人员：申办者或 CRO 的 CRA、机构办负责人或秘书、信息中心联系人、项目 CRC
	（1）确认申办者或 CRO 的 CRA 将临床试验合同中关于免费检查和化验的费用已汇入临床试验机构账户 （2）根据临床试验合同确认该项目汇款周期 （3）临床试验项目启动后，在临床试验免费诊疗信息系统中，填写临床试验项目基本信息，并标注该项目为启动入组状态 （4）机构办负责人或秘书向临床试验机构的信息中心提出申请，开通该项目主要研究者及研究者在门诊 / 住院医生工作站中书写电子病历及下医嘱的权限，主要研究者及研究者可根据受试者 ID 号进入临床试验专用模块，为受试者开取免费的检查申请单和化验申请单
3. 对研究者文件夹进行备案管理	相关人员：申办者或 CRO 的 CRA、项目 CRC
	临床试验项目启动后，收集项目相关的实验室室间质评证书、正常值范围、仪器设备合格证书，并在研究者文件夹中备案
4. 对受试者进行管理	相关人员：主要研究者或者研究者、项目 CRC
	（1）在临床试验免费诊疗信息系统中，根据受试者身份证号码为受试者办理“医院诊疗卡”，如为住院患者须记录病区和住院号 （2）临床试验项目进行第一例受试者筛选时，由项目 CRC 协助机构办负责人或秘书在临床试验免费诊疗信息系统中生成受试者 ID 号 （3）根据受试者 ID 号生成临床试验专用条码，贴在“医院诊疗卡”背后 （4）主要研究者或研究者登录门诊 / 住院医生工作站，录入受试者的基本信息，根据方案要求开取检查 / 化验申请单 （5）受试者持贴有受试者 ID 号的“医院诊疗卡”及研究者开具的免费化验 / 检查申请单进行随访，去相关科室接受检查和化验不需要缴纳任何费用，并可在规定的工作日内取得检查及化验结果 （6）主要研究者或研究者、项目 CRC 可根据受试者 ID 号查询其历史检查及化验结果，并打印报告单 （7）将检查或者化验结果记录在原始病历、CRF 或者 EDC 系统中
5. 机构办对项目进行结题工作	相关人员：机构办负责人或秘书、信息中心联系人、申办者或 CRO 的 CRA
	（1）项目结束后，机构办负责人或秘书向临床试验机构信息中心申请项目终止 （2）在临床试验免费诊疗信息系统中结束对该项目主要研究者及研究者的授权 （3）受试者 ID 号停止使用 （4）回收临床试验“医院诊疗卡”，并按照临床试验保存文件要求进行保管 （5）机构办负责人或秘书根据系统产生的检查 / 检验费用，统计项目尾款 （6）申办者或 CRO 的 CRA 根据尾款金额将费用汇入临床试验机构账户

【常见问题及注意事项】

1. 模式 4 中及时加盖“药研项目编码章”的问题

在模式 4 中，项目研究者开具检查或者化验申请单后需到机构办盖章，常遇到机构办负责盖章的人因故不在办公室，不能及时加盖“药研项目编码章”，使受试者无法进行相关检查或者化验的情况。针对该问题，建议采取此模式的机构办在制定受试者免费检查或者化验的 SOP 时，应充分考虑到此种情况的发生对项目及受试者产生的影响，可授权双人对“药研项目编码章”进行管理，保障受试者权益及保证项目正常进行。

2. 实验室信息填写错误的问题

部分临床试验机构承担的项目实验室检查，需在科室的实验室进行，而科室的实验室出具的报告为手写报告单，容易将受试者的年龄、性别、采样时间等信息填写错误。针对该问题，建议邀请相关实验室操作人员参加项目启动会，强调临床试验实验室数据真实、完整、可溯源的重要性，加强对实验室操作人员的相关培训，同时研究者及 CRC 应及时领取化验报告，仔细核对数据，发现问题及时进行整改，并与实验室进行沟通，防止错误的再次发生。

3. 化验申请单填写错误的问题

部分临床试验机构开具的化验申请为手写申请单，容易漏写化验项目，也易发生将受试者年龄、性别填写错误的情况。针对该问题，建议通过培训加强研究者的 GCP 意识，强调临床试验项目方案依从性及疗效评价指标的重要性，CRC 应协助研究者对开具的化验项目进行核对，保证临床试验数据的真实、完整、可溯源，保证临床试验质量。同时机构办也应积极向医院信息中心提出申请，早日实现医院门诊检查或者化验申请的信息化管理。

4. 受试者到邻近的医院完成检查能否报销?

有时，某项目入选标准中的某项检查无法在本中心完成，受试者可以去邻近的医院完成检查（该院虽非本项目的合作医院，但可以收集到质评证书），但首先须明确申办者/项目组是否认可受试者无法在本中心完成检查的情况下去邻近医院完成检查。如果认可，应确认受试者报销流程并保存相关沟通记录。另外须收集保存邻近医院的质评证书。受试者报销试验过程中的医疗费用应由研究者或临床试验机构进行发放，这类特殊情况需要发送邮件跟申办者确认后续报销途径，保留纸质版邮件沟通记录并存档。报销途径需要得到临床试验机构及申办者的认可才可以执行。

第二节　临床试验实验室检查与影像学检查管理

【目的】

在临床试验整个过程中，需要通过实验室检查与影像学检查对受试者的身体情况进行辅助性的评估，通过标准流程的管理确保受试者入组及试验观察，符合临床研究方案及 GCP 的相关要求。本章节流程旨在帮助研究中心相关人员了解以下情况：

（1）实验室检查与影像学检查在方案设计阶段的设计要点。

（2）实验室检查与影像学检查在实施过程中的基本流程和注意事项。

（3）实验室检查与影像学检查过程中的常见问题。

【概述】

常见实验室检查主要是指对取自人体的生物样本进行生物学、微生物学、免疫学、血液学、生理学、细胞学、病理学以及其他检验学的分析。其中血液学检查是针对血液和造血组织的各种疾病所致的血液学变化的检查，主要包括血常规、凝血功能、溶血检验等；体液与排泄物检验主要包括对大小便和各种体液如胸膜腔积液、腹膜腔积液、关节腔积液、脑脊液等的常规检验；生化检验是对组成机体的生理成分、代谢功能、重要脏器的生化功能检测，以及毒物分析及药物浓度检测等临床生物化学检验，其主要包括生化、电解质、血清酶学、血气分析和酸碱平衡、激素和内分泌功能的检验等；免疫学检验主要包括免疫功能检查、临床血清学检查、肿瘤标志物等的临床免疫学检测检验；此外还有病原学检测等。

各种类型的实验室检查结果及其正常值参考范围，是临床试验中评估、观察和监测受试者情况变化的重要指标，是部分不良事件（AE）的重要参考，同时也是众多适应证如糖尿病、痛风、高脂血症等临床试验受试者疗效评价的重要参考依据。

影像学检查主要包括：X 线检查、CT、MRI、超声和核医学检查，其中 CT 包括 CT 血管成像、CT 多期扫描（增强 CT）、灌注成像、多层 CT 系容积扫描（高分辨 CT）等，MRI 包括 MR 灌注成像、MR 弥散成像、功能性 MRI、MR 波普成像、MR 特异性造影剂的应用等，核医学检查主要包括 SPETCT 和 PET–CT。影像学检查是评估受试者身体状态的重要手段，同时也是肿瘤、感染等疾病患者疗效评价的重要参考依据。但是每种成像方法都有各自的优缺点及适用范围，因此影像学检查应权衡利弊、优选利用。比如骨扫描能够判断肿瘤患者是否有骨转移以及转移的范围，在颅内病灶的评估中 MRI 较其他的检查有一定的优势。

其他检查：其他在临床试验中涉及的检查还包括内窥镜检查，如关节镜、支气管镜、胃肠镜等。生物标志物检测，如肿瘤组织中特殊分子的表达，肿瘤组织或血液标本进行基因突变状态的检测等。十二导联心电图、动态心电图、超声心动图等检查。此外还包括五官科检查、口腔科检查等所有临床试验过程中可能涉及的检查。

过去大多数临床试验的实验室检查由当地或区域实验室处理，不同的实验室通常采用不同的测试方法、参考值范围和 SOP。因此增加了数据错误、方法、试剂和参考范围变化的可能性，从而延长了时间，同时增加了测试成本。随着药理学研究复杂性的增加，临床试验的全球化引发了欧洲和北美在 20 世纪 80 年代中期和 90 年代中心实验室的建立。不久之后，中国等亚太国家出现了不断扩大的中心实验室业务。

中心实验室的主要目标是对来自不同研究中心的样本实现同质化检测，减少系统误差，其主要目标之一是在 48 小时或更短的周转时间内，将实验室标本从分中心运送到中心实验室，用以优化样品稳定性。在全球范围内，国际标准化组织会对中心实验室进行相应的认证。

对于需要运送至中心实验室的标本，应当按照中心实验室标本采集、运送、交接、储藏、预处理等相关的SOP进行，并完善相应记录。另外需要特别注意的是中心实验室检查涉及样本的转运，在整个过程中需要加强物流管理，同时针对样本处理、保存和运送等方面加强研究护士和CRC的专门培训。临床试验进行的过程中，中心实验室、研究机构、物流部门和申办者/CRO之间应当建立并保持有效的沟通渠道，制定相应的风险管理计划。

中心实验室相关检查在检查完成后的数据判读、异常值的考虑等应与当地实验室检查的流程类似。对于影像学检查的中心实验室管理应当及时收集影像学资料、刻盘、传输至中心实验室以进行后续的判定和存档。

【设计】

临床试验中实验室检查与影像学检查设计的责任人和相关人员主要是指研究者和申办者，由二者共同制定临床试验方案，决定实验室检查的内容及频率。

临床试验中的实验室检查和影像学检查（具体项目如前所述）包括两方面：一方面是常规的以评估受试者身体一般情况的检查，比如血常规、生化、凝血功能和尿、粪常规等；另外一方面是根据药物本身的特性在试验项目方案中设计相应的检查，考察药物的安全性和有效性，参照因素有同类药物的临床研究、具体药物的临床前研究、药物作用靶点、特殊类型的研究等。

1. 同类药物

例如某公司研发了一款免疫检查点抑制剂，准备进行Ⅰ期临床试验。由于前期免疫检查点抑制剂类药物的临床试验及临床应用发现其具有引起甲状腺功能亢进或减退的可能，所以在基线及用药后常规要密切关注甲状腺功能的检查。

2. 临床前研究

临床前研究可能对试验药物的短期或长期毒性有提示，比如某药物在前期研究中发现心脏毒性，那么在基线期、试验过程中和试验结束后都应该密切关注受试者的心脏状况，及时通过心电图、超声心动图、心肌酶谱等检查进行全面评估。

3. 药物作用靶点

特异性针对某个靶点进行作用的药物需要选择相应的人群，比如非小细胞肺癌中针对酪氨酸激酶抑制剂的靶向药需要筛选具有表皮生长因子受体（epidermal growth factor receptor，EGFR）特定位点突变阳性的患者。部分靶向PD-1/PD-L1（programmed cell death protein 1/programmed cell death 1 ligand 1）通路的免疫检查点抑制剂需要对患者肿瘤组织中PD-L1的表达水平进行检测。

4. 不同疾病人群

在针对患者的临床试验中，需要根据具体的疾病类型来选择，如肿瘤患者与高脂血症患者的实验室检查和影像学检查存在明显差异：肿瘤患者需要重点关注肿瘤标志物、病灶所在部位的影像学检查等；高脂血症患者需要关注血脂水平、载脂蛋白水平，以及可能诱发的心脑血管疾病的相应检查。即便是在不同肿瘤类型中的检查项目也不尽相同，除了常规的根据病灶部位安排的影像学检查外，不同的肿瘤其肿瘤标志物有所差异。此外鼻咽癌还需要关注EB病毒（Epstein-Barr virus，EBV）的情况，肺癌需要进行基因检测以了解是否有驱动基因的突变，宫颈癌需要筛查人乳头瘤病毒（human papilloma virus，HPV）感染，前列腺癌应当关注前列腺特异性抗原（prostate specific antigen，PSA）等。因此不同的肿瘤类型需要关注不同的指标，同时应当在整个试验过程中进行动态观察。

5. 特殊类型的研究

随着科学技术的进步和发展，新型治疗方式与传统药物治疗已有较大的改变，其中包括以嵌合抗原受体T细胞免疫疗法（chimeric antigen receptor T-Cell immunotherapy，CAR-T）等细胞治疗技术在临床的推广为代表，干细胞、溶瘤病毒、溶瘤细菌、肿瘤疫苗等的研究也逐渐增多。在设计此类临床试验实验室检查和影像学检查时，应当充分考虑到可能的毒性反应，比如细胞因子风暴（cytokine release syndrome，CRS）、神经系统毒性等。

6. 根据药效、药物代谢和安全性来设计实验室检查的频率

在临床试验设计阶段，还应当考虑各项实验室检查和影像学检查的频次，过于频繁的检查可能会降低受试者的依从性，对受试者的健康产生一定的影响。如果检查过于稀疏，则可能不利于安全性、耐受性以及疗效的观察。在相应的检查频次设计时，主要参考的因素有：是否处于剂量限制性毒性（DLT）观察期，检查指标的生理学特点，疾病变化的特点等。

（1）在DLT观察期应该设计更密集的实验室检查和该药物可能毒性反应器官的检查。比如对于有心脏毒性的药物应该密切关注心电图、心脏彩超、心肌酶谱等检查，DLT观察期结束后可以相应的减少检查的频率。

（2）不同的实验室指标在体内的变化存在一定的特点。比如某种化疗药物引起的骨髓抑制在化疗7天

以后开始出现，7 到 14 天到达低谷后逐渐回升，这时应当在这一变化的过程中，特别是最低点附近设计相应的血常规检查，否则有可能不能观察到相关 AE 的严重程度和变化情况。在试验过程中应当根据实验室检查指标的生物学特点设计相应的检查频次。

（3）疾病变化特点。在对某些疗效学方面的指标进行检查和评价时应当考虑疾病本身的变化特点，参考临床工作中的一些经验和知识。比如对于肿瘤受试者，临床常规化疗的疗效评价常在 2~3 个周期后进行，因此临床试验中肿瘤疗效评估也应当进行相应的设计。时间太短有可能不能观察到疗效，时间太长有可能增加受试者的无效暴露。

（4）其他：在临床试验的实施过程中应当结合受试者的具体情况，及时调整实验室检查和影像学检查的频率。如受试者出现某项 AE 后给予相应的药物处理，应当及时安排该项指标的复查，观察受试者的恢复情况，而不是机械地等待方案中规定的下一次检查。另外对于某种疾病的受试者，如果出现明显症状的加重，如肝病患者的黄疸、腹水等加重时应及时完善检查，进行相应的评估。

【流程】

实验室检查与影像学检查的一般流程主要包括设计、实施、检查结束后的结果判读与数据管理等几个方面。

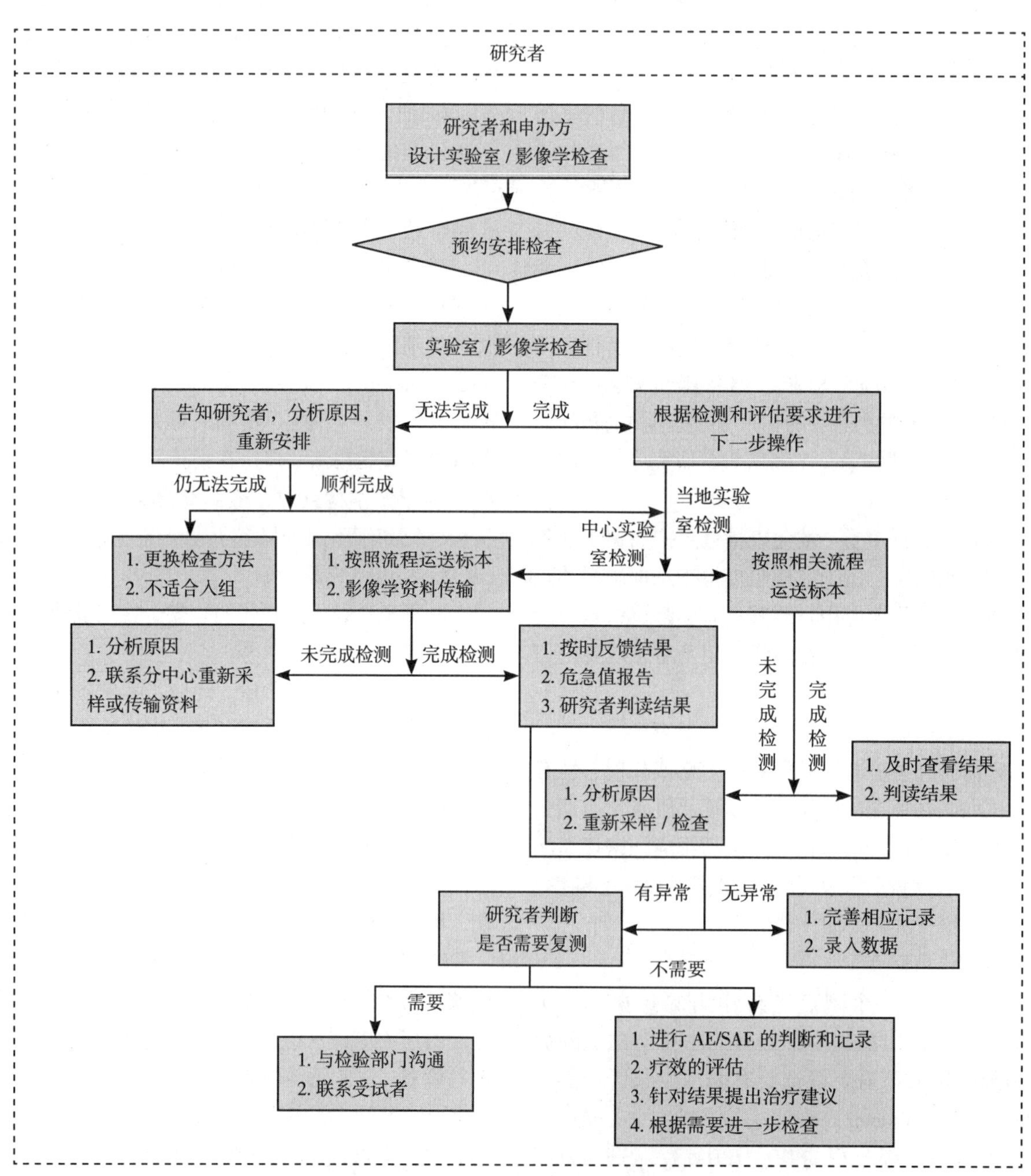

图 4-8-5　实验室检查与影像学检查流程图

表 4-8-5　实验室检查与影像学检查流程描述

<table>
<tr><th>步骤</th><th>描述</th><th>文件</th></tr>
<tr><td rowspan="2">1. 实验室检查标本采集前流程</td><td>相关人员：研究者、研究护士、CRC</td><td rowspan="12">研究方案、研究者手册、各中心各科室相关 SOP/ 中心实验室 SOP、相关记录表格</td></tr>
<tr><td>（1）相应表格的准备，如原始记录表、CRF 等对实验室检查结果进行记录和分析
（2）CRC 根据方案与研究者确定需要进行的检查
（3）研究者开具检查单或者 CRC 准备好检查单经研究者同意后安排检查
（4）提前通知受试者在规定时间内到达指定地点完成检查
（5）提前告知受试者需要注意的事项，比如采集生化检查时应当空腹 10 小时以上，检查前一天清淡饮食，避免饮酒，注意休息，早起后不能喝水 / 进食。小便应该取清洁中段尿，量不能过少等注意事项，以保证检测的准确性
（6）提前了解受试者是否存在某些特殊情况，如是否有晕血晕针史
（7）研究护士提前准备好采血所需的基本用品（贴有受试者基本信息及项目名称的采血管）和特殊用品，比如冰盒、避光盒等</td></tr>
<tr><td rowspan="2">2. 实验室检查标本采集时流程</td><td>相关人员：研究护士、CRC</td></tr>
<tr><td>（1）待受试者坐位或卧位充分休息后开始采集标本
（2）首先 CRC 协助研究护士核对受试者的基本信息：姓名、性别、年龄、参加或筛选的项目，核对血样采集项目及要求
（3）研究护士按照方案要求对受试者进行血液的采集，注意无菌操作，避免交叉感染
（4）采集时应观察受试者的一般状况，注意是否有晕针、晕血等发生，同时指导受试者按压采血点，避免局部出血或血肿形成
（5）采集结束后核对标本的基本信息，根据不同检测项目的要求进行样品处理、贮存</td></tr>
<tr><td rowspan="2">3. 实验室检查标本采集后流程</td><td>相关人员：研究者，研究护士、CRC</td></tr>
<tr><td>（1）标本采集后，CRC 应当协助研究者按照标本运输要求及时将标本送往当地检测中心或运送至中心实验室
（2）CRC 应当及时打印报告单，如果报告单不能体现打印时间时应当填写报告单打印记录，第一时间交给研究者判断
（3）如果研究者判断需要复查或者某项指标需要进一步检查，研究护士和 CRC 可协助安排
（4）如果标本出现溶血等状态异常的情况，或者某些指标与受试者的身体情况、疾病状态、既往检查明显不吻合时，应当及时与相应的检查科室沟通</td></tr>
<tr><td rowspan="2">4. 影像学检查前流程</td><td>相关人员：研究者、CRC、研究护士</td></tr>
<tr><td>（1）相应表格的准备，如 CRF、原始记录表、肿瘤评估表等对影像学检查结果进行记录和分析
（2）CRC 根据方案与研究者确定需要进行的检查项目
（3）研究者开具检查单 /CRC 准备好检查单经研究者同意后安排预约检查
（4）提前通知受试者在预约时间内到达指定地点完成检查
（5）提前告知受试者需要注意的事项，对于 CT/MRI 等影像学检查需要患者配合在相对狭小的空间进行，应当询问受试者是否有幽闭恐惧症以及其他可能影响检查的因素。对于需要使用造影剂行影像学检查的受试者应当询问是否有造影剂过敏史，对于要行 MRI 检查的受试者应当询问体内是否有金属植入物（金属假牙、心脏支架、骨折术后钢钉等植入物）
（6）预约检查时应当做好规划，尽量减少受试者反复来院检查
（7）部分检查不能安排在同一天，比如尽量避免在同一天做增强 MRI 和增强 CT，其他特殊情况时应和研究者确定后再预约检查
（8）检查前提醒受试者按时到达检查室，避免错过检查时间，影响试验进度，特殊检查需要家属陪同</td></tr>
<tr><td rowspan="2">5. 影像学检查时流程</td><td>相关人员：研究者、CRC、研究护士、临床医技人员</td></tr>
<tr><td>（1）CRC 应当追踪受试者完成检查的情况，对于特殊的受试者应当陪伴检查。
（2）受试者到达相应检查科室或检查室后应当按照相应科室的流程及规定进行检查
（3）如果受试者在检查中出现了特殊情况，比如检测仪器故障、受试者无法配合、受试者造影剂过敏等现象应当立即告知研究者进行相应的处理或重新安排检查</td></tr>
<tr><td rowspan="2">6. 影像学检查完成后的流程及管理</td><td>相关人员：研究者、CRC</td></tr>
<tr><td>（1）CRC 可协助或指引受试者返回病房 / 随访中心
（2）CRC 应当跟进结果，及时将结果交由研究者判断（这对于受试者是否入组、入组后 AE/SAE 的判断、受试者安全评估、药物的治疗效果评估等具有十分重要的意义）
（3）保管好实验室检查与影像学检查纸质版、电子版报告及胶片，及时录入 EDC
（4）对于需要传输至中心实验室的结果，比如影像学数据等，应当及时与研究中心影像科预约影像资料的刻盘，完成资料的传输及保存
（5）研究者判读后对于需要复查或者进一步检查的项目应当及时安排</td></tr>
</table>

续表

步骤	描述	文件
7. 其他	（1）涉及其他特殊检查的项目，比如在研究中心由研究护士采集受试者血液送往中心实验室或第三方实验室进行检测，比如 NGS 测序（next-generation sequencing）、基因突变状态检查等，CRC 应该按照实验室检查的流程协助采集受试者血液标本，按照规定的条件进行保存，尽快安排好运送，并收集保存相关采血、运送记录 （2）涉及需要收集受试者既往的标本，比如肿瘤患者的手术或活检病理标本需送往中心实验室或第三方检测机构的（PD-L1 表达、基因突变状态、肿瘤突变负荷检测等），应该按照规定收集受试者标本，按照运送条件送检，并保存好相关收集、运送记录 （3）部分有创检查，比如胸腔积液引流、腹腔积液引流、骨髓穿刺等，除了需要参照实验室检查和影像学检查的流程以外，还应当充分告知受试者检查的风险，在签署知情同意书后安排完成检查 （4）在整个临床试验过程中禁止实施与伦理委员会同意的试验方案无关的生物样本检测（如基因等）。临床试验结束后，剩余标本的继续保存或者将来可能被使用等情况，应当由受试者签署知情同意书，并说明保存的时间和数据的保密性问题，以及在何种情况下数据和样本可以和其他研究者共享等	

【常见问题及注意事项】

1. 研究的过程中出现超窗检查的处理及预防

首先在设计实验室检查和影像学检查时考虑一定的时间窗，其次在临床试验的过程中应该仔细核对每次访视或每个时间点应该完成的检查，避免遗漏、错误。如果发生超窗应该在获知的第一时间告知研究者，尽可能请受试者回到随访中心完成检查，同时上报方案违背；如果无法完成，也应当如实记录，上报方案违背，同时应当加强方案和相关 SOP 的学习。

2. 对于 CT/MRI 增强造影剂过敏的肿瘤受试者，如何完成肿瘤基线评估？

安排检查前应当询问受试者是否既往有造影剂过敏史，如有应当及时报告研究者，根据受试者病情，选择替代的影像学检查方法对肿瘤及全身状况进行评估，并保证试验后续过程中的检验方法与基线一致。如果研究方案规定受试者需要完成增强扫描，应当按规定上报方案违背。

3. 如何处理实验室检查结果与临床表现不吻合的情况

实验室检查结果提示异常值时应充分询问受试者的病史、症状，结合体格检查进行判断，有助于辨别异常为真实产生的异常还是实验室误差。比如生化结果显示受试者血糖极低，但采血及该时段的随访均记录受试者生命体征平稳，无低血糖的相关体征和症状。此时应首先与相应的检验科室进行沟通，根据情况进行复测，排除误差，甄别检查结果。

4. 实验室检查异常值与试验药物关系的判读

当实验室检查结果出现异常时应当判断其与试验药物的关系，应当结合受试者的病史、临床症状和体征、合并用药、试验药物的不良反应等进行充分的考虑。同一项实验室检查指标的异常可能由于不同的原因引起，比如轻度的转氨酶升高，可能的原因除了药物以外还有睡眠因素、感冒、饮酒等；中重度的升高，除了药物以外还需要考虑受试者的病史如丙肝、乙肝等。

5. 在样本采集后出现采血管破损、运输途中样本遗失

样本采集后如果出现采血管破损、运输途中因各种原因样本出现破损或遗失，一旦发现应及时补采，如果受试者已经离开中心，应该及时联系受试者返回补采。如果受试者无法返回，应当如实记录，报告方案违背，同时加强对相关人员的培训和 SOP 的学习。

6. 受试者因病情原因无法完成配合检查

在针对某种特殊疾病的临床试验过程中，特别是肿瘤受试者有时会因病情进展、身体状况等无法配合某些检查。研究者应当明确该检查的重要性，以及是否有可替代的检查。尽量结合受试者的状况进行判断，同时上报方案违背。

参考文献

[1] 刘曦，石玲东，黄浩，等. 医院药物临床试验免费检验信息系统改进的探讨与实践［J］. 中国现代应用药学，2019，36（18）：2349-2352.

[2] 周焕，谢蕴秋，周叶，等. 药物临床试验免费检查信息系统的设计与应用［J］. 中国新药与临床杂志，2017，36（06）：337-339.

[3] 朱晓芳，王健，陈湘玉. 综合性医院临床试验免费诊疗信息系统的构建及实施评价［J］. 南京医科大学学报（社会科学版），2019，19（06）：480-483.

[4] 周旋，林珠，李征，等. 药物临床试验医嘱开具

及结算信息系统的设计与实践［J］. 中国现代应用药学，2019，36（24）：3097–3099.

［5］李婷，刘相武，李欣，等. 药物临床试验医院信息系统免费医嘱系统的应用［J］. 中国临床药理学杂志，2019，35（07）：712–713+717.

［6］杜静，陈红君，余自成. 基于医院信息系统的药物临床试验信息系统的构建［J］. 中国新药与临床杂志，2019，38（01）：29–32.

（王晓霞　赵　诣　王永生）

第九章　药物临床试验用药品管理流程

【目的】

试验用药品作为药物临床试验的核心，其管理贯穿于临床试验全过程。加强试验用药品的管理，建立规范的试验用药品接收程序，保障临床试验用药品的正确贮存、安全使用和退还/销毁，以保证药物临床试验药品管理的全过程符合GCP要求，对保护受试者安全和试验结果科学可靠起着至关重要的作用。

【流程】

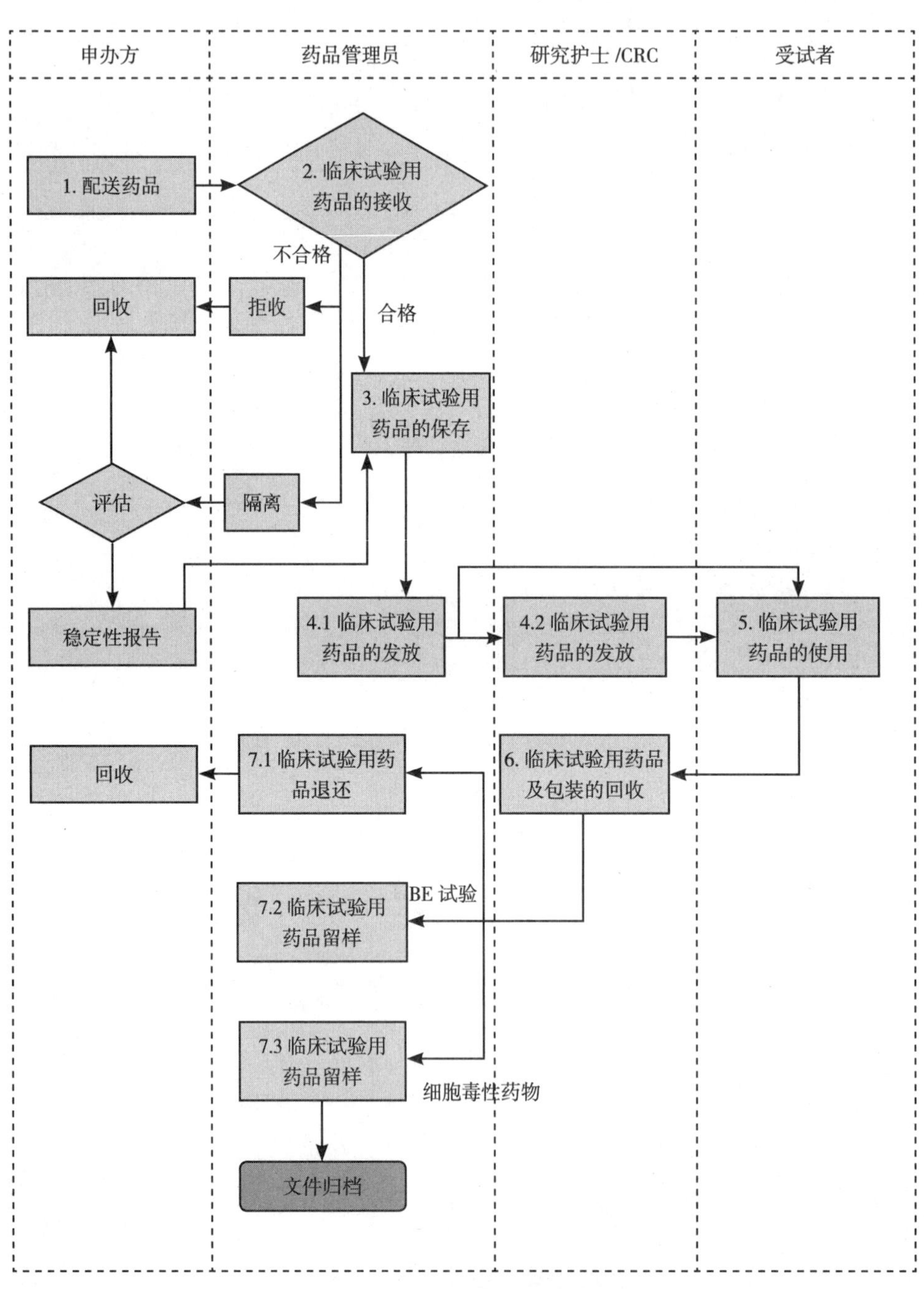

图4-9-1　试验用药品管理流程图

表 4-9-1 试验用药品管理流程描述

步骤	描述	文件
1. 申办者 /CRO 配送药品	相关人员：申办者负责药品管理的人员、临床试验药房药物管理员 （1）临床试验药品需由符合药品生产质量管理规范条件的车间生产。对于生物等效性试验中参比制剂的选择，NMPA 要求须为原研药品或国际公认的同种药品，其获得应具有合法性，申办者须提供参比制剂的来源证明（如购买发票等）和检验报告。申办者负责向研究者和临床试验机构提供试验用药品 （2）申办者负责对临床试验用药品作适当的包装与标签，并标明为临床试验专用。在双盲临床试验中，试验药物与对照药品或安慰剂在外形、气味、包装、标签和其他特征上均应一致 （3）申办者在获得伦理委员会同意和药品监督管理部门许可或者备案后，与机构签订协议，方可按贮存要求运送临床试验用药品至临床试验药房，由药物管理员接收。每次试验开始之前，药物管理员应根据试验方案的要求与申办者协商配送试验药物事宜，如果申办者对药品管理有特殊要求，请提前对药物管理员进行培训，并做好培训记录	质检报告，参比制剂的来源证明
2. 临床试验用药品的接收	相关人员：CRA、药品运送人员或快递人员、中心药房药物管理员、专业组药物管理员 （1）接收时核对如下项目：核对试验用药物的名称、剂型、规格、数量、批号、生产日期、有效期、生产厂家、药物编码、标签、注意事项、贮藏条件，并检查是否标注“临床试验专用”、外包装是否破损等。要求提供试验用药品包括对照药或安慰剂的质检报告书，并核对质检报告书与实际收到的药物的批号是否一致 （2）试验用药品的包装应当能确保药品在运输和贮存期间不被污染或者变质，同时符合项目的研究类型，例如盲法、随机等试验设计要求，接收时要检查药品药包号与送货单上的号码是否一致，如果不一致时与该项目的临床监查员联系；凡双盲试验用药品，试验用药品与对照药在外形（形状、色泽、质感）、气味、包装、标签和其他特征上一致；接收双盲药品时如附有应急信封，要注意应急信封上的编号与该批药品的药品编号是否一致，检查信封是否密封，如有破损要及时与项目监查员联系；接收应急信封后，应交予该试验用药品的研究者保管 （3）《药物临床试验数据现场核查要点》对药品运输过程中的温度记录有明确要求，无论该药品的贮藏条件中是否对温度有特殊要求，建议申办者采用专业的冷链运输，用温度记录仪记录运输全过程中的温度变化情况。接收时核对温度计的编号与送货单上登记的编号是否一致，再记录温度并打印，确认温度无误后，药物管理员在快递单上签字签收。收集温度计的校准证书，冷链运输的快递单也需复印，复印件与原件一并存档。药品核对无误后，申办者 /CRO 和药物管理员双方在“临床试验用药品接收登记表”上签名及日期，然后归档。同时药物管理员还应填写“临床试验用药品库存表” （4）如果运输过程中温度计出现警铃，温度超过试验药品正常贮存范围，药物管理员可拒收，或者启动药品隔离机制，将该批药品按原保存条件独立放置隔离，隔离中的药品禁止继续发放使用。与此同时，药物管理员应立即与申办者联系，确认该批次药品能否继续使用。若能，应向申办者索取相应文件说明并递交至伦理委员会，若试验药品不能继续使用，药物管理员应将药品退回至申办者并做好相应退回记录	临床试验用药品接收登记表，临床试验用药品库存表
3. 临床试验用药品的贮存	相关人员：中心药房药物管理员、专业组药物管理员、CRA （1）药物临床试验机构应当具备独立的临床试验用药房以及必要的设备设施，药房应设在没有阳光直射的房间，配有遮光窗帘、黄光灯，拥有带锁的药品贮藏柜、药品阴凉柜、医用冷藏箱、洁净工作台、加湿器、除湿器、24 小时温控系统、空调系统和门禁系统等，保证药品贮存室内温度在 10~30° C，湿度在 35%~75%。药房按功能进行分区，标识明显，包括接收区、发药区、贮存区、回收区、不合格区等 （2）临床试验用药品严格按照现行法规和试验方案的要求贮存，试验方案没有具体温湿度要求的，按照《中华人民共和国药典》规定的贮藏温度要求存储，相对湿度按 35%~75% 存储 （3）临床试验用药品应专柜加锁存放。特别注意须冷藏的试验用药品应存放于专用药品冰箱，需要避光的药品保存于密闭柜子；为每个试验项目设立不同的分区，按照编码顺序分别保存于专用的柜层，并有明显的标识牌 （4）临床试验用药品存放期间每日需有温、湿度记录，24 小时进行温、湿度监测，当接近温、湿度上下限临界值时，及时采取调控措施，确保贮存条件符合要求。冰箱温度出现异常时，迅速将药品转移到正常工作的冰箱，待冰箱温度正常后再使用。如遇冰箱断电，在还没有恢复供电时，医用冰箱可加入适量冰块保持其有效温度，尽量避免或减少开门次数 （5）药物管理员应定期对试验用药品进行清点、核对，要求在品种、数量和编码等方面一致，如出现任何不一致的事件（如错码、丢失、缺失等）应立即向研究者和申办者报告，并做好相应的记录；定期检查试验用药品的外观、有效期，防止破损、发霉、失效等情况 （6）如有临床试验用药品破损、变质、失效，则将药品集中存放于“不合格区”，有明显的标识牌，加锁管理，统一退还申办者并做好记录；在临床试验用药品的储藏过程中，如有临床试验用药品贮存条件不符合要求，应立即通知项目监查员协商该批药品的处理方法 （7）药房实行门禁管理，药物管理员授权进入，其他工作人员均无此权限。非药物管理人员未经允许不得进入药房，经允许进入的人员需填写“药房来访人员登记表”，确保临床试验用药品不丢失；如有发生临床试验用药品丢失或失窃的情况，药物管理员应立即报告机构办公室、主要研究者、申办者，查看监控并追查药品下落 （8）试验用药品的领用及补充：药物管理员日常清点试验用药品，当发现药品库存不足和已临近有效期或有部分服药过程可能超出有效期时，则应及时通知该项目的监查员、研究者和申办者，并按要求及时补充药品	药房来访人员登记表，药房温湿度记录表

续表

步骤	描述	文件
3. 临床试验用药品的贮存	（9）临床试验项目进行过程中，如果任何试验用药品的规格、有效期等发生改变，药物管理员必须要求项目监查员出具正式的变更文件进行有效说明，且变更文件须与该项目资料一起妥善保存 （10）特殊药品管理：当临床试验药品涉及特殊管理药品（如毒、麻、精神、放射性药品）时，应按特殊药品管理有关规定要求进行管理	药房来访人员登记表，药房温湿度记录表
4. 临床试验用药品的发放	相关人员：研究医生、CRA、中心药房药物管理员、专业组药物管理员、研究护士、CRC、受试者 （1）药物管理员在发放药品前先确认温湿度是否符合该药品贮存范围，临床试验药品的发放遵守双人核对制度，双签字及日期 （2）受试者为门诊患者时，凭处方领取试验用药品；药物管理员或研究医生确认身份无误后，向受试者说明服药方法、存储条件及其他注意事项，告知下次访视日期，携带所有剩余试验用药品、空包装和服药日记卡（若有），服药过程中有任何不适应及时联系研究医生 （3）受试者为住院患者时，研究护士凭医嘱 / 处方领取试验用药品，并记录试验用药品从离开药房到受试者服药前该段时间的温湿度记录，对于需冷藏或避光存储的试验用药品，应保存在置有冰袋或避光的保温箱中，研究医生应严格按照试验方案和相关剂型药品的 SOP 使用试验用药品，对需要回收的试验用药品，应交代研究护士，该包装与剩余药品必须回收 （4）对于需要在药房分装的口服药，确保试验药品不被污染，药物管理员应严格遵守洁净工作台的 SOP 分发药品。分发过程中，如发现药品破损、霉变等应用备用药替换，及时与监查员沟通做好相关记录，与研究护士交接时，可从颜色、形状、刻痕，大小等教其辨认试验药品 （5）在试验用药品的任何发放过程中，药物管理员应严格审核处方 / 医嘱中试验项目名称、试验用药品名称、规格、数量、使用方法与方案是否一致，核对受试者随机号、试验用药品编号与随机单是否一致；核对批号、有效期等信息，检查试验用药品包装是否有异常等。药品核对无误后，发药人、核对人与取药人均在处方和“临床试验用药品发放回收记录表”上签上姓名及日期。药物管理员还应填写“临床试验用药品库存表”	临床试验用药品发放回收记录表
5. 临床试验用药品的使用	相关人员：研究医生、CRA、专业组药物管理员、研究护士、CRC、受试者 （1）临床试验用药品的使用由研究者负责，临床试验用药品不得挪作他用，禁止在市场上销售 （2）研究者必须确保临床试验用药品仅用于该临床试验受试者，其用法与剂量应严格按照临床研究方案执行，应当向受试者说明试验用药品的正确使用方法 （3）研究者不得把临床试验用药品转交任何非临床试验参加者 （4）严禁将剩余的临床试验用药品用于非临床试验受试者或销售及盈利 （5）受试者已用超温湿度药品的处理：密切关注受试者安全，查询方案、查询药品手册或向申办者获取试验药品前期稳定性研究结果，了解试验药品短时偏离贮存条件可能产生的后果，以便对服药受试者采取相应保护措施；第一时间上报药品超温湿度和方案违背；分析药品超温湿度的原因，并采取相应措施；加强相关人员的培训。为避免类似事件再次发生，药物管理员应严格执行 SOP 相关操作，确认温湿度无误后再发放药品，每项操作前执行核对确认制度，避免发放 / 使用不合格的药品	—
6. 临床试验用药品及包装的回收	相关人员：研究医生、CRA、中心药房药物管理员、专业组药物管理员、研究护士、CRC、受试者 （1）研究护士 / 受试者把剩余的药品及空包装（如铝箔、药盒、药瓶等）清点后交给药物管理员，药物管理员再根据受试者服药剂量来清点药品的数量以及与空包装是否相符，并记录“临床试验用药品发放回收记录表” （2）每次回收的药品和空包装，药物管理员可在外包装上注明回收的日期、数量、受试者编号等信息，用密封袋分小包封装，按项目存放于回收区，方便试验结束时清点核对 （3）如出现试验用药品的误用、损失、药品污染无法使用、未按随机号发放等情况，应及时上报药物管理员及监查员，并做好记录和原因分析	—
7. 临床试验用药品的退还 / 销毁	相关人员：研究医生、CRA、中心药房药物管理员、专业组药物管理员、研究护士 （1）试验结束后，药物管理人员与监查员共同清点所剩的试验用药品的数量，做好药品回收工作。清点试验药物数目至最小包装，检查尚未使用试验药品的包装，核对试验用药品的剂型、品名、规格、批号、数量、有效期等，将剩余药品、空包装回收，核算空包装数量与临床试验所用数量是否一致，核对无误后当面或邮寄退还给申办者，双方在“临床试验用药品退还登记表”上签字确认 （2）生物等效性试验及人体生物利用度试验，研究者应当随机抽取临床试验用药品，然后将剩余的试验用药品作为留存样品进行保存，留存样品与试验所用药品应当为同一批次，留存样品的数量应足够进行五次按质量标准全检的要求，填写“临床试验用药品留样记录表”。临床试验机构保存试验用药品留样至药品上市后至少 2 年。无适当保存条件的临床试验机构可将留存样品委托符合条件的独立的第三方保存，但不返还申办者或与其利益相关的第三方 （3）临床试验用药品的销毁：对于已开启并可能造成环境污染或对人体有潜在伤害的细胞毒性药物，不予回收。应在项目启动前与申办者商定并签署“临床试验用药品销毁授权书”，授权医院按医疗废弃物管理规定，按医院的销毁程序进行销毁。药物管理员需要保存好细胞毒类药物按医疗常规毒性药品处理时与医疗垃圾回收人员的交接记录，存档备查 （4）常规注射液空安瓿、口服制剂剩余药品与空包装，以及未使用的试验用药品由药物管理员回收，填写好回收记录后，返还给申办者销毁，由申办者出具销毁证明，由药物管理员存档，最后归档至项目档案	临床试验用药品退还登记表，临床试验用药品留样记录表，临床试验用药品销毁授权书

续表

步骤	描述	文件
8. 临床试验用药品文件的管理	相关人员：中心药房药物管理员、机构质控员、档案管理员 （1）机构应建立完善的药品管理质量控制体系，涵盖试验用药品的全过程和日常药房的管理 （2）如出现以下情况，机构办公室和药房应及时更新相关的管理文件：国家法律法规或有关标准指导原则更新；药房软硬件设施发生改变，执行过程中发现可操作性不强的文件；自查、监查、稽查、评估检查及日常监督检查中发现存在缺陷的文件 （3）试验用药品管理的记录应当包括日期、数量、批号 / 序列号、有效期、分配编码、签名等 （4）临床试验开展过程中，药物管理员须妥善保存试验用药品接收、存储、发放、回收和退还 / 销毁等过程的完整记录及药品温湿度和特殊情形相关说明 （5）临床试验结束后，药物管理员负责整理试验用药品所有记录资料，并归入项目档案	—

【常见问题及注意事项】

1. 试验用药品管理责任不清晰或制度不完整

研究者和临床试验机构对申办者提供的试验用药品管理应按申办者提供的试验用药品的书面说明、供给和管理规程明确责任或建立相应制度保证试验用药品管理正确实施，应包括下述几方面：

（1）研究者和临床试验机构应当指派有资质的药师或者其他人员管理试验用药品。

（2）试验用药品在临床试验机构的接收、贮存、分发、回收、退还及未使用的处置等管理应当遵守相应的规定并保存记录。试验用药品管理的记录应当包括日期、数量、批号 / 序列号、有效期、分配编码、签名等。研究者应当保存每位受试者使用试验用药品数量和剂量的记录。试验用药品的使用数量和剩余数量应当与申办者提供的数量一致。

（3）试验用药品的贮存应当符合相应的贮存条件。

（4）研究者应当确保试验用药品按照试验方案使用，应当向受试者说明试验用药品的正确使用方法。

（5）研究者应当对生物等效性试验的临床试验用药品进行随机抽取留样。临床试验机构至少保存留样至药品上市后 2 年。临床试验机构可将留存样品委托具备条件的独立第三方保存，但不得返还申办者或者与其利益相关的第三方。

2. 药品管理规程不一致的问题

有时部分机构的临床试验用药品管理标准操作规程与申办者或 CRO 的提供的试验用药品的书面说明、供给和管理规程不一致。对于此种情况，建议严格按 2020 版《药物临床试验质量管理规范》相关条款执行，机构应做好相应制度及标准操作规程衔接和保证辅助临床试验用药品管理符合 GCP 要求。

《药物临床试验质量管理规范》第四十五条规定：

（1）申办者负责向研究者和临床试验机构提供试验用药品。

（2）申办者在临床试验获得伦理委员会同意和药品监督管理部门许可或者备案之前，不得向研究者和临床试验机构提供试验用药品。

（3）申办者应当向研究者和临床试验机构提供试验用药品的书面说明，说明应当明确试验用药品的使用、贮存和相关记录。申办者制定试验用药品的供给和管理规程，包括试验用药品的接收、贮存、分发、使用及回收等。从受试者处回收以及研究人员未使用试验用药品应当返还申办者，或者经申办者授权后由临床试验机构进行销毁。

（4）申办者应当确保试验用药品及时送达研究者和临床试验机构，保证受试者及时使用；保存试验用药品的运输、接收、分发、回收和销毁记录；建立试验用药品回收管理制度，保证缺陷产品的召回、试验结束后的回收、过期后回收；建立未使用试验用药品的销毁制度。所有试验用药品的管理过程应当有书面记录，全过程计数准确。

（5）申办者应当采取措施确保试验期间试验用药品的稳定性。试验用药品的留存样品保存期限，在试验用药品贮存时限内，应当保存至临床试验数据分析结束或者相关法规要求的时限，两者不一致时取其中较长的时限。

3. 缺乏药品超温或突发事件处理预案

部分专业或机构如缺少药品超温处理预案、突发断电预案、不间断电源保障机制、药品隔离机制、转运机制、伦理委员会上报流程等。

4. 部分机构或专业科室硬件达不到 GCP 要求

硬件如阴凉柜、冷藏柜、医用冰箱、温湿度探头等未见相关校准和第三方质检相关证书；相关药品管理人员专业知识不足；相关制度及 SOP 不能满足申办者提供的试验用药品的书面说明和供给和管理规程的相关规定等。

【附件】

（1）临床试验用药品接收登记表（参见附录表4-9-1）；

（2）临床试验用药品退还登记表（参见附录表4-9-2）；

（3）药房温、湿度记录表（参见附录表4-9-3）；

（4）临床试验用药品库存表（参见附录表4-9-4）；

（5）临床试验用药品发放回收记录表（参见附录表4-9-5）；

（6）临床试验用药品留样记录表（参见附录表4-9-6）；

（7）临床试验用药品销毁授权书（参见附录表4-9-7）；

（8）药房来访人员登记表（参见附录表4-9-8）。

参考文献

[1]周娟绒，姚苗苗，潘龙，等.临床试验中心药房管理模式的探索[J].临床医学研究与实践，2019，4(23)：92-93，104.

[2]广东省药学会.药物临床试验药物管理·广东共识（2020年）[EB/OL].http://www.sinopharmacy.com.cn/download/95.html，2020-04-16.

[3]谢江川，郭薇，谢林利，等.浅谈临床试验中药物管理要点及注意事项[J].中国药房，2019，30(21)：2894-2898.

[4]药品审评中心.生物利用度和生物等效性试验用药品的处理和保存要求技术指导原则[EB/OL].https://max.book118.com/html/2016/1106/61593979.shtm，2021-02-19.

[5]梅莉倩，姬瑞瑞，杨扬，等.临床试验药品管理模式实践探讨[J].药学服务与研究，2019，19(2)：153-156.

（吴建才　刘　珏　李晓玉）

第十章　药物临床试验文件管理流程

【目的】

药物临床试验资料是临床试验的重要部分，记录临床试验全过程所产生的信息，客观反映研究者、申办者及监查员对药物临床试验质量管理的依从性，是NMPA现场核查的重点。药物临床试验资料管理是否规范直接影响临床试验的科学性、准确性、真实性及可靠性。建立文件管理制度及标准操作规程，以保证临床试验资料归档、保存的科学性、有效性及安全性。

【概念】

1. 必备文件的概念

必备文件，指能够单独或者汇集后用于评价临床试验的实施过程和试验数据质量的文件。

2. 源文件的概念

源文件，指临床试验中产生的原始记录、文件和数据，如医院病历、医学图像、实验室记录、备忘录、受试者日记或者评估表、发药记录、仪器自动记录的数据、缩微胶片、照相底片、磁介质、X光片、受试者文件，药房、实验室和医技部门保存的临床试验相关的文件和记录，包括核证副本等。源文件包括了源数据，可以以纸质或者电子等形式的载体存在。

3. 必要文件的保存时限

用于申请药品注册的临床试验，必备文件应当至少保存至试验药物被批准上市后5年；未用于申请药品注册的临床试验，必备文件应当至少保存至临床试验终止后5年。具体保存时限以临床试验合同中约定时限为准。

【流程】

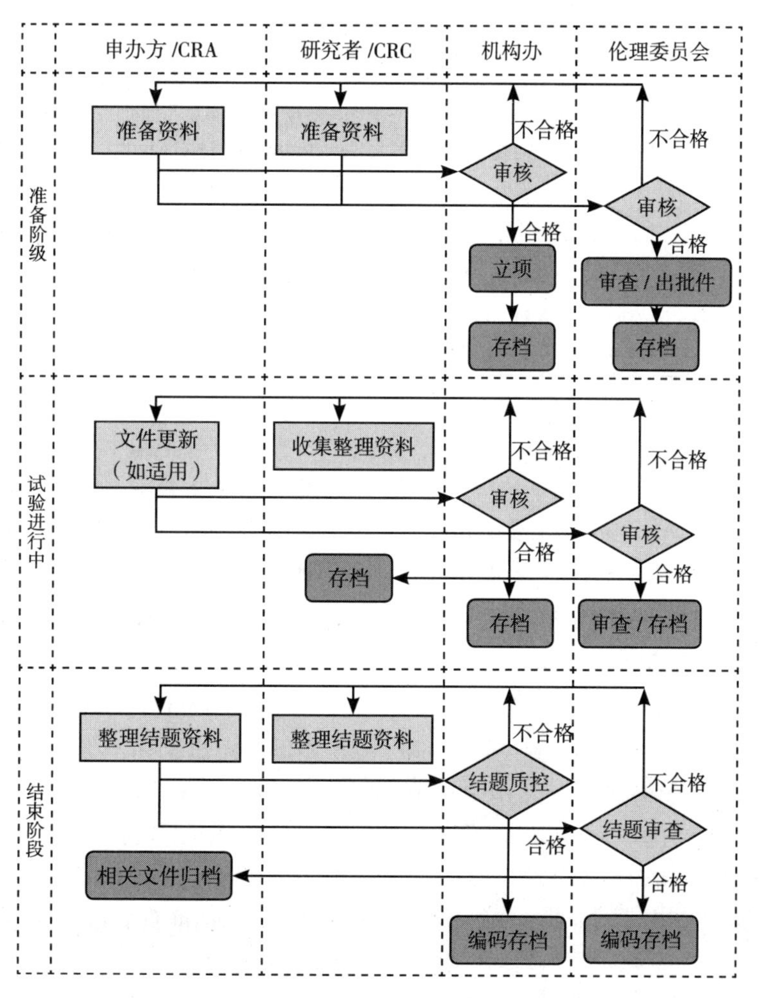

图 4-10-1　药物临床试验文件管理流程图

表 4-10-1 药物临床试验文件管理流程描述

步骤	描述	文件
1. 临床试验准备阶段	相关人员：申办者 /CRO、机构办公室、伦理委员会 （1）临床试验开始时，研究者及临床试验机构、申办者 /CRO 双方均应当建立必备文件的管理制度。申办者 /CRO 在申请立项时，依据《药物临床试验必备文件保存指导原则》《药物临床试验质量管理规范》及各中心相关要求提交申请材料，由机构办公室秘书保存 （2）经过项目立项和伦理委员会评审通过后，机构办公室秘书收集伦理委员会批件原件等存档，并签订合同 （3）项目启动会做好签到及培训记录，启动会后，知情同意书、研究者手册等相关资料由申办者运送至研究中心	立项申请表、准备阶段必备文件保存清单、启动会相关资料、物资及文件交接记录等
2. 临床试验进行阶段	相关人员：申办者或 CRO 的 CRA、CRC、档案管理员 （1）当试验过程中知情同意书、研究者手册、临床试验方案有更新时，应及时向伦理委员会提出申请，伦理审批通过后方可执行。更新后的文件及时上交机构档案室存档 （2）在研项目的试验方案及其修正案（已签名）原件、伦理委员会批件及“成员表”原件保存在机构办公室，研究者 / 申办者 /CRO 收集并整理相关资料由研究助理保管并保存在各专业科室 （3）发生 SAE、SUSAR 等相关资料及时递交给伦理委员会和机构办公室保存 （4）在研项目如需要借阅，须征得项目负责人和档案管理员的同意，填写借阅登记表，登记查阅原因、时间	进行阶段必备文件保存清单、相关 SOP 或工作流程、临床试验相关资料借阅登记表
3. 临床试验结束阶段	相关人员：申办者或 CRO 的 CRA、研究者、档案管理员 （1）已经结束的临床试验，依据《药物临床试验必备文件保存指导原则》保存相关试验文件，依据临床试验准备阶段、进行阶段、完成阶段所必须保存的文件目录要求和归档要求整理资料，由研究者和 CRA 整理 （2）研究者和 CRA 整理完成后，与机构办公室档案管理员完成试验文件清点和归档交接 （3）临床试验机构和申办者档案管理员按各自需要保存的必需文件清单逐一清点，并如实记录，签名确认。档案管理员按 SOP 规定进行存档 （4）档案管理员按照 SOP 规定对档案室防火、防水、防盗等措施及温度、湿度等进行检查并记录 （5）相关研究人员因工作需要借用机构档案室的试验文件，必须遵守档案管理制度。试验文件归档后申办者如需借阅，需要其单位开具证明，本项目研究者须持有项目负责人签字的借阅申请表，在机构借阅登记表中登记查阅原因、时间，签字后方可在机构办公室阅读、查阅，但不能拍照、扫描、复印等 （6）返还和销毁：归档的试验文件管理期限参照与申办者 /CRO 所签订的合同。若申办者确有需要可酌情延长，具体时限应由申办者及机构双方协商而定。销毁过期试验相关的文件时应事先与申办者取得联系，履行告知义务，并做好相关销毁记录	进行阶段必备文件保存清单、临床试验资料归档记录、临床试验相关资料借阅登记表、临床试验资料销毁记录表

【附件】

（1）临床试验必备文件清单（参见附录表 4-10-1）；

（2）档案室温、湿度记录表（参见附录表 4-10-2）；

（3）存档目录（参见附录表 4-10-3）；

（4）出入档案室登记表（参见附录表 4-10-4）；

（5）药物临床试验相关资料借阅登记表（参见附录表 4-10-5）；

（6）临床试验资料销毁记录表（参见附录表 4-10-6）。

参考文献

[1]彭朋，元唯安，胡意慧，等.《国家食品药品监督管理总局关于发布药物临床试验数据现场核查要点的公告》解读［J］. 中国新药杂志，2016，25（7）：771-774.

[2]国家药监局，关于发布药物临床试验必备文件保存指导原则的通告（2020 年第 37 号）.［EB/OL］https://www.nmpa.gov.cn/xxgk/ggtg/qtggtg/20200608094301326.html，2020-06-03.

[3]ICH E6（R2）ICH harmonized tripartite guideline. Guideline for Good Clinical Practice［EB/OL］. http://www.ich.org/fileadmin/Public_Web_Site/ICH_Products/Guidelines/Efficacy/E6/E6_R2__Step_4_2016_1109.pdf，2018-02-20.

[4]陈平，唐栩，税金凤，等. 药物临床试验质量控制之档案管理规范化探讨. 药物评价研究.2019，

42（7）：1480-1484.
［5］王玲，王燕．对药物临床试验档案资料规范化管理的探讨［J］．中国社会医学杂志，2014，31（2）：84-85.
［6］胡薏慧，元唯安，彭朋，等．浅谈药物临床试验档案管理［J］．解放军医院管理杂志 .2014，21（2）：199-200.
［7］广东省药学会．药物临床试验文档目录·广东共识（2020 年）［EB/OL］.2020-08-01 http://www.sinopharmacy.com.cn/download/105.html.

（吴建才　刘亚妮）

第十一章　药物临床试验源文件和源数据的记录

【目的】

药物临床试验数据是评价新药有效性及安全性的关键，研究者应当监督试验现场的数据采集、各研究人员履行其工作职责的情况，并确保所有临床试验数据是从临床试验的源文件和试验记录中获得的，是准确、完整、可读和及时的。源数据应当具有可归因性、易读性、同时性、原始性、准确性、完整性、一致性和持久性。以患者为受试者的临床试验，相关的医疗记录应当载入门诊或者住院病历系统。

源文件（source documents），指临床试验中产生的原始记录、文件和数据，如医院病历、医学图像、实验室记录、备忘录、受试者日记或者评估表、发药记录、仪器自动记录的数据、缩微胶片、照相底片、磁介质、X光片、受试者文件，药房、实验室和医技部门保存的临床试验相关的文件和记录，包括核证副本等。源文件包括了源数据，可以以纸质或者电子等形式的载体存在。源数据（source data），指临床试验中的原始记录或者核证副本上记载的所有信息，包括临床发现、观测结果以及用于重建和评价临床试验所需要的其他相关活动记录。核证副本（certified copy），指经过审核验证，确认与原件的内容和结构等均相同的复制件，该复制件是经审核人签署姓名和日期，或者是由已验证过的系统直接生成，可以以多种形式的载体存在。核证副本也可以作为有效的记录。

该章节流程旨在帮助临床试验机构相关人员熟悉或理解以下情况：

（1）熟悉整个药物临床试验过程中完成源文件收集和源数据记录的流程。

（2）熟悉各项源数据的内容及规范。

（3）了解源数据记录过程中需注意的问题。

【流程】

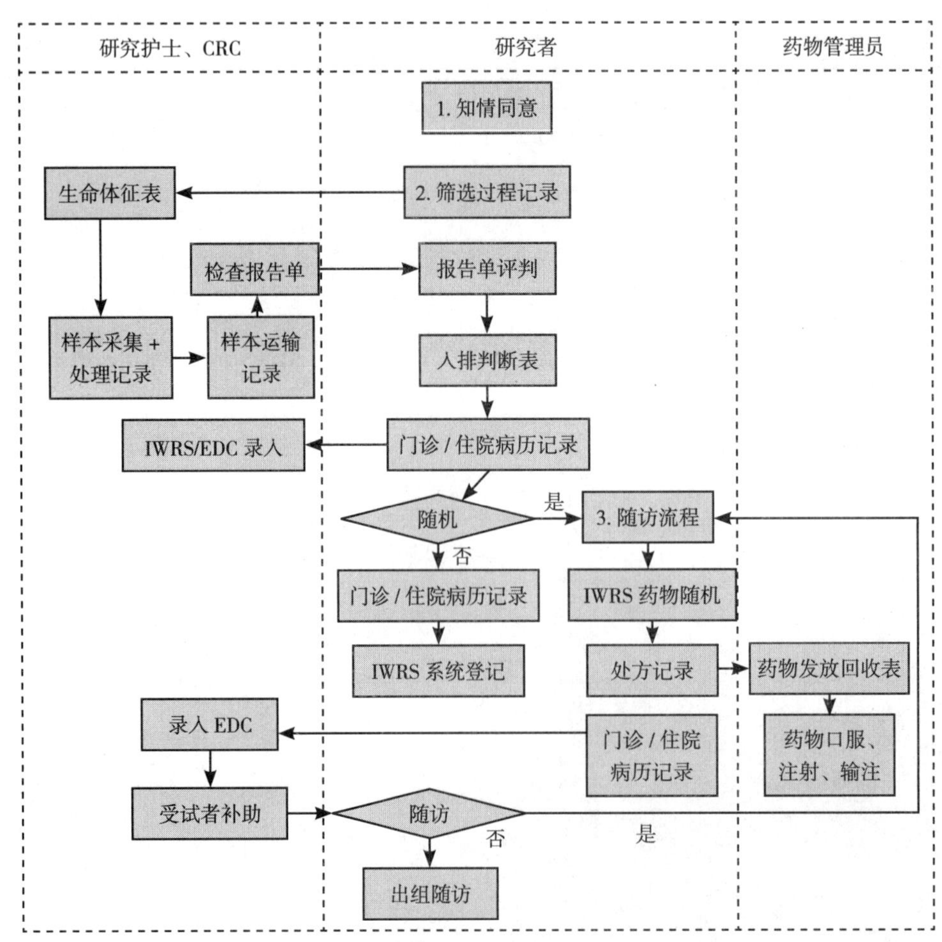

图 4-11-1　药物临床试验源文件和源数据收集记录流程图

表 4-11-1　药物临床试验源文件和源数据收集记录流程描述

步骤	描述	文件
1. 知情同意	相关人员：研究者、受试者、CRC （1）源文件（包括但不限于）：知情同意书、知情同意书签署记录表、知情同意书领取表及其他提供给受试者的书面资料 （2）记录时间：受试者或其监护人完成签署后及时记录 记录位置：知情同意过程应记录于原始病历中，即门诊病历、住院病历 （3）记录内容（包括但不限于）： ● 受试者知情同意的具体时间和人员 ● 受试者或其监护人有足够的时间阅读知情同意书，有充分的时间考虑参加临床研究 ● 受试者或监护人询问与临床研究有关的问题及研究者给出的回答 ● 受试者或者其监护人应当得到已签署姓名和日期的知情同意书原件或者副本和其他提供给受试者的书面资料，包括更新版知情同意书原件或者副本，和其他提供给受试者的书面资料的修订文本 （4）其他： ● 记录完毕后研究者签名、签署日期 ● ICF 版本有更新，尚未出组的受试者如受影响，应签署新版本的知情同意书并记录过程 ● 研究者获得可能影响受试者继续参加试验的新信息时，应当及时告知受试者或其监护人，并作相应记录 ● 如有公正见证人参与知情同意的，记录时还应注明原因	知情同意书、知情同意书签署记录表、知情同意书领取表
2. 筛选期	相关人员：研究者、受试者、研究护士、CRC （1）源文件（包括但不限于）：①受试者相关：筛选入选表、鉴认代码表、受试者身份证复印件（已核对原件）、银行卡复印件、受试者既往病历资料（门诊病历、住院病历、检验报告单、影像学资料、诊断建议书及购药凭证）、受试者筛选期检验、检查等资料；②研究者相关：门诊病历、住院病历或为该项试验设计的研究病历（以健康人为受试者的临床试验）、一般体格检查及专科检查（如类风湿关节炎受试者关节评估）记录、病情评估量表 / 问卷等；③研究护士相关：生命体征记录表、血样采集表、离心机使用记录表、血样运送记录表、其他标本收集表等；④中心药房药物管理员相关：临床试验用药品接收登记表、药物入库登记表、药物温湿度记录表或温控系统导出的环境监测数据表等；⑤ CRC 相关：物流快递单、样本交接记录表等 （2）记录时间：ICF 签署后，受试者进入筛选期，研究者应及时填写 / 记录相关内容，在基线期之前完成全部与筛选期有关的原始记录 （3）记录文档：①原始病历，即门诊病历、住院病历或为该项试验设计的研究病历（以健康人为受试者的临床试验）；②源文件中的量表、表格等 （4）记录内容（包括但不限于）： ● 研究者填写：①受试者筛选号，一般人口学信息，现病史、既往史、手术外伤史、预防接种史、食物药物过敏史、疫区接触史、月经婚育史、家族史等及其他方案要求记录的内容。②受试者用药史按照方案要求的收集时间范围进行记录。③体格检查，包括一般及专科检查结果。④筛选期检验、检查结果，量表 / 问卷 / 病情评估等结果。⑤对于 3 及 4 中异常值，研究者的判断及处理记录；如发生 AE/SAE，记录可参照本篇第十三章 AE/SAE 处理与记录。⑥评估是否符合入选标准，不符合排除标准的过程。如果筛选失败，记录筛选失败原因。⑦若出现超窗、复查、二次筛选等情况，按照方案要求（如重新进行部分检查、量表评估等）完成后，如实记录 ● 研究护士填写：相关表格内容，包括但不限于身高、体重、体温、脉搏、呼吸、血压，采集日期、采集时间、采集人签字，血样编盲时间、标本代码、操作人签字，离心日期、离心时间、离心操作人签字，转运日期、转运时间、转运人签字等 ● 药物管理员填写相关表格内容（包括但不限于）：①临床试验用药品接收登记表：药物名称、药物编号、剂型、规格、数量、生产单位（提供单位）、批号 / 包装号、有效期，运输过程中的温度监控记录（最高温、最低温、当前值、平均值、超过上限时间、超过下限时间等）；②药物入库登记表：入库日期、药物名称、药物编号、规格、数量、生产批号、有效期、生产单位、贮存条件、贮存地点、质量情况、签名；③环境监测数据表（定期导出）：签字及日期 ● CRC 填写：药物接收登记表（核对后）签字（原则上由药物管理员签字，如果 CRC 协助了药物管理员参与药品接收，CRC 也应同时签字）、签日期，生物样本核对日期、核对人签字，样本邮寄日期、邮寄时间、邮寄人签字等	筛选入选表、鉴认代码表、生命体征记录表、门诊病历记录、住院病历记录、病情评估表、病史问卷、血样采集表、离心机使用记录表、血样运送记录表、标本收集表、药物接收登记表、药物入库登记表、温湿度记录表、样本交接记录表、药物入库登记表、各种评估量表、受试者日记卡、AE/SAE 记录表、SUSAR 报告表等
3. 随访期	相关人员：研究者、CRC、受试者、研究护士、药物管理员 （1）源文件（包括但不限于）： ● 受试者相关：受试者随访期检验检查结果、受试者自评量表 / 问卷、日记卡等。	

续表

<table>
<tr><th>步骤</th><th>描述</th><th>文件</th></tr>
<tr><td>3. 随访期</td><td>● 研究者相关：门诊病历、住院病历或为该项试验设计的研究病历（以健康人为受试者的临床试验）、体格检查记录表、病情评估量表 / 问卷、药物随机单、AE/SAE 记录表及处方等
● 研究护士相关：生命体征记录表、服药记录表、血样采集表、PK 采血记录表、离心机使用记录表、血样运送记录表、其他标本收集表等
● 药物管理员相关：药品发放回收表、处方（余同筛选期）
● CRC 相关（同筛选期）
（2）记录时间：每次访视时完成相关原始记录的填写，对于不能立即获得的原始数据，如受试者检验、检查结果，在结果回报后记录
（3）记录文档（同筛选期）
（4）记录内容（包括但不限于）：
● 研究者填写：①受试者一般情况、主诉，体格检查情况，标准治疗药物是否改变，是否有新的 AE 发生（具体记录参见本篇第十三章），有无其他合并用药改变；②量表 / 问卷结果；③如受试者用药剂量调整，记录原因；④处方、药物申请日期、随机号，发放试验药物，药物编号、数量、规格、发放日期；⑤如有检查漏查、访视超窗等，需记录原因；⑥ AE/SAE、妊娠记录，揭盲过程记录或填写紧急揭盲记录表（记录揭盲原因、揭盲结果、揭盲人签字等）等；⑦检查日记卡，结果及时载入门诊病历、住院病历，记录发放回收情况；⑧发放指导卡，受试者院外注意事项，预约受试者下次访视时间；⑨受试者交通补助表填写、发放及签字；⑩ 受试者提前退出，需在门诊病历、住院病历记录并详述退出原因，如 AE、缺乏疗效、违背方案、受试者撤回同意、失访及其他等
● 研究护士填写：①身高、体重、体温、脉搏、呼吸、血压，采集日期、采集时间、采集人签字，血样编盲时间、标本代码、操作人签字，离心日期、离心时间、离心操作人签字，转运日期、转运时间、转运人签字等；②如有特殊要求的情况，如免疫原性采血、药代动力学采血，则按照方案规定详细记录；③药品发放回收表、处方（领取人签字）；④药品运送温度记录表：填写运送开始时间、结束时间、最低温、最高温、是否符合温度要求签字；⑤药物配置注射回收表：填写药物批号、有效期，药物编号，取出日期、时间，配置日期、时间，注射部位、时间等并签字；⑥给药后观察记录：填写是否有用药部位局部反应，如瘙痒、红肿、红斑、疼痛、硬结、过敏、潮热、皮疹或方案要求其他填写的内容等
● 药物管理员填写：①临床试验用药品接收登记表：药物名称、药物编号、剂型、规格、数量、生产单位（提供单位）、批号 / 包装号、有效期，运输过程中的温度监控记录：最高温、最低温、当前值、平均值、超过上限时间、超过下限时间等；②药物入库登记表：入库日期、药物名称、药物编号、规格、数量、生产批号、有效期、生产单位、贮存条件、贮存地点、质量情况、签名；③环境监测数据表（定期导出）：签字及日期；④处方核对后签字；⑤药品发放回收表：填写药物编号、发药日期、剂型、规格、数量、回收日期、回收数量、包装回收数量并签字；⑥药品出库登记表：填写出库日期、药物名称、药物编号、规格数量、生产批号、有效期、生产单位、质量情况、结余数量等并签字及日期；⑦临床试验药物退回申办者登记表：贮存条件、药物名称、药物编号、剂型、规格、药物数量、空包装数量、回收单位、批号 / 包装号、有效期等并签字及日期
● CRC 填写：同筛选期
● 受试者填写：①填写每日用药情况（时间、剂量），监测指标结果（如指尖血糖、子宫肌瘤出血量等），试验期间不适症状及其他方案要求的内容；②自评量表：以强直性脊柱炎（AS）项目为例，如疼痛 VAS 评分、AS 生活质量问卷（ASQoL）、EuroQol 5D（EQ-5D）问卷、慢性疾病治疗的功能评估 – 疲劳问卷（FACIT）和工作效率和活动损伤 – 整体健康问卷（WPAI-GH）等</td><td></td></tr>
<tr><td rowspan="2">4. 其他</td><td>相关人员：研究者、CRC、CRA、受试者、研究护士、药物管理员</td><td rowspan="2">方案偏离 / 违背报告及处理意见、安全性报告、年度报告、各方沟通记录、质控记录</td></tr>
<tr><td>（1）记录要求：①原始记录应真实、及时、准确、完整，不能用整理后内容代替，不得伪造、编造数据；②原始记录的修改，应按照要求在修改处画线，空白处填写修改内容，不能遮盖原文字，注明修改理由，签名及日期；③对于重要的原始资料，如热敏纸打印的心电图，应当保存复印件，研究者签名签日期，以免原始文件损坏、褪色导致的数据丢失
（2）质量保证：①研究团队分工明确，秉承科学求实的态度；②研究者收集资料、记录病历、填写评估量表等应经过一定培训，尤其是依靠主观评价完成的记录，应确保不同临床试验机构、不同研究者之间的统一性，以保证数据的真实性、可靠性、一致性；③对于受试者填写内容，研究者应予以培训或指导，保证数据可靠；④ CRA 确认数据的记录与报告正确完整，临床试验数据和文件是原始、可溯源、准确和完整的；⑤药物临床试验机构内部管理部门完善质控体系，定期监督检查，发现问题及时反馈研究者。
（3）其他：①工作表、备忘录、各方（申办者、CRO、SMO、机构管理人员、研究者等）之间的沟通记录；②方案偏离报告；③安全性报告</td></tr>
</table>

【常见问题及注意事项】

1. 临床试验的记录、修改不规范

根据2020年新版GCP中对于研究者对临床试验记录的要求：①研究者应当监督试验现场的数据采集、各研究人员履行其工作职责的情况。②研究者应当确保所有临床试验数据是从临床试验的源文件和试验记录中获得的，是准确、完整、可读和及时的。源数据应当具有可归因性、易读性、同时性、原始性、准确性、完整性、一致性和持久性。源数据的修改应当留痕，不能掩盖初始数据，并记录修改的理由。③研究者应当按照申办者提供的指导说明填写和修改病例报告表，确保各类病例报告表及其他报告中的数据准确、完整、清晰和及时。病例报告表中数据应当与源文件一致，若存在不一致应当做出合理的解释。病例报告表中数据的修改，应当使初始记录清晰可辨，保留修改轨迹，必要时解释理由，修改者签名并注明日期。

2. 对哪些文件/数据是源文件/源数据不清楚

源文件/源数据包括但不限于：

（1）受试者所参加的临床试验的名称和/或试验方案编码/版本，受试者签署知情同意书的过程记录，包括受试者的提问及研究者回答。

（2）受试者现病史（包括试验用药品将治疗的疾病病史）、既往史、手术史、外伤史、过敏史、个人史等，如试验方案要求还应增加预防接种史。

（3）试验方案要求参加试验前的既往用药及参加试验期间的合并用药、停药记录等，是否使用方案违禁用药记录（可以参考医嘱、机构HIS系统、受试者日记卡）。

（4）临床试验要求的各种检查（中心/本地实验室检查、影像学检查、心电图、超声等），包括检查的日期、结果及研究者的判定。

（5）临床试验相关的评估表，如风湿免疫专业项目中的VAS评分、HAQ评分、BASDAI评分等。

（6）受试者访视期的生命体征、体格检查、不良事件及严重不良事件记录。

（7）受试者使用试验用药的随机号/批号及数量。

（8）研究药品相关：接收、发放、归还、回收、销毁等环节，处方、贮存环境记录、使用记录等。

（9）生物样本相关：登记表、采集表、样本处理/预处理记录（如T-SPOT.TB）、贮存生物样本的温度记录、寄送申请单、接收单、寄送过程温控记录等。

（10）任何有关临床试验的额外信息。如药品丢失等意外发生的事件，应如实记录并进行解释。

（11）试验方案违背或偏离记录。

（12）方案要求的其他内容。

3. 原始病历书写中不记录知情同意过程

NMPA数据核查要点2.3.4：“核查CRF中的数据和信息与住院病历（HIS）中入组、知情同意、用药医嘱、访视、病情记录等关联性记录。”新版GCP第二十三条第十三点：“病史记录中应该记录受试者知情同意的具体时间和人员。”美国21CFR312.62（b）Case History（病史记录）：“在受试者的病史记录中必须记录每位受试者在参与临床研究之前，就已经获得了知情同意书。”综上，知情同意的过程应当记录到原始病历中。

4. 门诊病历用Word记录，打印后签字

（1）2020年新版GCP第二十五条：以患者为受试者的临床试验，相关的医疗记录应当载入门诊或者住院病历系统。临床试验机构的信息化系统具备建立临床试验电子病历条件时，研究者应当首选使用，相应的计算机化系统应当具有完善的权限管理和稽查轨迹，可以追溯至记录的创建者或者修改者，保障所采集的源数据可以溯源。

（2）2017年原国家卫计委、国家中医药管理局制定的《电子病历应用管理规范（试行）》：电子病历是指医务人员在医疗活动过程中，使用信息系统生成的文字、符号、图表、图形、数字、影像等数字化信息，并能实现存储、管理、传输和重现的医疗记录，是病历的一种记录形式，包括门（急）诊病历和住院病历。

综上，Word编辑的打印病历不具备创建、修改、归档等操作的追溯能力，因此不建议此种做法。

5. 心电图热敏纸复印件无研究者签名及日期

热敏纸是原始文件，但是不能满足临床档案长期保存的要求，因此需要保存复印件。研究者在原件上进行判定后签名及日期，然后复印。复印件严格意义上不是原始文件，复印者要在复印件上签名及日期，签字的意义是审核确认复印件与原件的一致性。

6. 对源数据及源文件的保存期限不清楚

参考2020年新版GCP及广东省药学会《药物临床试验源数据管理·广东共识》（2018），要求如下：

表4-11-2 源数据及源文件的保存期限

文件类型	保存期限
常规医疗文件	按医疗文件管理年限要求和临床试验文档保存年限，以较长者为准
临床试验必备文件	用于申请药品注册的临床试验，必备文件应当至少保存至试验药物被批准上市后5年；未用于申请药品注册的临床试验，至少保存至临床试验终止后5年

续表

文件类型	保存期限
伦理审查的书面记录、委员信息、递交的文件、会议记录和相关往来记录等文件	所有记录应当至少保存至临床试验结束后5年
检测数据	按医疗常规管理年限要求和临床试验文档保存年限，以较长者为准

7. 对于文盲受试者，其病历中缺少公正见证人记录

参照ICH-GCP E6（R2）1.26："公正见证人：如果受试者或其监护人不能阅读，公正见证人将参与知情同意过程，并向受试者阅读提供给他们的知情同意书和其他书面资料，作为独立于临床试验的个人，其不受与试验有关人员的不公正影响。"因此，原始记录中必须有相关记录及材料证明公正见证人符合见证人的要求：包含有效联系方式、身份证复印件、工作信息、实际居住地址等；但记录的方式和途径没有做具体要求，研究者可记录在门诊、住院病历中或者在见证人身份证复印件上记录身份描述，需同时保存好相应的身份信息证明材料。

8. 原始文件记录注意事项（表4-11-3）

表4-11-3　原始文件记录注意事项

数据	说明
源数据/文件标识	应记录/体现研究方案名称/编号，受试者编号以便识别
知情同意过程的溯源（包括其他适用的ICF，例如PK与基因学检查）	知情同意书页眉或页脚应有版本号、版本日期和研究方案编号；每份知情同意书中包括受试者/监护人/独立见证人（若适用）的签名和日期，提供知情同意研究者的签名和日期；原始文件中描述知情同意过程；更新版知情同意书签署时间、过程等（如有）
入选合格性判定	研究者应记录对受试者的合格性判定，并确保有足够的原始数据支持
既往病史	病史（也包括与适应证或试验相关的既往有关的手术史、相关治疗史）应记录在源文件中；入组受试者前，应完成病史采集并确认受试者符合试验要求；如研究者无法获取所有的研究前病史，应尽量从受试者之前就诊的医院处获取，同时也应通过受试者的病史资料综合评估、明确记录
试验访视（包括非计划访视）和其他受试者与研究者之间的试验相关对话内容（如电话）	如实记录访视情况、访视日期，并签字确认；如电话联系，应及时记录对话内容并签字确认；如邮件联系，应打印邮件内容；如受试者失访，应采取各种合理措施，尽力联系受试者。例如，何年何月何日，何人拨打哪个号码联络谁；于何年何月何日采用快递通知，并附上快递编号；至少3次以上
早期治疗终止描述和原因	描述受试者退出试验的具体原因，如疾病进展、不能耐受药物毒性、要求撤销知情同意、其他非医疗原因的退出等；记录研究者所采取的保护受试者和数据完整性所采取的合理措施
研究药物管理	研究药物领取、分发和使用信息，包括库存和计量结果；制作具体的研究药物操作手册以详细说明药物相关处理规定，完成相关试验专用表格
不良事件/严重不良事件（AE/SAE）	包含：不良事件名称、开始日期、结束日期、合并用药开始时间/结束时间（如有）、转归、与试验用药相关性、研究者签名、日期；如属于SAE，记录SAE处理过程、上报部门和时间
伴随用药	药物名称、剂量、给药途径、频率、适应证、治疗起始日期、治疗结束日期
临床检查结果（例如实验室数据，ECG等）	PI授权研究者应评估并在原始文件中记录评价结果，签名、签日期；如在检查报告中标注，签名、签日期的，作为AE的异常值，参考AE/SAE记录要求进行记录；对于明显异常的检验结果做出的无临床意义（NCS）的判定，建议记录原因
血样采集	采集人姓名、采集日期、采集时间（具体至分钟）；处理、贮存与运输记录
药物使用日记卡	药物名、规格、剂量、每日剂量、服药起止日期、服药时间、服用次数等
ECG	如ECG的图纸是热敏纸（原件），应复印一份，研究者签字确认与原件一并保存

【附件】

1. 常用模板（可参照的模板，具体书写需根据项目情况及方案要求进行调整）

（1）知情同意过程记录模板：

××××年××月××日

×××医生今向患者×××［及其家属（关系）×××］××××（项目名称）（方案编号××××）的试验目的、试验流程及试验可能存在的风险和受益，给予患者充分的时间思考。患者提出×××××问题，研究者告知其×××××××。患者表示充分知情，自愿同意参加此研究，并签署知情同意书（版

本号 ××，版本日期 ××-××-××）2 份。1 份知情同意书由患者保存，1 份知情同意书保存在试验文件夹中。给予筛选号 S001。即日进行入组筛选。[监护人 / 公平见证人签署知情同意书中应增加记录：由于 ××（原因），由其 ××（关系）×××（姓名）代其签署知情同意。]

（2）筛选期病历记录模板：

××××年××月××日

人口统计学信息收集：×××（患者），性别男 / 女，××××年××月××日出生。

患者于××××年××月××日于××医院确诊××疾病（方案规定的适应证），确诊时满足××疾病诊断标准（结合方案规定）中的××××××症状（符合入选标准、不符合排除标准的症状或疾病依据）。随机化前×个月内的用药情况参考合并用药表。患者既往患有××疾病（××××年××月××日~××××年××月××日），××××（××××年××月××日~××××年××月××日）、××××（××××年××月××日~至今）。患者既往有 / 无过敏史，对××过敏（药物或食物）。体温，心率，呼吸，血压，身高，体重。查体（按照方案要求进行记录，下同）。为受试者开具××检查单，即日进入筛选。

（3）基线期病历记录模板：

××××年××月××日

治疗药物××（药物名称，剂量）已稳定使用××天（方案要求）以上，筛选期至本次访视有 / 无 AE 发生，所发生 AE 已记录在 AE 表中，有 / 无其他合并用药改变，改变药物已记录在合并用药表中。体温，心率，呼吸，血压，身高，体重。查体××××。已完成筛选期检查，结果×××，已对全部化验单进行判定并签字。已完成相关疾病评价××××。确认受试者符合入选标准，不符合排除标准。完成××采血（如有），再次确认受试者符合入选标准，不符合排除标准，于××××年××月××日为受试者申请随机号，申请人为×××，随机号为×××。于××××年××月××日为受试者申请试验药物，药物编号为××××。药物注射 / 口服后观察××分钟，有 / 无过敏反应，如有，症状为×××。（或）发放日志卡，告知受试者用药方法及注意事项，嘱受试者下次随访时间为××××年××月××日，期间如有不适，请及时联系研究者。

（4）随访期记录模板：

××××年××月××日

今日受试者进行×××访视，上次访视至本次访视有 / 无标准治疗药物改变，有 / 无新的 AE 发生，所发生 AE 已记录在 AE 表中，有 / 无其他合并用药改变，改变药物已记录在合并用药表中。体温，心率，呼吸，血压，身高，体重。查体××××。回收研究药物，药物编号××××，回收××片 / 粒。受试者于××××年××月××日~××××年××月××日，应服××片 / 粒，实服××片 / 粒，服药依从性为××%。检查受试者日志卡，记录准确。受试者完成×××检查。于××××年××月××日为受试者申请试验药物，药物编号为××××。药物注射 / 口服后观察××分钟，有 / 无过敏反应，如有，症状为×××。（或）发放日志卡，告知受试者用药方法及注意事项，嘱受试者下次随访时间为××××年××月××日，期间如有不适，请及时联系研究者。

（5）退出访视模板：

××××年××月××日

今日受试者进行退出访视，上次访视至本次访视有 / 无标准治疗药物改变，有 / 无新的 AE 发生，所发生 AE 已记录在 AE 表中，有 / 无其他合并用药改变，改变药物已记录在合并用药表中。体温，心率，呼吸，血压，身高，体重。查体××××。受试者因××情况需要提前退出。退出原因包括不良事件（详述），缺乏疗效（治疗失败原因详述），违背方案（详述），受试者撤回同意参加本研究的决定，失访，是 / 否揭盲。受试者完成×××检查。记录检查结果。

（6）末次访视模板：

××××年××月××日

今日受试者进行退出 / 末次访视，上次访视至本次访视有 / 无标准治疗药物改变，有 / 无新的 AE 发生，所发生 AE 已记录在 AE 表中，有 / 无其他合并用药改变，改变药物已记录在合并用药表中。体温，心率，呼吸，血压，体重。查体××××。受试者 AE 已全部结束 /××情况未结束。开具×××出组检查。

××××年××月××日

今日受试者全部实验室检查结果已全部获得。已对患者全部化验单进行判定并签字。根据检查结果，对×××进行评估。受试者已完成全部随访，嘱受试者避孕（如适用）××时间，以及其他方案规定的内容。

（7）安全性访视模板：

××××年××月××日

研究治疗（××研究药物）的效果对患者疗效佳，患者提出一直接受××研究药物治疗，于今日行安全性访视。上次访视至本次访视有/无标准治疗药物改变，有/无新的AE发生，所发生AE已记录在AE表中，有/无其他合并用药改变，改变药物已记录在合并用药表中。体温，心率，呼吸，血压，体重。查体××××。于××××年××月××日为受试者申请试验药物，药物编号为××××。药物注射/口服后观察××分钟，有/无过敏反应，如有，症状为×××。

××××年××月××日

今日受试者全部实验室检查结果已全部获得。已对患者全部化验单进行判定并签字。根据检查结果，对×××进行评估。

（8）生存期电话访视模板：

电话随访患者×××，目前生存状态、使用的药物，疾病是否进展。

（9）计划外随访：

受试者××××年××月××日告知××××不适，嘱受试者今日来本院复查，根据实验室检查结果，记录AE，详见AE记录表。嘱受试者（应采取的措施）。

2. 常见表格

（1）受试者筛选入选表（参见附录表4-11-1）；

（2）受试者鉴认代码表（参见附录表4-11-2）；

（3）临床试验用药品接收登记表（参见附录表4-9-1）；

（4）临床试验用药品库存表（参见附录表4-9-4）；

（5）临床试验用药品发放回收记录表（参见附录表4-9-5）；

（6）合并用药表（参见附录表4-11-3）；

（7）血样采集处理记录表（参见附录表4-11-4）；

（8）离心机使用记录表（参见附录表4-11-5）；

（9）生命体征检测表（参见附录表4-11-6）。

参考文献

[1]最高人民法院、最高人民检察院.关于办理药品、医疗器械注册申请材料造假刑事案件适用法律若干问题的解释（法释〔2017〕15号）[N].人民法院报，2017-8-15（3）.

[2]李斌，张坚，李家兰，余红亚.药物临床试验工作指南[M].北京：人民军医出版社，2011.

[3]夏培元.药物临床试验实施和质量管理[M].北京：人民军医出版社，2009年.

[4]FDA. Code of Federal Regulations，Title 21-Food and Drugs[EB/OL]. https://www.accessdata.fda.gov/scripts/cdrh/cfdocs/cfcfr/CFRSearch.cfm?CFRPart=11.

[5]广东省药学会.关于印发《药物临床试验源数据管理·广东共识》(2018）的通知（粤药会〔2018〕112号）[EB/OL].http://www.sinopharmacy.com.cn/notification/1411.html，2018-08-31.

[6]ICH E6（R2），ICH harmonized tripartite guideline. Guideline for Good Clinical Practice[EB/OL]. https://database.ich.org/sites/default/files/E6_R2_Addendum.pdf，2016-11-09.

（王晓霞　刘　燕）

第十二章　药物临床试验访视

【目的】

药物临床试验访视是临床试验中获取试验药物疗效与安全性信息的必要环节，是决定临床试验实施成败的关键。药物临床试验访视既可以指研究者对受试者的访视，也可以指监查员对研究中心的现场访视。本篇第十七章《药物临床试验监查与稽查》有详细讲述，故本章药物临床试验访视特指研究者对受试者访视。通常将药物临床试验方案中明确规定的试验期间研究者与受试者的会面或沟通称为访视（subject visiting），包括但不限于筛选访视、治疗过程中的访视、出组访视等，将发生不良事件或者其他事件后需要在试验期间增加的和试验结束后追踪观察的称为计划外访视。将试验结束后对受试者的病情变化、不良事件转归等情况的跟踪观察称为随访（follow up）。不过，多数时候并未严格区分访视和随访的异同，本章则统称为访视。对受试者招募阶段、知情同意和筛选过程的访视，详见本篇第七章《知情同意与受试者筛选》，本章将着重对受试者成功入组后，从首次访视给药（Visit 1）、试验过程中的访视（Visit n）到末次访视（Visit last），以及计划外访视的一般流程、需要注意的问题进行归纳性地介绍。

该章节流程旨在帮助临床试验机构相关人员熟悉或掌握以下事项：

（1）熟悉药物临床试验访视的一般流程。

（2）掌握药物临床试验访视的关键要素。

（3）正确处理访视过程中的常见问题。

【流程】

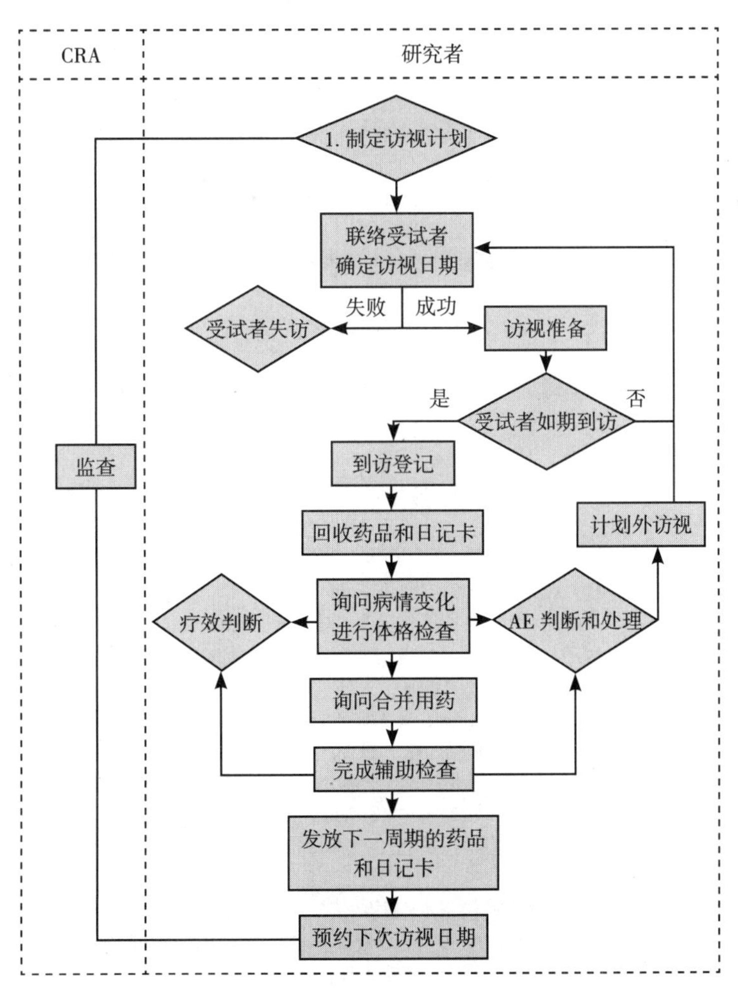

图 4-12-1　药物临床试验访视流程图

表 4-12-1　药物临床试验访视流程描述

步骤	描述	文件
1. 制定访视计划	相关人员：研究者、CRC （1）制定试验进度表和访视日历： ● CRC 协助研究者根据临床试验方案和试验流程表，为每一例成功入组的受试者制定试验进度表和访视日历 ● 可以制作 EXCEL 表单，编排每例受试者预定的每一次访视日期及允许时间窗，详细记录每次访视的工作内容及注意事项等，避免疏漏和遗忘 ● 利用桌面日历，简要地编排受试者访视日期及工作要点，避免工作失误 ● 配合使用 EXCEL 表格、桌面日历或其他程序、手机 APP（如 MikeCRM）制定所有入组受试者的清单及访视时间日历，方便有计划地管理同期开展多项临床试验的多个受试者，一目了然，并能实时更新 （2）拟定访视要点清单（包括但不限于）： ● 受试者到访登记 ● 记录受试者主诉或病情变化情况 ● 测量生命体征、体格检查、专科检查 ● 完成化验检查及其他辅助检查 ● 试验用药品预约领取、给药或发放药物，回收和清点受试者退回的药品及外包装 ● 受试者日记卡的回收及发放 ● 补偿费或交通费，发放相关资料 ● 其他：如受试者院外的病历和检查资料、检查的特殊要求等。 （3）利用电脑程序、手机短信和 APP 程序的智能化提醒功能，在预定的访视日前至少 3 天自动提醒研究者和 CRC，甚至受试者	临床试验方案、试验流程表、试验进度表、访视日历、受试者清单
2. 访视前准备	相关人员：研究者、CRC （1）访视日期前联系沟通： ● 在预定访视日期前（至少 1~2 天），由 CRC 电话联系受试者 ● 与受试者确定访视日期、时间及地点：提醒受试者按计划到访研究中心；如果受试者不能按照计划的访视日期到达，需与受试者沟通，详细了解原因，并报告给研究者。研究者根据具体情况与受试者商定解决办法，尽量在计划访视日期邻近的时间完成访视，并明确访视日期是否超窗，如果超窗需报告申办者 /CRO ● 提醒受试者访视时需携带日记卡和其他要求的相关资料，例如有外院的就诊病历和检查结果，需一并携带 ● 如果试验用药品为发放给受试者自行用药的制剂，提醒受试者携带剩余药品和所有药品的外包装（包括药瓶、药盒、铝箔板等） ● 其他提醒事项，例如受试者是否需要空腹到达、是否相关检查需要着装宽松、保留交通费发票等 （2）提醒研究医生和研究护士，保证在约定的访视时间能到达访视现场 （3）预约访视场地 （4）预约相关的辅助检查，尽量确保受试者在访视当日能完成所有辅助检查，避免受试者反复多次往返医院 （5）跟药物管理员预约取药时间 （6）准备访视所需的各种记录表；如果使用源数据电子采集系统，需进行测试，熟悉程序，验证其工作状态正常	试验进度表、访视日历、电话沟通记录表、各种原始研究记录表、辅助检查申请单
3. 现场访视	相关人员：研究者、CRC、受试者、监查员（可以到场） （1）受试者抵达访视地点，CRC 进行接待和完成到访登记 （2）CRC 回收受试者日记卡，研究者应仔细阅读日记卡，对受试者记录的病情变化、用药记录、不良事件、合并用药等情况如有疑问，应及时与受试者沟通，保证记录信息的准确性、真实性和完整性；若发现受试者填写不规范，应加强对受试者的培训 （3）若为受试者自行用药的制剂（如口服药物、吸入制剂、外用制剂等），CRC 负责回收和清点剩余药品及前一次发放的所有药品的外包装（包括药瓶、药盒、铝箔板等），完成相关记录 （4）研究医生应仔细询问受试者的症状、病情变化、合并用药情况，特别关注前一个治疗周期内受试者是否有不良事件发生，进行体格检查和方案规定的专科检查，并完成相关记录 （5）研究护士测量生命体征、采集实验室检查及 PK、PD 研究等需要的血样及其他生物样本，并完成相关记录 （6）CRC 协助研究护士进行血样的送检或预处理及贮存等 （7）受试者在 CRC 的指引下，完成各项辅助检查（如腹部彩超、胸部 CT、肺功能检查等） （8）获得辅助检查结果后，研究者应及时判读，若判为有临床意义的异常或研究者认为有必要，应及时安排计划外访视，并由 CRC 通知受试者	临床试验方案、各种 SOP 和原始研究记录（包括症状变化、并发症、AE、合并用药、体格检查、辅助检查、采样记录、样本处理贮存记录、药品管理记录等）

续表

步骤	描述	文件
3. 现场访视	（9）经研究者审核后的辅助检查结果，可由 CRC 电话告知受试者，使受试者及时知晓疗效和安全性评价的结果 （10）研究医生者应根据受试者访视及计划外访视结果（包含辅助检查结果）判断治疗方案是否需要调整，以及是否有需要处理的 AE （11）研究者开具临床试验药品处方 （12）药物管理员发放试验用药品 （13）若为注射制剂，由研究护士配药后现场给药；若为受试者自用制剂，则由研究护士发放给受试者，并完成相关记录 （14）发放下一个观察周期的受试者日记卡 （15）收集受试者交通费发票，完成发放受试者补偿费或交通费的手续 （16）和受试者预约下次访视时间 （17）完成本次访视结束记录后，受试者可离开试验中心 （18）监查员可对访视过程及访视记录进行监查，若发现问题，应及时提醒研究者和 CRC，及时纠错	临床试验方案、各种 SOP 和原始研究记录（包括症状变化、并发症、AE、合并用药、体格检查、辅助检查、采样记录、样本处理贮存记录、药品管理记录等）
4. 电话访视及其他方式访视	相关人员：研究者、CRC、受试者 （1）根据方案要求，有些访视可为电话访视，由研究者或 CRC 电话联系受试者，追踪病情变化，特别是与试验用药品疗效和安全性相关指标的变化，了解有无 AE 发生，并追踪 AE 的转归，了解试验用药品和合并用药使用情况。每次电话访视应做好记录 （2）其他方式的访视：根据临床试验方案的不同要求，可以安排其他形式的访视，如 E-mail、微信、手机 APP、Pad 或电脑程序等	各种原始研究记录（包括症状变化、并发症、AE、合并用药、采样记录、样本处理贮存记录、体格检查、辅助检查、药品管理记录等）
5. 访视记录	相关人员：研究者、CRC、受试者、监查员 （1）CRC 协助研究者完成和整理访视记录（包括但不限于）： ● 受试者到访登记，一般须记录受试者到访的日期和时间，须受试者和研究者双方签字确认 ● 访视病历：由研究医生审阅受试者日记卡，访谈并记录受试者的主诉、现病史、自前一次访视至今的病情变化、是否出现新的症状或不适、是否进行过计划外访视，判断是否有 AE 和新的合并用药，填写研究病历，若有新发的合并疾病、AE 和合并用药，须填写合并疾病记录表、AE 记录表、合并用药记录表等 ● 若发生的 AE 判断为 SAE 或 SUSAR，或受试者或其女性伴侣发生妊娠，须按 GCP 的相关要求进行记录和报告，详见本书相关篇章 ● 研究医生填写体格检查记录表 ● 研究护士记录生命体征测量结果，填写采血记录 ● 样本管理员记录生物样本处理、贮存和转运记录 ● 药物管理员填写回收剩余药品及前一次发放的所有药品的外包装（包括药瓶、药盒、铝箔板等）的回收记录，判断并向研究者报告受试者的用药依从性；若退回给药物管理员，须共同完成退回记录 ● 药物管理员根据研究医生开具的临床试验药品处方发放试验用药品，填写试验用药品出入库记录和本次药品领用记录 ● 研究护士填写试验用药品的由药物管理员处领取、发放给受试者或访视现场使用（若适用）的记录 ● 研究医生审阅受试者的辅助检查结果，并对异常值是否有临床意义进行判断，决定是否进行计划外访视；若为有临床意义的异常，应判断是否为 AE，若为 AE 须按照要求进行处理与记录 ● 根据知情同意书的受试者补偿规定，CRC 负责收集受试者的交通费等发票，并协助研究者处理受试者的交通费和补偿费的发放，CRC 应记录发放情况 （2）研究者（CRC 可协助）负责收集和整理受试者提交的资料（包括但不限于）： ● 受试者日记卡，回收时应首先进行形式审查，若发现有漏填项，要及时与受试者沟通，尽量回忆后补填；研究者及时进行填写内容的审查，若有疑问应及时与受试者沟通，保证记录信息的准确性、真实性和完整性 ● 受试者用药记录与回收剩余药品及空包装的核对 （3）监查员应对访视过程中的所有记录逐一进行监查，并形成监查报告，对监查中发现的问题，应及时提醒研究者和 CRC 修正，或加强对研究者和 CRC，甚至受试者的培训 （4）若访视过程的任一行为偏离或违背方案，应形成方案偏离 / 违背报告，及时报告给机构办公室和伦理审查委员会 （5）CRC 应及时将访视记录录入 EDC	各种原始研究记录（包括症状变化、并发症、AE、合并用药、采样记录、样本处理贮存记录、体格检查、辅助检查、药品管理记录等）

续表

<table>
<tr><th>步骤</th><th>描述</th><th>文件</th></tr>
<tr><td rowspan="2">6. 访视质控</td><td>相关人员：研究者、CRC、监查员、质控员</td><td rowspan="2">质控报告
监查报告</td></tr>
<tr><td>（1）研究者质控：
● 访视日期是否在访视时间窗内
● 访视项目是否完整，包括受试者主述、病情变化、体征改变、采样、辅助检查、试验用药品是否齐全，检查结果是否审查和判断，是否评价了 AE，是否记录了合并用药，是否需要计划外访视等
● 访视记录是否准确、真实、完整，若有修改是否规范
● 若发生了 SAE，报告和记录是否规范
● 若发生了方案偏离 / 方案违背，是否及时记录和向机构办公室及伦理委员会报告
● 是否发现方案设计的错误、缺陷或疏漏，需要及时与申办者或 CRO 沟通，共同商定是否需要修订方案
（2）监查员实施日常监查：
● 确认所有访视记录均准确、真实、完整地记录在案
● 核查研究病历和辅助检查结果在 HIS 系统能溯源
● 复核试验用药品的出入库记录、领取、发放、使用、回收、退回记录是否准确无误
● 复核 AE 及其处置记录完整、准确，并与源文件一致
● 确认严重不良事件在规定时间内已做出报告并记录在案
● 确认方案偏离 / 方案违背及时记录和报告
● 确认访视期使用的仪器设备均有合格证并在质检有效期内
● 确认试验期间药品保存及生物样本保存无超温等</td></tr>
<tr><td rowspan="2">7. 访视发现问题的报告和处理</td><td>相关人员：申办者、研究者、CRC、监查员</td><td rowspan="2">—</td></tr>
<tr><td>（1）对于临床试验访视中发现的问题，研究者、CRC、监查员、申办者应保持及时沟通、积极讨论、共同商定妥善的解决方案
（2）若发现临床试验方案需要调整或修订，应及时修改方案报伦理委员会审查，在获得伦理委员会批准前，应按照已批准的方案执行
（3）若出现严重的方案违背，应及时报告给申办者，共同决定处理措施，并再次对研究者和 CRC 进行培训，向机构办公室和伦理委员会报告</td></tr>
</table>

【常见问题及注意事项】

1. 少数研究者不能与受试者建立和谐、信任、合作的医患关系

研究者和 CRC 与受试者建立和谐、信任、合作的医患关系，是提高访视依从性的重要基础。研究者除了在计划访视日对受试者进行访谈、咨询、检查和治疗外，其他时间应与受试者保持电话、短信或微信联系，关心受试者的病情和生活情况，力所能及地为受试者提供便利、协助解决困难，建立良好的医患关系。如果受试者不满足入排标准，或者试验结束后受试者仍需要继续治疗，研究者可以为受试者推荐其他的治疗途径，并做好受试者心理指导，避免受试者丧失疾病治疗的信心，甚至自我放弃。

2. 受试者不能按期接受访视，导致访视超窗

研究者和 CRC 应制定相关措施保证受试者按期接受访视。CRC 可留取受试者及其家属多个人的多种联系方式，包括电话和微信，避免只有一种方式导致联系不上受试者；在知情同意时，研究者一定要详细介绍研究流程、随访次数和周期，选择能够配合的受试者；每次访视前至少 1~2 天电话联系受试者，确定受试者能否按期到访，若受试者确有困难，尽量在访视时间窗内安排访视日期；若特殊情况受试者超出了访视时间窗，应尽量选择最接近计划访视日期的时间进行访视，除非方案有特别规定，不应随意减少访视次数，同时 CRC 和研究者应及时告知申办者 /CRO，并填写方案偏离 / 违背报告。另外，研究者要注意分析受试者不能按期到访的原因，是受试者不愿意来随访；还是受试者愿意来随访，但身体条件不允许来；或受试者愿意来随访，但其他原因（如疫情影响）不能来，并针对不同情况商定解决办法，避免受试者访视超窗或失访。

3. 受试者的辅助检查时间超窗或漏检，影响有效性和安全性评价

在临床试验中，应严格按照试验方案规定的时间窗完成辅助检查，因为辅助检查结果往往是关键性的诊断指标、筛选指标、疗效指标和安全性指标。为了避免辅助检查时间超窗，研究者和 CRC 应加强与辅助科室沟通，可以任务计划书的形式建立合作关系；CRC 应做好计划，按照规定提前预约检查，避免发生超窗或漏检。一旦发生，CRC 应及时向研究者及申办者 /CRO 报告，研究者应及时、积极地与有关辅助检查科室沟通，尽量协调采取补救措施，尽快安排检查；并报告方案违背。对个别外地受试者，可考虑接受当地三甲医院的检查结果。如果关键数据缺失，导致无法评价疗效，此例受试者应作为脱落受试者。

4. 检查报告缺失或检查报告信息错误或不完整

研究者和CRC若发现检查报告缺失，应立即联系辅助科室和受试者，及时补做；研究者应加强对CRC的培训，在访视当日应多次核对检查项目是否齐全或者提前做好预约。若发现检查报告信息错误或不完整，研究者应及时与辅助科室沟通，核实报告信息，若确为录入错误，可由研究者在报告单上进行规范地修改或备注并签名；并应有相应的说明记录检查报告信息错误及修改情况。

5. 受试者因故不能到达临床研究中心

首先应根据临床试验方案的规定，决定是否可以接受外院检查结果。若发生不可抗事件，研究者与申办者需共同商定处理原则，通常可以接受当地三甲医院的检测结果，并在不可抗力事件消失或好转后，受试者应返回研究中心再次完成相关检查。

6. 忘记打印当天的检查报告

个别时候研究者和CRC忘记打印当天的检查报告，在发现后应第一时间补打报告，并由研究者进行结果判断，对异常值应判定是否有临床意义，是否需要进行复查，是否需要对受试者进行医疗处理等。同时，研究者和CRC应加强对试验方案和流程的学习。

7. 访视时受试者病情加重

研究者应根据受试者的病情严重程度，将受试者的安危放在第一位，及时安排急诊救治，或专科会诊，或入院治疗，或安排计划外访视，增加访视频率和检查项目；并加强与受试者、家属和申办者的沟通，及时记录处理情况；如受试者病情加重并符合SAE，应按照SAE的报告程序处理。

8. 访视时研究者获知受试者去外院住院

有时受试者在参加临床试验过程中，为了治疗基础疾病能够保险报销而去外院住院。发现这种情况时，研究者首先应详细了解患者住院情况，嘱患者提供出院记录及住院期间医嘱并复印存档，第一时间与申办者沟通，共同决定是否以SAE上报；若确定受试者不是因为病情进展，也不是因为AE，只是为了住院报销，则不符合SAE上报的范畴，但应在研究病历中详细记录该情况，并告知受试者在试验期间应遵循方案要求，不得随意就诊、用药和入院。

9. 访视当日受试者忘记携带日记卡和剩余的试验用药品

如果受试者能当天再次返回研究中心，则尽量在访视结束后要求受试者回家取日记卡和剩余试验用药品，并于当天交回研究中心，完成所有访视内容；若受试者无法当日返回，则要求受试者家属及时拍照，CRC将照片打印后经受试者签名确认后存档，以便第一时间获得受试者日记卡和剩余药品信息，避免以后发现不一致；并对受试者加强教育，要求后续或下次访视时补交。整个过程应进行记录，并保存与原始研究资料中。

10. 访视时清点药品数量发现药物服用量与记录不一致

首先请受试者仔细回忆，研究者和受试者一起分析出现错误可能的原因，是否有多服或漏服或药品丢失、污染等情况，是否存在药物装样量与标识数量不一致的情况，是否有其他原因可以解释药品数量的不一致，并在回收记录上备注不一致的原因；若找不到原因，也应如实记录；另外还需要加强受试者教育，一定要服一次药记录一次，不能事后补记。

11. 临床试验结束后，患者缺乏后续治疗

临床试验结束后，研究者应主动关心受试者的后续治疗，严格根据试验方案或知情同意书的规定执行，例如给予患者免费赠药或同情治疗。若方案没有涉及后续治疗，研究者或研究者联系的专科医生也可以给予受试者其他的治疗建议。

参考文献

[1] 高蕊，赵迎盼，陆芳，唐旭东．药物临床试验中"观察周期"、"疗程"、"访视"、"随访"等核心词汇的应用探讨［J］．中药药理与临床．2013，29（5）：141-143.

[2] 章海滨．Ⅲ期药物临床试验中受试者随访依从性的护理管理［J］．护理与康复．2016，15（4）：375-377.

[3] 梁锦诗，黄凯文．药物临床试验受试者随访管理模式的初步探讨［J］．中国处方药．2019，17（5）：54-55.

[4] 柴怡，梁宁霞，汪秀琴，等．专人随访模式与全科参与模式对临床试验执行效率及质量的比较［J］．中国临床药学杂志．2016，25（4）：244-246.

（王永生　苗　佳）

第十三章　药物临床试验安全性信息的处理与记录

安全性评价作为药物临床试验的重要组成部分，始终是申办者、研究者、伦理委员会以及药品监管部门等各方关注的重点，并贯穿于药品研发的整个生命周期。药物临床试验中的安全性信息主要包括不良事件（adverse event，AE）、严重不良事件（serious adverse event，SAE）、可疑非预期严重不良反应（suspected unexpected serious adverse reaction，SUSAR）、不良反应（adverse drug reaction，ADR）、治疗后出现的不良事件（treatment emergent adverse events，TEAEs）、特别关注的不良事件（adverse events of special Interest，AESI）、研发期间安全性更新报告（development safety updated report，DSUR）。目前，《药品注册管理办法》及 2020 版《药物临床试验质量管理规范》（GCP）中安全性信息的相关概念更切合 ICH-GCP 中的相关定义，并对 SUSAR 给予了前所未有的重视。监管部门对安全性信息的收集与上报有了更高的要求，体现出其对于改善临床试验安全性数据和保护受试者安全的决心，也说明了安全性信息的收集是药物临床试验质量监管的重点。

【目的】

该章节流程旨在帮助研究中心相关人员了解或理解以下事项：

（1）AE、SAE、ADR、SUSAR、TEAEs、AESI、DSUR 等有关概念。

（2）安全性信息的收集、处理及记录流程。

（3）AE、SAE、SUSAR、DSUR 的报告流程。

（4）上述过程中常见问题及应对措施。

【概念】

不良事件指受试者接受试验用药品后出现的所有不良医学事件，可以表现为症状体征、疾病或者实验室检查异常，但不一定与试验用药品有因果关系。

严重不良事件指受试者接受试验用药品后出现死亡、危及生命、永久或者严重的残疾或者功能丧失、受试者需要住院治疗或者延长住院时间，以及先天性异常或者出生缺陷等不良医学事件。

药物不良反应，对已上市药品，ADR 是指合格药品在正常用法用量下出现的与用药目的无关的有害反应。对于未上市的药品或新的适应证未获批之前，尤其是治疗剂量尚未确定前，ADR 指临床试验中发生的任何与试验用药品可能有关的对人体有害或者非期望的反应。试验用药品与不良事件之间的因果关系至少有一个合理的可能性，即不能排除相关性。

可疑非预期严重不良反应指临床表现的性质和严重程度超出了试验药物研究者手册、已上市药品的说明书或者产品特性摘要等，已有的资料信息的可疑并且非预期的严重不良反应。

治疗后出现的不良事件是指在治疗过程中出现的事件，在治疗前并未出现或相对于治疗前发生恶化。

特别关注的不良事件包括严重或非严重，是有关于申办者产品或项目的一类在科学和医学上需要关注的事件，需要研究者持续监测并快速与申办者进行沟通。这些事件需要进一步研究以了解其特性。

研发期间安全性更新报告，依照 ICH 要求对研发中的药物（包括已批准但仍在进一步研究的药物）进行安全评估的定期报告的通用标准文件。

【流程】

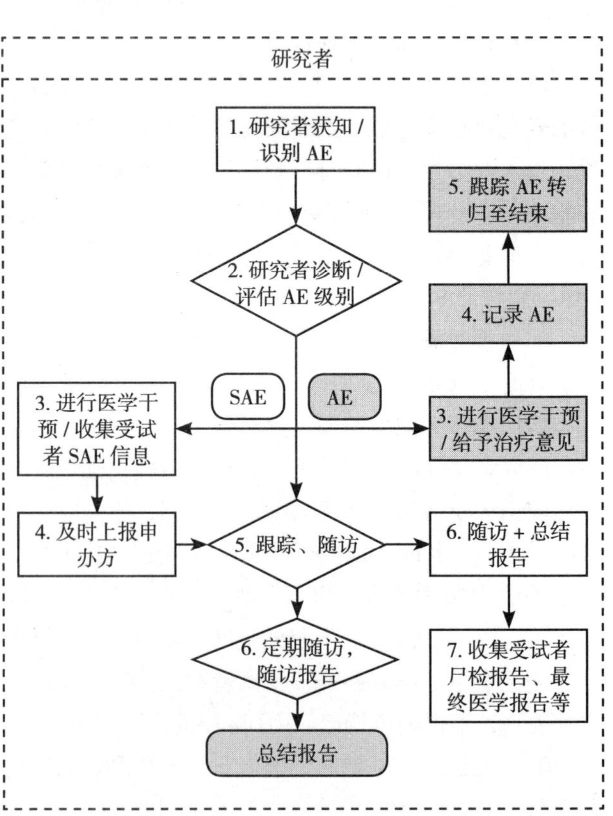

图 4-13-1　研究者 AE/SAE 处理流程图

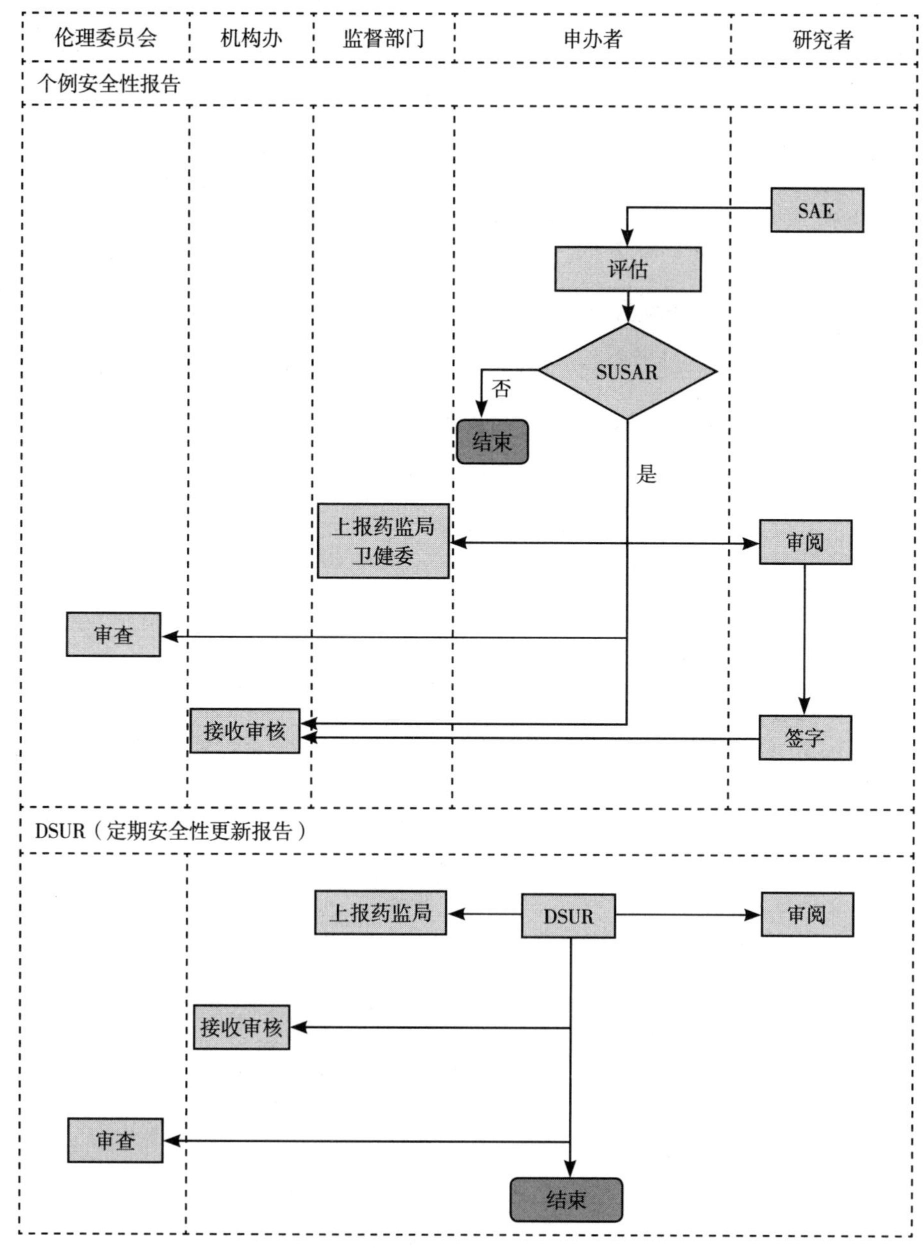

图 4-13-2　申办者和研究者 SUSAR/DSUR 报告流程图

表 4-13-1　药物临床试验安全性信息的处理与记录流程描述

步骤	描述	
1. 安全性事件识别	相关人员：研究者、CRC、CRA （1）AE 识别，在随访（含电话随访）中发现： ● 受试者主诉出现的症状、新诊断的疾病 ● 受试者日记卡等原始记录新出现的症状、新诊断的疾病 ● 研究者问诊新出现的症状、新诊断的疾病 ● 受试者新出现的阳性体征 ● 受试者新出现的有临床意义的异常检验、检查结果 ● 临床试验方案要求的问卷或量表中的异常信息或异常结果 ● HIS 中受试者住院、门诊、急诊产生的各种医疗记录 ● 原有疾病症状、体征、检验、检查结果的加重 （2）SAE 识别（满足以下情形中一条或多条的不良事件）： ● 导致死亡 ● 危及生命，指受试者即刻存在死亡的风险，并非指假设将来发展严重时可能出现死亡 ● 导致住院或住院时间延长 ● 永久或显著的功能丧失	各专业不良事件处理和记录的 SOP

续表

步骤	描述	
1. 安全性事件识别	● 致畸、致出生缺陷 ● 其他重要医学事件：必须运用医学和科学的判断决定是否为重要医学事件，可能不会立即危及生命、死亡或住院，但需要采取医学措施来预防如上情形之一的发生 （3）SUSAR 识别：受试者临床表现的性质和严重程度超出了试验药物研究者手册、已上市药品的说明书或者产品特性摘要等已有的资料信息的可疑并且非预期的严重不良反应 （4）AESI 识别：包括严重或非严重，是有关于申办者产品或项目的一类在科学和医学上需要关注的事件，需要研究者持续监测并快速与申办者进行沟通	各专业不良事件处理和记录的 SOP
2. AE 处理	相关人员：研究者、CRC、CRA、申办者 （1）研究者细致问诊、确认实际情况 （2）研究者应尽快明确诊断、判断病情严重程度、判断和药物的相关性，保证受试者得到妥善的医疗处理，并将相关情况如实告知受试者 （3）AE 处理可参考方案中的相关规定，若方案中没有规定，研究者应按照临床诊疗常规给予受试者妥善的医疗措施，包括但不限于追问病史、体格检查、医学观察、复查、进一步检查、相关科室会诊及药物治疗等。如果研究者需要将受试者参加临床试验的具体情况告知其他相关医生，需征得受试者同意 （4）如果研究者判断为 SAE，原则是首先保护受试者安全。可立即给予必要的救治处理，相关科室会诊，协同抢救。若受试者在院外或者不能回中心进行访视，可指导受试者立即前往就近医院获得医疗救助 （5）研究者对研究药物采取相应措施：继续使用、剂量调整、暂停、永久停用等 （6）研究者依据 AE 严重程度、临床诊疗常规、方案或 SOP 要求跟进 AE，可采取增加中心访视或电话随访的频次，直到 AE 结束。若随访中进展为 SAE，原则是首先保护受试者安全。可立即给予必要的救治处理，相关科室会诊，协同抢救。若受试者在院外或者不能回中心进行访视，可指导受试者立即前往就近医院获得医疗救助 （7）AE/SAE 的随访终点方案中一般都有详细规定，如痊愈；改善达基线水平；受试者死亡；研究者确认 AE 已经稳定等 （8）试验期间，当受试者的合并疾病需要治疗时，研究者应及时告知受试者，并关注可能干扰临床试验结果或者受试者安全的合并用药 （9）研究者决定是否需要破盲。盲法试验按照试验方案的要求实施揭盲。若意外破盲或者因 SAE 等情况紧急揭盲时，研究者应当向申办者书面说明原因 （10）若发生试验相关损害，申办者按照相应法规条款启动赔偿流程。在符合相关法律法规要求下，承担受试者与临床试验相关的损害或死亡的诊疗费用以及相应的补偿并及时兑付	各专业不良事件处理和记录的 SOP、应急预案及项目研究方案、知情同意书（ICF）等
3.AE 记录	相关人员：研究者为主，CRC 协助 （1）AE 记录原则：没有记录就没有发生，应及时准确地记录于原始病历中（门诊、住院或试验自行设计的研究病历及 AE 记录表等） （2）明确 AE 收集的起始时间： ● 看方案规定：是从签署知情开始记录还是从药物随机后开始记录 AE，按照方案执行；若方案无相关规定，可参考项目 SOP 或与项目组沟通达成共识后统一时间点开始记录 ● 洗脱期停药导致疾病加重、洗脱药物不良反应、组织活检等有创检查造成损害，此类研究程序导致的 AE 应按照 AE 记录。建议此类研究程序 AE 收集的起始时间从签署 ICF 开始 （3）AE 记录要素：名称、开始时间、结束时间、严重程度、与研究药物的关系、是否对研究药物采取措施（停药、降低剂量等）、是否采取其他措施（包括合并用药等）、转归、是否为 SAE/SUSAR 等 （4）AE 名称记录： ● 应该是医学术语，优先使用医学诊断。即，如果多项症状、体征和实验室异常值可称为或归属于一种疾病或者损害的表现，则将此疾病作为一个 AE。如暂时无法明确诊断，则使用症状 / 体征 / 实验室 / 辅助检查异常结果作为 AE 名称。后期确诊后，对 AE 名称及时更新 ● 每个 AE 名称由单一的事件组成，一个诊断、体征 / 症状就是一个 AE。如受试者用药后出现发热、腹痛等症状，在无法明确诊断时，应先按照症状记录为 2 个 AE：①发热和②腹痛，而不是记录为“发热腹痛”1 个 AE ● 住院、手术、死亡等术语本身并非 AE，而导致上述状况的原因需要被记录为 AE。当尚不确定上述状况的原因时，可以先将已知的信息，如住院、死亡等作为 AE 的名称，并在后续的随访中进行更新 （5）AE 开始时间记录 ● 遵照方案或在试验开始前确定统一标准，是“疾病诊断时间”还是“出现症状的时间” ● 从安全性评价的保守原则出发，以“出现症状的时间”作为开始时间更不易遗漏安全信息或低估安全隐患 （6）AE 结束时间记录： ● 应以 AE 痊愈、状态稳定并不能恢复得更好、得到合理解释、受试者失访作为 AE 结束时间	各专业不良事件 SOP、GCP、数据核查要点

<table>
<tr><th>步骤</th><th>描述</th><th></th></tr>
<tr><td>3.AE 记录</td><td>

● 时间应尽量精确到年月日，如信息收集不全，也应具体到年月
● 如受试者死亡时，未收集到结束时间且并非导致死亡直接原因的 AE 仍然持续，则该 AE 的结束时间应空缺，状态为"持续"。如判断为导致"死亡"直接或主要原因的 AE，结束时间为受试者死亡时间
（7）AE 严重程度记录：
● 判断应把握原则：临床试验 AE 严重程度的判断标准应比临床诊疗常规的判断更严谨；同一试验不同研究中心应使用相同的判断标准
● 方案中若规定了 AE 严重程度判断标准，则依照方案进行判断。若没有规定，可参考项目 SOP 或与项目组沟通达成共识后统一判断标准。AE 严重程度发生变化时，应及时对原始记录进行更新
● 以上均无时，联系申办者 /CRO 项目组制定统一标准，可参考 WHO 的不良反应评价标准（抗癌药物常见不良反应分级标准）、美国国家癌症研究所（National Cancer Institute，NCI）常见不良反应事件评价标准（Common Terminology Criteria for Adverse Events，CTCAE）或专业特定标准等
（8）与研究药物因果关系的记录：
● 研究者应按照受试者发生的 AE 的具体情况和受试者的既往病史、伴随疾病以及伴随用药等情况进行综合分析，判断 AE 与药物的关系。因果关系分析需综合考虑以下因素：①用药与 AE 的出现有无合理的时间关系（用药出现）；②是否符合该药已知的 ADR 类型（包括研究者手册、说明书、文献）；③停药或减量后，AE 是否消失或减轻（停药消失）；④再次使用可疑药物后是否再次出现同样事件（再用再现）；⑤是否可用合并用药的作用、受试者病情的进展、其他治疗的影响来解释（其他解释）
● 因果关系判断方法：因果关系评价常见方法有 Karch 和 Lasagna 法，Kramer 的 Yale 法，法国 Naranjo 的 APS 法，贝叶斯 ADR 诊断法及世界卫生组织（WHO）乌普萨拉国际药品 ADR 监测合作中心建议使用的方法。目前我国《药品不良反应报告和监测管理办法》《药品不良反应报告和监测工作手册》《个例药品不良反应收集和报告指导原则》《上市许可持有人药品不良反应报告表（试行）》采用的因果关系评价方法均为 WHO 方法，关联性评价分为肯定、很可能、可能、可能无关、待评价、无法评价 6 级。具体内容有①肯定：用药与不良反应的发生存在合理的时间关系；停药后反应消失或迅速减轻及好转（即去激发阳性）；再次用药不良反应再次出现（即再激发阳性），并可能明显加重；同时有说明书或文献资料佐证；并已排除原患疾病等其他混杂因素影响。②很可能：无重复用药史，余同"肯定"，或虽然有合并用药，但基本可排除合并用药导致不良反应发生的可能性。③可能：用药与反应发生时间关系密切，同时有文献资料佐证；但引发不良反应的药品不止一种，或不能排除原患疾病病情进展因素。④可能无关：不良反应与用药时间相关性不密切，临床表现与该药已知的不良反应不相吻合，原患疾病发展同样可能有类似的临床表现。⑤待评价：报表内容填写不齐全，等待补充后再评价，或因果关系难以定论，缺乏文献资料佐证。⑥无法评价：报表缺项太多，因果关系难以定论，资料又无法获得
以上 6 级评价可通过下表表示：

<table>
<tr><th>关联性评价</th><th>时间相关性</th><th>是否已知</th><th>去激发</th><th>再激发</th><th>其他解释</th></tr>
<tr><td>肯定</td><td>+</td><td>+</td><td>+</td><td>+</td><td>−</td></tr>
<tr><td>很可能</td><td>+</td><td>+</td><td>+</td><td>?</td><td>−</td></tr>
<tr><td>可能</td><td>+</td><td>±</td><td>± ?</td><td>?</td><td>± ?</td></tr>
<tr><td>可能无关</td><td>−</td><td>−</td><td>± ?</td><td>?</td><td>± ?</td></tr>
<tr><td>待评价</td><td colspan="5">需要补充材料才能评价</td></tr>
<tr><td>无法评价</td><td colspan="5">评价的必须资料无法获得</td></tr>
</table>

注：+表示肯定或阳性；−表示否定或阴性；± 表示难以判断；? 表示不明。
● 因果关系判定结果：不同因果关系判断方法得出的结果可能不同，目前常用的有五分法和七分法。七分法是在五分法基础上增加待评价、无法评价 / 判断。还有两分法：相关 / 不相关。五分法具体为①肯定相关：符合所疑药物已知的反应类型，符合用药后合理的时间顺序，减量或停药后 AE 减轻或消失，再次给药后又出现该 AE；②很可能相关：符合所疑药物已知的反应类型，符合用药后合理的时间顺序，减量或停药后 AE 减轻或消失，但受试者的临床状态或其他原因也有可能产生该事件；③可能相关：符合所疑药物已知的反应类型，符合用药后合理的时间顺序，减量或停药后 AE 减轻或不明显，但受试者的临床状态或其他原因可解释该事件；④可能无关：不太符合所疑药物已知的反应类型，不太符合用药后合理的时间顺序，受试者的临床状态或其他原因也有可能产生该事件；⑤肯定无关：不符合所疑药物已知的反应类型，不符合用药后合理的时间顺序，受试者的临床状态或其他原因也可解释该反应，排除临床症状或其他原因后，事件减轻或消失。
（9）采取措施记录：
● 研究药物：如实记录对研究药物采取的措施（停药、降低剂量等）
● 记录治疗 AE 的药品，包括但不限于药品名称、起止时间、用药剂量、给药途径、频次、使用原因
● 其他措施
</td><td>各专业不良事件 SOP、GCP、数据核查要点</td></tr>
</table>

续表

步骤	描述	
3.AE 记录	● 记录要求：及时、准确记录，保证记录与源文件、源数据的一致性 （10）AE 转归记录：一般方案中均有明确选项，可参照方案规定进行选择。包括：已恢复 / 痊愈；持续；未恢复 / 未痊愈；恢复 / 痊愈有后遗症；死亡；未知 （11）AE 发生后其他研究程序的记录：按照具体方案规定如实记录 （12）SAE 的记录：若为 SAE，除上述要求外，还需填写《严重不良事件报告表》。注意 SAE 报告上需注明受试者在临床试验中的鉴认代码（而不体现受试者姓名、身份号码和住址等身份信息），余内容与原始病历一致	各专业不良事件 SOP、GCP、数据核查要点
4.AE 报告	相关人员：研究者、CRC、CRA、申办者 （1）研究者： ● 除试验方案或者其他文件（如研究者手册）中规定不需立即报告的 SAE 外，研究者应当立即向申办者书面报告所有 SAE，随后应当及时提供详尽、书面的随访报告。研究者可根据受试者病情变化，以随访报告的方式对 SAE 报告进行补充或修订，直到方案规定的随访终点。SAE 报告的填写参照 AE 记录 ● 方案中规定的、对安全性评价重要的不良事件和实验室异常值，应当按照试验方案的要求和时限向申办者报告 ● 死亡事件的报告，研究者应当向申办者和伦理委员会提供尸检报告和最终医学报告等资料 ● 研究者收到申办者提供的临床试验的相关安全性信息（包括 SUSAR、其他中心 SAE 等）后应当及时签收阅读，并考虑受试者的治疗，是否进行相应调整，必要时尽早与受试者沟通，并应当向伦理委员会报告由申办者提供的 SUSAR ● 申办者和研究者在 AE 与药物因果关系判断中不能达成一致时，其中如有任一方判断不能排除与试验药物相关的，应该进行快速报告 （2）申办者： ● 申办者收到任何来源的安全性相关信息后，均应当立即分析评估，包括严重性、与试验药物的相关性以及是否为预期事件等。如果判断为 SUSAR，报告部门包括参加临床试验的研究者、临床试验机构、伦理委员会、药品监督管理部门和卫生健康主管部门，报告时限和程序按照《药物临床试验期间安全性数据快速报告的标准和程序》进行。对于致死或危及生命的 SUSAR，申办者应在首次获知后 7 天内递交，并在随后的 8 天内报告、完善随访信息（申办者首次获悉当天为第 0 天）；对于非致死或危及生命的非预期严重不良反应（SUSAR），申办者应在首次获知后 15 天内递交。DSUR 报告按年递交，时限与向 CDE 递交 DSUR 相同（数据锁定后 60 天内） ● 药物研发期间申办者及时向研究者、临床试验机构及伦理委员会通报药物安全性更新报告，包括临床试验风险与获益的评估 ● 对于药物临床试验期间出现的 SUSAR 和其他潜在的严重安全性风险信息，申办者应当按照相关要求及时向 CDE 报告	GCP、药品注册管理办法、药物临床试验期间安全性数据快速报告的标准和程序
5. AE 质量管理	相关人员：研究者、CRC、CRA、药物临床试验机构、伦理委员会 （1）研究者：审核方案中内容的科学性和可行性（包括但不限于）： ● AE、SAE 和 SUSAR 的记录和报告程序 ● AE、SAE 和 SUSAR 的随访方式与期限 （2）CRA： ● 确认所有 AE 均记录在案，核对 CRF（电子或纸质）中 AE 的准确性和完整性，并与源文件比对 ● 确认 AE 按照相关法律法规、试验方案、伦理委员会、申办者的要求，在规定的期限内进行了报告 （3）药物临床试验机构： ● 针对不同的项目制订 AE 监测和管理计划 ● 要求申办者尽可能全面地提供信息，以便给研究者和受试者提供足够的药物安全信息或警讯，做好管理降低药物风险工作 ● 文件管理（包括但不限于）：①研究者致申办者的 SAE 报告，及其他相关问题的报告；②申办者致药品监督管理局、伦理委员会的 SAE 报告；③其他有关临床试验 AE 的报告等方面的共识或重要问题的讨论证明；④申办者和 / 或研究者向药品监督管理部门、伦理委员会提交的 SUSAR 及其他安全性资料 ● 药物临床试验中出现大范围 SUSAR，申办者和药物临床试验机构应当立即停止药物临床试验。药品监督管理部门依职责可以责令调整临床试验方案、暂停或者终止药物临床试验 （4）伦理委员会： ● 关注并明确要求研究者立即报告：所有 SUSAR；可能对受试者的安全或临床试验的实施产生不利影响的新信息 ● 重点关注对受试者保护措施 ● 有权暂停、终止受试者出现非预期严重损害的临床试验	试验方案、项目 SOP、监查计划、知情同意书、SAE 报告表、SUSAR 报告表

续表

步骤	描述	
	相关人员：申办者、统计单位人员	
6. 其他	（1）数据管理计划：AE 如采用医学编码，计划中应详细描述编码流程、编码工具、编码字典及版本，以及执行编码的相关标准文件 （2）统计分析计划：AE 的分析，应按事件发生的频数、频次和发生率描述，必要时进行组间发生率的比较。计划中需说明各种 AE 的分类和汇总方式，以及所采用的具体 AE 编码词典名称及其版本号 （3）数据管理报告：应描述是否有不同于临床数据库的 SAE 数据库，如有则应描述一致性核查情况，包括试验 SAE 总数、被核查的 SAE 数量及 SAE 核查频率等，对未核查的 SAE 以及经核查不一致的 SAE 应当详细说明其不一致点和修正情况 （4）统计分析报告：安全性分析应按统计分析计划给出统计分析结果。需要分类汇总各种 AE，包括 AE、SAE、重要不良事件、导致脱落的 AE 发生率、严重程度及可能进行的组间比较。并列表描述每位受试者每项 AE 发生的详细情况，包括 AE 的类型、严重程度、发生和持续时间、结局以及与试验药物及药物剂量的关系等 （5）临床试验总结报告：临床试验总结报告安全性数据与临床试验源数据一致	

【常见问题及注意事项】

1. 部分研究者对临床试验期间发生的妊娠事件的报告流程不熟悉

妊娠一般不属于 SAE，研究者获知受试者或其配偶妊娠后，应该根据用药信息，科学、严谨地与受试者或其配偶交流，告知研究药物对于孕妇及胎儿可能的影响和风险，并由受试者自行决定是否终止妊娠或继续妊娠。同时，应按照方案、SOP 及机构管理部门等要求签署《妊娠知情同意书》（如有）、《妊娠相关数据采集知情同意书》（如有）及填写《妊娠事件报告表》，在规定时限内向申办者、医院伦理委员会以及相关监管机构等部门报告。

妊娠期间发生以下情况属于 SAE：胎儿 / 新生儿先天异常或畸型、自发性流产、因医学原因终止妊娠，研究者应按照 SAE 报告程序进行报告。

2. 部分研究者和研究机构对 SUSAR 上报流程不清楚

SUSAR 上报是对申办者的要求，临床试验机构按照 SAE 流程上报处理，参见 2018 年 4 月 27 日国家药监局药品审评中心（CDE）发布的《药物临床试验期间安全性数据快速报告的标准和程序》。快速报告开始时间为临床试验批准日期 / 国家药品审评机构默示许可开始日期，结束时间为国内最后一例受试者随访结束日期。研究者应注意，临床试验结束或随访结束后至获得审评审批结论前发生的 SAE，由研究者报告申请人，若属于 SUSAR，也应进行快速报告。

3. 对 SAE 名称命名随意、不规范

SAE 名称应该按照诊断 – 症状 – 体征为先后顺序进行报告。例如：某临床试验受试者随访中出现发热、咳嗽、咳痰，导致住院，研究者上报了 SAE。首次报告时若不能确诊疾病，可先按照“发热、咳嗽、咳痰”症状上报。入院后通过检查确诊为肺炎，发热、咳嗽、咳痰由仅由肺炎引起，则 SAE 总结报告的疾病名称应修订为“肺炎”，不再是“发热、咳嗽、咳痰”。

4. 对 SAE 的随访或总结报告递交不及时

申办者应依照法规要求在方案中制定 AE/SAE 的收集和随访，研究者在临床试验中按照方案执行。应以不良事件痊愈、状态稳定并不能恢复得更好、得到合理解释、受试者失访作为不良事件的结束时间。

现行法规没有具体规定 SAE 的随访频率，但 GCP 要求受试者的权益和安全优先于科学和社会获益。因此，研究者可根据方案、SOP 及临床诊疗常规，结合受试者病情等具体掌握。建议出现以下情况时需及时上报：SAE 严重程度加重，与研究药物关系发生改变（如“可能无关”变为“可能有关”），治疗措施有重大改变（增加手术治疗），出现新的并发症。

5. 受试者临床试验期间的所有住院均记录为 SAE

研究者获知受试者住院后，首先应与受试者沟通，了解受试者住院的原因：①如果因为 AE 住院，则应该按照 SAE 要求在获知后及时上报相关部门；②如果是受试者住院体检、住院进行 PK 采血、属于方案或研究者手册中规定的不需报告情况，则不需要上报 SAE。可在研究病历中对此情况进行记录，保存受试者住院病历等资料以备查阅。

6. 日记卡与研究者病历记录不一致

例如，中期质控时发现某项目受试者日记卡与研究者病历记录不一致：受试者日记卡无不适记录，但受试者回研究中心随访时却告知研究者某天某部位疼痛等不适，研究者按照AE在病历中如实记录。就结果而言，这种情况并不涉及数据真实性问题，同时也不涉及AE的漏报，主要在于研究者观察和问诊比受试者自行记录的信息更仔细，两者并不冲突。但是如果多位受试者日记卡都出现此种情况，可能会质疑研究者对受试者教育不当。建议研究者可以在后续病历中补充说明：研究者与受试者深入沟通，受试者告知自身不适主诉，但对于日记卡的记录部分理解有误，例如受试者以为日记卡中仅需记录与药物相关的不适；或受试者误以为只需要记录填写日记卡当时身体是否出现不适等。

7. 部分项目对AE收集起始时间未作规定，导致各中心不统一

此种情况，建议项目组在临床试验方案中明确AE收集的起始时间，是从签署知情开始记录还是从药物随机后开始记录AE，各中心按照方案执行。若方案未作规定，建议项目组在启动前与各临床试验机构沟通达成共识后拟定SOP，统一时间点。若药物随机前有可能出现以下情况的，建议从签署ICF开始：洗脱期停药导致疾病加重、洗脱药物不良反应、组织活检等有创检查造成受试者损害。

8. 如何理解SAE（表4-13-2）

表4-13-2　SAE描述

事件	描述
导致死亡	死亡是一种结果，不应被报告为事件名称，除非死亡是突然的，在报告的时候不能清楚地归咎于任何原因。在初次报告后，应立即对死亡原因进行跟踪。造成致命的SAE的原因应该是导致死亡的原因
危及生命	即刻存在死亡的风险，并非指假设将来发展严重时可能出现死亡。不包括可能导致死亡的事件
导致住院或住院时间延长	一种可以使受试者住院的事件，无论是白天手术，还是夜间住院，或者是延长现有住院时间。将受试者转移到另一个医疗机构进行更强化的治疗（如康复诊所到重症监护），可以作为住院治疗 以下情形不作为SAE处理： ● 用于常规治疗或监测性研究，与任何情况的恶化无关 ● 涉及的治疗是选择性的或预先计划好的，对于既存状况与正在研究的适应证无关而且没有恶化 ● 一般的护理，与病情恶化无关 ● 因方便受试者用药或疗效评估而住院 ● 医保报销等社会原因，无法门诊治疗等医疗程序原因
永久或显著的功能丧失	该事件导致受试者正常生活功能的严重中断；残疾的程度不需要是永久性的
致畸、致出生缺陷	在试验受试者或受试者的后代中发生的任何解剖畸形或器官功能障碍
其他重要医学事件	必须运用医学和科学的判断决定是否对其他的情况加速报告，如重要医学事件可能不会立即危及生命、死亡或住院，但如需要采取医学措施来预防如上情形之一的发生，也通常被视为是严重的。例如在急诊室的重要治疗或在家发生的过敏性支气管痉挛，未住院的恶病质或惊厥，产生药物依赖或成瘾等

9. 国外药物因果关系判断常见方法

（1）Karch和Lasagna评价方法（表4-13-3）：

表4-13-3　Karch和Lasagna评价方法

序号	判定	描述
1	肯定	用药以来的时间顺序是合理的；该反应与已知的药物ADR相符合（有类似文献报道）；停药后反应停止；重新用药，反应再现（又称为激发试验）
2	很可能	时间顺序合理；该反应与已知的药物ADR相符合；停药后反应停止；反应无法用患者疾病来合理地解释，出现的反应不是原发疾病加重、演变的结果
3	可能	时间顺序合理；与已知药物ADR符合；但原患疾病或其他治疗也可造成这样的结果
4	条件	时间顺序合理；与已知药物ADR仅有一定的相符性；又不能合理地以原患疾病来解释
5	可疑	不符合上述各项标准

（2）Naranjo法（APS评分）：

分值总分≥9分：肯定有关；总分5~8分：很可能有关；总分1~4分：总分≤0分：可疑，详见表4-13-4。

表 4-13-4　APS 评分法

序号	评分项目	是	否	不知道	计分
1	该反应以前是否已有报告	+1	0	0	
2	本 ADR 是否在使用所疑药物后出现	+2	-1	0	
3	当所疑药物停用后使用特异的对抗剂之后 ADR 是否改善	+1	0	0	
4	再次服用所疑药物，ADR 是否再出现	+2	-1	0	
5	是否有其他原因（药物之外）引起这种反应	-1	+2	0	
6	当给安慰剂这种反应是否能再出现	-1	+1	0	
7	是否测定过血（或其他体液）的药物浓度是已知的中毒浓度	+1	0	0	
8	当增大药物剂量，反应是否加重；当减少药物剂量，反应是否减轻	+1	0	0	
9	患者以前用过相同或类似的药物是否也有相似的反应	+1	0	0	
10	该 ADR 是否有客观检查，予以确认	+1	0	0	
11	总分				

（3）WHO 指南（表 4-13-5）：

表 4-13-5　WHO 乌普萨拉国际药品 ADR 监测合作中心的指南

序号	评定	说明
1	Certain	a clinical event，including laboratory test abnormality，occurring in a plausible time relationship to drug administration，and which cannot be explained by concurrent disease or other drugs or chemicals. The response to withdrawal of the drug（dechallenge）should be clinically plausible. The event must be definitive pharmacologically or phenomenologically，using a satisfactory rechallenge procedure if necessary.
2	Probable / Likely	a clinical event，including laboratory test abnormality，with a reasonable time sequence to administration of the drug，unlikely to be attributed to concurrent disease or other drugs or chemicals，and which follows a clinically reasonable response on withdrawal（dechallenge）. Rechallenge information is not required to fulfil this definition
3	Possible	a clinical event，including laboratory test abnormality，with a reasonable time sequence to administrations of the drug，but which could also be explained by concurrent disease or other drugs or chemicals. Information on drug withdrawal may be lacking or unclear.
4	Unlikely	a clinical event，including laboratory test abnormality，reported as an adverse reaction，about which more data is essential for a proper assessment，or the additional data is under examination.
5	Conditional / Unclassified	a clinical event，including laboratory test abnormality，reported as an adverse reaction，about which more data is essential for a proper assessment，or the additional data is under examination.
6	Unassessable/ Unclassifiable	a report suggesting an adverse reaction which cannot be judged because information is insufficient or contradictory，and which cannot be supplemented or verified.

【附件】

（1）AE 报告表（参见附录表 4-13-1）；

（2）严重不良事件报告表（SAE）（参见附录表 4-13-2）；

（3）妊娠报告表（参见附录表 4-13-3）；

（4）严重非预期不良反应（SUSAR）表（参见附录表 4-13-4）。

参考文献

[1]广东省药学会.关于发布《药物临床试验制度建设·东共识（2020年版）》等9个共识的通知（粤药会〔2020〕81号）[EB/OL]. http://www.sinopharmacy.com.cn/notification/2003.html，2020-8-1.

[2]CCHRPP 工作委员会.临床试验机构 SAE/SUSAR

报告管理流程［EB/OL］. https://mp.weixin.qq.com/s/-urTBu59X9vjAlCI8UbStQ，2020-7-20.

［3］CCHRPP 工作委员会 . 临床试验安全性报告工作指引（试行版）［EB/OL］.https://www.baidu.com/link ？ url=aaJmgLNtTQaD8pizGGRwVNnZrAdWsb-WRq-z7Rm1T7-hxSH0o2yl9JRuva5OgqllcmDDFg5CrGprz6Wys0kk2SRDYW14ZhuM6CZkQz-6GiK&wd=&eqid=d3fb28590009c50c000000026030bd5，2020-6-23.

［4］李博，高蕊，李睿，等 . 不良事件关联性判定方法研究探讨［J］. 中国新药杂，2014，23（12）：1465-1469.

［5］林建莹，黄登笑，盛红彬，等 . 药品不良反应因果关系判定研究［J］. 上海交通大学学报（医学版），2010，30（08）：951-955.

［6］卫生部 . 药品不良反应报告和监测管理办法（卫生部令第 81 号）［EB/OL］. http://www.gov.cn/flfg/2011-05/24/content_1870110.htm，2011-5-4.

［7］国家食品药品监督管理局药品安全监管司国家药品不良反应监测中心 . 药品不良反应报告和监测工作手册［EB/OL］.https://max.book118.com/html/2018/1221/6200104140001240.sht，2021-02-20.

［8］国家药监局 . 关于发布个例药品不良反应收集和报告指导原则的通告（2018 年第 131 号）［EB/OL］. http://www.cdr-adr.org.cn/drug_1/zcfg_1/zcfg_zdyz/202009/t20200924_47831.html，2018-12-19.

［9］王晶，刘宏伟，蔡林芮，李丰杉 . 临床试验中妊娠事件的预防与处理［J］. 中国医学伦理学，2018，31（02）：220-223.

［10］ICH E6（R2），ICH harmonized tripartite guideline. Guideline for Good Clinical Practice［EB/OL］.（2016-11-09）.https://database.ich.org/sites/default/files/E6_R2_Addendum.pdf.

［11］ICH E9，ICH harmonized tripartite guideline. Statistical Principles for Clinical Trials［EB/OL］. https://database.ich.org/sites/default/files/E9_Guideline.pdf.

（王晓霞　王　洪　刘琳娜）

第十四章　药物临床试验方案偏离／违背

【目的】

本章目的为帮助临床试验相关人员掌握如下问题：

（1）方案执行过程中常见的方案偏离／违背情况。

（2）方案偏离／违背的记录与报告。

（3）采取何种措施可有效避免方案偏离／违背的再次出现。

（4）机构和研究者对方案偏离／违背的管理措施。

【概念】

在药物临床试验实施过程中，偏离试验方案的情况往往不可避免。这些偏离有时被称为方案偏离（protocol deviations，PD）、方案违背（protocol violations，PV）。目前国际国内法规中对不依从／违背或偏离方案没有明确的区分，我国《药物临床试验伦理审查工作指导原则》（2010）中将其称为“不依从／违背方案（non-compliance/violation）”，定义为对伦理委员会批准试验方案的所有偏离，并且这种偏离没有获得伦理委员会的事先批准，或者不依从／违背人体受试者保护规定和伦理委员会要求的情况；ICH-GCP对于方案偏离／违背的规定如下：研究者／研究机构应当依从由申办者同意、管理当局（如有要求）批准，并已获得伦理委员会批准的试验方案。研究者／研究机构和申办者应在试验方案或类似的合同（如在美国，研究者要求签署 FDA-1572 表）上签字以确认对方案的依从。如没有和申办者达成一致并事先得到伦理委员会的审查和书面同意，研究者不能有任何偏离方案的行为，除非必须立即消除对受试者的伤害，或只是涉及事务上的或管理方面的变化（如监查员变更，电话号码的变更）。研究者／研究机构或申办者方面有不依从方案 /SOP／现行法规的行为时，申办者应立即采取措施以保证对方案的依从。2020 版中国 GCP 对偏离方案的规定是：研究者应当按照伦理委员会同意的试验方案实施临床试验。未经申办者和伦理委员会的同意，研究者不得修改或者偏离试验方案，但不包括为了及时消除对受试者的紧急危害或者更换监查员、电话号码等仅涉及临床试验管理方面的改动。研究者或者其指定的研究人员应当对偏离试验方案予以记录和解释。为了消除对受试者的紧急危害，在未获得伦理委员会同意的情况下，研究者修改或者偏离试验方案，应当及时向伦理委员会、申办者报告，并说明理由，必要时报告药品监督管理部门。

【流程】

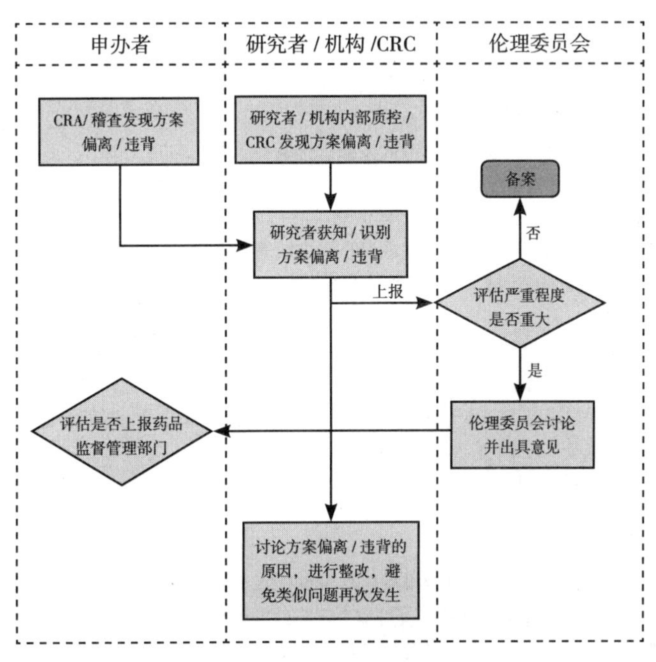

图 4-14-1　方案偏离／违背报告流程图

表 4-14-1 方案偏离 / 违背报告流程描述

<table>
<tr><th>步骤</th><th>描述</th><th>文件</th></tr>
<tr><td rowspan="2">1. 方案偏离 / 违背识别</td><td>相关人员：研究者、CRA、机构管理人员</td><td rowspan="2">方案偏离 / 违背报告 SOP</td></tr>
<tr><td>相关访视（含电话访视）、监查及质控过程中发现受试者、研究者、监查员、CRC 等出现方案偏离 / 违背的情况，包括但不限于：
（1）未获得知情同意（即没有书面签署的文件证明）或研究操作实施后才获得同意
（2）由未授权的人员获取受试者的知情同意
（3）知情同意书签署不规范 / 不完整
（4）入组的受试者不符合入选 / 排除标准而进入研究
（5）研究药物发放、标签或使用错误
（6）研究药物依从性超出 80%~120%（如果适用）
（7）受试者使用了方案规定的禁用药物
（8）未按照法规要求报告严重不良事件和 SUSAR，致使研究受试者或者公众面临重大风险
（9）任何时候符合退出标准，但受试者未按照方案退出
（10）实施未经伦理委员会批准的研究操作（除非出于立即的安全考虑）
（11）未能保持盲态和 / 或非正常破盲
（12）重复或连续地发生未充分保存记录的情况</td></tr>
<tr><td rowspan="2">2. 方案偏离 / 违背报告范围</td><td>相关人员：研究者（记录）、CRC 或 CRA（协助）</td><td rowspan="2">—</td></tr>
<tr><td>ICH E3 方案偏离 / 违背的报告范围：
（1）与研究入选或剔除的标准、受试者的管理或评估有关的重要偏差：
● 受试者不符合入选标准，但进入研究
● 受试者符合退出标准，但没有退出
● 受试者接受错误的治疗和不正确的剂量
● 受试者使用了研究禁止的伴随药物
（2）我国《药物临床试验伦理审查工作指导原则》（2010 年）所指的临床试验进行中发生的不依从 / 违背方案事件</td></tr>
<tr><td rowspan="2">3. 方案偏离 / 违背的记录</td><td>相关人员：研究者（记录）、CRC 或 CRA（协助）</td><td rowspan="2">—</td></tr>
<tr><td>方案偏离 / 违背记录原则：没有记录就没有发生
（1）明确违背方案人员：
● 研究者 ● 药物管理员 ● 申办者相关人员
● 受试者 ● CRO 相关人员 ● CRC
（2）明确方案偏离 / 违背情况：
● 访视 / 观察 / 检查在时间窗外，但不影响受试者按方案继续使用研究药物，或不影响对主要疗效和关键的次要疗效指标评价的有效性
● 方案规定观察的数据点或实验室参数缺失而导致数据的缺失，但不影响主要疗效或关键的次要疗效或安全性指标结果
● 观察 / 评价不全，但不影响主要或次要关键疗效或安全结果
● 纳入不符合纳入标准的受试者
● 研究过程中，符合提前终止研究标准而没有让受试者退出
● 给予受试者错误的治疗或不正确的剂量
● 给予受试者方案禁用的合并用药
● 给受试者安全和权益带来实质性伤害或存在实质性伤害风险
● 偏离研究特定的程序或评估，从而对受试者的权益、安全和健康，或对研究结果产生显著影响的研究行为
（3）对方案偏离 / 违背事件进行描述：
● 应按照方案 / 伦理委员会（不同机构伦理委员会的要求可能有差别）要求进行方案偏离 / 违背的报告，详细记录发现方案偏离 / 违背的时间、方案偏离 / 违背的发生时间及过程、方案偏离 / 违背的原因、影响以及处理措施
● 方案偏离 / 违背的原因：主观因素（研究者、受试者不依从）、客观因素（方案设计缺陷 / 不合理）
● 方案偏离 / 违背的影响
● 方案偏离 / 违背的处理措施：处理措施包含对事件本身的处理措施，如受试者漏测某个项目，如有必要或可能应及时补测，另外还有对整个研究的措施管理，从点到面，应有明确的整改措施以避免此类事件在研究其他环节或其他研究对象中发生</td></tr>
</table>

续表

步骤	描述	文件
4. 方案偏离 / 违背的报告	违背方案报告应对如下情况进行说明： （1）方案偏离 / 违背情况 （2）方案偏离 / 违背原因 （3）方案偏离 / 违背的影响 （4）是否影响受试者的安全 （5）是否影响受试者的权益 （6）是否影响试验的风险受益 （7）是否对研究结果产生显著影响	—
5. 提交伦理委员会进行审查	根据各机构伦理委员会相关 SOP 要求提交资料，接受伦理审查或备案	—
6. 如何避免类似方案偏离 / 违背的发生	（1）申办者 /CRO 监查员 / 项目经理： ● 汇总中心出现的方案偏离 / 违背并做好列表，分享给项目组其他成员 ● 同研究者讨论并确认记录正确无误情况下，请 PI 签字确认	—
6. 如何避免类似方案偏离 / 违背的发生	● 对于有方案设计缺陷导致的偏离，应及时修正方案 ● 对于研究者 / 研究中心重大或持续不依从方案的情况，可能会关闭中心 （2）研究者： ● 明确临床试验不同于临床的医疗行为。无论是由于对方案的不熟悉还是临床医疗的习惯，对于发生的方案偏离 / 违背必须记录，并且根据各中心伦理委员会的要求定期完成向伦理委员会的汇报。 ● 不是所有违反方案都要求受试者退出试验，一般在发生方案偏离 / 违背后会对受试者继续按照方案进行的风险获益比进行评价，如果继续按照方案执行对于受试者的风险超过其受益，甚至对受试者造成危害，则不再按照方案对受试者进行给药	—

【常见问题及注意事项】

1. 知情同意书签署方面常见的方案偏离 / 违背

（1）受试者在完成知情同意书签署之前即开始按照方案入选 / 排除标准的要求进行筛选、随机或开始使用研究药物治疗，研究者认为只是没有签署知情同意书，对于受试者的治疗和观察并不造成影响，认为不需要报方案偏离 / 违背。

根据 GCP 原则，对于受试者的所有检查和治疗均应在签署知情同意书之后，除非方案中有明确规定，根据 ICH-GCP E6（R2），“在参加临床试验前，应获得每一个受试者主动给出的知情同意”，因此，在知情同意书签署之前进行的筛选、随机和治疗均属于违反 GCP、违反方案的行为，属于重要的方案偏离 / 违背，必须进行报告。此外，还应对研究者进行培训，明确 GCP 原则，所有的研究行为均应在签署知情同意书之后开展。

（2）受试者签署了知情同意书，但随着试验的开展，出现了新版本的知情同意书，尚未出组的受试者未签署，也是一种方案偏离 / 违背。

根据中国 GCP（2020 版）第四章研究者第二十三条“（一）研究者应当使用经伦理委员会同意的最新版的知情同意书和其他提供给受试者的信息。如有必要，临床试验过程中的受试者应当再次签署知情同意书”，对于尚未出组的受试者如受影响，应签署新版本的知情同意书，如果没有签署，属于方案偏离 / 违背。

（3）签署知情同意书的研究者不在授权表中或未被授权属于方案偏离 / 违背。

ICH E6（R2）4.1.5“研究者应保留一份授权试验相关任务的有资质的人员名单”；中国 GCP（2020 版）第四章研究者中第十六条“（四）保存一份由研究者签署的职责分工授权表”，“（六）研究者和临床试验机构授权个人或者单位承担临床试验相关的职责和功能，应当确保其具备相应资质，应当建立完整的程序以确保其执行临床试验相关职责和功能，产生可靠的数据”，第十八条“（一）研究者为临床医生或者授权临床医生需要承担所有与临床试验有关的医学决策责任”；第五章申办者第五十条监查员的职责中，“（六）监查员核实研究人员履行试验方案和合同中规定的职责，以及这些职责是否委派给未经授权的人员。研究者应当对其授权的人员进行相关的培训并形成相应的文件”，上述法规中明确要求研究者被授予相应的工作职责，签署知情同意书是研究分工之一，签署知情同意书的研究者未被授权，属于方案偏离 / 违背，应该进行报告。

（4）知情同意书签署不规范，如研究者 / 受试者漏签 / 错签日期、姓名等，属于方案偏离 / 违背。

中国 GCP（2020 版）第四章研究者二十三条（七）中明确规定“受试者或者其监护人，以及执行知情同意的研究者应当在知情同意书上分别签名并注明日期”，因此，知情同意书上受试者或是研究者任何一方漏签/错签日期、姓名，也属于违反 GCP 原则，应该进行报告。

（5）知情同意过程没有记录或记录不完整，属于方案偏离/违背。

事实上，不管是中国的 GCP（2020 版），还是 ICH E6（ICH–GCP），或是美国的法规 21CFR50（受试者权益的保护），都没有直接规定知情同意的过程必须记录到患者的原始病历上，但 21CFR312.62（b）Case History（病史记录）规定：在受试者的病史记录中必须记录每位受试者在参与临床研究之前，就已经获得了知情同意书。中国 GCP 的第十四条明确规定：“必须给受试者充分的时间以便考虑是否愿意参加试验”；第十五条提到：“经充分和详细解释试验的情况后获得知情同意书”，ICH–GCP 4.8.3 规定，“研究者不得强迫受试者参加临床研究”；4.8.7 规定，“在获得知情同意之前，必须给予受试者或其法定代表人足够的时间去理解该研究的细节，询问有关问题，从而决定自己是否真的愿意参加这个研究。受试者或其法定代表人对他们提出的所有问题都得到了满意的答复”；4.8.11 规定，“在参与临床研究以前，受试者也应该获得一份已经签署的知情同意书”。

由于以上几点都是属于 GCP 的要求，而这几点并不一定会体现在知情同意书的正文之中，所以知情同意的过程就必须记录到患者的原始病历里面，否则就不能体现出在同患者谈知情同意书时做到了上述几点。因此，受试者原始病历（门诊病历或是住院病历）中应体现知情同意过程，否则属于违反 GCP 原则，应上报方案偏离/违背。

2. 试验进行过程中常见的方案偏离/违背

（1）不符合某个人选标准，和/或符合某个排除标准的受试者纳入研究，需要报方案偏离/违背。

不符合入选/符合排除标准而将受试者纳入研究，有研究者层面的因素也有方案设计层面的因素，以及研究机构层面的因素。研究者层面主要是由于方案培训不到位或是研究者对方案的理解存在偏差导致误纳入，方案设计层面可能是方案设计不合理或是与临床具体操作差别过大，导致研究者难以操作；研究机构层面，主要是方案要求的某些检查、检验或治疗，研究机构条件不具备，导致方案偏离/违背的发生。不论哪种原因导致的方案偏离/违背，都需要上报伦理委员会进行审查；如果确因设计失误或本机构无法实施，可以申请申办者和项目牵头单位主要研究者，经协商后作为修正案获得伦理审批再实施。

（2）在随访过程中常见的方案偏离/违背：①受试者访视超窗；②受试者使用了试验方案禁止使用的药物；③受试者满足退出或中止研究的标准，但是没有中止或退出；④未遵循方案要求的研究药物的暂停和终止；⑤检查/检验/标本没有按照方案时间点进行检查或采集；⑥检查/检验/标本采集未按照方案要求的方法进行或是处理/保存。

（3）药物使用和管理过程中常见的方案偏离/违背：①药物存储温度超过要求温度范围；②药物的配置过程未依从药物手册的要求；③药物存储温度超过要求温度范围，且研究中心没有得到申办者的确认就使用了药物；④研究药物给药剂量错误；⑤研究药物漏用、过量使用；⑥给予受试者其他组别的药物；⑦没有持续的温度记录。

（4）AE、SAE 和 SUSAR 的报告和记录方面：① AE\SAE 和 SUSAR 的记录和报告未满足 GCP 或相关法规规定的时限要求；②研究者对受试者的安全性报告没有及时审阅签名；③不良事件汇报时间点不正确和不恰当。

3. 方案偏离/违背应汇报的各方

（1）研究者向申办者汇报。

（2）研究者/申办者向伦理委员会报告。

（3）向药品监督管理部门汇报：主要指申办者在其总结报告中进行陈述。

4. 避免/减少方案偏离/违背的措施

（1）从方案设计层面，考虑到可操作性，描述清晰，减少研究者的理解偏差。

（2）研究启动前，认真梳理方案中容易出现方案偏离/违背的情况，做好清单和管理计划，提醒研究者、监查员、CRC、机构及专业组的质控人员加以注意。

（3）一旦发现，即时通报，第一时间得到纠正，并立即采取相应的措施，避免类似方案偏离/违背再次出现：①对于受试者如果需要退出试验，应退出，避免对受试者造成损害，从而保障受试者的权益；②对试验质量而言，避免问题扩大化，出现大量偏离/违背方案的情况，避免对整个试验数据造成大范围的影响；③使研究者重新审视违反方案的事件，从而引起重视，避免类似情况再次发生。

【附件】

违背方案报告（参见附录表 4–14–1）。

参考文献

[1]国家食品药品监督管理局.药物临床试验伦理审查工作指导原则[EB/OL].http://www.gov.cn/gzdt/att/att/site1/20101108/00123f37b7a10e4244b902.rar，2010-11-2.

[2]国家食品药品监督管理总局，国家卫生和计划生育委员会.医疗器械临床试验质量管理规范[EB/OL].https://www.cmde.org.cn/CL0020/5511.html，2016-3-11.

[3]国家药监局，国家卫生健康委.药物临床试验质量管理规范[EB/OL].http://www.nhc.gov.cn/yzygj/s7659/202004/1d5d7ea301f04adba4c4e47d2e92eb96.shtml，2020-4-27.

[4]汪秀琴.临床研究的伦理审查——跟踪审查[J].中国医学伦理学，2011，25(5)：677-678

[5]熊宁宁，李昱，王思成，等.伦理委员会制度与操作规程(第3版)[M].北京：科学出版社，2014.

(陆明莹　刘琳娜)

第十五章 药物临床试验的质量控制

【目的】

质量控制（quality control，QC），指在药物临床试验质量保证系统中，为验证药物临床试验所有相关活动是否符合质量要求而实施的技术和活动。

药物临床试验质量控制的目的是确保研究者在实施临床试验的过程中严格遵循GCP法规和临床试验方案的要求，充分保护受试者安全权益，保证临床试验数据真实、可靠。

该章节流程旨在帮助研究中心相关人员掌握以下事项：

（1）药物临床试验机构临床试验质量管理的组成框架。

（2）药物临床试验机构进行临床试验质量控制的一般流程。

（3）药物临床试验机构质量保证的常见措施。

【流程】

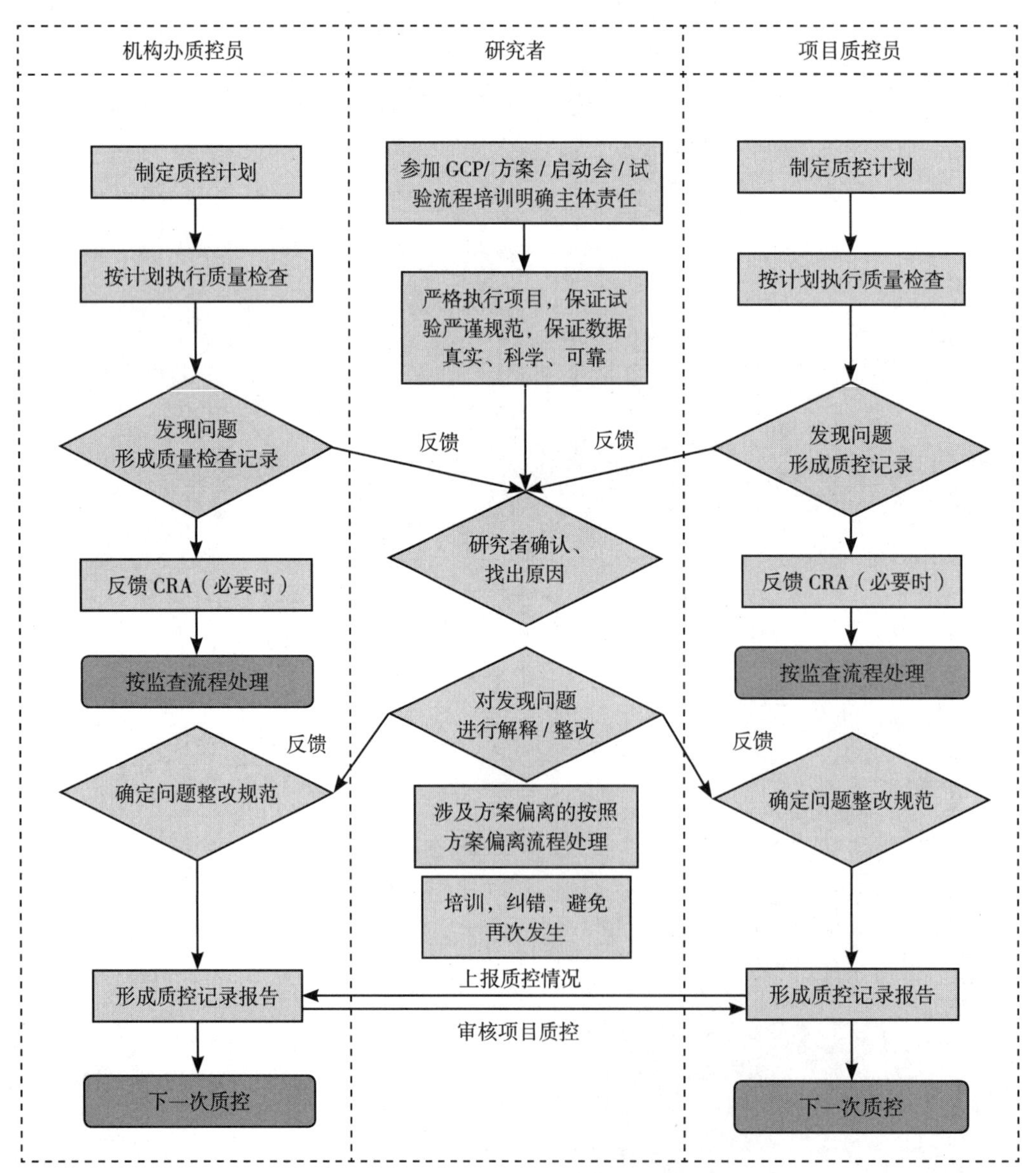

图4-15-1 药物临床试验的质量控制流程图

表 4-15-1　药物临床试验的质量控流程描述

步骤	描述	文件
1. 质控的准备与计划	相关人员：质控人员、研究者、申办者 （1）项目启动前的准备与计划： ● 临床试验协议签署后，质控人员结合试验方案和同类项目既往发现高频问题制定质控计划 ● 质控人员和研究者参加项目启动会，进行方案培训，对不明确信息与申办者人员进一步确认 ● 质控人员介绍质控要求，强调研究者的职责 （2）项目启动后的质控准备： ● 质控人员与研究者确认试验进度，预约质控时间 ● 查阅以往的质控记录，回顾上次质控发现问题及整改完成情况，将仍存在的问题作为该次质控的重点关注问题 ● 准备质控所需的表格和资料	项目质控计划
2. 质量控制的实施	相关人员：机构办主任、机构办质控员、主要研究者、项目质控员、研究者 （1）机构层面的质控： ● 机构办公室任命专职人员，负责临床试验机构开展项目的质量检查和监督 ● 机构办质控员应具备医学、药学相关专业和学历，并经过 GCP 相关法规的培训 ● 机构办质控员应参与医院临床试验管理制度和 SOP 的制定，明确临床试验各方的职责 ● 机构办质控员按照机构“质量控制 SOP”规定的时间节点和频次阶段性地开展质控工作，抽查源文件及 CRF 等文件，对研究人员（含 CRC）、项目质控员、CRA 等的履职情况进行监督和检查 ● 机构办质控员根据质控发现的问题分析和寻找临床试验机构质量管理中的薄弱环节，并针对性的制定预防措施 ● 机构办质控员应定期梳理和汇总发现的高频问题，针对性地组织培训 （2）项目层面的质控： ● 临床试验项目主要研究者应授权专人负责临床试验项目的质量检查 ● 项目质控员应具备与临床试验项目相适应的医学专业和技术职称，且有一定的临床试验经验 ● 项目质控员须经过 GCP 法规和医院临床试验相关管理制度和 SOP 的培训 ● 项目质控员应参与临床试验项目的立项审核，根据临床试验专业条件、研究者资质和病源量等信息评估专业承接项目的可行性 ● 项目质控员应查阅临床试验项目的所有源文件，对临床试验的全过程进行质量检查 ● 项目质控员须协助机构办质控员的工作，并接受机构办质控员的监督和检查 （3）质控的内容：质控员开展质控工作前，应首先与研究人员会面，了解试验进展情况，讨论以往问题和仍未解决的问题，说明本次质控内容后开展质控，质控人员在项目控制中发现的问题应及时和研究者沟通 质控人员进行项目质控，检查的文件包括但不限于： ● 是否保存《临床试验通知书》或《药物临床试验批准通知书》，项目是否在有效期内开展 ● 项目的立项文件保存是否完整（参考国家药监局发布的药物临床试验必备文件保存指导原则的要求） ● 伦理审查批准文件是否完整（参考国家药监局发布的药物临床试验必备文件保存指导原则的要求） ● 是否签订临床试验协议，协议条款是否可以满足试验需要 ● 是否获得人类遗传资源批准文件（如涉及） ● 是否召开临床试验启动培训，是否保存培训记录 ● 研究团队组成是否合理，人员授权分工是否明确等 ● 试验物资的交接与管理是否规范、完整 ● 临床试验设施设备是否进行定期维护和校准，是否保存相关记录 ● 知情同意的过程和签署是否规范 ● 受试者的筛选、入组是否符合方案要求 ● 随机过程是否规范，随机结果是否与临床试验用药一致，记录是否完整 ● 受试者是否按照方案的要求进行治疗和随访 ● 实验室检查是否按照方案执行 ● 对于发生的不良事件及严重不良事件的处置、报告和记录是否得当 ● 试验用药品的接收、贮存、分发、回收、退还及未使用的处置等管理是否得当，记录是否规范完整 ● 生物样本采集、处置、寄送等流程是否遵循研究方案的要求 ● 原始病历的记录是否及时准确规范 ● 病例报告表的数据是否与源数据一致 ● 源数据是否完整可追溯	项目质控工作表
3. 临床试验质量控制发现问题的反馈	相关人员：机构办主任、机构办质控员、主要研究者、项目质控员、研究者 （1）每次项目质控结束后，质控人员应梳理和汇总发现的问题，形成质量控制报告，在 SOP 的规定期限内反馈给主要研究者 （2）质控人员应对质控中发现的问题进行客观描述，避免任何主观性的判断或者结论	

续表

步骤	描述	文件
3. 临床试验质量控制发现问题的反馈	（3）问题分级管理： ● 质控中发现的问题按照其重要性或影响程度进行分级管理，即：严重问题、重要问题和一般问题 ● 对于质控中发现的严重问题，如：受试者权益受到重大损害、数据造假或存在真实性问题、瞒报与临床试验用药品相关的严重不良事件、对以前发现的多个重要问题未采取适当措施等，立即上报机构办公室主任。机构办根据医院相关规定向主要研究者发出警告，限期整改，提交整改报告，并重新安排检查。同时报告伦理委员会，必要时暂停或停止临床试验 ● 对于质控中发现的重要问题，如：知情同意书签署不规范、违反入选 / 排除标准入组受试者、给予错误的治疗或剂量、使用方案禁止用药、符合退出标准而未让受试者退出试验、AE/SAE 记录不完整等情况，要及时反馈给项目组，要求研究者及时整改，提交整改报告，必要时重新安排检查。项目组根据实际情况尽快组织研究人员进行方案或相关法规的培训并针对性考核，同时报告伦理委员会 ● 质控中发现的一般问题，应及时反馈给研究者，督促其进行更正 （4）临床试验质控报告应由接待的研究者、质控人员及相关责任人签字确认	—
4. 临床试验质量控制发现问题整改的跟进	相关人员：机构办公室主任、机构质控人员、主要研究者、项目质控员、研究者	质控发现问题与整改记录
	（1）整改： ● 主要研究者在收到质控报告后，应及时组织相应职责的研究者进行确认和整改，任务到人，责任到人 ● 主要研究者应对质控发现问题进行梳理和汇总，分析问题产生的原因及其影响因素，找到临床试验实施质量的薄弱环节，制定相应的预防措施 ● 研究者将发现问题整改完成后，由主要研究者签字确认，并提交机构办公室备案 （2）跟进： ● 质控人员应在提交报告后，及时检查质控发现问题的整改情况，并根据整改情况出具跟进意见 ● 质控人员在开展下次质控时，应再次确认临床试验质控发现问题的整改情况 ● 质控人员可针对质控中的常见问题制定预防措施或预案，避免同类问题重复出现	

【常见问题及注意事项】

1. 部分机构质控工作流于形式，落实不到位

药物临床试验机构应制定质量管理的工作制度和 SOP，明确质控人员职责，建立质控人员工作考核，定期对质控人员的质控工作进行考核。

2. 药物临床试验机构质控如何区别于申办者的监查和稽查

药物临床试验机构和项目层面的质量控制不应是申办者监查和稽查工作的重复，而是从管理的角度对临床试验各方人员职责的履行情况进行监督和检查，发现机构质量管理中存在的问题和隐患，组织相应的人员培训，评估临床试验开展的可行性等。

3. 药物临床试验机构如何开展质控人员培训与考核

药物临床试验机构应制定质控人员培训与考核的管理制度和 SOP，保证质控人员的职责履行和机构质量管理的水平。一般来说，机构办公室应统筹负责临床试验机构全体质控人员的培训与考核工作，包括：质控员的岗前培训与考核，以及上岗后的继续培训与岗位职责执行能力的考核。

4. 项目质控员如何选择

项目质控员一般由主要研究者任命，代表主要研究者对开展的临床试验项目从法规、制度和专业的角度进行质量的检查与管理。

项目质控员应具备与临床试验相适应的专业技术和职称，有一定的临床试验经验，熟悉 GCP 法规和院方 GCP 相关的管理制度、SOP 等，并能保证充足的时间开展质控工作。

5. 质控员如何与研究者建立有效及时的沟通

质控员在进行质控中，发现问题应及时与研究者沟通确认，若研究者由于工作原因暂时不在场，可在发现问题页用便笺纸进行标记，注明发现问题的具体分类与可能的影响因素，并在事后与研究者及时面对面沟通并督促其改正。

6. 临床试验各阶段的质控重点有哪些

（1）试验项目启动前的质量控制主要集中在项目开展的可行性评估：①根据项目方案设计、申办者资质、专业病源量、设施设备是否能满足试验需要等情况评估临床试验项目开展的可行性；②审核研究团队人员授权分工是否合理、研究人员资质是否可以满足临床试验方案的需要、主要研究者是否有能力和时间主导临床试验的规范开展。

（2）临床试验启动后，受试者入组期是易出现方案违背的阶段，因此首例受试者入组时质控人员须及时进行质量检查，重点关注受试者知情同意书的签署、研究者对入选 / 排除标准的把握、受试者随机化的操作、试验用药品的发放等。

质控人员根据质控计划进行临床试验质量检查和跟踪检查，及时将发现的问题反馈给研究者，督促其整改，并对整改情况进行追踪。

（3）试验结束后，质控工作主要集中在确保资料档案的完整性、试验用药品的退还和销毁、总结报告签字盖章。

7. 质控报告应包含哪些要素

质量控制报告的要素包括但不限于：临床试验项目名称，申办者名称，临床试验项目开展的科室，项目的主要研究者，计划完成的病例数，目前执行的研究方案及知情同意书的版本号和版本日期，目前筛选 / 入组 / 完成病例数及受试者的筛选号、随机号及药物编号等，质控查阅的文件名称及数量，质控中发现的问题。

8. 如何保证研究者及时对质控发现问题进行整改

临床试验机构应制定相应 SOP 对质控发现问题的整改进行指引和约束，质控人员应对发现问题的整改进行跟进，督促研究者及时整改。

【附件】

（1）药物临床试验质控表（项目）（参见附录表 4–15–1）；

（2）药物临床试验质控表（机构）（参见附录表 4–15–2）；

（3）药物临床试验质控反馈报告（参见附录表 4–15–3）。

参考文献

［1］周文菁，关灵，李伟祺，等 . 药物临床试验质量管理 · 广东共识（2019 版）［EB/OL］. http://kns.cnki.net/kcms/detail/44.1650.r.20190911.1337.002.html，2019.09.11.

［2］李刚，闵捷 . 药物临床试验项目质量控制的问题与对策［J］. 药学服务与研究，2019，19（5）：392–394.

［3］赵珊珊，刘阳，李静 . 三级医院药物临床试验机构建设管理实践［J］. 中国新药杂志，2018，27（11）：1303–1308.

［4］项玉霞，黄志军，刘畅，等 . 中国特色药物临床试验机构质量管理体系建设［J］. 中国临床药理学杂志，2017，33（11）：1039–1041.

（陆明莹　李　涵）

第十六章　药物临床试验经费的管理

【目的】

药物临床试验经费由申办者提供，一般包括研究人员劳务费、受试者交通补贴费及营养补贴费、检查费、标本处置费、标本检测费、药物管理费、档案管理费、牵头费、伦理审评费用、医院基本业务费、税费等。药物临床试验经费是开展临床试验的必要条件，研究经费的收取、使用和分配管理是临床试验顺利进行的重要支撑，经费管理的水平在一定程度上决定了临床试验的质量。药物临床试验机构应建立科学合理、公开公平的经费管理制度，做到专款专用，独立核算。本章节旨在帮助研究者、机构办经费管理人员以及申办者/CRO相关工作人员熟悉医疗机构的临床试验经费管理流程，以便于临床试验的顺利开展。

【流程】

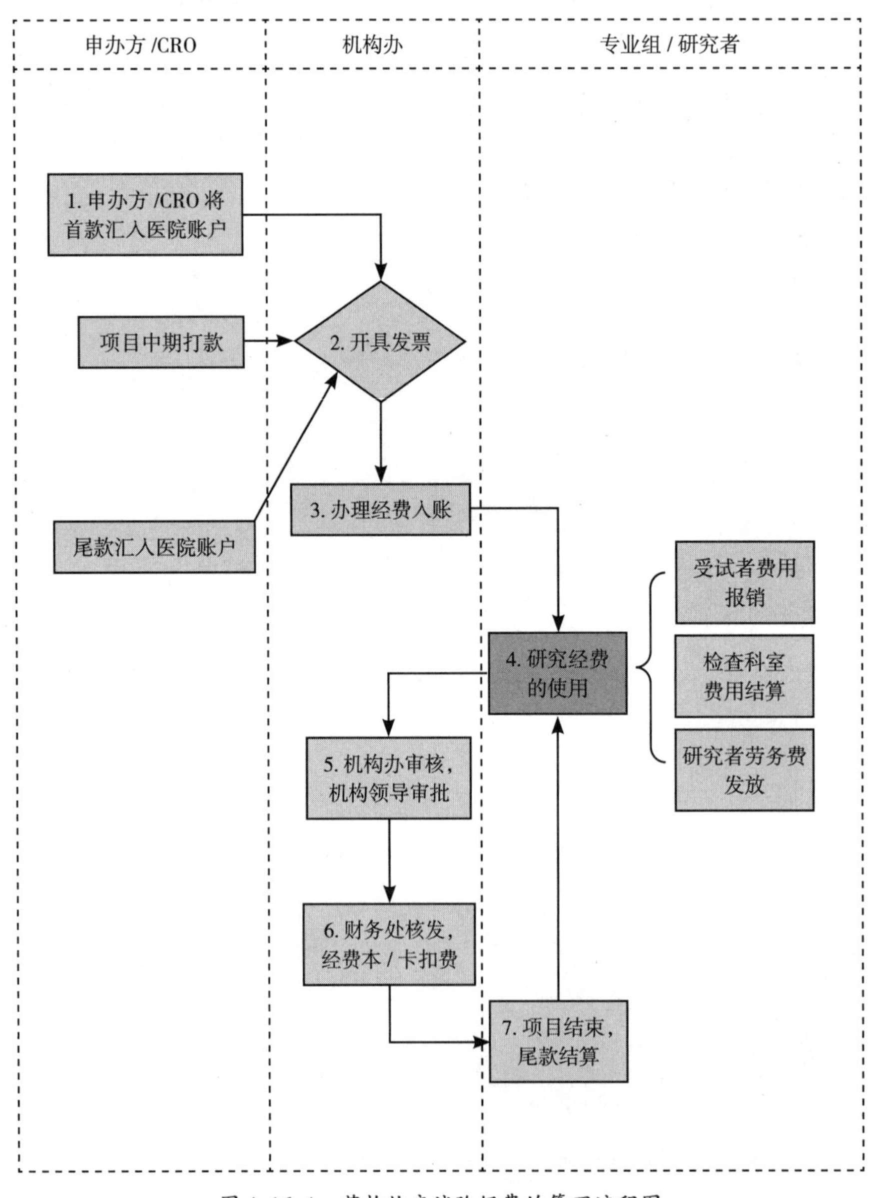

图 4-16-1　药物临床试验经费的管理流程图

表 4-16-1 药物临床试验经费的管理流程描述

步骤	描述	文件
1. 申办者 /CRO 向临床试验机构打款	相关人员：申办者 /CRO 的 CRA、财务部门人员 （1）申办者 /CRO 按照合同中临床试验机构的银行账户将首款汇入临床试验机构账户，一般机构都要求在临床试验项目启动前到账 （2）入组期间申办者 /CRO 根据实际入组情况按照合同要求将中期款汇入临床试验机构账户，如项目提前终止则可跳过中期款，直接打尾款 （3）打款后，申办者 /CRO 的 CRA 与机构办沟通开发票事宜	合同
2. 机构办为申办者 /CRO 办理开发票事宜	相关人员：申办者 /CRO 的 CRA、机构办或专业组经费管理员、医院财务处人员 （1）申办者 /CRO 的 CRA 电话咨询或到机构办拜访，咨询开发票联系人 （2）CRA 向机构办或专业组经费管理员提供银行汇款凭证（业务回单），一般情况汇款至医院财务部门收款会有一定的时间差，比如一到两天 （3）机构办或专业组经费管理员与医院财务处确认申办者 /CRO 的汇款是否已到账 （4）财务处人员根据合同中申办者 /CRO 开票信息开具增值税普通发票，发票首联保存于财务处，发票第二联提供给申办者 /CRO，机构办或专业组经费管理员通常将发票第二联复印留存 （5）机构办或专业组经费管理员联系 CRA 或 CRC 领取发票。CRA 取得发票后需核对发票是否正确，如发票信息有误需及时与经费管理员联系，以便重新开具发票 （6）第二笔款及尾款发票开具流程同首款	银行汇款凭证（业务回单），申办者 /CRO 开票信息（可参考合同）
3. 机构办 / 专业组研究者办理经费入账	相关人员：机构办人员、专业组研究者，医院财务处人员 （1）医院财务处根据申办者 /CRO 的汇款开具发票后，机构办 / 专业组研究者办理经费入账手续 （2）机构办 / 专业组研究者持经费本或经费卡到医院财务处办理，不同医院根据具体情况办理，如医院已安装信息化管理系统，可直接从计算机上操作办理 （3）财务处工作人员根据医院税收规定，将扣税后的实际金额录入计算机系统，并登记于经费本或经费卡	—
4. 研究经费的使用	相关人员：机构办人员、专业组研究者、主要研究者、检查科室负责人 （1）受试者费用报销： ● 试验期间或试验结束，研究者可根据合同或知情同意书规定，按照受试者交通访视明细及采血明细等申请报销交通补贴和采血营养补贴等。具体由研究者提出“受试者费用结算申请”，经机构办审核，机构领导审批后，由财务处核发 ● 如受试者垫付检查费，合同中已明确列出该检查费用并将费用打入医院账户，研究者可根据正规缴费发票走医院报销流程对受试者垫付费用进行报销。免费检查和检验详见第四篇第八章“受试者检查和检验流程管理” （2）检查科室费用结算： ● 检查科室的检查费可在试验结束后结算，或根据医院相应规定提前结算。检查科室劳务费一般与专业组研究者劳务费同时申请报销，由专业组研究者负责办理 ● 试验进行到某一阶段或试验结束，专业组研究者核对检查科室试验费用清单，由检查科室负责人在费用清单上确认签字 ● 检查费根据医院规定不同，上缴医院和奖励检查科室的费用比例不同。奖励检查科室的费用，可用于检查科室的劳务费及科室建设。具体由机构办根据检查费用明细列支，确定检查科室费用分配总金额，经机构领导审批后由检查科室统一安排分配 ● 机构领导审批通过后，由检查科室负责人确定本科室劳务费的具体分配，收集劳务费分配清单及相应人员银行账户信息，并经相关人员本人签字确认 （3）研究者劳务费发放： ● 研究者劳务费的具体分配由主要研究者负责。研究者劳务费可在试验结束后发放，也可根据试验入组情况提前发放 ● 专业组负责报销人员，将受试者报销费用和检查科室试验费用清单报给机构办人员，由机构办根据医院分配管理制度拟定临床试验费用分配方案，分配奖励检查科室费用、可分配研究者劳务费、机构管理费等，以及上缴医院费用 ● 机构办主任审核临床试验费用分配方案申请，机构主任、总会计师审批 ● 经机构领导审批通过后，主要研究者负责本科室劳务费的分配，收集研究者银行账户信息，并经相关人员本人签字确认	受试者费用结算申请、受试者交通访视明细、检查科室试验费用清单、临床试验费用分配方案申请
5. 机构办审核、机构领导审批	相关人员：机构办人员、专业组研究者、机构领导 （1）机构办经费管理人员审核受试者费用报销申请等、拟定临床试验费用分配方案申请 （2）机构办主任审核受试者费用报销申请、临床试验费用分配方案申请等，交机构主任、财务部门负责人审批	

续表

步骤	描述	文件
5. 机构办审核、机构领导审批	（3）机构领导审批通过后，机构办经费管理人员联系专业组研究者 （4）申请报销研究者劳务费的专业组研究者通知 PI 和检查科室负责人，填写本科室的劳务分配明细 （5）如医院利用信息化软件网上办公，可加快审批速度和效率	
6. 医疗机构财务部门核发试验经费	相关人员：机构办人员、专业组研究者、医院财务部门人员	受试者费用报销申请、临床试验费用分配方案申请
	（1）专业组负责报销人员凭机构领导审批通过的受试者费用报销申请 / 临床试验费用分配方案申请和劳务费分配明细，到财务处办理报销事宜 （2）财务部门人员审核受试者费用报销申请后，将费用打到受试者银行账户，数额较大的可能需要经财务处长审批，从财务人员审核至受试者费用到账一般需要几天至几周时间	
6. 医疗机构财务部门核发试验经费	（3）研究者劳务费的报销：专业组研究者需将临床试验费用分配方案申请、本科室和检查科室劳务费分配明细报财务处审核，审核通过后将费用打到研究者和检查科室人员账户 （4）财务处人员联系专业组经费本 / 卡管理人员办理扣费，联系机构办经费管理人员在经费本 / 卡上登记机构管理费。机构管理费通常包括管理委员会、机构办公室以及专家质控审核费等	受试者费用报销申请、临床试验费用分配方案申请
7. 尾款结算	相关人员：申办者 /CRO 的 CRA、专业组研究者、主要研究者、机构办经费管理人员、医院财务部门人员	付款告知书（尾款说明）
	（1）申办者 /CRO 的 CRA 与专业组研究者核对临床试验费用明细，包括试验所产生检查费、受试者补贴、研究者观察费，机构管理费等 （2）申办者 /CRO 的 CRA 和专业组研究者根据临床试验实际产生的费用和既往打款情况确定尾款金额，申办者 /CRO 的 CRA 向主要研究者出具付款告知书（尾款说明），并由主要研究者签署 （3）申办者 /CRO 的 CRA 通知公司财务部门打款至医院账户，并联系机构办 / 专业组经费管理人员办理开票事宜 （4）发票开具后，机构办经费管理人员 / 专业组研究者办理经费入账 （5）专业组研究者申请报销受试者费用、检查科室费用以及研究者劳务费等	

【常见问题及注意事项】

1. 不同医疗机构间经费报价不统一，上下浮动较大

临床试验经费预算项目包括绩效类，如研究医生的观察费，样本采集、处置费等，辅助医技科室参与检查、检验、诊断、评价，如检验科、影像科、病理科人员费用，立项审查费、机构质控费等；受试者补贴，如交通补贴、采血营养补贴、接受检查检验的相应补贴等；人力成本类，如 CRC 费用；运营成本类，如药物管理费、资料管理费、机构管理费等，以及牵头费、税费等其他一些费用。由于各项经费缺乏行业标准和定价依据，不同地区的公允市场价格相差甚远，不同的申办者在试验执行过程中提供的支持性资源也各不相同，经费报价经常存在公平性和透明性的问题，同类项目报价上下浮动较大，多中心研究在不同临床试验机构的费用无法统一，不利于临床试验机构与申办者的合作谈判，也不利于项目的统一管理。

2. 各机构在经费管理方面无统一的标准

临床试验经费收入的性质不明确，有些医疗机构收到临床试验经费后向申办者 /CRO 开具行政往来结算票据；有些医疗机构则向申办者提供增值税普通发票，且不同地区的医疗机构缴纳的税额也不尽相同。经费本 / 卡的保管，有的医疗机构由研究科室专业组专人保管，有的由机构办保管，目前各机构在经费管理方面存在不同管理方式。经费的收取、使用和分配，应当制定并遵循财务管理制度，实行单独建账、单独核算、专款专用。

3. 研究者劳务费分配存在主观随意性，相关人员的劳动价值难以体现

研究者劳务费的分配存在主观性，各医疗机构之间没有统一的标准，通常是由主要研究者负责，内部的分配也常常因为主要研究者不同而存在较大差异。研究者的劳动价值难以体现，难以满足每个人的需求和期望，导致研究者对临床试验的积极性不高，缺乏对临床试验相关知识的学习热情。

4. 临床试验经费支出审批效率低，补贴发放常常不及时

由于医疗机构负责临床试验经费支出的机构办和财务处是两个独立的职能部门，一些医疗机构信息化平台不完善，纸质的审批流程在审批方面涉及的人员多，专业组研究者难以在短时间内完成审批流程，导致受试者补贴、检查科室的检测费以及研究者劳务费发放不及时。建议充分利用信息化办公手段，提高经费的审批效率。

5. 受试者补贴发放不及时，引发矛盾

目前受试者补贴发放中存在的问题有：受试者补贴的申请材料不齐全、银行卡号与身份证号有误，申请材料上交不及时，领导审批时间长、效率低等，另外受试者补贴发放工作量较大，报销管理人员存在不确定性，从而造成补贴发放延迟，引发受试者与临床试验机构之间的矛盾。有的受试者直接到财务部门要求打款，或向伦理委员会投诉等，因受试者补贴发放不及时，最终造成受试者依从性差甚至脱落。

6. 受试者自费缴费报销会出现的问题

部分医疗机构由于信息化系统不完善，部分检查项目如 PET-CT/CT 等未能实现患者免费检查，而是受试者先自费垫付，然后走院内保报销流程。受试者自费垫付检查，走医院报销流程时，应注意开发票要自费缴费，如果使用医保卡缴费，将会有骗保嫌疑。研究者在为受试者开检查单时应叮嘱受试者，避免报销麻烦。

7. 试验费用由医保支付导致骗保的问题

医疗机构和研究者应严格按临床试验相关法规和合同实施诊疗等计费，对受试者产生的医疗费用是否属于与试验无关且应纳入医保报销进行判定，以避免受试者重复报销医疗费；在试验过程中本应由申办者支付的经费被研究者或受试者采用医保支付，某些医疗机构曾因骗保导致被处罚。另外，发生 SAE 的情况下，受试者费用报销也应避免社会保险和医保重复报销。对于 SAE 相关的费用报销，建议各家药物临床试验机构制定相关的管理规定。

【附件】

付款告知书（参见附录表 4-16-1）

参考文献

[1]广东省药学会共识撰写小组．药物临床试验机构经费管理．广东共识（2019）[J]．今日药学，2020，30（3）：145-149.

[2]汤洁，胡薏慧，彭朋，元唯安．关于临床试验经费管理的思考及实践[J]．药物评价研究，2019，42（12）：2492-2496.

[3]张朝欣，陈硕．医疗机构药物临床试验经费管理中存在的若干问题及对策研究[J]．中国卫生产业，2016，13（24），177-179.

[4]陈志军．公立医院药物临床试验项目经费管理的问题与对策[J]．卫生经济研究，2019，36（02），60-62.

（贾才凤　王明霞）

第十七章　药物临床试验监查与稽查

【目的】

该章节旨在帮助临床试验机构相关人员了解或理解以下情况：

（1）了解监查和稽查的定义和一般流程。

（2）理解药物临床试验机构在监查和稽查中的主要职责。

（3）理解申办者监查和稽查的出发点和关注要点。

【概念】

监查，指监督药物临床试验的进展，并保证药物临床试验按照试验方案、标准操作规程和相关法律法规要求实施、记录和报告的行动。

稽查，指对药物临床试验相关活动和文件进行系统的、独立的检查，以评估确定药物临床试验相关活动的实施、试验数据的记录、分析和报告是否符合试验方案、标准操作规程和相关法律法规的要求。

监查（monitoring）和稽查（audit）都是受申办者委托，对药物临床试验过程和相关文件开展的检查工作，是申办者监督临床试验质量的重要措施。监查更强调过程检查，稽查更强调系统性和独立性。

【流程】

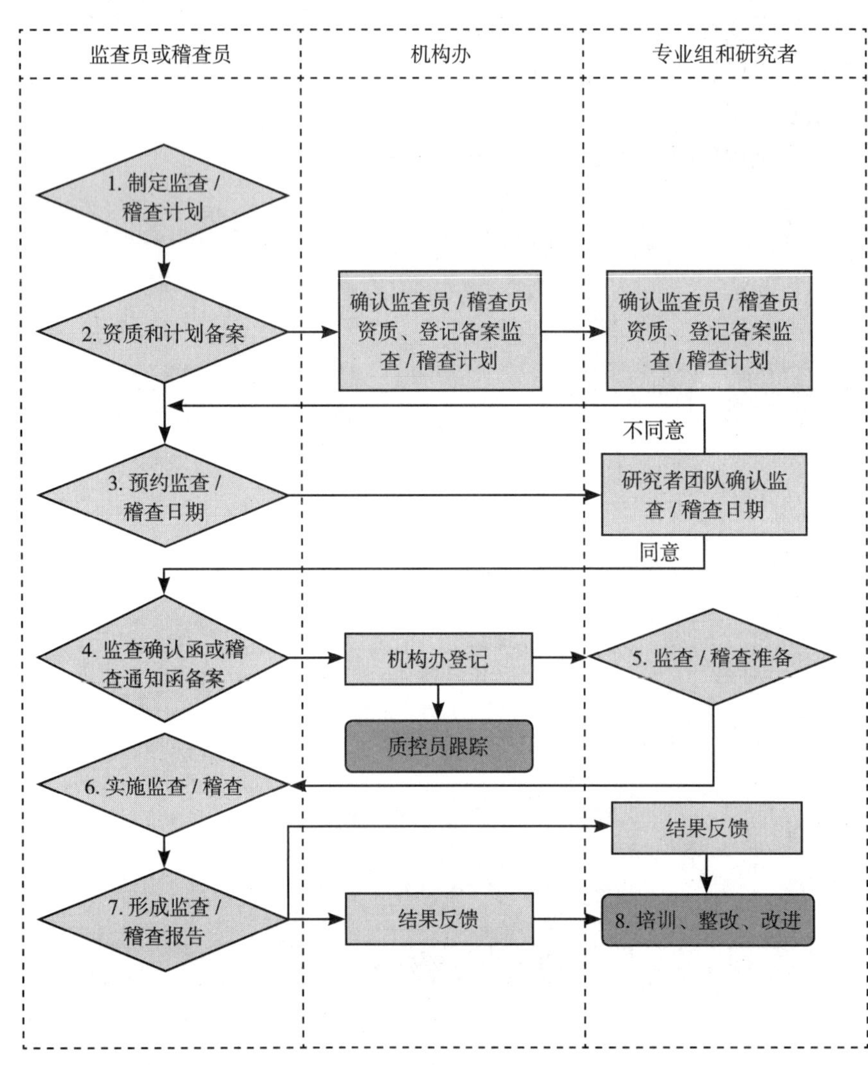

图 4–17–1　药物临床试验监查与稽查流程图

表 4-17-1　药物临床试验监查与稽查流程描述

<table>
<tr><th>步骤</th><th>描述</th><th></th></tr>
<tr><td rowspan="2">1. 制定监查 / 稽查计划</td><td>相关人员：申办者 /CRO 监查员或第三方稽查员</td><td rowspan="2">监查 / 稽查计划</td></tr>
<tr><td>（1）申办者委托资质合格人员进行监查或稽查
（2）承担监查或稽查的公司或人员根据临床试验的方案，制定监查 / 稽查的频次、内容、方式、质量控制措施、职责和要求等</td></tr>
<tr><td rowspan="2">2 监查员 / 稽查员资质和监查 / 稽查计划备案</td><td>相关人员：监查员 / 稽查员、机构办秘书或质控员</td><td rowspan="2">监查员 / 稽查员授权书、身份证复印件、简历、GCP 证书、机构监查员 / 稽查员记录表格、院内通行证</td></tr>
<tr><td>（1）机构指定项目负责人（一般为机构办秘书或质控员，具体根据各机构对临床试验项目分工的规定执行）负责项目相关监查、稽查人员的对接和联系
（2）监查员 / 稽查员资质审核
● 监查员 / 稽查员资质文件包括：稽查公司资质（若适用）、监查员 / 稽查员的授权书、身份证复印件、简历、GCP 证书
● 机构应拒绝资质不合格的监查员 / 稽查员
● 根据既往合作的经验，机构可选择拒绝某监查员 / 稽查员
（3）机构应建立监查员和稽查员资质备案记录，留下联系方式等，以便及时联系。可根据机构的实际情况，单独建表，或在项目列表中或 CTMS 中记录
（4）机构发放监查员 / 稽查员院内通行证，便于院内人员识别其身份，避免不明身份人员接触试验资料
（5）监查 / 稽查计划在机构办留档，以便机构质控跟踪</td></tr>
<tr><td rowspan="2">3. 预约监查 / 稽查日期</td><td>相关人员：监查员 / 稽查员、主要研究者（PI）、助理研究者（Sub-I）、资料管理员等</td><td rowspan="2">—</td></tr>
<tr><td>（1）监查员 / 稽查员联系 PI 或 Sub-I，预约监查 / 稽查日期，PI 或 Sub-I 在接到问询后，需要决定时间是否合适，一般的考虑因素如下：
● 临床试验关键人员能否到场
● 资料能否准备完整
● 溯源能否满足
● 空间能否满足
● 近期科室工作是否有冲突等
（2）PI 或 Sub-I 根据上述因素综合考虑之后，给予回复。若时间不合适需调整日期再预约，若可行，则进行下一步骤</td></tr>
<tr><td rowspan="2">4. 监查确认函 / 稽查通知函备案</td><td>相关人员：监查员 / 稽查员、机构办秘书或质控员、研究者团队</td><td rowspan="2">监查确认函、稽查通知函</td></tr>
<tr><td>（1）监查员 / 稽查员递交监查确认函 / 稽查通知函至机构办，机构办质控员安排跟踪质控
（2）监查员 / 稽查员递交监查确认函 / 稽查通知函至主要研究者，研究团队进行下一步工作</td></tr>
<tr><td rowspan="2">5 研究团队进行监查 / 稽查准备工作</td><td>相关人员：研究者团队、机构办质控员</td><td rowspan="2">专业组接待监查 / 稽查任务分工表</td></tr>
<tr><td>（1）安排监查 / 稽查陪同人员
（2）安排监查 / 稽查地点，必要时机构办可协助预定会场
（3）根据监查 / 稽查内容准备文件物资
（4）准备 LIS/HIS/PACS 系统溯源的电脑</td></tr>
<tr><td rowspan="2">6. 实施监查 / 稽查</td><td>相关人员：监查员 / 稽查员、机构办质控员、研究者团队</td><td rowspan="2">监查 / 稽查记录</td></tr>
<tr><td>（1）监查：
● 查看临床试验是否按照试验方案、标准操作规程（SOP）、《药物临床试验质量管理规范》（GCP）和相关法律法规要求实施、记录和报告
● 强调过程监查，及时发现问题，在过程中督促研究人员改正
● 项目启动时：重点监查研究人员资质，是否培训到位；设施设备条件，计量、校准证书是否在有效期内；SOP 的制定，是否满足试验全过程的需要，其可行性怎样
● 项目实施中：重点监查知情同意，是否过程规范，签署规范，签署数量与筛选例数吻合，更新的 ICF 是否及时签署；纳入排除标准，执行是否正确；试验记录，是否及时、准确、完整、易读；药物管理，是否交接清晰，全过程在规定温度中保存并有记录证明，出入库、发放、使用数量相互对应；生物样本管理，是否交接清晰，全过程在规定温度中处理、保存并有记录证明，出入库、使用数量相互对应；AE、SAE，是否处理及时，记录、报告规范；方案违背，是否记录、报告规范，有无补救措施；受试者，依从性如何，体现项目组管理能力；溯源，与试验产品安全性和有效性相关数据的准确性
● 项目随访结束：重点监查试验记录，是否可归属到记录者、记录是否准确、完整、各文件逻辑一致、能否持久保存
● 基于风险的中心化监查，依赖项目的电子化管理程度，临床试验机构的系统偏差更容易被发现
（2）稽查：
● 判定试验的实施过程和试验数据的记录、分析与报告是否与试验方案、标准操作规程（SOP）、《药物临床试验质量管理规范》（GCP）以及现行的相关法律法规的要求相符</td></tr>
</table>

续表

步骤	描述	
6. 实施监查 / 稽查	● 稽查强调系统性和独立性，通常在试验大部分工作已完成时进行 ● 稽查重点内容：①临床试验合规性：临床试验机构有与项目相适应的专业条件和设施设备、相关辅助科室及实验室、医疗信息管理系统、急危重症诊疗的设施设备人员配备与处置能力、伦理审查、临床试验批件或默示许可、遗传办批件或备案许可（如适用）；②临床试验项目：以研究数据的真实完整性为关注点，包括知情同意、筛选入组、随机化执行、药物管理、生物样本管理、原始记录与 CRF、盲态保持、统计分析、文件归档；③质量与风险管理：质量管理与风险管理、数据管理、独立数据监察委员会（如适用）、CRA/CRC 管理 ● 研究者团队有陪同人员解答现场疑问 ● 机构办质控员现场跟踪，收集监查 / 稽查中发现的问题	
7. 形成监查 / 稽查报告	相关人员：监查员 / 稽查员、PI、机构办质控员、机构办主任、机构主任 （1）报告通常将发现问题按问题的性质和影响程度分为：重大问题、主要问题、次要问题和建议 （2）监查员 / 稽查员向 PI 提供监查 / 稽查报告，或反馈发现问题 （3）监查员 / 稽查员向机构办提供监查 / 稽查报告，或反馈发现问题；根据每家机构的流程决定是否在此节点向机构办主任、机构主任汇报结果，各机构可根据自己的 SOP 进行调整	监查 / 稽查报告
8. 培训、整改、改进	相关人员：PI、研究者团队、机构办质控员 （1）机构办、PI 就发现问题对研究者团队进行培训 （2）研究者团队对发现问题进行分析，整改可补救问题 （3）向监查员 / 稽查员反馈培训、整改情况 （4）修订相关制度、SOP，固化改进措施	监查 / 稽查问题反馈报告、培训记录；相关制度、SOP

【常见问题及注意事项】

1. 监查员基础素质不够、培训不足

中国药物临床试验事业正在蓬勃发展，数量激增的临床试验需要大量的监查员加入，在现实供需不平衡的情况下，导致有的基础素质不够或培训不到位的监查员上岗工作。研究者和机构办在和监查员沟通接触的过程中，若发现监查员未按监查计划工作，不履行监查职责；或沟通能力欠缺，严重影响试验进度，研究者作为临床试验质量的直接责任人，机构办作为临床试验质量直接管理者，应该向监查员的雇佣公司（申办者或合同研究组织 CRO）提出更换申请。若 CRO 没有能力派出合格监查员，可以联系申办者，建议更换 CRO。

2. 临床医生 GCP 知识掌握不足

中国临床医生临床任务繁重，他们大部分精力花在诊疗工作上，部分研究人员对 GCP 知识掌握不足，可能被监查员或稽查员误导。需要各机构定期举办 GCP 培训，加强研究者的 GCP 知识学习，提升临床试验能力；另外，研究者在遇到实际问题时，可以与机构办质控员以及其他有经验的研究者沟通，综合多方建议采取措施，不然，可能会因个人片面理解而酿下错误。例如：

（1）某项目知情过程记录："向受试者及家属详细讲解项目详细信息"，CRA 监查时提出："如果向家属和受试者同时知情，需要两者均签署知情同意书，要求家属回院补签知情"。这样要求是否合理？

本案例中如果受试者是完全民事行为能力人，家属不能代表受试者本人，故不能签署知情同意书。只有当受试者无民事行为能力或无法阅读时才需要代理人或公正见证人的协助。

ICH–GCP E6（R2）4.8.8："在受试者参加试验之前，受试者或受试者的合法可接受代表以及执行知情同意讨论的人应亲自签署知情同意书并注明日期。"

GCP（2020 版）第二十三条："（七）受试者或者其监护人，以及执行知情同意的研究者应当在知情同意书上分别签名并注明日期，如非受试者本人签署，应当注明关系。"

ICH–GCP E6（R2）1.37："法定监护人指在适用法律下，被授权可代表受试者同意参加临床试验的个人，或司法人员或其他主体。"

（2）某项目已开展 1 年，申办者在稽查时发现机构的 HIS 系统病历记录存在前后不一致且信息不完整，随即做出要求在 HIS 系统中召回病历并进行修改完善，完成后还须将纸质版病历进行相应替换。由于该机构的 HIS 系统无法保存修改痕迹，这样操作是否恰当？

由于修改系统无法保存修改痕迹，不符合 ICH–GCP E6（R2）规定的源数据修改可溯源性，会被质疑数据真实性，故不建议这样操作。建议在归档的纸质病历中，请研究者手写补充和修改相应记录，并签名签现在的日期，作为核证副本继续存档在病案室。当然，如果该机构的 HIS 系统可保存修改痕迹，在修正依据充分的情况下，可进行电子病历修改。

ICH-GCP E6（R2）4.9.0："研究者 / 机构应当保留足够和准确的原始文件和试验记录，包括中心每个试验受试者相关的观察。源数据应该是有来源的、清晰的、时间一致的、原始的、准确的和完整的。源数据的修改应该是可溯源的、不能遮掩最初的记录，必要时应进行解释（例如通过稽查轨迹）。"

GCP（2020 版）第二十五条："（二）研究者应当确保所有临床试验数据是从临床试验的源文件和试验记录中获得的，是准确、完整、可读和及时的。源数据应当具有可归因性、易读性、同时性、原始性、准确性、完整性、一致性和持久性。源数据的修改应当留痕，不能掩盖初始数据，并记录修改的理由。以患者为受试者的临床试验，相关的医疗记录应当载入门诊或者住院病历系统。临床试验机构的信息化系统具备建立临床试验电子病历条件时，研究者应当首选使用，相应的计算机化系统应当具有完善的权限管理和稽查轨迹，可以追溯至记录的创建者或者修改者，保障所采集的源数据可以溯源。"

ICH-GCP E6（R2）1.51："源数据：临床试验中的临床发现、观察或其他活动的原始记录及核证副本中的全部资料，它们对于重建和评价试验是必要的。源数据包含在源文件中（原始记录或核证副本）。"

GCP（2020 版）第十一条："（三十二）源数据，指临床试验中的原始记录或者核证副本上记载的所有信息，包括临床发现、观测结果以及用于重建和评价临床试验所需要的其他相关活动记录。"

ICH-GCP E6（R2）1.63 核证副本：经核实（如注明日期的签字或通过可验证的程序产生的），与原始记录有相同信息（包括描述数据的上下文、内容和结构）的副本（无论使用何种媒介类型）。

GCP（2020 版）第十一条："（三十四）核证副本，指经过审核验证，确认与原件的内容和结构等均相同的复制件，该复制件是经审核人签署姓名和日期，或者是由已验证过的系统直接生成，可以以纸质或者电子等形式的载体存在。"

3. 注意事项

（1）国内外同行已达成共识："基于风险的监查"比 100% 数据溯源对试验质量的把控更有效，"基于风险的监查"更能及时发现临床试验中影响质量和安全的系统性问题，同时减少监查的成本。而目前电子化数据管理系统的普遍应用也为基于风险的监查，特别是中心化监查提供了条件，随着试验数据电子化程度越来越高，未来现场监查将越来越少。

（2）监查员可能来自申办者内部，或来自申办者委托的 CRO；稽查员通常来自申办者委托的第三方组织或个人，稽查员要有独立性，不受申办者或药物临床试验机构和研究者意志的影响。

（3）申办者是临床试验数据质量和可靠性的最终责任人，应监督被委托方承担的各项工作。申办者或 CRO 应建立临床试验质量保证体系并实施质量保证和质量控制，这些质量保证和质量控制的措施体现在试验方案的设计中，监查和稽查能督促措施的实施执行。

（4）稽查员可能由申办者 /CRO 聘请的业内专家担任，仅在稽查当天到达研究中心，前期沟通、备案事宜可由申办者 /CRO 代表完成。

（5）监查员和稽查员有时会受自身经验所限，提出的建议并不一定都完全正确，研究者应加强 GCP 学习，遇到问题多思考为什么，辩证地接受整改意见。

（6）关于要求向机构办提供监查 / 稽查报告，有的申办者会认为该文件是公司内部受控文件，不便于提供，机构办可根据情况灵活掌握，比如可以请监查员 / 稽查员另外做一个非正式报告，或者口头反馈，方便机构和研究者根据监查 / 稽查中发现的问题，有针对性地培训研究团队，整改提升临床试验能力。

【附件】

专业组接待监查 / 稽查任务分工表（参见附录表 4-17-1）

参考文献

[1] FDA. 基于风险的监查方法（A Risk-Based Approach to Monitoring）.https://www.fda.gov/regulatory-information/search-fda-guidance-documents/oversight-clinical-investigations-risk-based-approach-monitoring.

[2] 苏娴，崔孟珣 . 基于风险的监查在临床试验中的应用和挑战［J］. 中国新药与临床杂志，2018（6）：332-336.

[3] 王少华，王征旭，王豪，等 . 临床试验通用稽查标准［J］. 药物评价研究，2019，42（06）：26-33.

（王美霞　贾　敏）

第十八章　药物临床试验结题

【目的】

药物临床试验结题的时间范畴并没有严格意义上的界定，通常可以理解为从临床试验主体内容结束，到分中心小结 / 临床试验总结报告盖章的收尾过程。各研究单位的结题流程可能不尽相同，该章节旨在帮助申办者 /CRO 和研究者了解以下情况：

（1）药物临床试验结题的一般流程。

（2）药物临床试验结题需要完成的工作。

（3）药物临床试验结题的常见问题。

【流程】

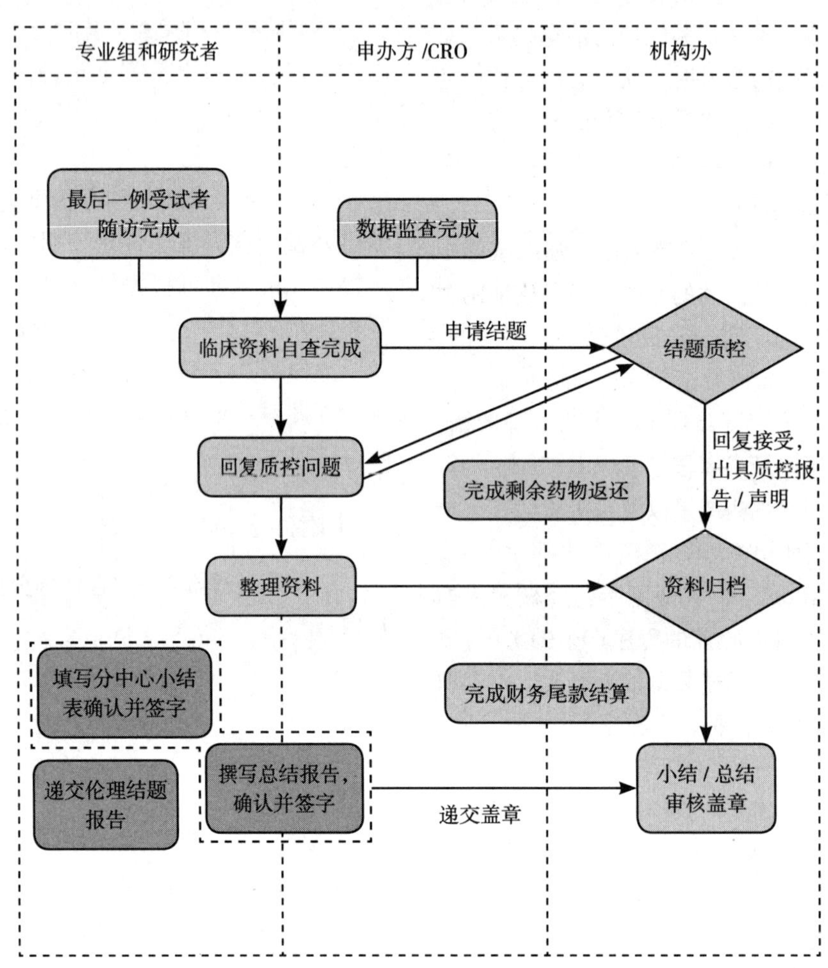

图 4-18-1　药物临床试验结题流程图

表 4-18-1　药物临床试验结题流程描述

步骤	描述	文件
1. 临床试验结题准备工作	相关人员：申办者 /CRO 的 CRA、研究者、CRC、药师 （1）受试者随访全部结束。 （2）临床资料监查全部完成。 （3）研究者自查全部完成。 （4）数据库锁定，统计报告完成。 （5）剩余药物回收。 （6）临床资料整理完成。	相关 SOP 或工作流程

续表

步骤	描述	文件
2 提出临床试验结题申请	相关人员：申办者 /CRO 的 CRA、研究者、机构办质控员	同上
	（1）临床试验主体工作完成，申办者 /CRO 或研究者完成监查、稽查、自查等工作，向机构办公室提出结题申请 （2）机构办公室告知结题流程及结题需完成内容 （3）机构办公室安排质控人员进行结题质控	
3. 完成临床试验结题内容	相关人员：申办者 /CRO 的 CRA、研究者、机构办公室、档案室、伦理委员会	同上
	（1）机构办公室质控人员进行结题质控，研究者根据质控意见完成回复，直至质控人员接受全部问题回复，出具质控报告 / 声明	
3. 完成临床试验结题内容	（2）CRA 与研究者根据归档资料目录和归档要求完成资料整理，与档案管理员共同确认归档资料齐全，完成归档（当分中心小结 / 临床试验总结报告完成周期较长时，通常会先进行已完成资料的归档） （3）机构办公室确认尾款结算完成 （4）研究者向伦理委员递交结题报告 （5）分中心小结 / 临床试验总结报告研究者确认、签字 （6）机构办公室主任审核通过批准盖章 （7）机构办公室秘书完成盖章 （8）分中心小结 / 临床试验总结归档	同上

【常见问题及注意事项】

1. 不清楚临床试验结题申请时间节点

临床试验结题申请是由申办者 /CRO 或者研究者向机构办公室提出。不同的临床试验机构项目结题申请的要求可能有所不同。总体来说应该在临床试验主体工作完成后进行，包括最后一例受试者观察和随访结束，数据收集完成，剩余药物已回收，资料已按要求进行整理，监查、稽查、自查、机构阶段性质控等工作已完成，数据库锁定等等。这个时候可以向机构办提出结题申请，或预约结题质控。在机构办结题质控同时，完成统计报告、分中心小结 / 总结报告及其他试验结题需要完成的内容。对于提前终止的试验，在申办者向研究者、机构办、伦理委员会出具终止试验告知函时就可申请结题，并按照归档资料要求进行资料整理，完成归档结题。

2. 不明确临床试验结题需要完成的工作内容

完整的试验结题通常需完成：①申办者 /CRO 和研究者的项目自查，并按照机构办要求填写自查表或声明；②研究者回复机构办结题质控提出的问题，质控员确认回复后出具结题质控报告或声明；③按照资料归档目录和归档要求整理资料，与档案管理员完成资料清点和归档；④尾款结算；⑤剩余药品返还；⑥伦理结题报告递交；⑦分中心小结表 / 总结报告研究者确认签字；⑧结题审核通过，分中心小结 / 总结报告盖章。

3. 部分临床试验结题效率低下

提高临床试验结题效率，尤其是多中心临床试验的结题，CRA 的协调工作非常重要。首先从最后一例受试者随访结束，临床研究资料监查收尾的时候，CRA 就可以跟该中心机构办的工作人员咨询结题流程和必需的文件，因为各中心的流程或多或少都有些差别，所以建议各中心都提前沟通，做到心中有数，提早准备。比如尾款结算，要尽早将尾款支付申请提交给付款方财务。其次，要有统筹能力。结题的很多流程并不是单箭头的先后顺序展开，而是可以同时进行。比如分中心小结 / 临床试验报告和伦理结题报告可以同时进行，小结 / 总结内容确认后，伦理结题报告就可以一起给研究者签字。当然，还有特别重要的一点，要有良好的沟通能力。与研究者保持良好的沟通，能够及时从研究者那里获得需要的文件、签字；与机构办公室的工作人员沟通良好，能够少走弯路，提高办事效率。

（元唯安　朱蕾蕾）

第十九章　药物临床试验报告的撰写与审核

【撰写要求】

药物临床试验报告又称临床研究报告（clinical study report，CSR），是对药物临床试验过程、结果的总结，是评价拟上市药物有效性和安全性的重要依据，是药品注册所需的重要文件。药物临床试验报告承载着有效性、安全性的信息，是审评人员评估药物的主渠道信息之一。其内容的客观、真实、准确至关重要。自 2017 年 9 月 1 日起，故意提供虚假药物临床试验报告及相关材料的，将按“故意提供虚假证明文件”罪获刑。众所周知，“真实性问题”的红线是碰不得的，所以报告撰写中最多的还是“技术”问题。需要特别注意报告内容的完整性和报告结论分析的充分性。在试验基本内容中，注意不是对方案内容的简单复制，而是在试验方案指导下，根据实际执行情况做出必要的详细描述；而试验结论，也不是对统计分析报告数据结果的简单照抄和批注，需要从临床角度对安全性、有效性结果进行认真分析、总结、归纳，对试验药物的风险 / 受益做出整体评估，为后续的研究和申请上市提供充分的依据。最后还要注意，报告后的附件要按照审评资料的要求附加齐全，所有电子文档符合 CTD 格式。

根据 2020 版《药物临床试验质量管理规范》第三十五条“申办者应当选用有资质的生物统计学家、临床药理学家和临床医生等参与试验，包括设计试验方案和病例报告表、制定统计分析计划、分析数据、撰写中期和最终的试验总结报告”的规定，药物临床试验报告应该由临床研究机构的 PI 为主撰写，但新药临床试验发起和组织的主体是申办者，药物临床试验报告的撰写当然也是申办者的责任。通常实际撰写的主体，却不一定是申办者。申办者可能将该任务委托给有资质的 CRO，也可能是主要研究者。但主要研究者通常都有繁忙的临床工作，同时兼有教学和科研任务，所以让主要研究者来撰写试验报告可操作性差。所以，CSR 大多还是申办者 /CRO 专门的人员来撰写，通常是公司医学部人员。在我国，Ⅰ期临床试验的总结报告更多以主要研究者的团队为主撰写，这点与其他国家比较类似。在申办者 /CRO 不具备药物临床试验报告撰写能力的时候，在合同拟定之初即可商定总结报告由谁来撰写。无论药物临床试验总结报告由何方撰写，报告的内容都要由申办者 /CRO、主要研究者共同审阅确认，撰写人员负责根据各方的审阅意见进行修改，直至各方均没有异议，最终确认签字。各参与方对试验报告的真实性、完整性均负有相应责任。

目前药物临床试验报告撰写可以参考的指导原则有国内的《化学药物临床试验报告的结构与内容技术指导原则》《中药、天然药物临床试验报告的撰写原则》，还有 ICH 的《Structure and content of clinical study reports》。这些指导原则已为 CSR 的撰写提出了原则框架，列出了报告中应涵盖的基本点。通常这些内容都是必须涵盖的，比如可能会被忽略的伦理审查相关信息，详细的随机分组方法、盲法设计方法，试验药物的批号、效期、保存条件，不良事件的数据列表、不良事件或重要不良事件的详细描述，试验方案的偏离等等。当然，指导原则不可能做到完全细化，试验报告可根据临床研究项目的特点和具体情况，对结构和内容进行适当的调整。

NMPA 于 2020 年发布的《化学药品注册受理审查指南》（试行，第一部分、第二部分）与《生物制品注册受理审查指南》（试行，第一部分、第二部分、第三部分）均明确规定“申报资料应根据《M4：人用药物注册申请通用技术文档（CTD）》（以下简称 CTD）整理，目录及项目编号不能改变，对应项目无相关信息或研究资料，项目编号和名称也应保留，可在项下注明‘不适用’并说明理由”。2016 年更新的《M4（R4）：人用药物注册通用技术文档的组织（中文版：征求意见稿）》及《M4E（R2）：人用药物注册通用技术文档：有效性部分（中文版：征求意见稿）》中关于“模块 5：临床研究报告”章节建议使用《ICH E3：临床研究报告的结构和内容》中的格式组织研究报告、其他临床资料以及参考文献。

现行 ICH E3 为 1995 年更新版本，共有 16 小结及 9 个附录。包括标题页、概要、个例临床研究报告目录、缩略语和术语定义表、伦理学、研究者和研究管理结构、简介、研究目标、研究计划、研究患者、疗效评估、安全性评价、讨论和总体结论、参考但不纳入文本的表格、图示和图表、参考文献列表、附录。主要内容如下：

标题页：应包含方案编号、方案版本号和制定日期、试验标题、试验用药物信息（名称、规格）、适应证、试验分期、试验周期（试验起始和完成日期）、主要研究者和申办者基本信息（姓名、单位、地址、联系方式）、报告版本修订（日期和内容）、声明本试验是否严格按照 GCP 规范和试验方案执行操作。

概要：应使用具体数据来说明结果，而不仅仅是文字或统计学结果（显著性水平，试验药物是否优效、等效、非劣效于对照药物）。

伦理学：应包括伦理委员会［名称、经伦理委员会讨论审批的文件（可添加伦理批件汇总表）］，声明本试验伦理审批过程符合 GCP、赫尔辛基宣言及国内相关法律法规的要求，简要描述受试者知情同意过程。

研究计划：应包括研究总体设计、随机、受试者入选条件（入排标准、剔除标准、脱落标准）、试验流程及过程概述、试验用药（药物信息、用法用量）、盲法、受试者依从性、评价指标（疗效指标、安全性指标）、合并用药、质量保证、统计方法与样本量。

研究患者：应包括受试者分布情况、特殊情况说明（方案偏离 / 违背、其他特殊情况）。

疗效评估：应包括数据结构（数据集划分）、人口学和其他基线特征、用药依从性、受试者个体研究数据和列表、疗效分析（主要疗效分析、次要疗效分析）、药物剂量 - 浓度 - 效应关系、疗效结论。

安全性评价：应包括不良事件（概要、小结表以及分析）、严重不良事件（小结、详细过程、分析）、临床实验室评价（按受试者随机号报告临床实验室检查异常值、实验室检测指标评价）、生命体征、体格检查和其他安全性相关观察结果、安全性评价结论。

讨论和总体结论：应简明扼要地对研究疗效和安全性结果进行汇总讨论，该部分不应重复疗效评估和安全性评价内容，也不能产生新结果。应根据主要 / 次要指标明确药物的疗效，分析研究过程发生的不良事件，应对严重不良事件、不良反应及非预期严重不良反应重点关注。

附录：应包含试验报告中需要的附件列表（试验基本信息、受试者信息、安全性数据等）、试验概要、主要或协调研究者或申办者负责的医学专员签名、研究设计和评估计划表、受试者处置、退出研究的受试者列表、疗效分析中排除的受试者和信息列表、统计学 / 分析内容和指南。

【流程】

临床试验完成后，需要进行数据清理、数据库锁定和统计分析，完成统计分析报告后进行临床总结报告的撰写工作。临床总结报告撰写过程需要临床试验各方参与，完成临床总结报告初稿后，一般会邀请参与试验的生物统计学家、临床药理学家、临床医生和申办者等参加总结报告讨论会，对临床试验过程中的入选、排除问题，数据集划分问题，合并用药问题，有效性、安全性和其他重点问题进行沟通讨论并最终确定。临床研究报告应符合相关指导原则要求，临床研究报告标题页应提供申办者签字及盖章、主要或协调研究者签字、负责或协调研究单位名称、统计学负责人签字和统计单位名称，临床研究报告应提供申办者负责医学专员的签名。

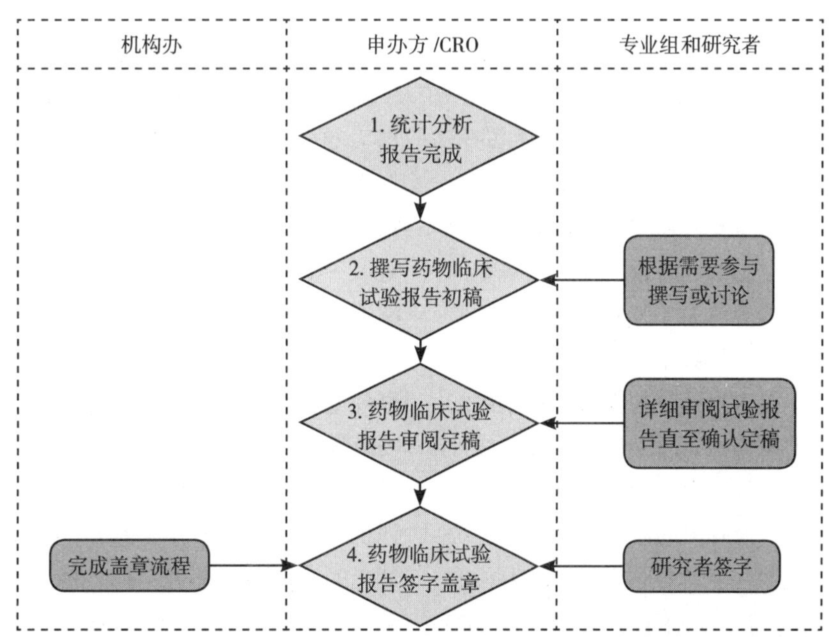

图 4-19-1　药物临床试验报告的撰写与审核流程图

表 4-19-1　药物临床试验报告的撰写与审核流程描述

步骤	描述	文件
1. 药物临床试验报告撰写条件具备	相关人员：申办者或 CRO 的项目负责人、报告撰写人员、统计人员、研究者	
	（1）临床试验相关数据收集完毕并锁库，盲法试验完成二次揭盲，临床试验统计报告完成 （2）明确合适的药物临床试验报告撰写人员	
2. 依据药物临床试验报告框架结构完成报告内容	相关人员：申办者或 CRO 的项目负责人、报告撰写人员、研究者	临床试验方案、临床试验统计分析报告、《化学药物临床试验报告的结构与内容技术指导原则》《中药、天然药物临床试验报告的撰写原则》
	（1）依据临床试验方案、统计分析报告及相关指导原则，确定 CSR 整体框架结构，举例如下： ● 报告首篇内容：封面标题、目录、研究摘要、伦理学相关资料、试验研究人员、缩略语 ● 报告主体内容：引言、试验目的、试验设计（试验总体设计及方案的描述、试验设计及对照组选择的考虑、研究对象的选择、试验过程、有效性和安全性指标、数据质量保证、统计处理方案及样本量确定、试验进行中方案的修改等）、试验结果（受试者的描述、试验方案的偏离、有效性评价、安全性评价、讨论和结论） ● 主要参考文献，附录 （2）当涉及药物临床疗效评价、安全性评价、试验药物的风险 / 受益评价等重要内容时，需要申办者或 CRO 的项目负责人、报告撰写人员、研究者共同讨论后撰写，避免对统计分析报告数据的简单照搬	
3. 药物临床试验报告审阅与确认	相关人员：申办者或 CRO 的项目负责人、CRA、报告撰写人员、研究者	相关 SOP 或工作流程
	（1）CSR 初稿完成，根据申办者或 CRO 的相关 SOP 或工作流程完成内部审阅 （2）报告撰写人员根据内部审阅意见完成修订 （3）CRA 联系研究者，将 CSR 初稿交研究者审阅 （4）报告撰写人员根据研究者审阅意见完成修订，再由各方审阅确认 （5）根据实际情况，申办者、CRO、研究者可能会进行多轮审阅、修订、讨论，直到对 CSR 内容没有异议，CSR 定稿	
4. 药物临床试验报告签字盖章	相关人员：申办者或 CRO 的项目负责人、CRA、统计人员、主要研究者、机构办公室主任	相关 SOP 或工作流程
	根据资料申报要求，完成申办者、CRO（如有）、临床研究单位、统计分析单位等相关负责人的报告签字及单位盖章	

【常见问题与注意事项】

1. 没有认识到药物临床试验报告的重要性和撰写要点

药物临床试验报告承载着有效性、安全性的信息，是审评人员评估药物的主渠道信息之一。其内容的客观、真实、准确至关重要。需要特别注意报告内容的完整性和报告结论分析的充分性。在试验基本内容中，注意不是对方案内容的简单复制，而是在试验方案指导下，根据实际执行情况做出必要的详细描述；而试验结论，也不是对统计分析报告数据结果的简单照抄和批注，需要从临床角度对安全性、有效性结果进行认真分析、总结、归纳，对试验药物的风险 / 受益做出整体评估，为后续的研究和申请上市提供充分的依据。最后还要注意，报告后的附件要按照审评资料的要求附加齐全，所有电子文档符合 CTD 格式。

2. 部分主要研究者没时间撰写临床试验报告，也不清楚临床试验报告的审阅重点

作为一个可能身兼医教研工作的繁忙研究者，一个随机、双盲、多中心的临床试验报告可能比一部大部头专业书还难啃，但是最后要在报告上签名盖章，对报告内容负责，绝对马虎不得。有没有什么审阅的窍门呢？第一，安全性评价内容，可以请 CRC 再核对一下，本中心的 AE 是不是都写进报告了（有无 AE 漏报是数据现场核查的一个重点）。AE 的术语是否都比较规范，描述都比较准确，尤其是如果有严重不良事件或者重要不良事件的情况，更要重点审阅。还有安全性评价的结论是否是客观的、准确的。第二，疗效评价内容，重点看疗效评价的结论是否可依据疗效评价具体统计结果客观得出，受试药的有效性及临床意义的评价结论是否是科学的、准确的。第三，方案偏离情况，确认本中心的方案偏离情况是否都写入报告，与递交伦理的内容相一致，对方案偏离的分析是

否是合理的。第四，合并用药情况，该部分内容可能较多，如试验过程质控较好，监查足够细致，可以保证该部分数据的准确性，也可不再核对。

参考文献

[1]国家食品药品监督管理总局药品审评中心. 化学药物临床试验报告的结构与内容技术指导原则[EB/OL]. http://www.doc88.com/p-8458522631884.html 2007，2020-02-22.

[2]国家食品药品监督管理总局药品审评中心. 中药、天然药物临床试验报告的撰写原则[EB/OL]. https://www.drugfuture.com/library/source/4133.html，2020-02-22.

[3]薛斐然. 中药新药临床试验报告撰写常见问题分析. 中国新药杂志 2016，25(18)：2082-2084.

[4]王海南，张磊.《中药、天然药物临床试验报告撰写原则》的新要求. 中药新药与临床药理，2007，18(2)：155-157.

（元唯安　朱蕾蕾　龙健晶）

第二十章　药物临床试验的外部协作

第一节　申办者/CRO 的沟通与协作

【目的】

实现申办者/CRO 与研究机构的高效沟通与协作对提高药物临床试验质量及效率具有重要意义，如何实现高效沟通与协作，申办者/CRO、研究机构要注意哪些细节问题本节将进行阐述。

（1）申办者/CRO 在与机构办公室（以下简称“机构办”）沟通时的注意事项。

（2）提高沟通效率时应该在机构内部需要解决哪些问题。

【流程】

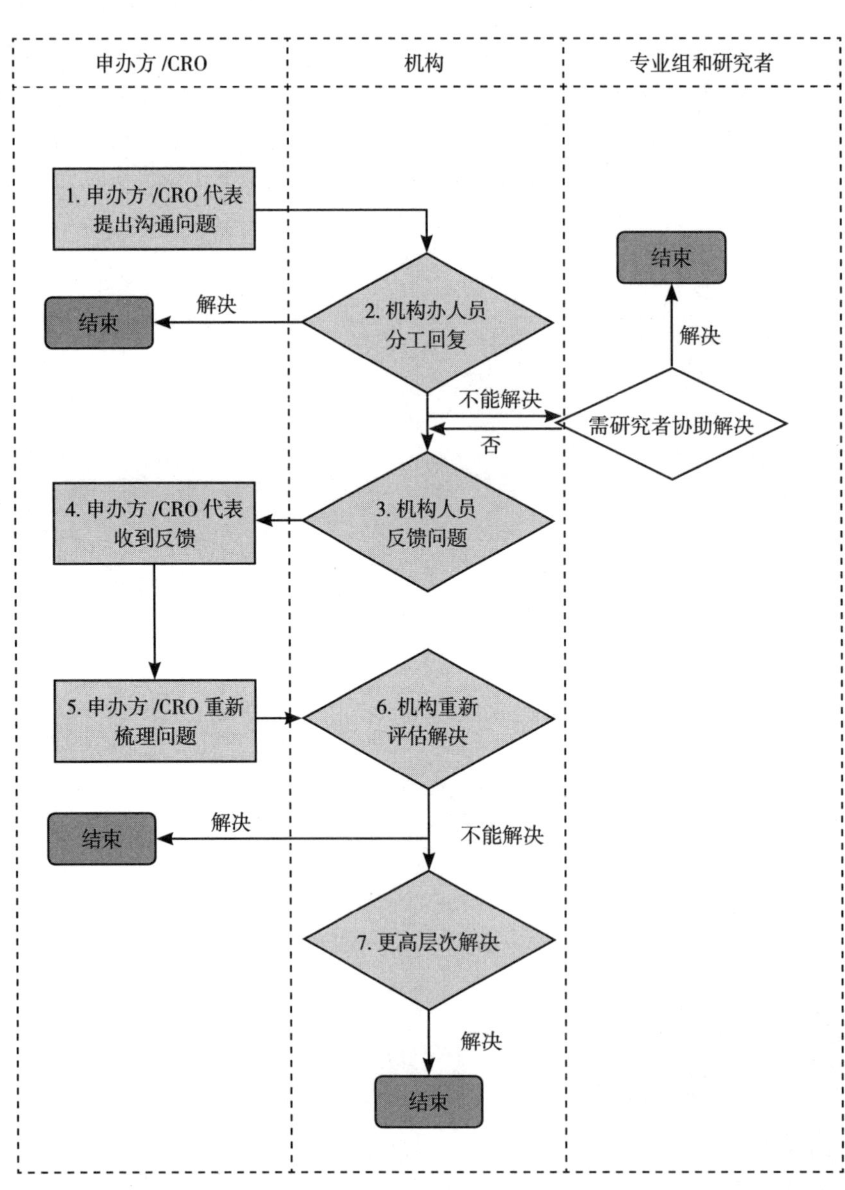

图 4-20-1　药物临床试验外部协作流程图

表 4-20-1　药物临床试验外部协作流程描述

<table>
<tr><th>步骤</th><th>描述</th><th>文件</th></tr>
<tr><td rowspan="2">1. 申办者 /CRO 代表沟通</td><td>相关人员：申办者 /CRO、CRA、项目经理、总监等、机构办、秘书 / 项目管理等工作人员（不同机构办可能有不同的人员定义）</td><td rowspan="2">申办者 /CRO 管理制度及 SOP、机构管理制度及 SOP</td></tr>
<tr><td>（1）申办者 /CRO 就具体问题同机构办联系沟通
（2）申办者 /CRO 指定专人就某项目与机构办联系，避免多人重复就同一问题进行沟通</td></tr>
<tr><td rowspan="2">2. 机构办回复</td><td>相关人员：机构办秘书 / 项目管理、机构办主任、研究者（包含 PI）</td><td rowspan="4">机构管理制度及 SOP</td></tr>
<tr><td>（1）机构内部建立明确的人员分工、联系方式、工作流程等，并网上公布
（2）机构办接到沟通问题按照工作流程在机构办规定的时间窗内尽快解答 / 解决
（3）若需要机构办主任协调解决应尽早汇报机构办主任
（4）若需要承担项目的专业组和 / 或主要研究者（PI）协助解决应尽早联系专业组和 / 或 PI
（5）原则上机构办实行首问负责制，确保问题能及时得到回复和处理</td></tr>
<tr><td rowspan="2">3. 机构人员反馈问题</td><td>相关人员：机构办工作人员、申办者或 CRO 代表</td></tr>
<tr><td>（1）若申办者 /CRO 代表的问题不明确，或不同代表沟通的问题不完全一致，机构办工作人员将相关问题反馈申办者 /CRO
（2）反馈时间窗要尽量缩短，提高机构工作运行效率</td></tr>
<tr><td rowspan="2">4. 申办者 /CRO 代表收到反馈</td><td>相关人员：申办者或 CRO 代表</td><td rowspan="4">申办者 /CRO 管理制度及 SOP</td></tr>
<tr><td>（1）申办者 /CRO 接到机构办工作人员问题反馈后应及时再次评估
（2）必要时与机构管理人员再次沟通</td></tr>
<tr><td rowspan="2">5. 申办者 /CRO 重新梳理问题</td><td>相关人员：申办者或 CRO 代表</td></tr>
<tr><td>（1）申办者或 CRO 在对机构反馈进行评估基础上，梳理出明确的问题及需求
（2）申办者或 CRO 代表就梳理后的问题指定专人与机构办工作人员联系，同时要尽量保证沟通人员与前序沟通人员为同一人</td></tr>
<tr><td rowspan="2">6. 机构重新评估解决</td><td>相关人员：申办者或 CRO 代表、机构办工作人员</td><td rowspan="4">机构管理制度及 SOP</td></tr>
<tr><td>机构办工作人员针对申办者或 CRO 梳理反馈的问题进行解决及反馈</td></tr>
<tr><td rowspan="2">7. 更高层次解决</td><td>相关人员：机构办主任、机构管理层、专业主任、主要研究者（PI）等</td></tr>
<tr><td>如机构办秘书 / 项目管理按常规无法解决的问题，及时汇报机构办主任，必要时组织专业组和机构或医院管理层协调解决</td></tr>
</table>

【常见问题及注意事项】

1. 申办者 /CRO 对需要沟通的问题不明确

实际工作中部分申办者 /CRO 对需要与研究机构沟通的问题不明确。如申办者 /CRO 代表关于临床试验药物管理方面的问题在与机构沟通时只是泛泛而谈临床试验药物管理的总要求，没有明确机构需要做哪些工作或做某些特殊准备，试验药物管理时如药物的检验报告、运输条件等都是申办者 /CRO 负责实施的，如果与机构沟通诸如此类问题应该不会有明确的答案，临床试验药物管理应该与机构沟通有无中心药房、有无冰箱等保存设施，以确保机构药物管理能够满足临床试验药物管理要求。

2. 同一问题申办者 /CRO 不同人员表述不一致

对同一个问题既有监查员与机构沟通，也有项目经理与机构沟通，更有甚者监查员与项目经理对同一问题的表述不完全一致，导致机构办工作人员也无所适从，为增加沟通效率建议申办者 /CRO 尽量指定一人与机构进行沟通。

3.CRO 未事先将重点合同条款由谁最终确定等事宜充分告知机构

如研究经费、受试者保险等方面有的还是由申办者最后决定，CRO 只是从中转述申办者或研究机构的意见，但是事先 CRO 并未将此情况告知机构，导致沟通效率低下，因此建议 CRO 应充分获得申办者授权，如因特殊情况无法获得全部授权，应在项目立项时明确说明，需要申办者参与决定的事项应让申办者直接与研究机构进行协商。

4. 研究机构的办事流程及反馈时间节点不明确

研究机构内部要建立明确的办事流程，如公示哪类问题由谁负责，要避免临床试验实施过程中的小问题直接与机构管理者如机构办主任沟通。机构办公室要有高度的服务意识，内部建立明确的责任机制，并把人员分工及联系方式进行公示，同时要做好申办者 /CRO 与研究者之间沟通的桥梁作用。在制度设计上要考虑能用电话或网络办事解决的尽量不用现场面对面沟通，并制定明确的问题反馈时间节点，若暂时不能解决或不能解决的问题也要及时反馈申办者 /CRO。

5. 各方沟通反馈无记录，进行重复沟通

申办者 /CRO 在与研究机构沟通时尽量以书面邮件形式沟通，书面内容尽量做到条理清晰、简单明了，机构在收到相关书面沟通文件后尽快以书面形式邮件回复办理，若确实需要现场沟通的也要做好书面记录，双方备案。研究机构可以定期（如每周）梳理还有哪些沟通未办理，以增加管理效能，提高沟通效率。

6. 主要研究者（PI）工作繁忙无时间与申办者 / CRO 代表沟通

临床实际情况是很多 PI，尤其是在学术界有很高声望的 PI 平时的医教研任务繁重，无更多时间与申办者 /CRO 代表沟通，导致很多需要 PI 决定的学术问题或其他需要沟通的问题迟迟不能得到解决，从而导致沟通效率低下。针对这类问题研究机构内部应该建立制度，在承接项目之前要保证承接临床试验项目的 PI 具有沟通的意愿、时间及渠道，比如可以考虑控制 PI 承接项目的数量上限、设立 PI 接待时间、指定经充分授权且具有较高学术能力的 Sub-I 等等。

第二节　SMO 的沟通与协作

【目的】

药物临床试验现场管理组织（SMO）对提高临床试验质量具有重要作用，在实践中也发现 SMO 与研究机构之间在沟通与协作方面还存在沟通不畅及效率低下的问题，如何实现高效沟通与协作，SMO、研究机构要注意哪些细节问题，本节将进行阐述。

（1）知晓 SMO 在与机构沟通时的注意事项。

（2）提高与 SMO 沟通效率及明确机构内部需要解决哪些问题。

【流程】

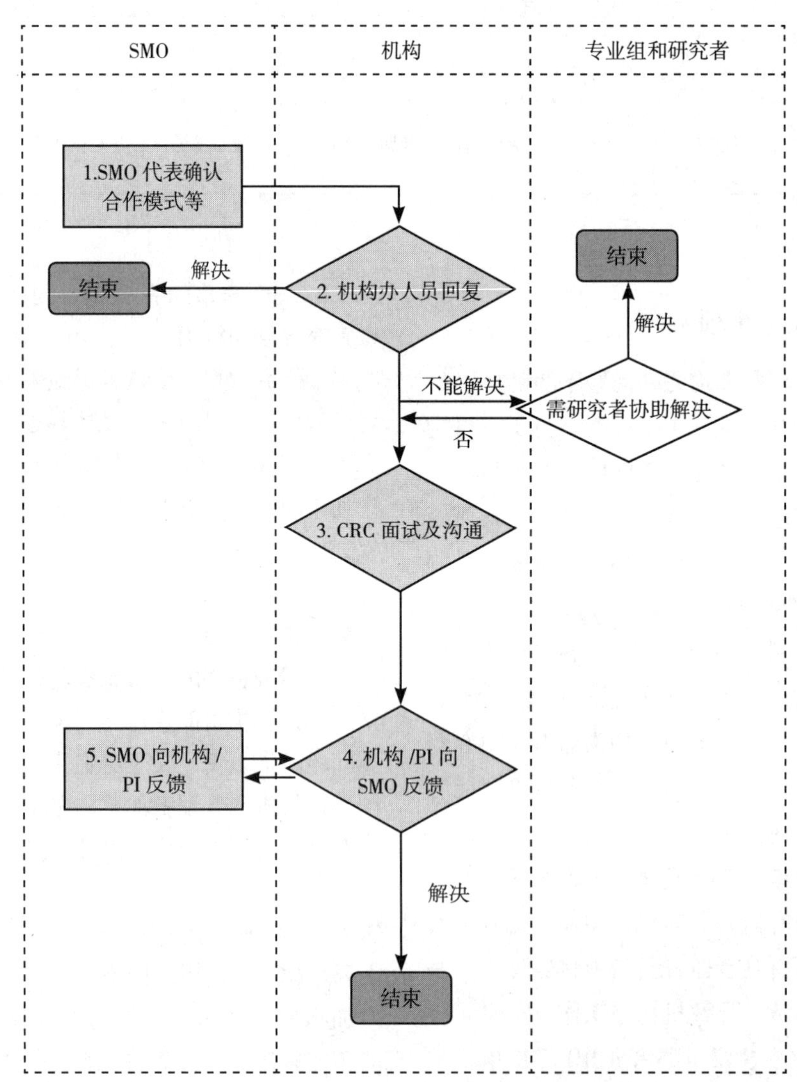

图 4-20-2　SMO 的沟通与协作流程图

表 4-20-2　SMO 的沟通与协作流程描述

步骤	描述	文件
1. SMO 代表沟通	相关人员：SMO、机构办工作人员	SMO 管理制度及 SOP、机构管理制度及 SOP
	（1）SMO 就合作模式与机构进行沟通 （2）SMO 重点要确认合作模式、费用支付方式、CRC 工作场所安排、CRC 人员资质及人员数量要求	
2. 机构办人员回复	相关人员：机构办工作人员、机构办主任、主要研究者（PI）	机构管理制度及 SOP
	（1）机构建立与 SMO 合作的管理制度，确定与 SMO 的合作模式、费用支付方式 （2）机构明确的 CRC 管理制度（含人员资质等要求）、工作制度 （3）主要研究者（PI）根据研究实际情况确定需要 CRC 的数量 （4）有需要机构办主任协调解决者请机构办主任参与协调	
3. CRC 面试及沟通	相关人员：机构办工作人员、申办者或 CRO 代表、PI、CRC	SMO 管理制度及 SOP、机构管理制度及 SOP
	（1）SMO 确保接受面试的 CRC 资质符合要求 （2）在接到 PI 及机构面试结果后及时反馈处理，直至确定能满足试验需求的 CRC	
4. 机构 /PI 向 SMO 反馈 CRC 工作情况	相关人员：机构办工作人员、PI、CRC	
	机构 /PI 对 CRC 日常工作进行评估并及时反馈 SMO（推荐用书面方式）	
5. SMO 向机构 /PI、SMO 反馈工作情况	相关人员：机构办工作人员、PI、SMO	
	（1）CRC 对日常工作进展及遇到的问题向机构 /PI 反馈（推荐用书面方式） （2）CRC 对日常工作进展及遇到的问题向 SMO 反馈（推荐用书面方式）	

【常见问题及注意事项】

1. 不同机构与 SMO 合作模式存在差异

不同的机构对 SMO 的合作模式存在差异。在合作模式方面，有的机构采用 SMO 优选模式，集中招标后遴选几家 SMO 开展合作，而有的机构无固定合作 SMO，根据研究项目选择 SMO。在合同、财务管理方面，有的机构与 SMO 签署协议，直接由机构付款给 SMO，有的研究机构、SMO、申办者签署三方协议，规定各自在合同中的权利义务，由申办者付款给 SMO。综合来看上述不同模式各有利弊，但是从 SMO 与机构的合作角度看，SMO 若要与不同的机构合作，则需要在不同机构的管理模式之间进行切换，可能会给 SMO 自身管理及与机构的沟通带来不小挑战。因此，为进一步提高机构与 SMO 之间沟通效率，建议不同机构尽可能保持管理模式的连贯性，并公开与 SMO 合作管理的相关文件。SMO 也要及时关注机构相关管理文件体系的变更，以便提高合作与沟通的效率。

2. CRC 人员队伍不稳定给 SMO 及机构管理带来挑战

当前 CRC 人员队伍不稳定是 SMO 所面临的一个非常棘手的管理难题，而且频繁更换 CRC 也给研究机构的管理带来很多问题，造成研究机构与 SMO 之间沟通协调效率降低，最终会影响临床试验的质量。因此，在深入分析 CRC 人员不稳定的基础上，SMO 需要切实考虑提高 CRC 人员收入、制定明确的 CRC 职业发展规划、加强企业文化建设增加员工归属感，研究机构也要在力所能及范围内为 CRC 创造较好的工作环境、把 CRC 纳入机构工作人员日常管理、增加人文关怀让 CRC 在机构工作有归属感、协调研究者让 CRC 日常工作更畅通。针对 CRC 人员队伍的不稳定，SMO 与机构应该建立制度化的协商机制，机构、研究者及时反馈 CRC 工作情况及职业稳定性，若确实需要对 CRC 做调整，SMO 则需要提前与机构协商并获得同意，并在不影响研究实施的情况下做好人员工作交接。

3.CRC 职责界限不清

由于临床试验中 CRC 的配备使得临床试验的质量有了较大提高，同时也把研究者从临床试验一些琐碎事务性活动中解放出来，研究者有了更多的时间精力投入到研究的科学性及受试者保护上，但是我看到在具体实践中也有部分研究者未能有效履行研究者职责或对 CRC 的职责分工未能很好把握，导致在临床试验时 CRC 从事本来应该有研究者才能开展的工作，如签署知情同意书、判断不良事件等等，但是由于 CRC 在临床试验时所处的地位是研究者助理，为了今后研究工作的顺利开展导致有的 CRC 不敢或者不愿意指出研究者所犯的错误，再加上有的机构并无专门的制度或渠道接受 CRC 反馈，从而导致 SMO、CRC 与机构之间沟通不畅的问题。鉴于此，机构应该建立研究者、CRC 工作职责制度，重点要强调 CRC 在临床试验中不能做哪些工作，然后建立专门的沟通渠道，在临床试验实施过程中机构工作人员定期检查 CRC 有无超工作职责开展工作，同时要配合定期质控以判断 CRC 工作职责是否符合规定。

4. 学科专业化 CRC 队伍人才缺乏

众所周知，不同专业临床试验实施过程中差异较大，例如肿瘤药与精神类药物临床试验的方案设计、疗效指标、受试者随访、安全性评估等存在较大差异，因此建立不同学科专业的 CRC 对提高临床试验的质量意义重大。目前尽管肿瘤专业已经有部分专业化的 CRC，但是其他专业化 CRC 队伍人才仍然十分缺乏，因此研究机构、SMO 有必要携手开展专业化的 CRC 人才培养，从职业规划及薪酬待遇方面向学科专业化 CRC 队伍倾斜，以切实提高 CRC 业务水平并最终最大限度提高临床试验质量。

第三节　第三方稽查的沟通与协作

【目的】

第三方稽查是保证临床试验质量的重要手段，当前第三方稽查组织众多，研究机构如何确保这些稽查组织的质量及独立性、稽查组织如何将稽查结果有效反馈给机构、研究机构如何确保对稽查发现的问题进行有效的持续改进都是当前面临的重要问题，本节将就上述问题进行阐述，以期达到如下目的：

（1）机构对第三方稽查组织资质审核时需要被审核者提供哪些文件。

（2）第三方稽查组织开展项目稽查时需要涵盖的主要内容。

（3）第三方稽查组织如何向机构反馈稽查结果。

（4）机构如何对稽查发现问题进行持续改进。

【流程】

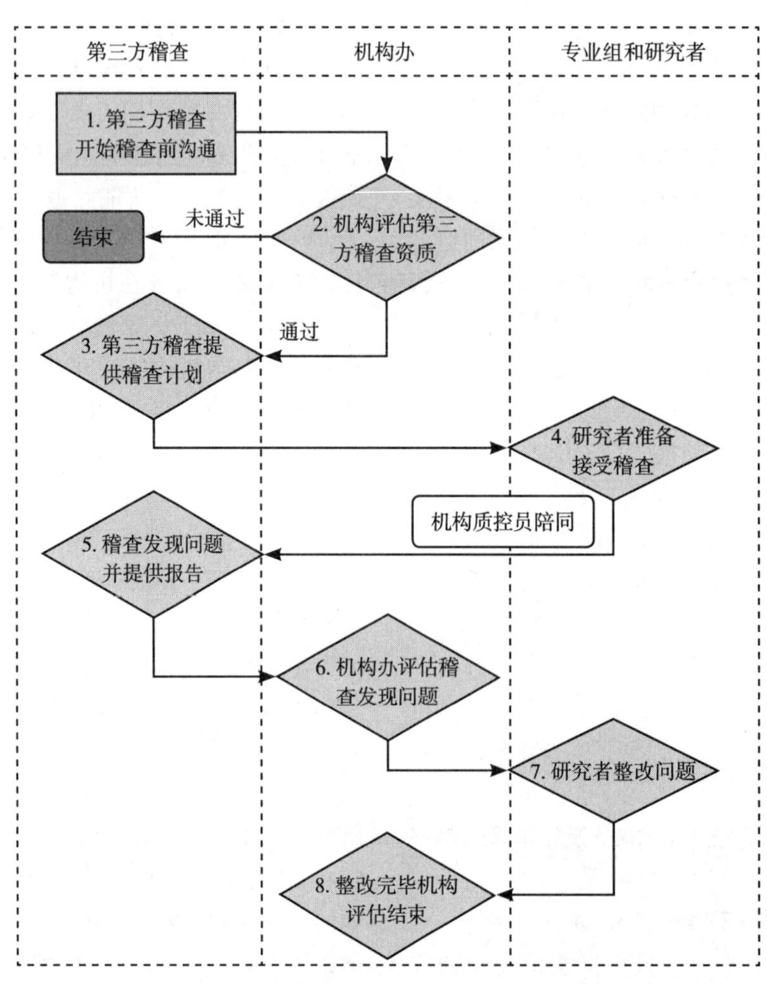

图 4-20-3　第三方稽查的沟通与协作流程图

表 4-20-3　第三方稽查的沟通与协作流程描述

<table>
<tr><th>步骤</th><th>描述</th><th>文件</th></tr>
<tr><td>1. 第三方稽查开始稽查前沟通</td><td>相关人员：第三方稽查公司、机构办工作人员
（1）了解第三方稽查开始前需要哪些资质证明
（2）了解机构对开展第三方稽查的总体工作要求</td><td>第三方稽查公司管理制度及 SOP、机构管理制度及 SOP</td></tr>
<tr><td>2. 机构评估第三方稽查资质</td><td>相关人员：机构办工作人员
（1）机构根据第三方稽查公司提供的资质证明评估第三方稽查公司是否满足机构相关要求
（2）如满足要求及时回复第三方稽查工作并告知机构开展具体稽查工作流程
（3）如不满足机构要求也要及时回复第三方稽查公司是需要增加证明材料还是直接拒绝</td><td>机构管理制度及 SOP</td></tr>
<tr><td>3. 第三方稽查提供稽查计划</td><td>相关人员：第三方稽查公司、机构办工作人员、主要研究者
（1）第三方稽查公司根据项目实际情况制定稽查计划并提交机构及主要研究者审核
（2）机构及主要研究者评估第三方稽查公司提交的稽查计划并尽快反馈
（3）如同意稽查计划则安排稽查工作；若不同意则协商修改并最终达成一致</td><td rowspan="3">第三方核查公司管理制度及 SOP、机构管理制度及 SOP</td></tr>
<tr><td>4. 研究者准备并接受稽查</td><td>相关人员：第三方稽查公司、机构办工作人员、主要研究者、CRC
（1）研究者、CRC 按照稽查计划准备研究资料等
（2）机构办项目质控员在稽查时尽可能全程陪同并记录稽查发现问题
（3）研究者、CRC 等研究相关人员现场回答稽查人员提问
（4）稽查人员客观记录稽查中发现的问题</td></tr>
<tr><td>5. 稽查发现问题并提供报告</td><td>相关人员：第三方稽查公司、机构办工作人员、主要研究者
（1）第三方稽查公司对稽查中发现的问题及时进行总结、评估，并最终形成稽查报告
（2）形成的书面正式版稽查报告提交机构办、主要研究者并确认收到</td></tr>
<tr><td>6. 机构办稽查发现问题</td><td>相关人员：机构办工作人员、主要研究者
（1）机构办根据收到的正式稽查报告及时评估稽查发现的问题，并对问题的性质进行判断
（2）机构办将稽查发现问题的评估形成书面意见，及时通知研究者整改
（3）如问题涉及体系问题或者重大问题需机构办主任协调解决者及时请机构办主任协调解决</td><td>机构管理制度及 SOP</td></tr>
<tr><td>7. 研究者整改问题</td><td>相关人员：机构办工作人员、主要研究者
（1）研究者根据机构办稽查问题书面评估报告进行问题整改，若需要机构办协调解决者及时进行报告
（2）问题整改完成后形成书面整改报告提交机构办</td><td rowspan="2">机构管理制度及 SOP</td></tr>
<tr><td>8. 整改完毕机构评估结束</td><td>相关人员：机构办工作人员、主要研究者
（1）机构办及时对研究者提供的书面整改报告进行评估，若有必要可以开展现场评估
（2）评估如通过则整改结束，若不通过则需进一步整改
（3）机构应建立长效机制避免同样错误重复发生</td></tr>
</table>

【常见问题及注意事项】

1. 第三方稽查独立性还需要提高

自 2015 年以来，申办者、研究机构等对临床试验第三方稽查的重要性越来越重视，在此背景下，一大批临床试验第三方稽查公司也不断涌现，随之而来也带来了不少问题。另外还有一些申办者对稽查的重要性没有充分认识，委托第三方稽查可能是由于机构的要求，这部分申办者可能会为完成机构要求而委托无资质人员或公司内部其他人员开展稽查。因此审核第三方稽查公司的资质以及稽查质量，是研究机构在与第三方稽查协作时需要直接面对的问题。为确保第三方稽查的独立性，建议机构在与第三方稽查公司正式合作前应审核如下文件（若是申办者、机构聘请的专家稽查可不参照此要求）（表 4-20-4）：

表 4-20-4　第三方稽查公司资质审核表

序号	文件名	备注
1	第三方稽查公司营业执照（确认营业范围有此业务）	可以是盖章的复印件
2	申办者对第三方稽查公司的委托函	必须为原件
3	第三方稽查公司出具的稽查员委托函	必须为原件
4	稽查员身份证明及简历	必须为原件（现场确认）
5	第三方稽查公司既往稽查项目的情况介绍资料/文件等	—

2. 第三方稽查技术水平参差不齐

稽查水平与是否建立规范的技术标准、稽查人员的综合素质及第三方稽查的内部管理水平等综合因素有关。为了切实发现临床试验中存在的问题，建议第三方稽查前应制定稽查技术规范，可以参考中关村玖泰药物临床试验技术创新联盟《临床试验通用稽查标准》。有经验的稽查人员对发现临床试验中的问题也是非常重要的。

3. 第三方稽查发现的问题反馈不及时

在项目稽查过程中机构应该让该项目的质控员、研究者尽可能全程参与稽查，这样会对项目的问题有比较全面的了解，避免在后续研究中重复出现同样的问题。在稽查结束后第三方稽查公司应及时整理稽查发现的问题，并按照严重程度如“重大问题”“主要问题”“次要问题”等把书面稽查结果反馈给机构及研究者。若发现重大问题应第一时间将问题反馈给机构及研究者，可以是电话反馈也可以是当面反馈，必要时可以直接反馈给机构办主任。

4. 第三方稽查公司人员流动性可能导致稽查结果泄露

第三方稽查公司人员流动性大越来越引起业内的关注，频繁的人员流动会不会导致稽查结果的泄露还是值得我们深思。要想确保人员流动不会造成稽查结果的泄露，就需要第三方稽查公司建立严格的内部保密制度，如企业与稽查员签署明确须承担法律义务的保密协议、企业引进或者开发在线稽查信息系统。稽查行业内部应该建立稽查人员信用登记制度。建议申办者与第三方稽查公司、机构与第三方稽查公司分别签署保密协议。

5. 机构对第三方稽查发现的质量问题持续改进不及时

稽查发现的问题，尤其是一些重大问题可能会对研究者、机构有所触动，从而进行相关的整改工作。但由于不同的研究者及机构对稽查发现问题的认识程度及重视程度不尽相同，导致有些整改可能不及时甚至没有整改，同样的质量问题在同一家机构反复出现。因此我们建议机构应该建立稽查结果响应及整改制度，制度中对发现问题的响应时间、责任人、评估程序、整改反馈情况等做出明确规定。在正式拿到稽查结果后组织人员对稽查发现的问题进行综合评估，对重大问题及时整改，但同时要对稽查发现的“次要问题”引起足够的重视，反复出现的“次要问题”可能涉及整个质量保证体系的问题，应防微杜渐进行彻底解决。

参考文献

[1] 刘璐，周吉银. 临床研究协调员管理模式存在的问题与对策［J］. 中国临床药学杂志，2019，28（05）：379–381.

[2] 王琦，刘纬华，张红梅，等. 国内外临床研究护士的发展现状［J］. 全科护理，2019，17（24）：2973–2975.

[3] 叶宇婕，赵彤芳，朱蕾蕾，等. 药物Ⅰ期试验专职研究护士的规范化管理与作用［J］. 实用临床护理学电子杂志，2018，3（10）：194–195.

[4] 彭朋，元唯安，胡薏慧，等. 临床研究协调员的管理模式及其利弊［J］. 医药导报，2015，34（10）：1399–1401.

[5] 王少华，王征旭，王豪，等. 临床试验通用稽查标准［J］. 药物评价研究，2019，42（06）：1061–1068.

（元唯安　刘　欣）

第二十一章 药物临床试验的信息化管理

【目的】

药物临床试验是药品上市之前要经过的最后一道关卡，其成败直接决定了这款药物最终能否上市销售。因此制药企业对于临床试验非常重视，不遗余力地投入资源，来保证临床试验的顺利开展。为使一项临床试验成功开展，不仅需要医护人员和患者的参与，还需要背后巨大的临床试验团队做好支持工作。另一方面，处理临床试验数据可能是一个庞大而复杂的工作，在临床试验中管理大量的纸张往往使管理成本高昂。因此，无论是机构还是申办者，都是极其愿意寻求电子信息化转型。事实上，许多制药公司都倾向于无纸化临床试验，并且他们推出了相关产品和软件来促进这一发展。在这个大背景下，信息化管理方式已经在临床试验中扮演着越来越重要的角色。

本章旨在帮助临床试验机构相关人员了解以下情况：

（1）了解药物临床试验中成熟的信息化手段。

（2）了解在使用信息化手段时常见的问题和最佳实践。

【信息化系统介绍】

近年来，药物临床试验的各个环节都出现了相关的信息化解决方案，其中一些较为成熟且带来极大益处。目前信息化系统包括：

- 药物临床试验管理系统（CTMS）
- Ⅰ期病房管理系统（eTrial）
- 电子研究者文件管理系统（eISF）
- 电子知情同意系统（eConsent）
- 电子患者报告结局系统（ePRO）
- 电子数据采集系统（EDC）
- 随机和药物管理系统（IWRS）
- 临床试验安全性信息管理系统（SAE 管家）
- 药物临床试验受试者支付系统（TrialPal）

下面将对上述系统进行简要介绍。

一、药物临床试验管理系统（CTMS）

（一）药物临床试验管理系统（CTMS）概述

药物临床试验管理系统主要是临床研究机构用于实现临床试验项目阶段化管理流程自动控制的信息化系统。临床试验机构项目管理主要分为试验立项、伦理审查、协议签署、试验实施、试验结题五个阶段，各个阶段之间相互衔接，只有满足该阶段的启动或者结束条件，才能进入下一个阶段。在阶段化流程控制的过程中，实现各个阶段所需要的文档提交、审核、更新、审批、备案、质控以及其他试验管理相关的辅助功能。其中伦理审查，不仅仅是试验实施的必要条件，在试验过程中，如果发生知情同意或试验方案变更，将有可能启动伦理复审。通过对临床试验项目的阶段化里程碑式管理，有效提高临床试验的规范化管理及流程化实施。机构 CTMS 具有以下优势：

高效协作共享：根据临床试验相关 SOP、临床试验方案等要求，以及研究相关人员的角色及分工，进行系统的自定义流程设置；采用流程控制、任务转发、文档共享、代办推送、消息提醒等技术，实现研究者、CRC、药物管理员、质控员、伦理委员会成员、机构办公室秘书在临床试验过程中的明确分工与高效协作。

自动记录过程：将临床试验的申请、审查、批准，以及试验过程的各个环节纳入信息管理系统，实时锁定原始数据，实现对临床试验的全过程信息化记录和管理，保障试验数据的可溯源性，避免人工管理造成的资料丢失以及反复整理资料而造成的时间浪费。

自动数据归集：在强调过程管理与高效协作的同时，信息系统能够实现自动识别临床试验各个环节所产生的数据信息并自动归集，为数据查询、报表生成、数据导出提供高效服务，提高临床试验实施与管理的效率。

业务全流程：基于临床试验全流程管理系统，优化医疗系统中与临床试验相关的检验检查等实施流程，增加受试者标识，提升数据存储安全。为临床试验的实施以及原始数据溯源提供高效、可靠的保障。

（二）CTMS 关键业务分析

在 CTMS 的实施过程中，整个参与方除了机构、伦理人员，还有研究者、CRC 等，研究者除了日常就诊外，还要实施临床试验，对系统的便捷性和易用性要求较高，因此CTMS设计过程，特别强调业务的连贯性、系统的互联互通、数据的一致性。下面就医院关注的受试者标签、HIS系统对接、数据安全等问题进行探讨。

标注受试者状态：在受试者入院就诊时，对受试者的状态进行标注，如筛选、入组、脱落、终止等。目前多数医院已在HIS系统里完成改造，能识别受试者的身份，为后续免费检验、检查做好准备。

免费检验、检查医嘱的开立：免费检验、检查流程改造决定了后续受试者访视确认、数据溯源等，可以大大提高临床试验效率和统计的准确性，避免医保结账问题，走医院的自费模式。目前有两种方案，一种是在HIS系统里面实现，改造简单，GCP受试者诊疗在HIS里面完成，不用打开两个系统，方便操作，PI接受程度高，不影响现有流程，数据由HIS产生，CTMS负责采集和集成。另外一种是通过CTMS系统开立，实现自动计费与项目结算，解决试验经费管理、绩效考核等问题；对临床试验检查检验数据采集的闭环管理，可降低研究者多开、少开检查检验的方案违背，提高研究依从性。

简化药物管理：早期CTMS系统的药物模块能够满足入库、发药、盘存、出库、退库等功能，面临的问题是研究者需要切换系统开立药物处方，友好性较差，因此部分医院希望能够通过HIS的改造完成开立处方。新一代的CTMS药物管理功能可以根据医院的需求进行选择。

对接HIS系统数据：CTMS系统通过对接HIS系统受试者数据，方便后续数据溯源。目前通用的做法是在院内部署前置机，通过标准的接口完成受试者数据采集，整个数据采集过程，数据完全脱敏，通过住院号、门诊号、筛选号与CTMS里的受试者进行关联。

（三）最佳实践

工作台：项目的可视化在临床试验中便于研究人员进行项目的管理，比如通过图表与表单的形势展示不同类型的项目数量、不同阶段的项目数量、项目中受试者相关信息统计等等。工作台从不同的维度去关注项目的情况。数据可视化是一种非常清晰的沟通方式，使业务管理者能够更快地理解和处理项目信息。

在系统中有许多的统计报表，能供机构人员快速获取需要的信息，如项目进展、受试者、SAE、质量控制的相关统计报表。

立项管理：在一个完整的临床试验项目中，需要经过启动阶段 – 实施阶段 – 结题阶段。在启动阶段，需要进行立项审核和伦理审查的过程，在立项阶段可以根据机构的SOP去制定不同的阶段里程碑和相关阶段里程碑的工作审核流程，逐级流转，便于机构人员快速完成一个审核工作（图4–21–1）。

伦理审查：一个临床试验是否开展需要经过独立伦理委员会的审查。伦理审查一般包括初始审查与跟踪审查，系统中对这两块也进行了清晰的划分。在初始审查的过程中，伦理秘书可以在线进行伦理受理，并设定主审、会前预审委员，设定完成后主审委员会收到审查任务，对伦理资料进行在线查阅，填写相应的审查工作表，后续秘书对主审意见进行汇总，在线安排伦理会议，开始会议后登记投票结果、审查决定和批件等，会议结束后进行会议纪要的填写，完成试验项目的伦理审查工作。

受试者管理：在临床试验中，受试者的管理是非常重要的。受试者通过智能筛选后，会由研究者添加到系统中，进行入组操作，然后CRC根据项目经理制定好的访视计划对受试者进行访视排期，到了需要访视的时候，系统会通过短信的方式，提醒受试者到

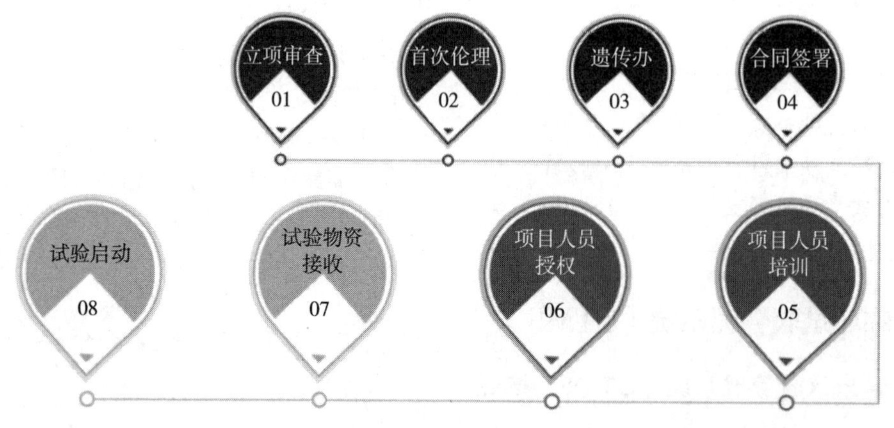

图4–21–1　立项管理

机构进行访视。同时，通过受试者信息列表可以看到受试者的相关信息，包括用药记录等。

药品管理：临床试验中经常会出现核对药品数量时发现数量差异等问题。系统通过药品管理模块完美解决类似的问题。在中心与申办者进行药品交接后，首先会进行药品备案登记，如备注药品一些规格、贮存条件等，在入库前也会进行数量、规格的核对登记。在项目进行的过程中会涉及药品的领用、发放、回收、库存、盘点、销毁、退回，每一个流程都会有详细的登记记录（图 4-21-2）。

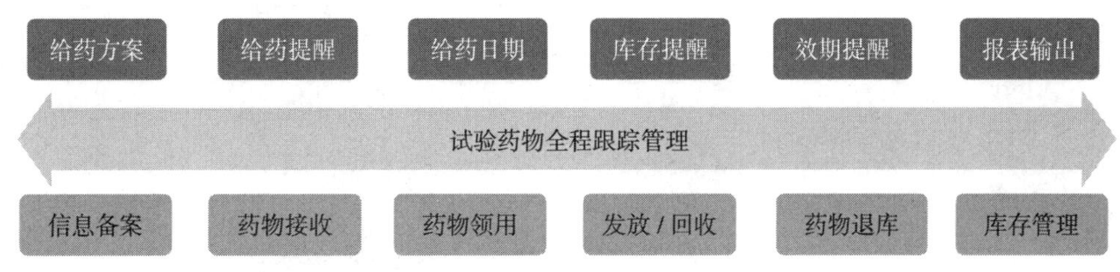

图 4-21-2 药品管理

质量控制：在项目进行中，质控员可以在线安排质控计划，根据项目进度自动计算何时开始质控，在质控计划触发后，质控员在线撰写质控报告，如果在质控中发现问题，则下发质控问题给研究团队去解决问题，解决问题后，质控员进行问题复核，复核完毕后，该阶段的质控工作就完成了。

经费管理：系统中将合同部分纳入到了经费管理模块，合同同时支持由申办者与机构在线发起两种方式，合同内可以对项目总体费用进行费用控制，如研究者劳务费、受试者补助等费用，如费用在支出时超过预控金额的范围，系统会智能化的进行超支提醒，能让项目更加顺利地开展，同时在合同内也可以制定付款计划，每一笔经费的入账，都会记录在系统中。研究者劳务费与受试者相关费用发放，也可以在系统中进行统一的登记，也保证了试验过程产生费用的准确性。（图 4-21-3）

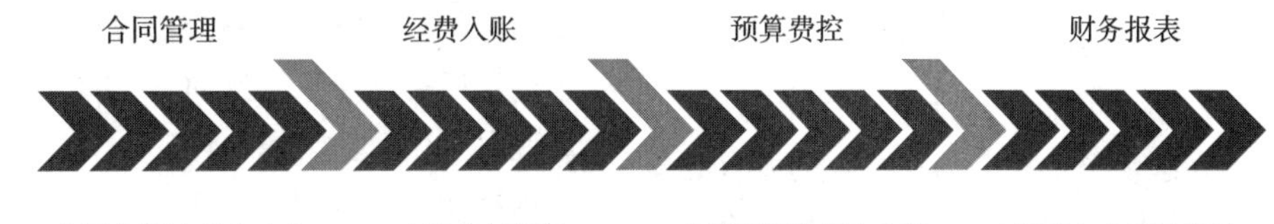
合同管理
经费入账
预算费控
财务报表
✓ 合同审批流程自定义
✓ 合同文件管理
✓ 上传草案及正本
✓ 入账费用拆解
✓ 在线发票申请
✓ 配置付款计划
✓ 配置预算费控内容
✓ 税费管理
✓ 内部超支提醒
✓ 经费入出记录统计
✓ 受试者费用统计
✓ 研究者劳务费统计

图 4-21-3 经费管理

培训管理：系统中包含人员培训功能，主要是针对院内的 GCP 培训，或者个人在院外参与的 GCP 培训，提供 GCP 相关证书上传到系统中的功能，系统可以根据参与培训的时间，来定期提醒机构内到期需要培训的人员名单，同时机构办工作人员可以上传音频、视频、文件等资料，供相关人员进行在线学习。

远程监查：系统能提供现场和远程监查、稽查及管理功能。项目监查员、稽查员能在机构和远程查看可授权查阅的数据，项目组成员、机构管理者对监查、稽查工作可进行管理。

机构数据：根据监查要求，在机构管理系统上查看受试者入组进度、知情同意书、AE/SAE、药品信息、原始文件等（图 4-21-4）。

电子病历：脱敏的受试者病历数据（HIS、LIS、PACS、EMR、ECG）、受试者样本信息。

智能招募：根据特定疾病的多维度诊疗数据自定义查询条件，通过入选标准和排斥标准等集合运算实现受试者人群的精确筛选，可以把多维度查询条件保存，以便满足条件的新受试者自动入组。

智能质控：系统可以根据预先设定的入排标准，检测受试者在院内诊疗活动是否有违背项目入排标准的可能，同时结合中心现场管理，检测受试者实际诊疗活动是否符合项目要求，访视执行是否超窗，包括检测受试者是否在试验期间使用违禁药物，检测合并药物的发生情况与报告情况。

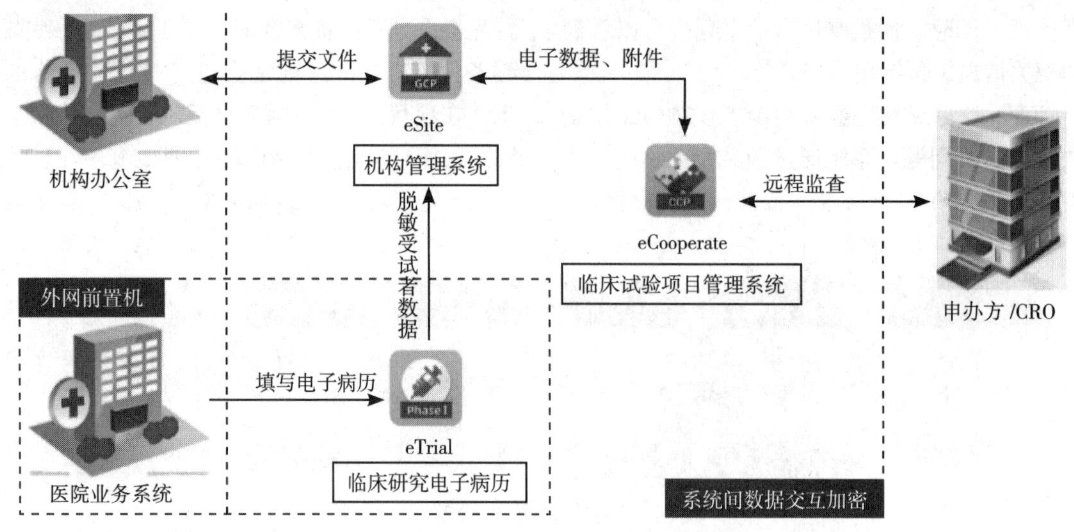

图 4-21-4 数据管理

二、Ⅰ期病房管理系统

（一）历史和背景

临床试验数据质量是评价新药有效性和安全性的关键，临床试验数据是从临床试验的源文件和试验记录中获得的，是准确、完整、可读和及时的，源数据的修改应当留痕，不能掩盖初始数据，并记录修改的理由。临床试验产生的源数据类别较多、载体多样且保存方式各异，一般临床试验数据由纸质文档和电子病历系统组成。电子病历系统（Electronic medical record，简称 EMR）是管理维护和分析病历信息的，病历信息就是患者在医院整个诊断治疗过程的所有的原始记录，包括病案首页，病程记录，检查检验结果，手术护理记录，还包括治疗之后的回访记录等。

现阶段，国内大部分 EMR 主要应用于临床治疗，缺乏试验管理、药物管理、样本管理、电子签名、修改痕迹等功能，数据结构化程度达不到临床研究标准，无法满足临床试验的业务场景。尤其是在早期临床试验中，受试者普遍是健康人群，试验流程和数据采集的方式同临床治疗的业务场景有很大的区别，采用 EMR 和传统纸质记录临床试验数据，耗时耗力，又容易出现人为错误，数据准确、完整、及时性都得不到保障。

根据《药物临床试验质量管理规范》的要求，临床试验机构的信息化系统具备建立临床试验电子病历条件时，研究者应当首选使用，相应的计算机化系统应当具有完善的权限管理和稽查轨迹，可以追溯至记录的创建者或者修改者，保障所采集的源数据可以溯源。Ⅰ期病房管理系统是典型的针对 BE 和Ⅰ期业务场景的临床试验专用电子病历。

（二）Ⅰ期病房管理系统的特点

行业越来越意识到Ⅰ期病房管理系统相对于其他方法的优势，并且正在利用Ⅰ期病房管理系统来支持临床试验，其主要特点总结如下：

涵盖全流程业务：Ⅰ期病房管理系统功能应尽量涵盖 BE/Ⅰ期药物临床试验全流程，包括但不限于：试验方案配置、受试者签到查重、受试者筛选管理、受试者试验管理、样本采集和处理、药物存储和发放、数据汇总审阅等。系统可以通过自定义配置，配合Ⅰ期病房对各业务场景 SOP 的要求，实现临床试验全流程电子化数据采集和管理。

提高实验效率：Ⅰ期病房管理系统可以在病房内通过仪器设备、移动设备、电脑录入实时采集临床试验数据，研究人员和监查人员可以实时访问数据并提高数据管理效率，减少转录和反复核查等工作，避免人为失误；通过逻辑核查直接对数据进行质控，提高数据的准确性和完整性，及早发现问题，节省监查人员和研究人员的时间和试验成本。

更改可追溯：数据具有可溯源性，查阅、修改、签名都留有痕迹，防止数据篡改和造假。系统可以授权临床研究人员对数据进行修改或修正。修改或修正的数据具有数据元素标识符，这些标识符反映日期、时间、数据发起者以及更改的原因。临床研究人员可以在数据存档或提交给监管机构之前，对每个研究参与者的数据进行审查和电子签名。如果在临床研究人员签署后对数据进行修改，这些修改应由临床研究人员审查和批准。

可视化数据查阅：Ⅰ期病房管理系统的使用提高了临床试验数据查阅效率。一般Ⅰ期病房管理系统可以具有搜索功能，可以方便用户轻松准确查找和过滤所需数据，并且可以随时打印和导出。此外，很多Ⅰ期病房管理系统提供标准或者自定义的可视化数据查阅模式，帮助用户快速获得所需信息并发现问题，提高研究效率。

数据安全可靠：Ⅰ期病房管理系统在线存储，只要在基于Web的界面上完成数据输入即可。Ⅰ期病房管理系统供应商会确保数据的保护和备份。此外，Ⅰ期病房管理系统采用密码保护，并且每个用户拥有唯一的账户和密码；未授权的用户不能访问患者记录或其他研究数据，确保只有合适授权的人员可以进行数据相关操作。

数据共享和一致性：不在Ⅰ期病房管理系统内录入的数据（例如，实验室数据、影像学检查报告、心电报告、药物信息、样本信息）允许通过电子传输从第三方系统获取。例如，源自HIS的数据元素（例如，人口统计数据、生命体征、实验室数据、药物）可以在Ⅰ期病房管理系统中自动填充研究病历表。此外，Ⅰ期病房管理系统可以开放接口，给电子数据采集系统（electronic data capture，EDC）第三方系统提供源数据。系统可以简化临床研究的数据收集，使临床研究人员能够实时获取源数据。系统还可以减少数据转录中的错误，从而提高数据的共享能力和一致性，提高临床试验数据的质量和效率。

（三）使用者和职责

（1）系统主要使用者和职责：使用者是临床试验数据管理工作要求临床试验研究项目团队共同努力、通力协作。研究团队中参与数据管理工作相关的人员，除了申办者、研究者、协调员、监查员之外，还有数据管理员。

申办者是保证临床数据质量的最终责任人。申办者应制定电子数据质量管理评价程序、质量管理计划与操作指南，并且组织人员定期对质量体系的依从性进行定期检查。

研究者应当监督试验现场的数据采集，研究者应首选使用临床试验机构的信息化系统进行数据采集。研究者应确保以电子数据形式报告给申办者的数据准确、完整与及时，而且应保证电子数据与受试者病历上的源数据一致，并必须对其中的任何不同给出解释。

监查员应根据源文档核查Ⅰ期病房管理系统上的数据，一旦发现其中有错误或差异，应通知研究者，以确保所有数据的记录和报告正确和完整。

数据管理员应按照研究方案的要求，在Ⅰ期病房管理系统内设计电子研究病历和配置试验计划，并测试检验系统有效性。数据管理员应定期对系统进行验证，以保证试验数据的完整、准确、可靠，并保证在整个试验过程中系统始终处于验证有效的状态。数据管理员对发现的问题应及时清理和修正。

（2）建立系统运行SOP：Ⅰ期病房管理系统由所有相关的软硬件及其配套环境组成。机构应当制定完整的使用标准操作规程（standard operating procedure，SOP），覆盖电子数据管理的设置、安装和使用；标准操作规程应当说明该系统的验证、功能测试、数据采集和处理、系统维护、系统安全性测试、变更控制、数据备份、恢复、系统的应急预案和软件报废；标准操作规程应当明确使用Ⅰ期病房管理系统时，申办者、研究者和临床试验机构的职责。所有使用计算机化系统的人员应当经过培训。

（3）统验证和版本控制：Ⅰ期病房管理系统应确保系统自始至终都保持着被验证过的状态。机构在使用系统前，应对系统进行严格的验证，以确保用于临床试验的系统符合《临床试验的电子数据采集技术指导原则》的要求。系统服务商应能提供完整、规范的系统验证文档。实际项目在投入运营前应完成用户验收测试（user acceptance testing，UAT）。供应商应当建立版本更改控制操作规范，避免未授权的系统变更及其运用。系统升级时，必须对前一版本完全兼容，确保系统升级后能正确地读取原有数据，而不会对原有数据造成任何破坏或丢失。

（4）系统的风险控制管理：Ⅰ期病房管理系统作为电子化系统，风险管理对于保证临床试验的数据质量和真实完整性十分重要。风险管理的基本过程包括风险严重性的评估、出现风险的可能性分析、实际风险的监测、风险的纠正和预防等方面。机构应该制定电子系统崩溃应急替代预案，防止或减少因不可抗力或不可控因素造成电子系统崩溃对临床试验数据造成的损失，保障药物临床试验的数据安全。

（四）系统安全策略

Ⅰ期病房管理系统应该保证电子数据和系统的安全性，主要方式包括权限控制、系统日志、数据加密和脱敏、数据存储和备份。

1. 权限控制

Ⅰ期病房管理系统应采用密码保护，并且每个用户拥有唯一的账户和密码；不同用户不得共享登录账号或使用通用登录账号；未授权的用户不能访问患者记录或其他研究数据，即要求使用密码进入系统和访问数据；系统应当具备密码控制的屏幕保护程序（“超时”特征），以防未授权的用户在系统空闲期间进入系统。

申办者（如CRA、稽查人员）及药监部门可以通过唯一的密码访问系统，或通过监督访问的形式进入系统对试验相关受试者的记录进行查阅。

2. 系统日志

Ⅰ期病房管理系统应具备系统日志功能，系统日志记录系统相关硬件、软件和系统问题的信息，同时还可以监视系统中发生的事件。可以通过它来检查错误发生的原因，或者寻找受到攻击时攻击者留下的痕迹。系统日志包括系统日志、应用程序日志和安全日志。能够记录所有人为或系统自动化操作痕迹，以确保源数据的可追溯性。

3. 数据加密和脱敏

Ⅰ期病房管理系统应具备数据脱敏和加密传输的功能。数据脱敏是为了兼顾数据安全与数据使用，采用的是专业的数据脱敏算法把临床试验中和受试者隐私信息（例如：姓名、身份证、住址、联系方式等）转换为不可识别乱码，保障受试者个人隐私信息的安全。数据传输加密则是通过对传输数据进行编码来保护数据，非正常授权读取数据只能看到乱码，检索原始值的唯一方法是使用解密密钥解码数据，从而保障所有临床试验数据的传输安全。

4. 数据存储和备份

系统服务器及其数据库应优先考虑在线远程或异地备份，以确保系统运行的连续性和数据的安全性。当无法实现时，应使用离线备份装置定期备份并在适当的物理环境中予以保存。如因不可抗力或不可控因素造成Ⅰ期病房管理系统运行中断时，供应商应有相应的应急预案，并根据服务器和数据库备份，使系统在最短时间内恢复正常运作。

（五）最佳实践

Ⅰ期临床试验管理系统应符合《临床试验的电子数据采集技术指导原则》关于临床试验的管理要求，需要根据Ⅰ期临床试验硬件条件（包括网络、身高体重秤、电子血压计、生命体征仪、心电图机、移动扫码终端等）结合Ⅰ期药物临床试验的业务需求进行设计。Ⅰ期临床试验管理系统的基本功能应包括：项目管理、试验方案管理、受试者筛选管理、Ⅰ期病房数据采集、样本管理、药物管理、临床试验数据管理等功能。通过使用信息系统，能够帮助临床研究机构通过信息化技术手段有效进行Ⅰ期病房的管理。从而建立起包含：项目、受试者、药品、样本、仪器设备的一体化综合信息管理平台。该平台能够符合本地管理、信息共享、合作利用等的临床科研需要，加强Ⅰ期病房运营效率和质量，提高项目承接能力。Ⅰ期临床试验管理系统功能模块包括以下部分：

1. 项目管理

系统具备项目管理模块，用户可以在项目管理界面列表中，增、删、改、查项目信息，项目信息字段包括：试验方案编号、申办者、CRO、项目名称、项目分期、研究负责人、治疗领域等；支持导出项目信息。系统支持为每个项目分配用户的权限和角色。系统支持搜索并选择需要进入进行管理的项目。系统支持模糊和智能搜索，方便客户多维度搜索定位需要查看的项目；系统支持区分子项目：预实验、餐前、餐后分组等。

2. 受试者管理

系统具备登记管理，可以增、删、改、查招募的受试者信息，支持Excel导入、导出、打印受试者信息。系统可以赋予受试者唯一编号并打印成可识别条码，受试者在出入病房和参与筛选检查时通过登记唯一编号绑定检查结果（BMI、生命体征、心电图、实验室检查报告、影像学检查等）。

系统具备知情同意管理，受试者在签署知情同意后，可以上传已经签字的知情同意电子附件，支持根据知情同意时间自动生成筛选号。

系统具备身份查重功能，支持根据受试者身份证和脸形对比核查受试者身份，核查受试者是否具备加入临床试验的条件。

3. 方案管理

系统具备方案设置管理，可以为项目配置试验阶段和周期、业务操作流程、试验分组、试验计划、访视计划、研究病历表、方案参数、逻辑核查规则、药品管理流程、样本分类以及样本处理流程、病历表打印和导出规则等，可以全面的应对各类复杂方案的信息化处理。

4. 试验管理

系统具备试验管理功能，可以根据预先配置的试验计划执行发餐、给药、给水、采样、酒精呼气、毒品筛查、妊娠筛查、BMI（身体质量指数）、生命体征等信息的记录。支持扫码终端核对受试者身份并采集信息，记录信息包括起始时间、结果、备注、记录人签名，所有更改都有痕迹记录。

5. 事务管理

系统具备项目总览的功能，可以掌握各项目的进度和状态，包括：试验阶段统计、当前项目筛选进度、入组受试者统计。可以根据项目方案、人员角色权限自动生成项目任务排期表，包括但不限于：给水、发餐、给药、采样等任务，提示研究人员在计划时间内执行相关的操作。系统支持业务提醒，按照业务计划明细和日程安排，发送消息提醒研究者进行临床试验操作。

6. 药物管理

系统支持药品备案、扫码、接收、分装、领用退回、开处方、发药、回收、冻结、报损、库房盘点等管理。系统具备给药日程、给药提醒、库存提醒、效期提醒、导出报表等功能，协助药房管理人员对试验药物全程跟踪管理。系统支持试验阶段给药核对，可以根据备药表和受试者入组号核对受试者和药物是否匹配。

7. 样本管理

系统支持根据实验方案配置样本处理流程（采集、移交、接受、存储、离心、分装、入库、出库、转移、销毁等）、存储方案（温度、容器规格）、样本编码。系统支持通过唯一编码自动核对并采集样本全生命周期数据。支持根据样本编号、采集点、采样类型、受试者编号、处理人等条件查询样本信息，支持导出样本信息到 Excel。

8. 数据汇总

系统具备临床试验相关数据汇总查阅功能，可以汇总查阅的信息包括但不限于：受试者信息、试验信息、样本信息、药物信息；支持对接医院的业务系统，获取实验室检查报告，影像学检查报告等信息，支持打印、导出研究病历表；支持导出或转换成符合临床试验稽查要求、药品审评要求的数据格式。

9. 稽查痕迹

系统具备日志，记录用户登录、退出登录、增、删、改、查、数据同步、物联网数据交互等所有操作痕迹，支持痕迹稽查。

系统具备稽查痕迹管理，可以记录所有历史操作记录，记录的内容包括：操作时间、操作类型、操作人、相关受试者、操作的周期阶段和对应表单、操作的具体字段、操作前后的数据对比、操作时对应的 IP 地址，数据上传的设备号等信息；系统支持从受试者基本信息和病历两个维度去查询稽查信息；系统支持稽查痕迹导出到 Excel。

10. 权限和配置

系统具备系统管理后台，可以在后台中配置研究病房的基本信息，包括：人员权限管理、项目权限管理、系统配置、部门管理、角色分配、外部用户管理、数据字典、消息提示、邮件发送、电子签名等配置。

11. 对接 EDC

研究机构的Ⅰ期临床试验信息管理系统可以对接申办者的电子数据采集系统，无须转录，减少原始资料的核对（source data varification，SDV）时间，数据转化为 SAS 效率高。支持可以导出标准的 Excel 或 Jason 文件给 EDC 或者 SAS 系统做数据统计使用。

12. 远程监查

临床研究机构可以通过Ⅰ期临床试验信息管理系统开通专用的只读账号，给予申办者或 CRO 授权的 CRA。CRA 可以在规定的时间，通过固定设备远程查阅临床试验中受试者的研究病历，实验室检查报告、影像学检查等信息。CRA 浏览的所有受试者信息都必须脱敏，浏览者信息、时间、次数、IP 地址等痕迹会被实时记录。在保障受试者数据安全和隐私的情况下提高药物临床试验监查效率。

三、电子研究者文件管理系统（eISF）

（一）研究主文档（TMF）与 eISF 的关系

研究主文档（TMF）是申办者、CRO 和负责试验管理的研究者 / 机构用来管理临床试验的基本文档集合。监查、稽查和视察人员用来审查和核实申办者和研究者 / 机构是否按照适用的监管要求和 GCP 的原则和标准开展试验的文件依据。这些文档可以完全是电子的，也可以完全是纸质的，或者两者兼而有之，如果是电子化的 TMF 称之为电子研究主文档（eTMF）。

TMF 通常由申办者组织持有的申办者 TMF 和研究者 / 机构持有的 eISF 组成。eISF 通常又被称为研究者中心文件夹（ISF），如果使用电子化系统，则称之为电子研究者文件夹（eISF）。试验的申办者和研究者 / 机构的 TMF 应在试验开始时建立，并且一个临床试验应该只有一个 TMF，包括申办者和研究者部分。在组织 TMF 时，应当区分由申办者生成和持有的一些文档与仅由研究者 / 机构生成和持有的文档（例如：受试者识别代码表仅在 eISF 中存档，而随机表仅在申办者 TMF 中存档）。研究者 / 机构对 ISF 中的所有重要文件负责，因此应始终控制这些文件。

在研究者受雇于试验申办者的情况下，申办者可以将维护申办者全部或部分 TMF 的任务委托给研究者。在这种情况下，可以将申办者 TMF 的授权部分与该研究者 / 机构的 eISF 结合起来，从而避免了文件的重复；但是，申办者 TMF 的责任仍然由申办者承担。同样的情况也适用于研究者和申办者是同一人的情况。当有共同发起的试验时，应根据每个共同申办者所承担的责任，对 TMF 的维护做出安排。应建立基于角色的权限，例如对文件 / 文档的受限访问（例如随机化编码和含盲态信息的不良事件数据）。

（二）ISF 管理挑战与 eISF 的优点

传统上，管理 ISF 对于药物临床试验机构、申办者和 CRO 来说是一个劳动密集型的、纸质的、手工的过程。研究者和 CRA 需要花费大量时间保持该文档的最新、完整、准确，并在监查、稽查和监管机构现场视察期间根据要求提供。

eISF 提供了一个完整的解决方案，用于电子分发、收集和管理重要的临床试验机构文件。eISF 的优势包括：

- 允许临床试验机构人员使用现有的文件结构来组织他们的法规和研究文档，同时保持对文档的完全控制；
- 支持申办者和临床试验机构之间的无缝协作和文件交换；
- 支持远程监查，方便申办者的文件审查和批准；
- 减少了临床试验机构启动和持续监查所需的时间；
- 允许研究者控制对文件夹和文档的访问；
- 防止访问可能包含个人隐私信息的文件夹或盲态文件夹；
- 没有更多的纸张规范装订，没有更多的纸张，没有更多的重复工作。

（三）eISF 的要求

研究者 / 机构 TMF（以下简称 eISF）可采用电子、纸质或混合格式。当使用研究者 / 机构 eTMF 时，应考虑以下要求：

- 完整的 eISF 应在试验前、试验期间和试验后均可获得，并在研究者 / 机构的控制下，独立于申办者。
- eISF 内的文件包括一些包含个人资料的源文件，这些资料可以直接识别资料当事人（即直接识别试验对象）；例如，受试者身份代码表、与受试者相关的源文件和已签署的同意表格，由于数据隐私要求，这些应保持在研究者 / 机构的单独控制之下。一般情况下，与申办者 /CRO 共享或上传至申办者 /CRO 管理的数据库或档案系统的信息（数据 / 文件）应仅包含被假名化的试验对象的数据。包含试验对象直接标识符的文件，如受试者医疗档案、识别代码列表和知情同意表格，应由研究者 / 机构单独保存并在其控制下。
- 将任何研究者 / 机构生成的重要文件上传到申办者 /CRO。eTMF 系统将承担研究者无法控制或无法持续访问其文件的风险。如果要将 eTMF 用于此类文件，则系统的合同安排和数据的托管应确定研究者 / 机构为这些文件的所有者 / 责任方。
- 研究者 / 机构对 eISF 的适宜性负责。无论对采取何种安排，都应确保能够履行这一职责，并确保研究者 / 机构能够持续访问和控制这些文件夹及其文件。当使用第三方 eTMF 时，应保证研究者 / 机构能够履行其职责。
- eISF 内的许多文件是由申办者提供的（例如：协议、IB、流程手册等）。可以由申办者直接在 eISF 中上传这些文件。在这种情况下，应制定流程和控制，确保研究者 / 机构在任何时候能够获得文件的最新版本。
- 所有协议应包括上述任何一方即将停业的情况，以及 eISF 的完整性和可访问性将如何在要求的存档期间保持的条款。
- 申办者或 CRO 人员只有在能够在受试者识别信息脱敏的情况下进行远程访问。

（四）eISF 的安全性和控制

1. 访问研究主文档

TMF，包括 ISF，应始终进行安全管理，以确保完整性，并防止意外或过早丢失、未经授权的更改或销毁文件。对 TMF 的访问应该基于申办者和 / 或研究者 / 机构定义的角色和权限描述。

ISF 包含一些信息，可能导致在试验过程中需要保持盲态的人员破盲，因此必须得到控制，比如将文件存储在另一个系统或储存库，和 / 或由申办者和 / 或研究者 / 机构严格定义权限。

2. 存储区域

ISF 文档的存储区域（如电子媒体档案和服务器机房）应随时获得合适的维护，在整个临床试验过程和存档时期内，都保持完整和清晰，并随时按照要求提供给监管机构。研究者应提供足够和适当的空间，存放完成研究的所有重要文件，并且保证设施是安全的，有适当的环境控制和足够的保护免受物理损坏。在评估合适的储存设施时，应考虑某些因素，例如安全、位置（例如：环境风险因素）和规模。

申办者应在研究地点 / 机构对存放条件进行书面评估，以便在临床试验期间将研究人员 / 机构 TMF 存档。如有关安排有任何更改，研究者应通知申办者。

3. 安全性要求

eISF 应该提供适当的安全性和可靠性，确保不会发生数据和文档的丢失、更改或损坏，它应该包含以下列出的控制：

- 用户账户；
- 为用户提供安全密码；
- 用于锁定 / 保护单个文档或整个 eISF 系统（如在存档时）防止文件的更改；
- 定期备份；
- 定期测试、检索或恢复，以确认数据的持续可用性和完整性；
- 稽查痕迹必须包括创建、上载、删除记录的日期、时间、用户等详细信息，以跟踪文件的更改（如有需要，需解释删除或修改的原因）；
- 确保角色的权限，例如对文件 / 文档的受限访问；
- 系统存档的目的应是适当的。

（五）结构化数据与验证

应该对 eISF 系统进行验证，以证明该功能适合于特定目的，并使用正式的过程来管理验证过程。

参与试验和使用该系统的所有工作人员都应接受适当的培训。

当不同的 TMF 系统连接起来以方便进行试验时，例如当 eISF 系统将文件传输至 CRO 或申办者 eTMF 系统时，应保证文件传输过程是安全的，并且应该进行验证以防止任何损失。保存试验数据和元数据的任何电子系统应该存档，以便所包含的试验数据和元数据可以作为可用的数据集检索。

元数据是描述文件的上下文、内容和结构的结构化数据。它们有助于文件的管理、识别、存取和检索。元数据可能包括诸如创建者或作者、创建的时间和日期、归档日期、eTMF 中的位置、文件标题或关键字、版本、文件类型、文件大小和其他文件属性等信息。

应该正式定义应用于文档的元数据，以确保所有文档之间的一致性。这应包括预定的文件日期（例如：创建日期），并在适当的时候，基于标准时区的时间，以便文件可以按时间顺序显示。对于受版本控制的文档，使用文件名不应取代显示和打印输出中可见的版本详细信息。

任何将数据和文档迁移到新媒体或新格式的操作都应该经过验证，以确保长期的可读性和完整性。

（六）eISF 文件传输

用于存档临床 TMF 内容的媒体应在整个保留期间保持内容完整和清晰，当文件存在电子、磁性、光学或其他不可擦除的媒体上时，应特别注意。在这种情况下，应实施适当的控制，以确保这些文件是完整的，没有适当的授权和创建稽查跟踪就不能更改。

ICH-GCP 准则要求 eTMF 中不可逆转地替换原件的副本（无论使用何种介质）必须是原件的核证副本。

1. 核证副本

核证副本是经核实的正本文件的纸张或电子副本（例如：或通过验证过程生成的副本，该副本具有与原始副本相同的所有信息，包括描述上下文、内容和结构的数据。ICH-GCP 准则要求 eTMF 中不可逆转地替换原件的副本（无论使用何种介质）应是原件的认证副本。任何不符合核证副本准则的传输或转换（例如：如数码化或打印），不适合取代原始文件。

在销毁原件之前，应对认证副本进行基于风险的 QC 检查。

建议 QC 检查包括以下质量特征：

- 正本与核证副本所载资料的一致性；
- 归属于文件的元数据的准确性（如适用）；
- 档案名称的准确性；包括该文件已标记为现有文件的更新版本；
- 图像的质量（合适的解析度，图像保持原色、易读性和再现性）；
- 与文件相关的 eISF 稽查痕迹（如适用）；
- 认证过程的批准（如适用）。

2. 其他副本

eISF 内的一些文件副本并不会取代原来的文件，因此不需要认证（例如各方法务部门保存的合同原件及在各方 TMF 的副本；ISF 中的原始授权表和申办者 TMF 中的副本）。应该在书面流程中定义为 TMF 创建这样的副本。流程应确保副本的质量足以达到预期的目的。

3. 扫描或转移到其他媒体

印刷、复制、转移或数码化（例如把纸张文件扫描为 PDF 格式）应考虑有关文件的性质：

- 静态文件（如 PDF 扫描）包含固定 / 冻结的信息或数据，不允许交互改变内容。以 PDF 格式数码化的文件，例如伦理批件扫描。
- 动态文件（如带有计算逻辑的 Excel 表格），包括自动处理和 / 或允许与用户的交互关系来更改内容（例如：eCRF）。核证电子副本可以不同的电子档案格式保存于原始记录，但应保留与原始记录相同的动态性质（包括元数据）。

- 当从主要 TMF 系统中存储的动态文件创建静态文件时，原始的动态文件应该保留在原始系统中。
- 从动态文件到另一种动态文件格式的转换可以作为认证副本。
- 如果需要包含动态文件，那么 eTMF 系统不应该只局限于静态文件。

图像的数码化或转移调整只可在可读性增加的情况下才可接受，而不应用作移除或增加图像上的资料（例如移除或加入传真机的页眉，或在原始文件上进行“剪切和粘贴”或使用“修正液”）。

四、电子知情同意系统（eConsent）

（一）电子知情同意简介

“知情同意”一词经常被错误地认为是获得受试者或受试者的合法授权代表在书面知情同意表格上的手写签名。然而，获得受试者的口头或书面知情同意只是整个知情同意过程的一部分，知情同意包括向潜在受试者提供有关研究的充分信息，以便对受试者自愿参与研究做出知情决定的过程。

随着临床研究受试者保护的理念和技术发展，ICF 文件已经变得越来越复杂、技术性越来越强，而受试者也越来越难以理解。复杂的研究设计和特定化的受试者群体使得向受试者明确传达研究目标更具挑战性。不同的文化水平和文化多样性也使 ICF 的发展复杂化。尽管申办者提供了完整的信息，但必须找到新的方法来确保潜在的受试者得到充分的知情。在当前的实践中，ICF 通常是在纸上完成的。电子知情同意（eConsent）提供了相同的信息，但采用的电子格式可能包含多媒体组件。需要注意的是，eConsent 并不意味着要取代参与者和现场工作人员之间的重要讨论。与传统的同意程序一样，研究中心必须继续同意流程。

最终，eConsent 满足两个目标：

（1）通过使用交互式多媒体组件，授权参与者做出自主的决定。

（2）通过洞察参与者体验、更好的数据质量和效率以及完全电子化的系统，来提高临床研究的质量和效率。

（二）电子知情同意的优点

研究表明，纸质 ICF 不能保证质量一致的知情过程和促进受试者更加明智地做出决定。而 eConsent 有潜力改善知情同意体验，提高质量，减少监管稽查的发现。eConsent 还支持通过对知情同意活动的中央和远程监查，实现风险评估，从而补充了基于风险的研究监查。

电子知情同意在临床研究有很大的潜在获益，包括：

1. 对受试者的获益

（1）与冗长复杂的书面文件相比（例如，复杂的研究流程或对治疗的详细解释），增加对信息的理解和记忆。

（2）允许受试者选择他们喜欢的知情方式。

（3）更好的知情同意体验的参与者更容易做出是否参加的决定，而且有助于受试者管理和留存。

（4）对 ICF 内容的深度理解，可以使潜在受试者与研究中心工作人员进行更好的讨论，并提高依从性。

（5）某些功能可用于明显改善弱势群体（如视力受损者、儿科）的知情同意体验。

（6）通过应用已经在日常生活中熟悉技术，使受试者更容易接受和使用。

（7）更多地参与知情同意过程：授权、所有权、自主性。

2. 对临床试验机构的获益

（1）减少监查和稽查发现，如版本错误和签名缺失等。

（2）可以提供关于受试者在知情同意过程中的理解情况的信息。

（3）可以提供关于受试者在知情同意过程中的观点。

（4）减少复杂和耗时的解释以及其他解释工具的需要。

（5）减少书面工作和质量风险。

（6）降低现场工作人员的负担，使其专注于高价值工作，包括对具体受试者的问题和关注。

（7）通过在 eConsent 中向受试者提供更多信息并使某些活动能够远程进行，从而补充基于风险的监查。

（8）确保向所有受试者提供一致和完整的解释。

（9）缩短管理时间（例如，自动提醒修订同意书，无纸化系统的潜力，以及与其他系统的潜在联系）。

（10）改善整体同意追踪的管理（例如，重新同意、撤回同意）。

（11）更容易检查对学习的理解（花更多的时间去更详细地了解那些不是很好理解的部分，更容易通过回答正确的问题来帮助受试者的理解）。

（12）如果 eConsent 错误或需要重新同意，研究中心会及时收到提醒。

（13）根据研究设计 / 治疗领域的不同，可能改善受试者的依从性和招募。

3. 对伦理和监管的获益

（1）改进评审 / 批准过程。

（2）增加对知情同意过程的信心。

（3）改进关于知情同意的监管视角的发展。

4. 对申办者的获益

（1）由于受试者更好地理解而增加留存率（降低脱落率）。

（2）可以根据受试者不理解的信息和阻碍参与的顾虑，持续改进同意内容。

（3）监查员可以及时识别同意的问题（而不是事后发现）。

（4）提高质量和一致性：

- 数据有效性和保护（例如，访问控制和密码）；
- 快速、简单、远程跟踪错误识别和防止重复错误（例如，版本控制）；
- 及时通知受试者与方案修订和安全更新相关的再同意；
- 更少的转录错误（例如，ICF 日期自动复制到电子数据采集系统）。

（5）提高效率：

- 可减少实地视察的时间，以便临床监查员可专注于其他现场工作（例如，安全监查）；
- CRA 可以远程监查数据，而无须现场访问研究中心。
- 使数据的自动报告成为可能。

（6）监查前自动生成部分监查报告：

- 检查 ICF 的完整性；
- 与核心系统，如交互式语音应答系统（IVRS）、CRF、临床试验管理系统（CTMS）的相互依赖性；
- 在知情出现错误的情况下，可以及时向申办者发出警告消息。

（三）电子知情同意场所

研究者有责任确保受试者在参与本研究之前获得具有法律效力的知情同意。如果研究者将此责任委托给他人，则应将此责任委托给经教育、培训和经验合格的个人来执行。无论电子知情同意过程在何处发生，获取知情同意的责任仍由研究者和经过授权的研究者承担。

当研究者和受试者在同一地点时，知情同意过程可以在研究中心现场进行，也可以在受试者家里或其他方便的地点进行。如果整个过程发生在研究中心，研究者可以亲自验证受试者的身份，审阅电子知情内容，回答材料问题，进行后续讨论，并见证电子知情同意的签署。如果同意的任何或所有过程是通过线上发生的，不是由研究者亲自见证，那电子系统必须包括一个方法来确保电子签署知情同意的人是将参与研究的受试者本人或者法定监护人。可以使用的方法包括验证国家颁发的身份证或其他身份证明文件，或使用个人问题、生物测定方法或视觉方法。

（四）电子签名

美国食品药品监督管理局（FDA）规定，如果电子签名在研究所在的司法辖区内合法有效，电子知情同意可以使用受试者或其法定监护人的电子签名。

FDA 在联邦法规《21 CFR》第 11 部分（Title21 CFRPart11）中规定：符合所有适用要求电子记录、电子签名和电子记录上的手写签名是可信的、可靠的，并且通常等同于手写签名。此外，电子系统还必须收集和记录受试者或受试者法定监护人提供同意的日期。

美国联邦法规《21 CFR》第 11 部分规定允许使用多种方法来创建电子签名，包括使用计算机可读的身份证、生物识别技术、数字签名以及用户名和密码组合。FDA 不要求或指定任何特定的电子签名方法。

基于生物识别技术的电子签名必须被设计成确保除了其真正的所有者以外的任何人都不能使用。因此，合适的生物识别技术应该是针对个体的，不应该随着时间而改变。

此外，伦理委员会、研究者和申办者应考虑如何创建电子签名，以及是否可以将知情同意或许可文件打印成硬拷贝供受试者根据要求进行审查等问题。伦理委员会、研究者和申办者可以使用供应商提供的电子签名声明，该声明描述了如何创建签名，并且该系统满足 21 CFR 第 11 部分中包含的相关要求。

（五）电子知情同意的伦理审查

研究者应向伦理委员会（EC）提交所有知情同意模板（电子和纸质模板）和信息材料的副本，包括受试者将在 eConsent 过程中接收和查看的任何视频和基于 web 的演示文稿。对于任何与研究相关的信息的后续修改，无论是电子的还是纸质的，研究者必须获得 EC 的批准。在确定 eConsent 开发之前，研究者应与 EC 讨论 eConsent 的使用，以确保 EC 同意电子知情同意的方式。

EC 有权审查并批准、要求修改或不批准适用法规涵盖的所有研究活动，包括电子知情同意的使用。

该责任行使的关键部分是EC确保有一个充分的知情同意程序，以保护参与研究受试者的权利和福利。因此，EC必须审查和批准eConsent以及受试者将收到和查看的任何修改。EC必须维护和保留进行审查的材料的副本。

伦理委员会还应审查用于评估受试者对关键研究内容理解的任何可选问题或方法。EC还应该审查eConsent材料的可用性，以确保它们易于操作。如果程序使用超链接来传递与研究相关的信息，伦理委员会应审查所引用的研究对象的内容，以确定所提供的与研究相关的信息是否准确和适当。由于网站经常会随着时间的推移而修改，因此EC必须维护包含EC审查和批准的研究相关信息的网站信息版本，这些信息可以是电子版的，也可以是复印件。

（六）监管视察与检查

目前各国包括美国FDA的新药申请（IND）法规没有明确要求将知情同意文件作为IND申请的一部分提交给监管部门。但是，各国审批机构可能会在某些情况下要求提交知情同意书进行审查（例如：当与研究药物或药物类别相关的临床毒性已知异常时、当研究群体特别脆弱时、当临床研究对受试者有重大潜在的严重风险时，或根据国家要求进行上市后安全临床试验，以评估严重风险等）。

申办者应向监管机构提交与受试者使用的相同电子知情同意材料。例如，申办者应提交所有表格和信息材料的副本，包括用于传达与调查相关的特定信息的任何视频、基于Web的演示文稿、超链接或其他网站或播客。

五、电子患者报告结局系统（ePRO）

（一）PRO的背景和历史

患者报告结局（patient reported outcome，PRO）是直接来自患者的任何关于患者健康状况的报告，而不需要由临床医生或其他任何人来解释患者的反应。PRO可以用带绝对值的术语（例如：如症状、征兆或疾病状态的严重程度）或相较之前测量结果的改变来定量。在临床试验中，PRO作为一种测量工具可用于测量治疗干预对一个或多个概念的效果（即，被测量的事物，如症状或一组症状，对某一特定功能或一组功能的影响，或用来测量健康状况严重程度的一组症状或一组功能）。

一般来说，在良好设计的临床试验中，由定义良好和可靠的PRO工具检测出的结果可用于支持医疗产品说明书中的声明，前提是该声明的要求与PRO的测量能力相一致。特别是当主要或次要研究终点指标是以患者角度测量的数据定义时，建议使用PRO工具。

PRO可以使用电子形式（ePRO）或者纸质形式。

（二）PRO与研究终点的关系

申办者应定义PRO终点在临床试验中所起的作用和角色（即，主要研究终点、关键的次要研究终点还是探索性终点），只有这样，才可以在预期作用的背景下审核PRO的开发和性能，以及计划和应用合理的统计方法。

图4-21-5和图4-21-6展示了两个研究终点模型。在图4-21-5中，PRO症状评估结果是次要终点，生理性测量结果作为主要终点，以支持疾病X成为意

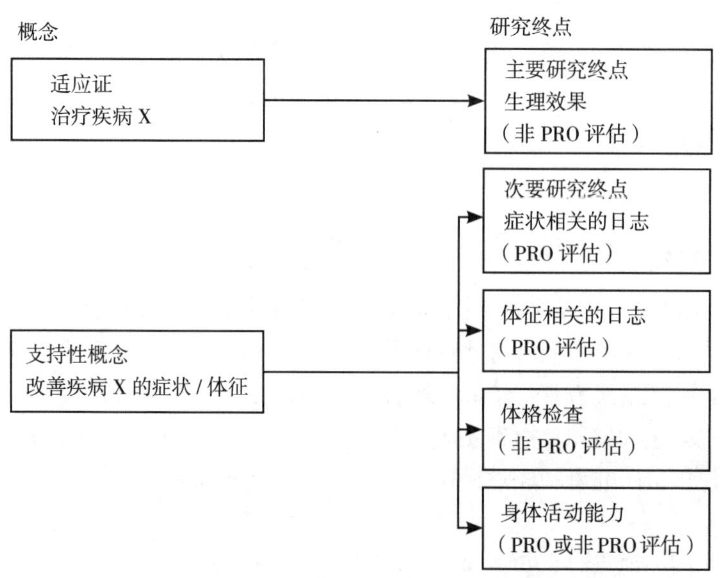

图4-21-5 研究终点模型：疾病X的治疗

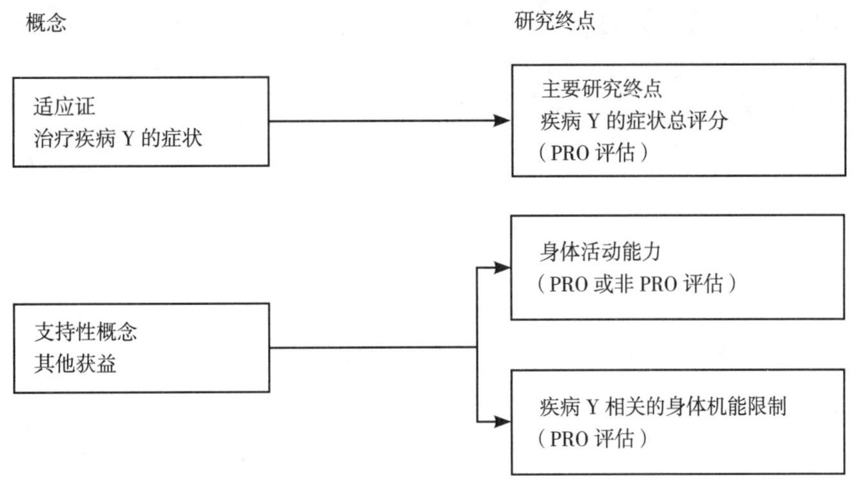

图 4-21-6　研究终点模型：治疗与疾病 X 相关的症状

向适应证。在这种情况下，临床试验需要在生理终点上取得成功，然后才能在次要终点上取得成功。在图 4-21-6 中，PRO 症状评估结果是主要的临床试验终点，目的是支持疾病 Y 相关的症状成为治疗适应证，而身体活动能力和机能限制的测量结果将是关键的次要终点。PRO 的充分性取决于其作用以及与终点模型中描述的其他临床试验终点的关系。终点模型解释了为获得满足临床试验终点和支持相对应科学假设的证据，而对 PRO 工具提出的确切要求。

（三）ePRO 系统的开发迭代过程

在研究产品开发的早期，鼓励计划使用 PRO 系统支持说明书主张的申办者确定是否有足够的 PRO 系统来评估和测量科学假设。如果没有，可以开发一种新的 PRO 系统。在某些情况下，可以通过修改现有的系统来发展新的系统。

任何 PRO 系统，无论是现有的、修改过的或新开发的，其充分性取决于其特征、概念框架、内容有效性和其他测量属性是否令人满意。FDA 将结合临床试验结果审查 PRO 系统开发和测试的文档，以确定说明书主张是否得到证实。附录列出了专业技术人员应向 FDA 提供的信息类型，以方便对仪器进行审查。

根据 FDA 的相关指南，审查 PRO 系统的特征包括：

- 被测的概念；
- 字段的数量；
- 系统的概念架构；
- 预定使用的医疗条件；
- 预计使用的人群；
- 数据收集方法；
- 管理模式；
- 响应的方式；
- 回忆期；
- 评分；
- 字段或域的权重；
- 格式；
- 受试者的负担；
- 翻译或文化适应能力。

（四）ePRO 具体注意事项

当使用 PRO 系统时，申办者必须确保符合监管部门关于申办者和研究者记录保存、维护和访问的监管要求。这些职责适用于所有类型的 PRO 数据，包括 ePRO 数据。申办者负责向研究者提供所有信息进行研究、负责监查调查、确保研究按照方案进行，并且允许监管部门访问、复制和核对研究相关的 ePRO 记录及报告。

研究者应当保存主要记录，包括准备和保存足够和准确的病史（包括病例报告表格和支持数据）、长期保存文件，并为监管机构提供查阅、复制和核对记录（即追溯源数据）。当使用纸质 PRO 时，研究者控制、访问和维护原始文档的责任可以很容易地得到满足，因为患者通常将日记返回给研究者，研究者保留原始或认证副本作为病例历史的一部分。但是，如果直接控制源数据的是申办者或合同研究组织，而不是研究者，那么使用电子 PRO 系统时，需要通过临床试验协议或单独的文件规定如何维护 ePRO 源数据以及研究者如何满足监管要求。

对于 ePRO，同样需要遵循相关的法规，如 Title21CFRPart11，和指南规范计算机系统，如 GAMP5，来创建、修改、维护、存档、检索或向监管部门传输临床数据的问题，并阐明如何满足Title21CFRPart11的要求和应用。由于ePRO数据（包括通过个人移动设备收集的数据）是病史的一部分，因此ePRO数据应保持统一的数据标准。申办者应当建立合适的系统和安全控制，以及网络安全和系统维护计划，解决如何在网络攻击和软件更新期间确保数据完整性。

使用ePRO时，申办者还应做到以下要求：

- 所有数据必须有稽查痕迹；
- 与研究者确定源数据所属，不能仅由申办者保存源文件；
- 应保证研究者有方法维护和确认ePRO数据的准确性；
- 研究者保存的数据应包括稽查痕迹，包括ePRO数据从患者电子设备提交到数据库后任何时间点的任何更改；
- 数据应有备份；
- 除研究者之外的任何人不可修改源数据；
- 不良事件数据完整；
- 禁止访问盲态数据；
- 允许监管机构在研究中心检查、验证和复制数据；
- 保证系统的安全性，确保数据不被篡改；
- 直接向申办者、临床研究机构和/或第三方传输重要的安全信息，而确保及时将数据传输给负责患者的临床研究者。

六、电子数据采集系统（EDC）

（一）EDC的背景和历史

按照法律法规和GCP原则进行临床试验，最后会得到大量的试验数据，这些数据是对试验器械的安全性和有效性进行评价的基础。由于一个临床试验耗时长，涉及的人员、材料、文件、数据众多，为了确保临床试验结果的准确可靠、科学可信，国际社会和世界各国都纷纷出台了一系列的法规、规定和指导原则，用以规范临床试验数据管理的整个流程。随着临床试验的发展和科学技术的不断进步，特别是计算机、网络的发展，为临床试验及其数据管理的规范化提供了技术支持。

传统的纸质采集存在耗时耗力，同时又容易出现人为错误。而电子数据采集系统（electronic data capturesystem，EDC）正是在满足FDA、NMPA有关《药物临床试验质量管理规范》（GCP）和临床试验中计算机系统应用指导原则的基础上，采用先进的数据管理理念与高科技手段，集成了临床试验项目设计，数据收集和数据管理的综合功能于一体的软件系统。在电子化采集越来越趋于被认可并采纳的今天，传统的纸质采集在临床试验中的占比逐年下降。

较之于其他的临床研究信息化系统，近几年来，EDC（电子数据采集系统）在我国的临床研究行业有了非常快速且蓬勃的发展。原国家食品药品监督管理局药品审评中心在2016年发布了《临床试验数据管理工作技术指南》和《临床试验的电子数据采集技术指导原则》，从数据管理相关人员的职责、资质和培训，管理系统的要求，试验数据的标准化，主要工作内容，数据质量的保障和评估等多个方面进行了全面的阐释。这一系列法规的颁布，指导着我们国家EDC在行业中的应用。

（二）EDC系统的优势

行业越来越意识到EDC相对于其他方法的优势，并且正在利用EDC来支持临床试验。EDC系统的优势总结如下：

（1）节省试验时间：EDC系统可以实时访问数据并提高数据管理效率，从而节省大量时间，这也节省了研究的整个时长，从而可以更快地获得数据用于分析。并且现在EDC系统相对培训简单，容易上手。

（2）数据更加安全：EDC系统在线存储，只要在基于Web的界面上完成数据输入即可。EDC系统供应商会确保数据的保护和备份。此外，EDC可以更好地控制权限，确保只有合适授权的人员可以进行数据相关操作。

（3）更加准确：EDC系统提高了数据质量。比如通过设定数据字段的格式，及时防止输入不正确或不合逻辑的值。同时对于某些需要计算衍生的数据，EDC系统可以设定自动计算逻辑，计算出准确无误的数据。

（4）数据可视化：EDC系统的使用提高了临床试验的效率。一般EDC具有搜索功能，可以方便用户轻松准确查找和过滤所需数据，并且可以随时导出。此外，很多EDC系统提供大量标准或者自定义的可视化报表，帮助用户快速获得所需信息和发现问题。

（5）更加合规：EDC必须符合法规要求，特别是美国FDA Title21 CFR Part11中对临床研究中使用系统的相关要求。EDC具有很多技术控制以确保数据完整性，比如字段必填的设定、数据完整性的报表等。

（三）EDC 系统的使用者及职责

临床试验数据管理工作要求临床试验研究项目团队共同努力、通力协作。研究团队中参与数据管理工作相关的人员，除了申办者、研究者、协调员、监查员之外，还有数据管理员。

申办者是保证临床数据质量的最终责任人。申办者应制定质量管理评价程序、质量管理计划与操作指南，并且应设立稽查部门，由不直接涉及试验的人员定期对质量体系的依从性进行系统性检查。

研究者应确保以 CRF 或其他形式报告给申办者的数据准确、完整与及时，而且应保证 CRF 上的数据与受试者病历上的源数据一致，并必须对其中的任何不同给出解释。

监查员应根据源文档核查 CRF 上的数据，一旦发现其中有错误或差异，应通知研究者，以确保所有数据的记录和报告正确完整。

数据管理员应按照研究方案的要求，参与设计 CRF，并建立和测试逻辑检验程序。在 CRF 接收后，录入人员要对 CRF 作录入前的检查；在 CRF 数据被录入数据库后，利用逻辑检验程序检查数据的有效性、一致性、缺失和正常范围等。数据管理员对发现的问题应及时清理，可以通过比对 CRF 中其他部位的数据作出判断以解决问题，也可通过向研究者发放数据质疑表（Query）而得到解决。

负责临床试验数据管理的人员应经过 GCP、NMPA 法规和指导原则、法规和行业标准、临床试验数据标准化文档及存档规则，保密性，私密性和数据安全性培训以及数据管理系统及相关的计算机软件的应用与操作能力的培训，以确保其具备工作要求的适当的资质。

（四）EDC 系统的最佳实践

EDC 系统通常包括数据收集、自动处理、质疑管理、进度管理等几个方面，用于规范整个临床试验流程。本节结合临床研究行业的现状，主要重点介绍在使用和实施 EDC 系统的最佳使用实践。

1. 数据库的设计原则

研究项目的数据收集依赖于临床试验方案。临床试验数据库应保证完整性，并尽量依从标准数据库的结构与设置，包括变量的名称与定义。就特定的研究项目来说，数据库应当以该项目的 CRF 为依据，数据集名称、变量名称、变量类型和变量规则等都应反映在注释 CRF 上。

如下以某 EDC 系统为例，展示了一个新的临床试验项目数据库设计的任务汇总（图 4-21-7）。

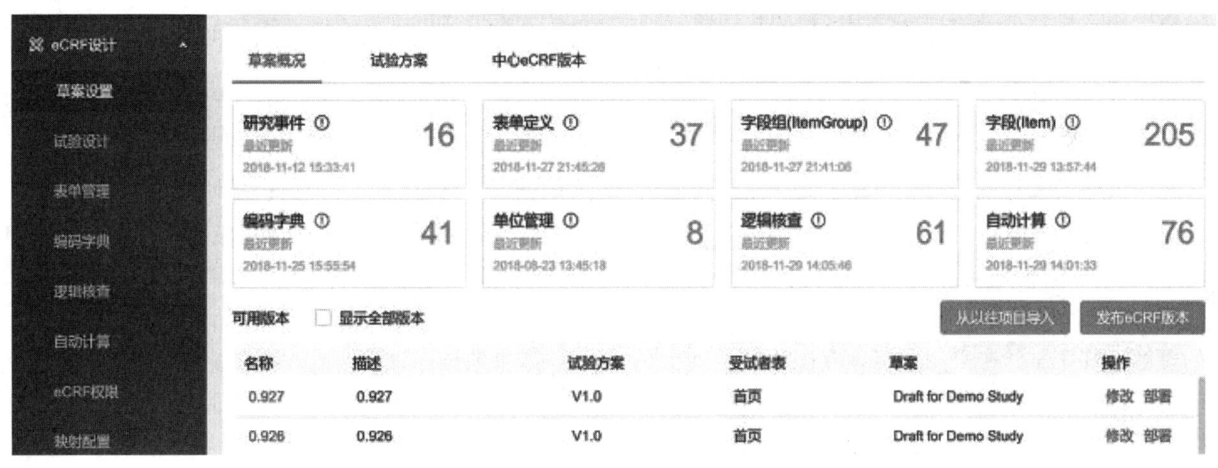

图 4-21-7　EDC 系统临床试验项目任务汇总

2. 数据接收与录入

对于纸质 CRF 上的数据，中心协调员（CRC）或研究者应该采取及时的电子数据录入，确保相关的数据及时性和准确性。

3. 数据核查

数据核查的目的是确保数据的完整性、有效性和正确性。在进行数据核查之前，应列出详细的数据核查计划，数据核查主要包括：

（1）确定原始数据被正确、完整地录入到数据库中：检查缺失数据，查找并删除重复录入的数据，核对某些特定值的唯一性（如受试者 ID）。

（2）随机化核查：在随机对照试验中，检查入组随机化实施情况。

（3）违背方案核查：根据临床试验方案检查受试者入选 / 排除标准、试验用药计划及合并用药（或治疗）的规定等。

（4）逻辑核查：相应的事件之间的逻辑关联来识别可能存在的数据错误。

（5）范围核查：识别在生理上不可能出现或者在研究人群的正常变化范围外的极端数值。

（6）一致性核查：如严重不良事件安全数据库与临床数据库之间的一致性核查，外部数据与 CRF 收集的数据一致性核查，医学核查等。

数据管理人员应对方案中规定的主要和次要有效性指标、关键的安全性指标进行充分的核查以确保这些数据的正确性和完整性。数据核查可通过手动检查和电脑程序核查来实现。数据核查程序应当是多元的，每个研究者有责任采用不同的工具从不同的角度参与数据库的疑问清理工作。有时，对于事先定义的逻辑简单且能明确判断的错误，在得到研究者同意后数据管理员可对数据按照事先的规定进行修订，并记录在稽查轨迹里。

4. 数据质疑表的管理

数据核查后产生的质疑表以电子形式发送给临床监查员或研究者。研究者对疑问做出回答后，数据管理员检查返回的质疑表后，根据质疑表对数据进行修改。质疑表中未被解决的质疑将以新的质疑表形式再次发出。质疑表发送和返回过程将重复进行，直至数据疑问被清理干净。

5. 数据更改的记录

错误的数据在数据清理过程中会被纠正，但必须通过 EDC 系统上的质疑 / 答复的方式完成，以确保质疑过程的完整记录。

6. 适时的更新医学编码

临床试验中收集的病史、不良事件、伴随药物治疗建议使用标准的字典进行编码。编码的过程就是把从 CRF 上收集的描述与标准字典中的项目进行匹配的过程。医学编码员须具备临床医学知识及对标准字典的理解。临床试验中采用的字典应在数据管理计划中明确规定。当出现的词目不能够直接与字典相匹配时可以进行人工编码，对于医学编码员也无法确认的词目，应当通过数据质疑表与研究者沟通以获得更详细的信息来进行更确切的编码工作。医学编码应在锁库前完成。

广泛使用的标准字典有 MedDRA，WHO Drug，WHOART，ICD10 等。数据管理部门应建立标准流程，适时更新字典并保证医学和药物编码在不同版本字典之间的一致性。临床研究使用的字典版本应储存在数据库里。

7.eCRF 的增补修改需经过批准

当有新的信息或者申办者 / 管理当局要求时就需要修改试验方案，但不是所有的试验方案增补都需要变更 eCRF，需要制定相应的流程处理此种情况。对 eCRF 的修改必须在方案的修订获得机构 / 伦理审查委员会（EC/IEC）批准之后才生效。

8. 数据盲态审核

无论临床试验过程是开放或盲态操作，在临床试验数据库锁定前，应由申办者、研究者、数据管理人员和统计分析师在盲态下共同最终审核数据中未解决的问题，并按照临床试验方案进行统计分析、人群划分和核查严重不良事件报告与处理情况记录等。

如双盲临床试验还需检查紧急揭盲信件和临床试验总盲底是否密封完好，如有紧急揭盲情况发生，需有紧急揭盲理由及处理报告。

9. 数据库锁定

数据库锁定是为防止对数据库文档进行无意或未授权的更改，而取消的数据库编辑权限。数据库锁定过程和时间应用明确的文档记录，对于双盲临床试验，数据库锁定后才可以揭盲。

数据库锁定时，必须有证据显示数据库的数据编辑权限在定义好的时间点之前收回，并将这一证据记录在文件中。为了减少数据库锁定之后重新开启数据库的需要，应事先定义好一个有组织的程序，并且严格遵守这个程序，以保证完成所有数据处理，完成数据质量等级评定，通知了试验相关工作人员，并且所有相关人员批准锁定试验数据库。数据管理员应制定数据库锁定清单。

一旦完成上面所述步骤，就应书面批准数据库锁定，并由试验相关人员签名及签署日期，试验相关人员有：数据管理人员，生物统计师，临床监查员代表，研究者代表等。一旦获得数据库锁定的书面批准文件，就应收回数据库的数据编辑权限，并将收回数据编辑权限的日期记录在文档中。

如果数据库锁定后发现有数据错误，应仔细地考虑处理并记录这些错误数据。最重要的是，应评估这些数据错误对安全性分析和有效性分析的潜在影响。并非所有发现的数据错误都必须更正数据库本身，数据错误也可以记录在统计分析报告和临床报告文档中。对数据库锁定后又重新开锁的过程必须谨慎控制，仔细记录，以保证数据的安全。重新开锁数据库的流程应包括通知项目团队，清晰地定义将更改哪些数据错误，更改原因以及更改日期，并且由主要研究者，数据管理人员和统计分析师共同签署。

（五）数据备份与恢复

在整个研究的数据管理过程中，应及时备份数据库。通常是在另外一台独立的计算机上进行备份，并根据工作进度每周对备份文件进行同步更新。最终数据集将以只读光盘形式备份，必要时，未锁定数据集也可进行光盘备份。当数据库发生不可修复的损坏时，应使用最近一次备份的数据库进行恢复，并补充录入相应数据。相关计算机必须具有相应的有效防病毒设置，包括防火墙、杀病毒软件等。

商用的 EDC 系统，通常会进行更为严格和完整的数据备份方案。如表 4-21-1 是某医疗 EDC 平台的所公布的数据备份机制。

表 4-21-1　EDC 平台数据备份机制

备份方式	备份频率	备份地点	保存期限
全量	每年一次	本地	5 年
全量	每月一次	本地	12 月
全量	每周一次	本地	12 周
增量	每天一次	本地	90 天
日志备份	每小时一次	本地	90 天
数据同步	实时	异地	永久

（六）研究数据保存

数据保存的目的是保证数据的安全性、完整性和可及性。

保证数据的安全性主要是防止数据可能受到的物理破坏或毁损。在进行临床试验的过程中，把所有收集到的原始数据（如 CRF 和电子数据）存储在安全的地方，诸如受控的房间，保证相应的温度、湿度，具有完善的消防措施，防火带锁文档柜。这些原始文档是追踪到原始数据的审核路径的一部分，应如同电子审核路径对数据库的任何修改或备份所做记录一样，严格进行保护，数据保存的时限应满足法律法规的要求。

数据的内容及其被录入数据库的时间、录入者和数据在数据库中所有的修改历史都需要保存完整。保证数据的可及性是指用户在需要时能够自如登录和获取数据，以及数据库中的数据可以按照需要及时传输。

在临床试验完成后，应对试验过程中的文档进行存档。对于使用纸质病例报告表的临床试验，临床试验机构应保存一份纸质病例报告表的复印件。对于使用电子数据试验，应为临床试验机构提供一份所有电子病例报告表的 PDF 文件格式以备案。

（七）数据保密及隐私保护

数据保密是临床试验的基本原则，参与临床试验的机构应建立适当的程序保证数据库的保密性，包括建立及签署保密协议，建立保密系统以防止数据库的泄密。

临床试验受试者的个人私密性应得到充分的保护，受保护医疗信息包含：姓名、生日、单位、住址；身份证 / 驾照等证件号；电话号码、传真、电子邮件；医疗保险号、病历档案、账户；生物识别（指纹、视网膜、声音等）；照片；爱好、信仰等。个人私密性的保护措施在设计数据库时就应在技术层面考虑，在不影响数据的完整性和不违反 GCP 原则的条件下尽可能不包括上述受保护的个人信息，比如：数据库不应包括受试者的全名，而应以特定代码指代。

七、随机和药物管理系统（IWRS）

（一）IWRS 系统的概念和背景

1. 随机

一个好的临床研究应该尽可能地最小化结果的可变性，并通过避免已知和未知的其他因素的干扰以无偏倚地评估干预措施。随机化（randomization）是确保每个患者有平等的机会接受研究中的任何一种治疗的常用技术。一般来说，随机试验是检验治疗效果的有效设计。

在实践中，随机化要求生成随机化时间表，该时间表应具有可重复性。随机化时间表的产生通常包括获得随机数并将随机数分配给每个受试者或治疗条件。随机数可以由计算机生成，也可以来自大多数统计教科书中的随机数表。对于对象数量较少的简单实验，可以通过将随机数表中的随机数分配给治疗条件来轻松进行随机化。但是，在大样本量的情况下，或者如果要为实验执行受限随机化或分层随机化，或者如果使用不平衡分配比率，则最好使用计算机编程来进行随机化，例如 SAS，R 语言等。

2. 盲态

为了进一步减少出现偏见的机会，有时会对临床试验进行盲态设计，一般分为单盲和双盲。单盲试验是指在试验结束之前，受试者不知道自己属于哪个治疗组。双盲试验是指受试者和研究人员在试验结束前都不知道受试者属于哪个治疗组。盲态设计有助于防止偏倚。但是同时对试验产品的发放提出了要求，研究者需要在盲态的情况下准确地发放正确且适当数量的药物给到受试者。

3. 随机和研究供应管理系统

在随机设计的临床研究中，经常会使用随机

和研究供应管理系统（randomization and trial supply management system，RTSM），以实现受试者随机、药物分配（确保受试者收到正确和准确数量的研究产品）到供应补给。RTSM 通常采用交互式响应技术（interactive response technology，IRT），采用基于网络 IRT 的 RTSM 通常又称之为基于网络的交互系统（interactive web-based response system，IWRS），而采用基于语音 IRT 的 RTSM 又称之为基于语音的交互系统（interactive voice-based response system，IVRS）。

（二）RTSM 的发展历史

RTSM 系统经历了许多迭代，如图 4-21-8 所示。早期的随机操作是手动执行的，将带有一个患者编号的试验产品盒运送到所有研究中心，一般而言，每个患者的药品包装盒对应于研究的整个疗程，这种方法由于定制性很高、容易导致药品过期、无法在受试者间调配而导致大量试验用产品的浪费。

从 1990 年至 2000 年，基于电话和网络技术的发展和推广使用，IVRS（交互式语音响应系统，通过电话实现随机分组）、IWRS（交互式 Web 响应系统，通过网络实现随机分组）和混合 IXRS（IVRS 或 IXRS 所创造的术语，其中 x 是变量）逐渐被开发和使用。

随着技术的发展，受试者试验产品的包装和分发策略发生重大转变，产品包装不再以患者为单位编号，而采用按照产品最小包装的模式开展，因此试验药品实现了在受试者之间进行调配。并且通过有效期优先发放的原则，进一步提高了产品供应的灵活度，降低了产品的浪费。

在近年，随着移动技术和人工智能的发展，IWRS 成为主要 RTSM 系统，并且逐渐融合移动互联网技术以及各种硬件，衍生出更加智能，更加符合现代临床研究方案和操作设计的智能系统，例如可以实现同一个研究中同一受试者的多次随机，可以在每次随机中使用不同的随机方法，在药物供应中，根据各研究中心、库房、药品情况，逐渐融合库存、受试者数量、药品有效期、药品使用预测等因素，实现智能药物计算、供应和发起运单。在一些先进的系统已实现了与物流供应商系统的连接，系统可以智能下单，发起转运。

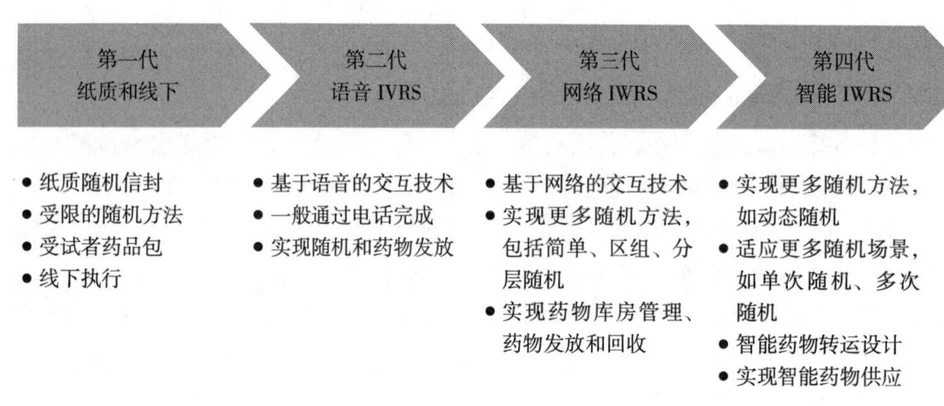

图 4-21-8　RTSM 的发展历史

（三）IWRS 最佳实践

目前行业中还没有 IWRS 系统管理的标准规范，许多公司或机构都有内部 IWRS 标准，但是在各个组织中，对它们的管理方式非常不同。本章节介绍一套 IWRS 管理的最佳实践。

1. 在撰写方案同时制定 IWRS 策略

在起草研究方案的同时，执行团队应开始考虑他们需要 IWRS 系统执行的操作，从根本上说，IWRS 的核心功能是随机化和研究产品的管理。从研究者的角度来看，IWRS 负责受试者追踪、药物分配、治疗分组管理、受试者登记和盲态保持。从物流供应管理者的角度来看，IWRS 负责库存管理，产品计数和一致性核对。

2. 创建数据策略 – 输入，输出和系统集成

成功的关键是尽早评估项目结束时 IWRS 的输出，然后做好开始的计划。比如，完成研究后，IWRS 需要哪些研究数据？由谁和出于什么目的？谁应该有权访问这些信息？需要什么报告？稽查视察应对策略是什么？需要哪些数据来支持中期分析？申办者需要根据这些问题来建立数据层面的规划。

3. 调整供应战略

在设计 IWRS 之前，需要做出几个核心供应决策。例如，库房相关信息如何与 IWRS 进行交互？是直接使用管理功能还是数据交互？需要提供什么参数？这些问题的答案将直接影响 IWRS 的设计，如果在事后再变更会非常具有挑战性，而且是否可行具体取决于IWRS的灵活性。下一步是对预测能力进行内部评估。哪些预测工具可用来支持您的试用？该工具是内置在RTSM本身还是单独的系统中？

4. 确保供应商资质

生物/制药行业是一个受到严格监管的行业。必须根据既定协议对IWRS系统的预期用途进行验证。对系统的任何更改都必须经过验证，并记录结果。虽然供应商必须构建和验证系统，但申办者必须能够对其临床试验操作进行适当的监督和质量控制。

5. 指定内部IWRS负责人

许多申办者可能没有针对IWRS系统上线后的明确策略。此外，随着许多临床试验团队的变更，IWRS很多执行细节可能会在交接中出现问题。为了解决这个问题，建议在申办者内部制定IWRS负责人，并作为研究启动计划的一部分。如果可能，此人还可以专注于跨研究和计划的系统标准化。

6. 了解什么水平的UAT是必要的

尽管供应商有责任确保对系统进行正确验证以符合要求，但申办者需要验证该系统后才能使用。此过程称为用户验证测试（UAT），包括申办者测试系统功能、确认该系统是否能够按预期工作或达成特定功能的目的，以及最后签署上线许可。

八、临床试验安全性信息沟通管理系统

（一）概念和背景

1.SAE

严重不良事件（serious adverse event，SAE），指受试者接受试验用药品后出现死亡、危及生命、永久或者严重的残疾或者功能丧失、受试者需要住院治疗或者延长住院时间，以及先天性异常或者出生缺陷等不良医学事件。

及时上报临床研究中的SAE，有助于SUSAR的甄别，帮助研究者及时对受试者的治疗进行评估或调整，保证受试者的安全。

2.SUSAR

可疑且非预期严重不良反应（suspected unexpected serious adverse reaction，SUSAR）指临床表现的性质和严重程度超出了试验药物研究者手册、已上市药品的说明书或者产品特性摘要等已有资料信息的可疑并且非预期的严重不良反应。

3. E2B R3

E2B R3是一种技术规范文件，是药品安全性个例报告电子传输的国际指南，提升药企与药企，药企与监管部门，监管部门与监管部门之间的ICSR交换的效率。每个企业，监管部门都有一套自己的文件系统，当文件报告上报之后，需要统一成一套版本，就需要E2B R3，自动转换，更加快捷简便；用于传播国际人用药品注册技术要求协调会议规定的药品不良事件报告的国际标准。

（二）发展历史

1. 法规进程

在中国加入ICH、实行MAH制度之前，我国从未有SUSAR相关定义和特定报告流程，对SAE的报告和管理也侧重于研究者，而并非申办者。

2003年《药物临床试验质量管理规范》中规定：研究者需要将SAE报告至药品监督管理部门、卫生行政部门、申办者和伦理委员会；申办者需要将SAE报告至药品监督管理部门、其他主要研究者。对于SUSAR并未提及。

2007年《药品注册管理办法》中规定，研究者需要在SAE发生的24小时内向省、自治区、直辖市药品监督管理部门、原国家食品药品监督管理局、伦理委员会、申请人进行报告。对于SUSAR仍未提及，仅提到“严重不良反应”和“非预期不良反应”。

2017年6月1日，原国家食品药品监督管理总局（CFDA）正式成为ICH成员，从此不断明确和完善了我国临床安全数据的管理，特别是临床试验期间SUSAR的上报和管理。

2018年7月30日和2019年4月11日，药监局分别发布《E2B（R2）安全性消息处理和个例安全性报告技术规范》《药物临床试验期间安全性数据快速报告常见问答（1.0版）》。

2020年3月30日，国家市场监督管理总局发布《药品注册管理办法》，加入申办者需进行SUSAR快速报告的要求。申办者作为报告主体，需要向药品审评中心进行报告。

2020年4月26日，国家药监局、卫健委发布新版《药物临床试验质量管理规范》，再一次强调了申办者的主体责任。SAE发生后，研究者需要向申办者报告，申办者收到任何来源的安全性相关信息后，均应当立即分析评估，包括严重性、与试验药物的相关性以及是否为预期事件等。申办者应当将SUSAR快速报告给所有参加临床试验的研究者及临床试验机构、伦理委员会；申办者应当向药品监督管理部门和卫生健康主管部门报告SUSAR。

2. 产品形态进程

在2020年新版《药品注册管理办法》和《药物

临床试验质量管理规范》发布之前，SAE 的报告主要由研究者完成，而研究者需要同时向申办者、药品监督管理部门、卫生行政部门、伦理委员会等进行 SAE 上报。上报方式主要为纸质版文件的发送（2019 年期卫健委不再接收纸质版文件，改为传真、邮件），涉及大量人工操作，且由于上报模板不统一，数据标准化程度较差。同时，由于研究者需要向多方进行上报，流程上存在较多重复。整个流程中，除申办者使用 PV 系统进行报告递交外，其余流程均缺乏电子化系统进行支持。

2020 年，新版《药物临床试验质量管理规范》后，整个上报流程发生了转变。申办者作为 SAE 管理的核心，接收来自研究者的报告后，需要尽快判断是否为 SUSAR。对于判断为 SUSAR 的报告，首先需要将其分发至所有涉及同一化合物临床试验（可以为不同试验）的研究中心，研究者签收后，需要分别递交至该机构的伦理。同时，申办者需要将 SUSAR 报告发送至监管机构，如（图 4–21–9）。该规范将于 2020 年 7 月 1 日起正式生效。

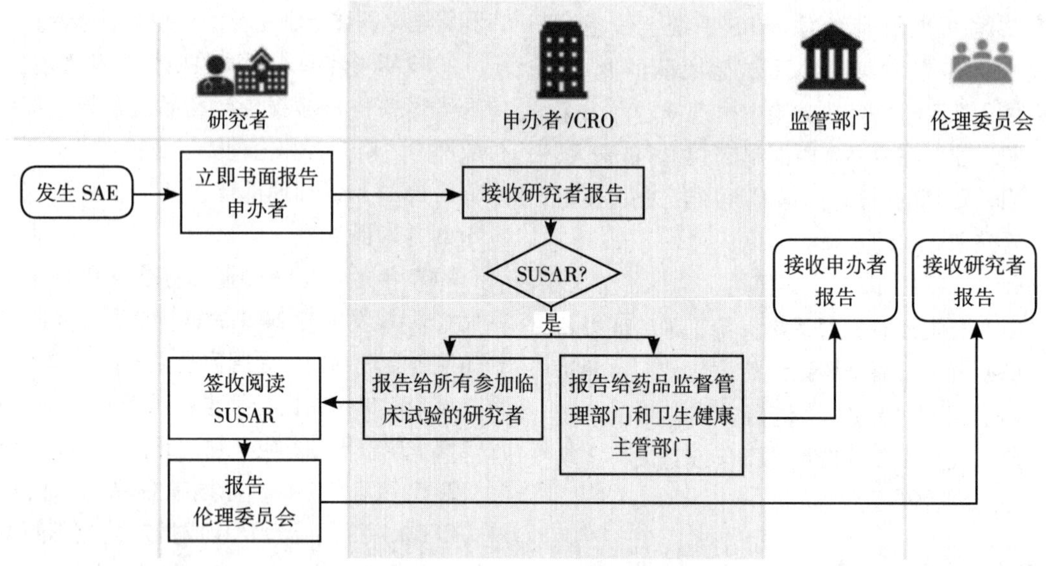

图 4–21–9　2020 版《药物临床试验质量管理规范》之下的 SAE、SUSAR 报告逻辑

（三）SAE 管家的功能和价值

基于 2020 年新版 GCP 要求，临床试验安全性信息管理系统需要兼具数据的管理和沟通功能，同时衔接研究者与申办者。在新的要求之下，申办者为整个管理流程的主体责任人，研究者需要向申办者递交 SAE 报告，申办者在接收来自研究者的报告后，通过分析处理，对判断为 SUSAR 的报告进行分发，分发对象为所有涉及该化合物的临床试验机构和各研究者。各中心研究者与申办者分工协作成为临床试验期间 SAE 管理职责。在实际操作中，人工进行线下管理、分发已不再可行，而建立一套可以对接研究者、申办者、监管机构、伦理委员会的信息系统将势在必行。以下将讲解临床试验安全性信息沟通管理系统的构成。

整个系统由申办者的管理端以及研究中心的客户端组成，管理端用于进行系统配置、接收研究者端的 SAE、将 SUSAR 分发至各中心研究者等；研究者的客户端则主要涉及 SAE 的填报、将 SUSAR 递交至伦理委员会等功能。

（1）SAE 报告的填报：顺应 E2B R3 标准，设置标准化模板，确保从 SAE 录入即标准化，方便传输至申办者 PV 系统中进行分析评价。同时线上处理质疑，发送随访报告。

（2）SUSAR 报告的分发：帮助申办者在最短的时间内，将判断为 SUSAR 的报告发送至所有涉及该化合物的研究中心和研究者。将极大节省人力操作的成本，同时避免遗漏、延时。

（3）SUSAR 报告的接收和确认：研究者对接收到的 SUSAR 报告进行审阅，系统设置了一键签收功能，通过已读回执的自动发送，协助申办者统一管理。

（4）SUSAR 报告的伦理递交：研究者接收到来自申办者的 SUSAR 报告后，需要及时向所在研究机构的伦理委员会进行递交。递交时可选择 pdf 格式，满足伦理需求。

（5）形成完整安全信息流：SAE 客户端为研究者

使用，后端与药物警戒系统标准链接，通过 xml 文件的传输来实现。形成完整的临床试验安全信息流。确保临床试验安全信息完整，高效，安全的传输、处理、递交。

临床试验安全性信息沟通管理系统协同现有的药物警戒系统，第一次将药物警戒所涉及的安全性信息的电子化收集触及临床研究机构，完整的打通安全性信息登记、分析、评估、报告电子化全流程，配合 E2B 标准格式，EDI 传输模式，确保信息的准确性，安全性，提升药品临床注册数据的质量。第一次用一套完整的系统将研究者、机构、伦理委员会、申办者、药监机构等临床试验各责任方，以临床试验安全性信息为主线串联在一起，形成完整大数据。

九、药物临床试验受试者支付系统（TrialPal）

（一）解读 FDA 指南受试者付款和报销

（1）向参加研究的研究对象支付的费用不被认为是对利益或风险进行权衡的一部分，这是一种招募激励。

（2）参加研究的报酬应该是公正和公平的。所有付款的金额和时间表应在初次审核时提交机构审查委员会。内部评级委员会应审查付款金额、提议的付款方式和时间安排，以确保两者都不具有强制性或不当影响。

（3）除了报销合理的行程费和住宿费用，还应注意拟定费用的其他方面是否会产生不当影响，从而干扰潜在受试者的自愿知情同意的能力。

（4）尽管全部付款不应视整个研究的完成而定，但只要接受这种刺激性不是强制性的，FDA 可以接受小部分付款作为完成研究的激励措施。

（5）应确定为完成试验的支付额是合理的，并且不应太大，以免导致受试者在原本会退出的情况下继续留在研究中。

（6）有关付款的所有信息，包括付款金额和时间表，都应在知情同意书中列出。

（二）目前受试者报销和补助发放面临的问题

（1）医院财务流程复杂，支付周期过长。

（2）部分支付记录缺失，有合规的风险。

（3）院外治疗，无法进医院报销流程。

（4）支付效率低，稽查痕迹难以保留。

（三）受试者支付管理系统目的、优点、信息安全

（1）目的：受试者支付管理系统，通过信息化手段，加快审核流程，保留稽查痕迹，从而极大的提高支付效率。

（2）优点：研究者无须垫付；受试者无须过久等待，提高依从性；医院 / 机构无须走复杂的财务流程；在线快速核查支付；申办者无须支付多余手续费；提高支付效率，保留稽查痕迹。

（3）信息安全：研究者 / 临床协调员在录入受试者身份信息、银行卡号，一旦提交系统，即以 * 加密不可见；申办者在系统中没有权限查看受试者敏感信息；需通过信息安全等级保护三级认证，数据安全得以保障；第三方审计网关与堡垒机制，进一步保证数据安全性。

（四）一般流程

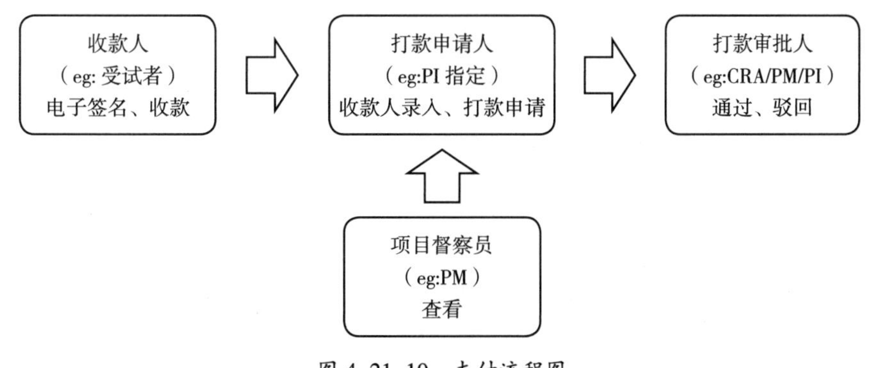

图 4-21-10　支付流程图

（五）实施要点

（1）主研究者、机构认可线上发放受试者补助、报销。

（2）建议将线上报销的方式写入研究者的协议中。

（3）知情中，须明确列出受试者费用的发放金额、发放频次、发放节点、发放原因等。

（4）知情中，须明确告知受试者完成线上发放需要收集的数据，并承诺只用于本次研究的发放使用。

（5）受试者必须清楚知晓，并签字确认。

（6）每次发放的申请和发放凭证需研究者签字后留档。

（7）发放系统保留稽查痕迹，配合稽查。

参考文献

[1]广东省药学会．药物临床试验源数据管理·广东共识（2018 版）[EB/OL].http://www.sinopharmacy.com.cn/download/66.html，2018-09-18.

[2]U.S. Department of Health and Human Services Food and Drug Administration . Use of Electronic Health Record Data in Clinical Investigations Guidance for Industry [EB/OL]. 2016-05-21.http://www.hhs.gov

[3]Guideline on the content，management and archiving of the clinical trial master file [DB/OL]. EMA，Dec 2018.http://www.ema.europa.eu

[4]Guidance for Institutional Review Boards and Clinical Investigators. FDA. Jan 2018. http；//www.fda.gov.

[5]广东省药学会．药物临床试验受试者损害处理·广东共识（2020 年版）[EB/OL].2020-03-06. http://www.sinopharmacy.com.cn.

（马　东）

附录：常用表格及模板

表 1-3-1　临床试验信息登记内容

<table>
<tr><td colspan="6">一、题目和背景信息</td></tr>
<tr><td>登记号</td><td colspan="2"></td><td>相关登记号</td><td colspan="2"></td></tr>
<tr><td rowspan="3">临床试验批件号
及批准日期</td><td colspan="2">批件号</td><td colspan="3">批准日期</td></tr>
<tr><td colspan="2"></td><td colspan="3"></td></tr>
<tr><td colspan="2"></td><td colspan="3"></td></tr>
<tr><td>适应证 *</td><td colspan="5"></td></tr>
<tr><td>试验通俗题目
（请勿超过 25 个汉字）</td><td colspan="5"></td></tr>
<tr><td>试验专业题目
（请勿超过 50 个汉字）*</td><td colspan="5"></td></tr>
<tr><td>试验方案编号</td><td colspan="5"></td></tr>
<tr><td>临床申请受理号 *</td><td></td><td>□公示
□不公示</td><td>相关受理号</td><td colspan="2"></td></tr>
<tr><td>药物名称</td><td></td><td>□公示
□不公示</td><td>曾用名可</td><td colspan="2"></td></tr>
<tr><td>药物类型 *</td><td colspan="5">□中药 / 天然药物　□化学药物
□生物制品</td></tr>
<tr><td colspan="6">二、申办者信息</td></tr>
<tr><td rowspan="4">申办者名称 *</td><td>序号</td><td colspan="4"></td></tr>
<tr><td>1</td><td colspan="4"></td></tr>
<tr><td>2</td><td colspan="4"></td></tr>
<tr><td>3</td><td colspan="4"></td></tr>
<tr><td>联系人姓名</td><td colspan="2"></td><td>联系人 email</td><td colspan="2"></td></tr>
<tr><td>联系人电话</td><td colspan="2"></td><td>联系人邮编</td><td colspan="2"></td></tr>
<tr><td>联系人邮政地址</td><td colspan="5"></td></tr>
<tr><td>经费来源</td><td colspan="5">□完全自筹
□有外部资助</td></tr>
<tr><td colspan="6">三、临床试验信息</td></tr>
<tr><td colspan="6">1. 试验目的（请勿超过 150 个汉字）*</td></tr>
<tr><td colspan="6"></td></tr>
<tr><td colspan="6">2. 试验设计（单选）*</td></tr>
<tr><td colspan="6"></td></tr>
<tr><td>试验分类</td><td>试验分期</td><td>设计类型</td><td>随机化</td><td>盲法</td><td>试验范围</td></tr>
<tr><td>□安全性
□有效性
□安全性和有效性
□生物等效性试验 / 生物利用度试验
□药代动力学 / 药效动力学试验
□其他（请具体说明）</td><td>□Ⅰ期
□Ⅱ期
□Ⅲ期
□Ⅳ期
□其他（请具体说明）</td><td>□平行分组
□交叉设计
□析因设计
□单臂试验</td><td>□随机化
□非随机化</td><td>□双盲
□单盲
□开放</td><td>□国内试验
□国际多中心试验</td></tr>
</table>

续表

3. 受试者信息		
年龄 *	（最小年龄）至（最大年龄）	
性别 *	□女　□男　□男 + 女	
健康受试者 *	□有　□无	
入选标准	序号	入选标准
排除标准	序号	入选标准
目标入组人数 *	□国际多中心试验：总体人，中国人（若试验范围选择国内试验则不允许填写国际多中心试验） □国内试验人	
实际入组人数 *	□国际多中心试验：总体人，中国人（若试验范围选择国内试验则不允许填写国际多中心试验） □国内试验人	

4. 试验分组 *						
试验药	序号	名称	生产地（可不公示）	生产日期（可不公示）	批号（可不公示）	用法（请勿超过 150 个汉字）
	1					
对照药	序号	名称	生产地（可不公示）	生产日期（可不公示）	批号（可不公示）	用法（请勿超过 150 个汉字）
	1					

5. 终点指标 *				
主要终点指标及评价时间（请勿超过 100 个汉字）	序号	指标	评价时间	终点指标选择
	1			□有效性指标 □安全性指标 □有效性指标 + 安全性指标
次要终点指标及评价时间（请勿超过 100 个汉字）	序号	指标	评价时间	终点指标选择
	1			□有效性指标 □安全性指标 □有效性指标 + 安全性指标

6. 数据安全检查委员会（DMC）
□有 □无
7. 为受试者购买试验伤害保险
□有 □无

四、第一例受试者入组日期 *	
国内	
国际	

五、试验终止日期 *	
国内	

<table>
<tr><td>国际</td><td colspan="7"></td></tr>
<tr><td colspan="8">六、研究者信息</td></tr>
<tr><td colspan="8">1. 主要研究者信息</td></tr>
<tr><td>序号</td><td colspan="7">主要研究者信息</td></tr>
<tr><td rowspan="4"></td><td>姓名</td><td colspan="2"></td><td colspan="2">职称</td><td colspan="2"></td></tr>
<tr><td>电话</td><td colspan="2"></td><td colspan="2">Email</td><td colspan="2"></td></tr>
<tr><td>邮政地址</td><td colspan="2"></td><td colspan="2">邮编</td><td colspan="2"></td></tr>
<tr><td>单位名称</td><td colspan="6"></td></tr>
<tr><td colspan="8">2. 各参加机构信息</td></tr>
<tr><td>序号</td><td>机构名称</td><td>（主要）研究者</td><td>国家</td><td colspan="2">省（州）</td><td colspan="2">城市</td></tr>
<tr><td></td><td></td><td></td><td></td><td colspan="2"></td><td colspan="2"></td></tr>
</table>

<table>
<tr><td colspan="8">七、伦理委员会信息</td></tr>
<tr><td>序号</td><td>名称</td><td>审查结论</td><td>审查意见（不公示）</td><td>审查日期</td><td>知情同意书（不公示）</td><td>成员姓名</td><td>IRB/EC 联系人（不公示）</td></tr>
<tr><td rowspan="7"></td><td rowspan="7"></td><td rowspan="7">☐同意
☐修改后同意
☐不同意</td><td rowspan="7">（上传 PDF 文件）</td><td rowspan="7"></td><td rowspan="7">（上传 PDF 文件）</td><td rowspan="7"></td><td>姓名</td></tr>
<tr><td></td></tr>
<tr><td>电话</td></tr>
<tr><td></td></tr>
<tr><td>Email</td></tr>
<tr><td></td></tr>
<tr><td>邮政地址</td></tr>
</table>

<table>
<tr><td colspan="4">八、试验状态</td></tr>
<tr><td colspan="4">☐进行中　☐尚未招募　☐招募中　☐招募完成</td></tr>
<tr><td colspan="4">☐已完成</td></tr>
<tr><td colspan="4">☐主动暂停</td></tr>
<tr><td colspan="4">☐被叫停　☐被伦理委员会叫停　☐被监管部门叫停</td></tr>
<tr><td colspan="4">九、试验信息的登记人及其联系方式（请务必填写有效的手机号和邮箱，用以接收审核结果的通知短信 / 邮件）（不公示）</td></tr>
<tr><td>姓名</td><td></td><td>Email（暂不要填写 QQ 邮箱）</td><td></td></tr>
<tr><td>电话</td><td></td><td>邮编</td><td></td></tr>
<tr><td>邮政地址</td><td></td><td></td><td></td></tr>
<tr><td>单位名称</td><td></td><td></td><td></td></tr>
<tr><td>相关说明</td><td></td><td></td><td></td></tr>
</table>

表 1-3-2　药物临床试验数据现场核查要点

序号	现场核查要点
一、Ⅱ、Ⅲ期临床试验，人体生物等效性（BE）/ 人体药代动力学（PK）试验，疫苗临床试验数据现场核查要点——通用内容	
1. 临床试验条件与合规性（含各方在临床试验项目中职责落实）	
1.1*	临床试验单位承担药物临床试验的条件与合规性：
	1.1.1 临床试验须在具有药物临床试验机构资格的医院内进行（含具有一次性临床试验机构资格认定的批件），落实临床试验条件是否支持试验项目实际的实施过程
	1.1.2 具有合法的《药物临床试验批件》
	1.1.3 核对项目开始实施时间与国家药品监督管理局《药物临床试验批件》时间相符性
1.2	伦理审查批件及记录的原始性及完整性：
	1.2.1 有出席伦理审查会议的签到表和委员讨论的原始记录
	1.2.2 委员表决票及审查结论保存完整且与伦理审批件一致
1.3	临床试验合同经费必须覆盖临床试验所有开支（含检测、受试者营养 / 交通费补贴、研究者观察费等）
1.4	申办者 / 合同研究组织（CRO）按照《药物临床试验质量管理规范》（GCP）原则、方案及合同承担相应职责的文件和记录（如合同或方案中规定的项目质量管理责任及监查、稽查相关记录等）
2. 临床试验部分（以研究数据的真实完整性为关注点）	
2.1	受试者的筛选 / 入组相关数据链的完整性：
	2.1.1* 申报资料的总结报告中筛选、入选和完成临床试验的例数与分中心小结表及实际临床试验例数一致，若不一致须追查例数修改的环节
	2.1.2* 方案执行的入选、排除标准符合技术规范（如实记录体检、血尿常规、血生化、心电图等详细内容），其筛选成功率为多少？（含有证据的初筛受试者例数）
	2.1.3* 受试者代码鉴认表或筛选、体检等原始记录涵盖受试者身份鉴别信息（如姓名、住院号 / 门诊就诊号、身份证号、联系地址和联系方式等），由此核查参加临床试验受试者的真实性
	2.1.4 对受试者的相关医学判断和处理必须由本机构具有执业资格的医护人员执行并记录，核查医护人员执业许可证及其参与临床试验的实际情况
	2.1.5 受试者在方案规定的时间内不得重复参加临床试验
2.2	知情同意书的签署与试验过程的真实完整性：
	2.2.1 已签署的知情同意书数量与总结报告中的筛选和入选病例数一致
	2.2.2 所有知情同意书签署的内容完整、规范（含研究者电话号码，签署日期等）
	2.2.3 知情同意签署时间不得早于伦理批准时间，记录违规例数
	2.2.4* 知情同意书按规定由受试者本人或其法定代理人签署（必要时，多方核实受试者参加该项试验的实际情况）
2.3	临床试验过程记录及临床检查、化验等数据的溯源：
	2.3.1 临床试验的原始记录，如执行方案、病例报告表（CRF）、采血记录、接种记录、观察记录、受试者日记卡等保存完整；核查任何一项不完整、不真实的数据
	2.3.2 核查 CRF 记录的临床试验过程（如访视点、接种时间、采血点、观察时间等）与执行方案的一致性；核查任何一项不一致、不真实的数据
	2.3.3* 核查 CRF 中的检查数据与检验科、影像科、心电图室、内镜室（LIS、PACS 等信息系统）/ 等检查数据一致；核实任何一项不一致 / 不能溯源的数据
	2.3.4 核查 CRF 中的数据和信息与住院病历（HIS）中入组、知情同意、用药医嘱、访视、病情记录等关联性记录；核实完全不能关联的受试者临床试验的实际过程

2.3	2.3.5 核查门诊受试者的 CRF 中入组、访视、病情记录等信息与门诊病历（研究病历）的关联性（必要时，可通过医院 HIS 系统核查门诊就诊信息）
	2.3.6 受试者用药应有原始记录，如受试者日记卡或医嘱或原始病历（住院 / 门诊 / 研究病历）等；核查记录的完整性（用药时间、用药量等）及其原始性
	2.3.7* CRF/ 研究病历中的临床检查数据与总结报告一致（2.3.3 款继续核查）；落实任何一项不一致数据发生的缘由
	2.3.8 核查 CRF 的不良事件（AE）的记录及判断与原始病历 / 总结报告一致，核实并记录漏填的 AE 例数
2.4	CRF 中违背方案和严重不良事件（SAE）例数等关键数据：
	2.4.1 核查 CRF 中合并用药记录与门诊 / 住院病历记载是否一致，核实并记录漏填的合并用药例数；若一致则核实其与总结报告是否一致
	2.4.2 核查 CRF 中违背方案的合并禁用药的记录与门诊 / 住院病历记载是否一致，核实并记录漏填合并方案禁用药的例数；若一致则核实其与总结报告是否一致
	2.4.3 CRF 中偏离和 / 或违背方案相关记录和处理与实际发生例数（门诊 / 住院病历）及总结报告一致；核实并记录漏填的例数
	2.4.4*CRF 中发生的 SAE 处理和报告记录，与原始病历（住院病历、门诊 / 研究病历）、总结报告一致；核实并记录瞒填的例数
2.5	试验用药品 / 疫苗的管理过程与记录：
	2.5.1* 试验用药品 / 疫苗的来源和药检具有合法性（参比制剂的合法来源证明为药检报告、药品说明书等）
	2.5.2* 试验用药品 / 疫苗的接收、保存、发放、使用和回收有原始记录；核实原始记录各环节的完整性和原始性
	2.5.3* 试验用药品 / 疫苗接收、保存、发放、使用、回收原始记录的数量一致，核实并记录各环节数量的误差
	2.5.4 试验用药品 / 疫苗运输和贮存过程中的温度均符合要求
	2.5.5 试验用药品 / 疫苗批号与药检报告、总结报告等资料一致
2.6	临床试验的生物样本采集、保存、运送与交接记录：
	2.6.1* 生物样本采集、预处理、保存、转运过程的各环节均有原始记录；追溯各环节记录的完整性和原始性
	2.6.2 血样采集时间与计划时间的变化与总结报告一致
	2.6.3 根据化学药品性质需进行特殊处理的生物样本采集、预处理应在方案中有规定，且原始记录与方案要求一致
3. 委托研究	
3.1	其他部门或单位进行的研究、检测等工作，是否有委托证明材料。委托证明材料反映的委托单位、时间、项目及方案等是否与申报资料记载一致。被委托机构出具的报告书或图谱是否为加盖其公章的原件。对被委托机构进行现场核查，以确证其研究条件和研究情况
4. 其他	
4.1*	出现下列情况，视为拒绝或逃避检查：
	4.1.1 拖延、限制、拒绝检查人员进入被检查场所或者区域的，或者限制检查时间的
	4.1.2 无正当理由不提供或者规定时间内未提供与检查相关的文件、记录、票据、凭证、电子数据等材料的
	4.1.3 以声称相关人员不在，故意停止经营等方式欺骗、误导、逃避检查的
	4.1.4 拒绝或者限制拍摄、复印、抽样等取证工作的
	4.1.5 其他不配合检查的情形
二、人体生物等效性（BE）/ 人体药代动力学（PK）试验数据现场核查要点——专有内容	
5.BE、PK 生物样本检测部分（检测数据的真实完整性为重点）	
5.1	具备与试验项目相适应实验室检测设备与条件：
	5.1.1 分析测试的关键实验设备、仪器应有相关维护记录

续表

5.1	5.1.2* 遵循《药物Ⅰ期临床试验管理指导原则（试行）》，2011 年 12 月 2 日以后的试验项目须开启源计算机（采集原始数据的计算机）和工作站的稽查系统
5.2	生物样本检测实验过程记录的真实完整性：
	5.2.1 生物样本检测实验须有完整的原始记录（包括实验单位、人员、日期、条件及实验结果等）；核实记录的完整和原始性
	5.2.2* 生物样本分析方法学确证的原始数据与总结报告一致
	5.2.3* 核查血药浓度数据与对应标准曲线计算的一致性；现场重新计算用以核实试验数据的真实性
5.3	生物样本的管理轨迹可溯源：
	5.3.1* 生物样本有接收、入库、存放的原始记录，且记录完整（含样本标识、数量、来源、转运方式和条件、到达日期和到达时样本状态等信息）
	5.3.2 贮存的生物样本有领取、存入的原始记录
	5.3.3 在规定期限内，该项目保存的生物样本留样及其原始记录；核查留存生物样本的实际数量及记录的原始性
5.4	分析测试图谱的可溯源性：
	5.4.1* 图谱上的文件编码 / 测试样本编码与受试者生物样本编码的对应关系能够追溯；核实和记录不可追溯的环节
	5.4.2 所有纸质图谱包含完整的信息（进样时间、峰高 / 峰面积、血药浓度等）；核实和记录不完整的信息
	5.4.3* 核查未知样本、方法学验证样本及随行标准曲线、QC 样本的图谱，并在源计算机溯源，核对其与工作站电子图谱的一致性；记录检查数量以及不一致和不可溯源的数量
	5.4.4* 核查未知样本、随行标曲、QC 样本图谱其进样 / 采集时间与文件编码顺序、试验时间顺序的对应一致性；追踪和记录所有不一致的数据
	5.4.5* 纸质图谱数据与总结报告一致性，记录不一致数量
5.5*	核查并记录影响 Cmax、AUC 等 BE 评价数据手动积分
5.6	复测生物样本应有复测数量、复测原因、采用数据的说明
5.7*	血药浓度 / 药代动力学 / 生物等效性的分析计算数据及结果在相应的软件上可重现，且与总结报告一致
三、Ⅱ、Ⅲ期临床试验数据和疫苗临床试验数据现场核查要点——专有内容	
6. Ⅱ、Ⅲ期临床试验 / 疫苗临床试验部分（以数据库的真实性为重点）	
6.1	核查原始数据、统计分析和总结报告与锁定的数据库一致性：
	6.1.1* 数据库锁定后是否有修改及修改说明；核实和记录无说明擅自修改的数据
	6.1.2* 锁定数据库的入组、完成例数与实际发生的入组、完成例数对应一致；核实和记录不一致的例数
	6.1.3* 核查锁定数据库与 CRF 和原始病历记录的主要疗效指标及安全性指标一致性（如有修改需进一步核查疑问表的修改记录）；记录检查例数和擅自修改的数据。
	6.1.4 核对统计报告例数与锁定数据库的一致性
	6.1.5 核对总结报告例数与锁定数据库的一致性

注：* 重点核查内容

［据《国家食品药品监督管理局关于发布药物临床试验数据现场核查要点的公告》（2015 年第 228 号）］

表 3-1-1 评估报告模板

（可根据此模板提交评估报告，报告内容应包括但不限于模板规定的内容）

一、临床试验组织管理机构情况

二、临床试验伦理委员会情况

三、分别评估各专业的情况

（一）×× 专业

1. 病源病种情况
2. 设施情况
3. 设备情况
4. SOP 制定情况
5. 研究人员资质、技能和培训情况

（二）×× 专业

1. 病源病种情况
2. 设施情况
3. 设备情况
4. SOP 制定情况
5. 研究人员资质、技能和培训情况

……

四、评估结论

评估机构、评估人：______________

评估日期：______________

表 3-1-2 年度药物临床试验工作总结报告模板

（可根据此模板提交年度报告，报告内容应包括但不限于模板规定的内容）

一、药物临床试验项目承接及完成情况

情况概述，并填报《×××× 年度临床试验情况汇总表》（附件 1）

二、伦理委员会审查情况

三、组织培训情况

四、机构建设情况

五、质控实施情况

……

机构名称：______________

日期：______________

表 3-1-3 接受境外药监管理部门检查情况报告表

检查机构		所属国家	
检查时间			
检查类别		如果是项目检查，项目名称是	
检查结果			
其他需要说明的问题			
检查相关附件	只能上传 JPG、PNG、BMP 格式的图片，PDF 格式的文档，文件大小不能超过 5M 上传内容包括：检查通知、检查总结报告等		

表 3-1-4　药物临床试验机构备案评估报告

<table>
<tr><td colspan="2">申请机构</td><td colspan="3"></td></tr>
<tr><td colspan="2">申请备案专业</td><td colspan="3"></td></tr>
<tr><td colspan="2">现场评估专业</td><td colspan="3"></td></tr>
<tr><td colspan="2">评估日期</td><td colspan="3"></td></tr>
<tr><td colspan="2">评估依据</td><td colspan="3"></td></tr>
<tr><td colspan="5">评定意见</td></tr>
<tr><td colspan="5">**一、临床试验组织管理机构情况**
1. 医院简介
2. 临床试验组织管理机构情况
（1）组织管理机构
（2）人员培训
（3）办公室设施
（4）管理制度、设计规范和 SOP
（5）质量保证体系
（6）药物临床试验归档资料管理体系
（7）试验药物的管理体系
（8）临床试验相关辅助科室及实验室
二、临床试验伦理委员会情况
1. 组织管理机构
2. 伦理委员会文件体系建设
三、分别评估各专业的情况
（一）× × 专业
1. 病源病种情况
2. 设施情况
3. 设备情况
4. SOP 制定情况
5. 研究人员资质、技能和培训情况</td></tr>
<tr><td rowspan="5">评估组成员</td><td>组长签字</td><td></td><td>日期</td><td></td></tr>
<tr><td rowspan="4">组员签字</td><td></td><td>日期</td><td></td></tr>
<tr><td></td><td>日期</td><td></td></tr>
<tr><td></td><td>日期</td><td></td></tr>
<tr><td></td><td>日期</td><td></td></tr>
<tr><td colspan="2">申请机构负责人签字</td><td></td><td>日期</td><td></td></tr>
</table>

表 3-1-5　伦理委员会信息表

<table>
<tr><td colspan="4">**一、伦理委员会基本信息表**</td></tr>
<tr><td>伦理委员会名称</td><td colspan="3">（与伦理委员会公章一致）</td></tr>
<tr><td>伦理委员会设立机构</td><td></td><td>伦理委员会成立时间</td><td></td></tr>
<tr><td>伦理委员会地址</td><td colspan="3"></td></tr>
<tr><td>邮编</td><td></td><td>伦理委员会网址</td><td></td></tr>
<tr><td>联系人</td><td></td><td>联系电话</td><td></td></tr>
<tr><td>伦理委员会通过外部认证情况</td><td colspan="3"></td></tr>
</table>

其他需要说明的情况	
二、伦理委员会成员	
姓名	
性别	
所在单位	
人员类型	
专业	
职务 / 职业	
职称	
GCP 和伦理审查知识 培训时间 / 地点	
三、伦理委员会章程、制度、SOP 清单	
伦理委员会章程、制度、SOP 清单详见本书相关章节，注意只能上传 JPG、PNG、BMP 格式的图片，PDF 格式的文档，文件大小不能超过 5M	

表 3-1-6　专业模块内容

一、专业汇总					
专业名称	研究团队人数	填报进度	首次备案时间	变更状态	删除原因

二、专业基本信息			
专业名称（注意与执业范围一致，在备案系统中选择）			
研究人员 （主要研究者应当具有高级职称并参加过 3 个以上药物临床试验）			
姓名		职称 （从系统中选择高级职称）	
案例 1			
案例 2			
案例 3			
其他案例			

三、专业基本条件			
床位数		病源病种	
年度		住院人数	
年度		平均日急诊量（人次 / 日）	
四、专业设备设施			
是否具有必要的抢救设施设备和急救药品，保证受试者可迅速得到救治或转诊			是

续表

是否具有适当的受试者接待场所，能够满足知情同意、随访等需要	是
是否具有试验药物贮存设施设备及温湿度监控记录	是
是否具有专用的试验资料保管设施	是

表 4-2-1　药物临床试验立项申请表

登记号：

项目名称（方案版本号及版本日期）			
试验药物 / 对照品名称			
NMPA 通知书编号		注册分类	
试验类型	□注册类　　□非注册类		
试验总病例数		本分中心计划完成例数	
计划起止时间	年　月　日～　　年　月　日		
申办者 / 地址			
申办者联系人		联系电话	
CRO/ 地址			
CRO 联系人		联系电话	
是否配备 CRC	是 □　　否□		
CRC 公司联系人		联系电话	
组长单位		组长单位项目负责人	
PI 职称 / 年龄			

研究团队

姓名	职称	项目分工	参与完成 / 在研项目数	GCP 培训时间（院内 / 院外）	联系方式

项目分工：1. 项目负责人 / 主要研究者　2. 研究者　3. 质控员　4. 试验药物管理员　5. 其他，请描述

PI 对本试验项目的评估：

1. 每年收治符合________疾病诊断的人数约_____人
2. 研究者是否具备足够的试验时间：是□，否□
3. 是否具备相应的仪器设备和其他技术条件：是□，否□
4. 目前科室承担的与试验药物疾病相同的在研项目：有□，无□
5. 目前科室负责_____项，共参与_____项临床试验

申请人（PI）签字：

日期：　年　月　日

尊敬的药物临床试验机构： 本人为________级职称，拟申请一项临床试验项目，经认真考虑、讨论，我科室从受试者来源、设备条件、研究团队以及认真负责的态度各方面均能满足该试验的开展，特提出此申请。 **一、我对试验方案的理解：** ____ ____ ____ **二、我对方案的建议：** ____ ____ ____ **三、我对临床试验项目质量的保证：** （1）我保证申请书填写内容真实 （2）我保证充分了解和掌握方案内容、试验注意事项、药品的作用机制、适应证、毒理等知识，并了解这个试验项目的安全性资料 （3）我保证严格按照 GCP 法规、协议、方案、SOP 的有关要求开展试验，规范记录原始数据，做好质控计划和工作，保证数据真实、完整、规范、可溯源 （4）我保证严格按照机构的要求做好项目质控和专业质控，对试验质量负责，保证听取机构质控人员和申办者监查员对试验提出的意见，并立即整改。我保证在规定的时间内及时完成入组，并保证试验质量，如果不能及时完成，或者不能保证质量，我同意根据机构的要求更换研究人员 （5）我保证在出现与试验相关的 SAE 或者受试者伤害时第一时间组织抢救，报告并负责联系申办者进行受试者赔偿等事宜 （6）我保证在试验过程中严格按照方案开展试验，并保存好所有的原始记录。如果试验过程中出现研究者未遵从临床试验方案，或违背现行 GCP 的规定和相关法律法规，捏造、隐瞒、弃用或者以其他方式选择性使用试验数据，对造成的后果承担直接责任 以上内容是我对临床试验的理解与保证，签字之后即视为我将对以上所有内容、该试验方案的执行、责任的承担等负责！ 申请人（主要研究者）签字： 日期：　年　月　日

表 4-2-2　药物临床试验立项资料送审目录

1	送审文件清单（注明所有提交文件的版本号和日期）
2	临床试验申请表（申请者签名并注明日期）
3	临床研究方案（注明版本号 / 日期，方案首页需 PI 签字并加盖申办者公章）
4	受试者须知和知情同意书签字页（注明版本号 / 日期，知情同意书首页加盖申办者公章）
5	招募受试者的材料（包括广告等）
6	主要研究者简历（签名 / 日期）及研究人员的名单（多中心试验需含其他参与单位研究者名单）
7	研究病例和病例报告表，受试者日记卡和其他问卷表
8	中心伦理审查委员会批件（如为参加单位）
9	NMPA 的临床试验备案通知书
10	药检报告（如为复印件需加盖公章）
11	研究者手册
12	申办者资质证明、临床试验保单、委托书和 CRO 资质（如有）（该部分文件如为复印件需加盖公章）
13	监查员简历、GCP 培训证书、职责承诺书及申办者 /CRO 委托监查员的委托书
14	临床试验各方之间签署的研究合同（内容包含各方职责和经费等）
15	中心实验室资质证明和正常值范围（如有中心实验室检验检查）

表 4-2-3　药物临床试验伦理审查申请

一、项目概况					
项目名称					
方案版本号			版本日期		
知情同意书版本号			版本日期		
计划起止时间	年　月　日至　年　月　日				
申办者		联系人		电话	
申办者地址				邮编	
CRO		联系人		电话	
CRO 地址				邮编	
CRA 姓名			联系电话及邮箱		
组长单位			组长单位主要研究者		
本院参加形式	□负责　□参与		□国际多中心　□国内多中心　□其他		
本院主要研究者			科室		
本院项目联系人	姓名	电话	研究中的分工	邮箱	
研究者正在开展和已经完成的临床试验项目			目前承担　项，完成　项		

二、研究摘要		
试验药物	试验药物名称：	
	试验药物分类：	
	NMPA 批件号 / 日期：	
	分期：	
	进口药：□是　□否	上市药：□是　□否
方案设计类型	□实验性研究	
	□观察性研究：　□回顾性分析　□前瞻性研究	
	□利用人体组织和信息的研究：　□以往采集　□研究采集	
研究背景和目的（1~2 句）		
生物学样本采集	□否 □是（如是，是否送往国外实验室检测） □否 □是（如是，请提供国际标本出入境证明材料）：	
	生物学标本类型（可多选）：□血液　□尿液　□组织标本 □其他（请说明）：	
受试者总例数		本院计划病例	
研究干预超出产品说明书范围，没有获得行政监管部门的批准	□是　□否（填下列选项） 研究结果是否用于注册或修改说明书　□是　□否 研究是否用于产品的广告　□是　□否 超出说明书使用该产品，是否显著增加了风险　□是　□否	

续表

研究风险	本试验是否对受试者存在潜在伤害　　□是　□否 如“是”，请说明：
研究受益	是否给受试者带来直接受益　　□是　□否 如“是”，请说明：
三、受试者招募、费用、补偿和隐私保密	
招募受试者	谁负责招募：□医生　□研究者　□研究者助理　□研究护士　□其他：
	招募方式：□广告　□诊疗过程　□数据库　□中介　□网络　□其他：
	招募人群特征：□健康者　□患者　□弱势群体　□孕妇　□年龄范围：
	弱势群体的特征（选择弱势群体时填写）： □儿童 / 未成年人 □认知障碍或因健康状况而没有能力做出知情同意的成人 □申办者 / 研究者的雇员 / 学生 □教育 / 经济地位低下的人员□疾病终末期患者 □囚犯或劳教人员 □其他：
	知情同意能力的评估方式（选择弱势群体时选择）：□临床判断　□量表　□仪器
	涉及孕妇研究的信息（选择孕妇时选择）： □没有通过经济利益引诱其终止妊娠 □研究人员不参与终止妊娠的决策 □研究人员不参与新生儿生存能力的判断
受试者报酬	□无 □有　如有，报酬金额： 报酬支付方式： □按随访观察时点，分次支付 □按完成的随访观察工作量，一次性支付 □完成全部随访观察后支付
与研究有关的药物、医疗检查与治疗费用	□免费　□部分免费　□不免费 （简要说明研究，过程中哪些项目免费，哪些自费）
是否购买保险	口是　口否
参与研究受损伤时的补偿或治疗	（简要描述由于参与研究的受试者的损伤 / 残疾 / 死亡的补偿或治疗）
隐私与保密	试验是否采集隐私信息　　□是　□否 如是，请说明有哪些隐私信息：
	在试验中及试验后，谁有权获得原始数据或研究记录？
	试验完成后，如何处理原始数据？
	为保护受试者个人隐私和权利，研究者是否保证在论文报告中不公开受试者姓名等可识别身份信息？ □是　□否
四、知情同意的过程	
谁获取知情同意：□医生 / 研究者　□研究护士　□研究助理	
获取知情同意地点：□私密房间 / 受试者接待室　□诊室　□病房	
知情同意书签字：□受试者签字　□法定代理人签字	

续表

<table>
<tr><td rowspan="3">申请免除知情同意
（口是　口否）</td><td>□申请开展在紧急情况下无法获得知情同意的研究：
①受试者处于危及生命的紧急状况，需要在发病后很快进行干预
②在该紧急情况下，大部分患者无法给予知情同意，且没有时间找到法定代理人
③缺乏已被证实有效的治疗方法，而试验药物或干预有望挽救生命，恢复健康，或减轻病痛</td></tr>
<tr><td>□利用以往临床诊疗中获得的病历 / 生物标本的研究</td></tr>
<tr><td>□研究病历 / 生物标本的二次利用</td></tr>
<tr><td rowspan="2">申请免除知情同意签字
（口是　口否）</td><td>□签了字的知情同意书会对受试者的隐私构成不正当的威胁，联系受试者真实身份和研究的唯一记录是知情同意文件，并且主要风险就来自受试者身份或个人隐私的泄露</td></tr>
<tr><td>□研究对受试者的风险不大于最小风险，并且如果脱离“研究”背景，相同情况下的行为或程序不要求签署书面知情同意（如访谈研究，邮件 / 电话调查）</td></tr>
<tr><td colspan="2">五、主要研究者责任声明</td></tr>
<tr><td colspan="2">本人与研究项目不存在利益冲突，将遵循 GCP、研究方案以及伦理委员会的要求，开展本项临床研究。
主要研究者签字：　　　　日期：</td></tr>
<tr><td rowspan="2">伦理委员会形式审查</td><td>□送审资料不齐全，补充 / 修改送审资料后递交。具体如下：
受理人签字：　　　　日期：</td></tr>
<tr><td>□送审资料齐全，同意受理，受理号为：
受理人签字：　　　　日期：</td></tr>
</table>

表 4-2-4　伦理审查送审文件清单

1	递交信
2	送审文件目录（注明相关文件的版本号和日期）
3	药物临床试验机构立项表
4	药物临床试验初始伦理审查申请（申请人签名并注明日期）
5	药物临床试验信息表
6	药物临床试验委托书
7	研究团队成员表
8	研究者简历（研究小组所有成员）
9	研究者 GCP 培训证书（研究小组所有成员）
10	临床研究方案（注明版本号 / 版本日期）（PI 签字）
11	知情同意书（注明版本号 / 版本日期）
12	招募受试者的材料（注明版本号 / 版本日期）
13	病例报告表（CRF）
14	研究者手册
15	药检报告（试验药、对照药）
16	组长单位伦理委员会批件（如为参加单位）
17	NMPA 的药物临床试验通知书
18	申办者资质（企业资质、药品生产许可证、GMP 证书）
19	CRO 营业执照
20	保险合同
21	其他（受试者日记、药品说明书等）

表 4-2-5　研究者文件夹资料清单

	准备文件	目的
1	* 临床试验立项申请书	证明试验经过机构审核同意
2	项目通讯录（CRO、申办者）	便于临床试验过程中联系相关人员
3	* 研究者手册	证明申办者已将与试验药物相关的、最新的科研结果和临床试验对人体可能的损害信息提供给了研究者
4	* 试验方案	证明研究者和申办者同意已签字的临床试验方案（含修订版）
5	* 病例报告表样本	证明研究者和申办者同意已签字病例报告表样本
6	* 知情同意书样本	证明知情同意。证明受试者获得内容及措辞恰当的书面信息，支持受试者对临床试验有完全知情同意的能力
7	* 其他文件样本（如：研究病历、受试者日记卡、招募广告等）	证明招募受试者的方法是合适的和正当的
8	* 多方协议及财务规定	证明研究者和临床试验机构与申办者之间的有关临床试验的财务规定，并签署合同
9	利益冲突声明	证明临床试验无利益冲突
10	保密协议	证明知晓保密要求并签署协议
11	保险及相关文件	证明受试者发生与试验相关损害时，可获得补偿
12	*NMPA 药物临床试验备案通知书	证明在临床试验开始前，获得了药品监督管理部门的许可、备案
13	* 本单位 / 组长单位伦理委员会批件及成员表	证明临床试验经过伦理委员会的审查、同意。确认文件的版本号和日期。证明伦理委员会的人员组成符合《药物临床试验质量管理规范》要求
14	其他递交伦理委员会文件	
15	人类遗传办批件	证明经人遗审批，具有合法性
16	* 研究人员履历及 GCP 培训证书	证明研究者有资质和能力完成该临床试验，和能够对受试者进行医疗监管 证明参与研究人员有资质和能力完成承担该临床试验的相关工作
17	* 启动会 / 其他培训的培训记录及签到表	证明研究相关人员经过培训
18	* 研究人员授权分工表及研究者签名样张	证明所有参加临床试验研究人员被授权的职责和签名样张，包括填写或修正病例报告表人员的签名
19	* 临床试验有关的实验室检测正常值范围及更新	证明各项检测的参考值和参考值范围及有效期
20	* 医学或实验室操作的质控证明	证明完成试验的医学、实验室、专业技术操作和相关检测设施和能力能够满足要求，保证检测结果的可靠性
21	* 申办者证明性文件（营业执照、组织机构代码证、税务登记证）	证明申办者信息
22	试验用药生产厂家证明性文件（营业执照、组织机构代码证、税务登记证、生产许可证）	辅助证明生产试验药物信息
23	申办者委托函，委托 CRO、SMO 等	证明外派人员真实性
24	CRA 及 CRC 的身份证明性材料和 GCP 证书	证明身份信息
25	* 受试者鉴认代码表样表	研究者和临床试验机构要保存所有入选试验的受试者的名单及其对应的鉴认代码表，以备研究者和临床试验机构对受试者的识别
26	* 受试者筛选 / 入选表样表	证明进入试验前筛选程序的受试者身份

续表

	准备文件	目的
27	试验用药物药检证明 / 说明书及更新	证明试验用药品的成分、纯度和规格
28	试验用药品及其他试验相关材料的运送记录	证明试验用药品及其他试验相关材料的运送日期、批编号和运送方式。可追踪试验用药品批号、运送状况和可进行问责
29	* 试验药物使用登记表样表	准备记录试验药物使用情况
30	盲法试验的揭盲程序	证明紧急状况时，如何识别已设盲的试验药物信息，并且不会破坏其他受试者的盲态

注：* 必备文件

表 4-3-1　伦理委员会药物临床试验项目初始审查递交要求及递交文件清单

尊敬的主要研究者 / 申办者 /CRO：

以下是初始伦理审查事项，请您知晓并遵守。

1. 在您递交伦理审查资料时，需要同时递交一份纸质版和一份电子版，电子版文件与递交的纸质版文件要完全对应（除了递交信）。

2. 为了规范伦理审查，提高伦理审查质量和效率，所有的项目均需要通过 ××× 系统提出伦理审查申请，并上传电子版文件。

3. 对于签字盖章的文件，电子版则需要上传签字盖章文件的扫描件（除了递交信）。

4. 上传的电子版文件与递交的纸质版文件要完全对应（除了递交信）。

5. 同一个文件请只上传一次，切勿重复上传。

6. 电子版上传后，请及时递交对应的纸质版资料，伦理委员会及时对电子版资料和纸质版资料进行形式审查。

7. 电子版和纸质版形式审查均通过后，视为递交成功。

8. 纸质版文件资料装订好后，要用口取纸 / 标签纸 / 隔页纸等注明研究方案、知情同意书、招募广告、研究者手册等所有文件所在的位置 / 页码。

9. 递交的纸质版文件资料装订后，请用档案盒装好。

10. 药物临床试验初始审查送审的文件包括（但不限于）：

（1）递交信（本中心 PI 已签字，格式可参见模板）

（2）递交文件清单（清单中要注明文件的版本号和版本日期）

（3）初始伦理审查申请表（签名并注明日期）

（4）临床试验受理通知书（临床试验适用；如果暂时没有取得临床试验受理通知书，请提供说明，叙述国家药品监督管理局关于调整药物临床试验审评审批的进展，并声明获得临床试验受理通知书后及时在本中心伦理委员会备案）

（5）完整的研究方案（含版本号和版本日期，PI 已签字，本中心机构办公室、申办者等已盖章）

（6）研究者手册（含版本号和版本日期）

（7）病例报告表（样本，含版本号和版本日期）

（8）原始病历（样本，含版本号和版本日期）

（9）知情同意书（样本，含版本号和版本日期）

（10）招募广告等招募材料（含版本号和版本日期）（如果适用）

（11）提供给受试者的文件，例如调查问卷、受试者日记卡等（如果适用）

（12）数据安全监察计划（Data Safety Monitor Plan，DSMP）（含版本号和版本日期）（PI 签字）（如果适用）

（13）试验保险（请提供保险全文，如果不能提供保险全文，请提供说明，在说明上 PI 签字，公司盖章）（如果有）

（14）申办者营业执照复印件

（15）GMP 证书复印件

（16）合同研究组织（CRO）的营业执照（如果适用）

（17）申办者和 CRO 之间的委托书或合同（如果适用）

（18）试验药物的质检报告

（19）研究者责任声明（签名并注明日期）

（20）保密承诺和利益冲突声明（签名并注明日期）
（21）主要研究者简历（签名并注明日期）
（22）主要研究者 GCP 证书复印件
（23）研究人员名单（多中心试验 / 研究递交其他参与单位和主要研究者名单，单中心试验 / 研究递交本中心研究团队的人员名单）
（24）组长单位中心伦理批件（如果适用）
（25）组长单位伦理委员会成员表（如果适用）
（26）其他伦理委员会对该研究项目的重要决定
（27）其他相关的研究文件

未提及或不明白事宜请咨询 ××× 伦理委员会（电话 ×××）

××× 伦理委员会
××× 年 ××× 月 ××× 日

表 4-3-2 伦理委员会临床试验项目复审审查递交要求及递交文件清单

尊敬的主要研究者 / 申办者 /CRO：

以下是复审审查事项，请您知晓并遵守。

1. 在您递交伦理审查资料时，需要同时递交一份纸质版和一份电子版，电子版文件与递交的纸质版文件要完全对应（除了递交信）。
2. 为了规范伦理审查，提高伦理审查质量和效率，所有的项目均需要通过 ××× 系统提出伦理审查申请，并上传电子版文件。
3. 对于签字盖章的文件，电子版则需要上传签字盖章文件的扫描件（除了递交信）。
4. 上传的电子版文件与递交的纸质版文件要完全对应（除了递交信）。
5. 同一个文件请只上传一次，切勿重复上传。
6. 电子版上传后，请及时递交对应的纸质版资料，伦理委员会及时对电子版资料和纸质版资料进行形式审查。
7. 电子版和纸质版形式审查均通过后，视为递交成功。
8. 纸质版文件资料装订好后，要用口取纸 / 标签纸 / 隔页纸等注明研究方案、知情同意书、招募广告、研究者手册等所有文件所在的位置 / 页码。
9. 递交的纸质版文件资料装订后，请用档案盒装好。
10. 复审审查送审的文件包括（但不限于）：

（1）递交信（本中心 PI 已签字）
（2）递交文件清单（清单中要注明文件版本号和版本日期）
（3）复审伦理审查申请表（签名并注明日期）
（4）修正的研究方案（如果适用，含版本号和版本日期，签字，本中心、申办者等已盖章）
（5）修正的知情同意书（如果适用，含版本号和版本日期）
（6）修正的招募材料（如果适用，含版本号和版本日期）
（7）修正后的研究者手册（如果适用，含版本号和版本日期）
（8）需要递交的其他修正的文件材料（含版本号和版本日期）。

未提及或不明白事宜请咨询 ××× 伦理委员会（电话 ×××）

××× 伦理委员会
××× 年 ××× 月 ××× 日

表 4-3-3 伦理委员会临床试验项目修正案审查递交要求及递交文件清单

尊敬的主要研究者 / 申办者 /CRO：

以下是修正案审查事项，请您知晓并遵守。

1. 在您递交伦理审查资料时，需要同时递交一份纸质版和一份电子版，电子版文件与递交的纸质版文件要完全对应（除了递交信）。
2. 为了规范伦理审查，提高伦理审查质量和效率，所有的项目均需要通过 ××× 系统提出伦理审查申请，并上传电子版文件。
3. 对于签字盖章的文件，电子版则需要上传签字盖章文件的扫描件（除了递交信）。
4. 上传的电子版文件与递交的纸质版文件要完全对应（除了递交信）。
5. 同一个文件请只上传一次，切勿重复上传。
6. 电子版上传后，请及时递交对应的纸质版资料，伦理委员会及时对电子版资料和纸质版资料进行形式审查。
7. 电子版和纸质版形式审查均通过后，视为递交成功。
8. 纸质版文件资料装订好后，要用口取纸 / 标签纸 / 隔页纸等注明研究方案、知情同意书、招募广告、研究者手册等所有文件所在的位置 / 页码。
9. 递交的纸质版文件资料装订后，请用档案盒装好。
10. 修正案审查送审的文件包括（但不限于）：

（1）递交信（本中心 PI 已签字，格式可参见模板）

（2）递交文件清单（清单中要注明文件的版本号和版本日期）

（3）修正案伦理审查申请表（签名并注明日期）

（4）修正的研究方案（如果适用，含版本号和版本日期，PI 签字，本中心机构办公室、申办者等已盖章）

（5）修正的知情同意书（如果适用，含版本号和版本日期）

（6）修正的招募材料（如果适用，含版本号和版本日期）

（7）修正后的研究者手册（如果适用，含版本号和版本日期）

（8）需要递交的其他修正的文件材料（含版本号和版本日期）。

未提及或不明白事宜请咨询 ××× 伦理委员会（电话 ×××）

××× 伦理委员会

××× 年 ××× 月 ××× 日

表 4-3-4 伦理委员会临床试验项目年度 / 定期跟踪审查递交要求及递交文件清单

尊敬的主要研究者 / 申办者 /CRO：

以下是年度 / 定期跟踪审查事项，请您知晓并遵守。

1. 在您递交伦理审查资料时，需要同时递交一份纸质版和一份电子版，电子版文件与递交的纸质版文件要完全对应（除了递交信）。
2. 为了规范伦理审查，提高伦理审查质量和效率，所有的项目均需要通过 ××× 系统提出伦理审查申请，并上传电子版文件。
3. 对于签字盖章的文件，电子版则需要上传签字盖章文件的扫描件（除了递交信）。
4. 上传的电子版文件与递交的纸质版文件要完全对应（除了递交信）。
5. 同一个文件请只上传一次，切勿重复上传。
6. 电子版上传后，请及时递交对应的纸质版资料，伦理委员会及时对电子版资料和纸质版资料进行形式审查。
7. 电子版和纸质版形式审查均通过后，视为递交成功。
8. 纸质版文件资料装订好后，要用口取纸 / 标签纸 / 隔页纸等注明文件所在的位置 / 页码。
9. 递交的纸质版文件资料装订后，请用档案盒装好。
10. 年度 / 定期跟踪审查送审的文件包括（但不限于）：

（1）递交信（本中心 PI 的已签字，格式可参见模板）

（2）递交文件清单（清单中要注明文件的版本号和版本日期）

（3）年度 / 定期跟踪审查报告（签名并注明日期）

（4）需要递交的其他文件材料。

未提及或不明白事宜请咨询 ××× 伦理委员会（电话 ×××）

××× 伦理委员会

××× 年 ××× 月 ××× 日

表 4-3-5　年度 / 定期跟踪报告要素表

年度 / 定期跟踪报告包含的要素（但不限于）:	
研究方案的修正情况及获得伦理审批情况	受试者的依从性
知情同意书的修正情况及获得伦理审批情况	受试者招募情况
数据安全和真实性情况	是否需要修改方案
不良事件情况	是否需要修改知情同意书
严重不良事件情况	是否需要改变定期 / 年度跟踪审查频率
方案违背情况	与试验相关的任何新进展
受试者脱落情况	研究者基于当前研究进展的潜在风险利益评估
试验中受试者投诉情况试验中是否存在利益冲突	涉及受试者风险或其他人的非预期问题
	其他需要报告的内容

表 4-3-6　伦理委员会临床试验项目方案违背审查递交要求及递交文件清单

尊敬的主要研究者 / 申办者 /CRO：

以下是方案违背审查事项，请您知晓并遵守。

1. 在您递交伦理审查资料时，需要同时递交一份纸质版和一份电子版，电子版文件与递交的纸质版文件要完全对应（除了递交信）。
2. 为了规范伦理审查，提高伦理审查质量和效率，所有的项目均需要通过 ××× 系统提出伦理审查申请，并上传电子版文件。
3. 对于签字盖章的文件，电子版则需要上传签字盖章文件的扫描件（除了递交信）。
4. 上传的电子版文件与递交的纸质版文件要完全对应（除了递交信）。
5. 同一个文件请只上传一次，切勿重复上传。
6. 电子版上传后，请及时递交对应的纸质版资料，伦理委员会及时对电子版资料和纸质版资料进行形式审查。
7. 电子版和纸质版形式审查均通过后，视为递交成功。
8. 纸质版文件资料装订好后，要用口取纸 / 标签纸 / 隔页纸等注明文件所在的位置 / 页码。
9. 递交的纸质版文件资料装订后，请用档案盒装好。
10. 方案违背审查送审的文件包括（但不限于）:

（1）递交信（本中心 PI 已签字，格式可参见模板）

（2）递交文件清单（清单中要注明文件的版本号和版本日期）

（3）方案违背报告（签名并注明日期）

（4）需要递交的其他文件材料。

未提及或不明白事宜请咨询 ××× 伦理委员会（电话 ×××）

××× 伦理委员会

××× 年 ××× 月 ××× 日

表 4-3-7　方案违背报告要素表

方案违背报告包含的要素（但不限于）:

研究项目名称

申办者

主要研究者

违背原因

方案违背事件的详细描述

方案违背后采取的补救措施

方案违背造成的后果

表 4-3-8　伦理委员会临床试验项目可疑且非预期严重不良反应审查递交要求及递交文件清单

尊敬的主要研究者 / 申办者 /CRO：

以下是可疑且非预期严重不良反应审查事项，请您知晓并遵守。

1. 在您递交伦理审查资料时，需要同时递交一份纸质版和一份电子版，电子版文件与递交的纸质版文件要完全对应（除了递交信）。
2. 为了规范伦理审查，提高伦理审查质量和效率，所有的项目均需要通过 ××× 系统提出伦理审查申请，并上传电子版文件。
3. 对于签字盖章的文件，电子版则需要上传签字盖章文件的扫描件（除了递交信）。
4. 上传的电子版文件与递交的纸质版文件要完全对应（除了递交信）。
5. 同一个文件请只上传一次，切勿重复上传。
6. 电子版上传后，请及时递交对应的纸质版资料，伦理委员会及时对电子版资料和纸质版资料进行形式审查。
7. 电子版和纸质版形式审查均通过后，视为递交成功。
8. 纸质版文件资料装订好后，要用口取纸 / 标签纸 / 隔页纸等注明文件所在的位置 / 页码。
9. 递交的纸质版文件资料装订后，请用档案盒装好。
10. 可疑且非预期严重不良反应审查送审的文件包括（但不限于）：
   （1）递交信（本中心 PI 已签字，格式可参见模板）
   （2）递交文件清单（清单中要注明文件的版本号和版本日期）
   （3）可疑且非预期严重不良反应报告（签名并注明日期）
   （4）需要递交的其他文件材料。

未提及或不明白事宜请咨询 ××× 伦理委员会（电话 ×××）

××× 伦理委员会

××× 年 ××× 月 ××× 日

表 4-3-9　可疑且非预期严重不良反应报告要素表

可疑且非预期严重不良反应报告包含的要素（但不限于）：

报告类型（首次报告、随访报告或总结报告）

申办者

试验药品名称

受试者基本信息（例如受试者编码、出生年月日、年龄、性别等）

可疑且非预期严重不良反应发生时间、持续时间、终止时间，可以用天数或小时数来记录

可疑且非预期严重不良反应发生及处理的详细情况（包括治疗措施、治疗结果以及实验室检查结果等）

明确是否退出试验

可疑且非预期严重不良反应事件类别

表 4-3-10　伦理委员会临床试验项目中止 / 终止审查递交要求及递交文件清单

尊敬的主要研究者 / 申办者 /CRO：

以下是中止 / 终止审查事项，请您知晓并遵守。

1. 在您递交伦理审查资料时，需要同时递交一份纸质版和一份电子版，电子版文件与递交的纸质版文件要完全对应（除了递交信）。
2. 为了规范伦理审查，提高伦理审查质量和效率，所有的项目均需要通过 ××× 系统提出伦理审查申请，并上传电子版文件。
3. 对于签字盖章的文件，电子版则需要上传签字盖章文件的扫描件（除了递交信）。
4. 上传的电子版文件与递交的纸质版文件要完全对应（除了递交信）。
5. 同一个文件请只上传一次，切勿重复上传。

6. 电子版上传后，请及时递交对应的纸质版资料，伦理委员会及时对电子版资料和纸质版资料进行形式审查。
7. 电子版和纸质版形式审查均通过后，视为递交成功。
8. 纸质版文件资料装订好后，要用口取纸 / 标签纸 / 隔页纸等注明文件所在的位置 / 页码。
9. 递交的纸质版文件资料装订后，请用档案盒装好。
10. 方案违背审查送审的文件包括（但不限于）：
（1）递交信（本中心 PI 已签字，格式可参见模板）
（2）递交文件清单（清单中要注明文件的版本号和版本日期）
（3）中止 / 终止审查报告（签名并注明日期）
（4）需要递交的其他文件材料。

未提及或不明白事宜请咨询 ××× 伦理委员会（电话 ×××）

××× 伦理委员会

××× 年 ××× 月 ××× 日

表 4-3-11　中止 / 终止审查报告要素表

中止 / 终止审查报告包含的要素（但不限于）：

研究项目名称	类别：终止或暂停
申办者	终止 / 暂停原因
主要研究者	受试者的后续处理（例如：继续用药、其他治疗等）
研究开始日期	对受试者安全和权益的影响
计划入组例数	受试者安全和权益的保障措施
已经入组例数	

表 4-3-12　伦理委员会临床试验项目结题审查递交要求及递交文件清单

尊敬的主要研究者 / 申办者 /CRO：

以下是结题审查事项，请您知晓并遵守。

1. 在您递交伦理审查资料时，需要同时递交一份纸质版和一份电子版，电子版文件与递交的纸质版文件要完全对应（除了递交信）。
2. 为了规范伦理审查，提高伦理审查质量和效率，所有的项目均需要通过 ××× 系统提出伦理审查申请，并上传电子版文件。
3. 对于签字盖章的文件，电子版则需要上传签字盖章文件的扫描件（除了递交信）。
4. 上传的电子版文件与递交的纸质版文件要完全对应（除了递交信）。
5. 同一个文件请只上传一次，切勿重复上传。
6. 电子版上传后，请及时递交对应的纸质版资料，伦理委员会及时对电子版资料和纸质版资料进行形式审查。
7. 电子版和纸质版形式审查均通过后，视为递交成功。
8. 纸质版文件资料装订好后，要用口取纸 / 标签纸 / 隔页纸等注明文件所在的位置 / 页码。
9. 递交的纸质版文件资料装订后，请用档案盒装好。
10. 结题审查送审的文件包括（但不限于）：
（1）递交信（本中心 PI 已签字，格式可参见模板）
（2）递交文件清单（清单中要注明文件的版本号和版本日期）
（3）结题报告（签名并注明日期）
（4）需要递交的其他文件材料。

未提及或不明白事宜请咨询 ××× 伦理委员会（电话 ×××）

××× 伦理委员会

××× 年 ××× 月 ××× 日

表 4-3-13 结题审查报告要素表

结题审查报告包含的要素（但不限于）：

研究项目名称

申办者

主要研究者

研究开始日期

计划入组例数

已经入组例数

随机进入各组的实际病例数，脱落和剔除的病例及其理由

不同组间的基线特征比较

疗效评价

安全性评价（包含临床不良事件和实验室指标合理的统计分析，对严重不良事件应详细描述和评价）

初步研究结果

表 4-5-1 合作单位签章表

合作单位意见：

本单位就项目名称（申报编号）按照人类遗传资源国际合作行政许可服务指南流程规定，并在认真阅读理解行政许可申报相关文件和有关规章制度基础上，严格履行法人负责制，提交行政许可变更申请书。在此郑重承诺：

一、本单位已就所申报材料全部内容的真实性、完整性、规范性以及数据信息准确性进行审核，不存在虚报、瞒报、漏报行为；

二、申报材料符合《中华人民共和国行政许可法》《中华人民共和国人类遗传资源管理条例》等相关法律法规规定；

三、严格按照申报内容开展中国人类遗传资源国际合作科学研究。

法定代表人签字：（必须有签字）

单位公章：（必须有盖章）

年　　月　　日

备注：1. 参与合作的所有中方单位、外方单位均须签字并盖章；2. 境外机构无章可仅签字；3. 医疗机构仅须组长单位签章即可，没有组长单位的，所有参与医疗机构均须签章。

表 4-5-2 法人承诺书

本单位郑重承诺：

一、作为参与医疗机构参加项目名称（申报编号）；

二、具有法人资格并具有相关工作的基础和能力；

三、切实履行科研诚信的主体责任；

四、严格按照中国人类遗传资源国际合作科学研究的行政许可决定开展相关工作。

本单位知晓并充分理解上述承诺内容，若承诺不实或违背承诺，愿意承担相应法律责任。

法定代表人签字：（必须有签字）

单位公章：（必须有盖章）

年　　月　　日

注：新增的合作医疗机构应提交承诺书。

表 4-5-3　委托书

尊敬的药物临床试验机构：

由 ××× 制药有限公司申办的名称为"×××"的临床研究，项目方案编号为 ×××，NMPA 批件号为 ×××，该项目已通过我院伦理批准，批件号为 ×××，将在我院科开展，主要研究者为 ×××。

本中心将严格按照《中华人民共和国人类遗传资源管理条例》的规定以及研究方案和知情同意书的要求对本研究的人类遗传资源进行管理，并承诺所采集的生物样本仅用于本研究的检测目的，不做其他用途。现委托医院 ×× 教授按照《中华人民共和国人类遗传资源管理条例》的相关规定，代为办理以下遗传资源行政审批申请事宜：

□中国人类遗传资源采集审批

□中国人类遗传资源保藏审批

□中国人类遗传资源国际合作科学研究审批

□中国人类遗传资源材料出境审批

□中国人类遗传资源国际合作临床试验备案

□中国人类遗传资源信息对外提供或开放使用备案

其他：

主要研究者：

日期：

医院回执：

本机构同意委托 ×× 医院 ×× 教授作为牵头单位代为办理人类遗传资源申报的相关事宜，并将根据国家人类遗传资源办公室出具的批件进行检测等活动。

××× 医院

药物临床试验机构（盖章）

表 4-5-4　国际合作临床研究审批决定书

国科遗审字〔20××〕GH×× 号

中国人类遗传资源国际合作科学研究审批决定书

××××：

按照《中华人民共和国人类遗传资源管理条例》的有关规定，根据专家技术评审意见，经我部审核，同意你单位（参与医疗机构见附件 1）开展"×××××××"项目（项目相关信息见附件 2）的国际合作科学研究。现批复如下：

1. 国际合作中涉及的人类遗传资源为：

××××：××，××

2. 国际合作的执行期限为 ×××× 年 ×× 月至 ×××× 年 ×× 月。

3. 同意你单位出境样本的计划为：××××（样本名称）：××××（数量），××××（规格）。出境期限为 ×××× 年 ×× 月 -×××× 年 ×× 月。

请严格按照批准的内容、范围开展工作。

附件：1. 项目相关信息

2. 参与医疗机构

中华人民共和国科学技术部

×××× 年 ×× 月 ×× 日

抄送：

表 4-5-5　审核意见表

<table>
<tr><td>申请单位意见：

法定代表人签字：（必须有签字）
单位公章：（必须有盖章）
年　月　日</td></tr>
</table>

表 4-6-1　临床试验机构项目启动会日程

<table>
<tr><td>项目名称：×××
研究机构：×××
会议日期：×年×月×日 17：00~18：30
会议地点：×科示教室
主持人：×××（PI）
参加人员：×××（PI）×××（研究者）×××（研究护士）×××（药师）×××（CRC）……
内容及主讲人：
1. 方案简介　×××（PM）
2. 药品管理　×××（CRA）
3. 样本管理　×××（CRA 或中心实验室）
4. 原始资料的保存、CRF 填写及 SAE 报告　×××（CRA）
5. 研究进度与监查计划　×××（CRA）
6. GCP 培训　×××（CRA）
7. 人员分工　×××（PI）
8. 问答环节（全体人员）</td></tr>
</table>

表 4-6-2　药物临床试验启动会培训记录表

<table>
<tr><td>项目专业：</td></tr>
<tr><td>项目名称：</td></tr>
<tr><td>培训时间：</td></tr>
<tr><td>培训讲师：</td></tr>
<tr><td>培训内容：
1. 临床试验方案、操作流程、相关记录的填写的注意事项
2. 临床试验的质量控制
3. 药物的接收、发放、使用、回收、销毁 SOP
4. 档案管理与归档要求</td></tr>
</table>

5. 临床试验注意事项、常见问题以及数据真实性、完整性、规范性要求 6.AE 及 SAE 的处理 7. 生物样本的管理 8. 临床试验免费医嘱操作培训 9. GCP 知识

机构办启动会培训签到				
姓名	单位 / 部门	职务 / 职称	Email	联系电话

表 4-9-1　临床试验用药品接收登记表

项目名称：			
方案编号：	主要研究者：		
接收药物的详细资料			
药物名称			
生产厂家		剂型	
包装、规格		批号	
有效期至 / 失效期		药物类别	□受试制剂　□参比制剂　□其他
药物编号			
总数量			
贮存条件			
接收时包装是否完整	□是　□否，如“否”请注明：		
接收时状态是否良好	□是　□否，如“否”请注明：		
随机信封是否同时传递	□是　□否		
运送全程条件是否同时符合药品贮存条件	□是　□否 如“否”请提供相关说明文件		
运送方式（冷链 / 常规 / 其他）	运输全程温度：		
备注			
发放人员签字		日期	
接收人员签字		日期	
核对人员签字		日期	

表 4-9-2 临床试验用药品退还登记表

<table>
<tr><td colspan="6">项目名称：</td></tr>
<tr><td colspan="3">方案编号：</td><td colspan="3">主要研究者：</td></tr>
<tr><td>药物名称</td><td colspan="5"></td></tr>
<tr><td>生产厂家</td><td colspan="5"></td></tr>
<tr><td>药物类型</td><td colspan="5">□受试制剂　□参比制剂　□其他</td></tr>
<tr><td>剂型</td><td></td><td>规格</td><td></td><td>批号</td><td></td></tr>
<tr><td>接收数量</td><td></td><td>使用数量</td><td></td><td>剩余数量</td><td></td></tr>
<tr><td>破损数量</td><td></td><td>空包装数量</td><td></td><td>退还数量</td><td></td></tr>
<tr><td colspan="6">退还原因：</td></tr>
<tr><td colspan="6">备注：</td></tr>
<tr><td colspan="6">回收方申办者或 CRO 信息</td></tr>
<tr><td>单位名称</td><td colspan="5"></td></tr>
<tr><td>单位地址</td><td colspan="5"></td></tr>
<tr><td>接收人</td><td colspan="2"></td><td>电话</td><td colspan="2"></td></tr>
<tr><td colspan="6">研究中心信息</td></tr>
<tr><td>退还人签字</td><td colspan="2"></td><td>日期</td><td colspan="2"></td></tr>
<tr><td>核对人签字</td><td colspan="2"></td><td>日期</td><td colspan="2"></td></tr>
<tr><td colspan="6">申办者接收人签字：　　　　　　　　接收日期：
备注：
签字后发送电子版至邮箱或寄回：</td></tr>
</table>

表 4-9-3 药房温湿度记录表

温湿度计型号：　　　　　　　　放置地点：　　年　月

日期	记录时间	当前温度	当前湿度	记录人	备注

温湿度计型号：				放置地点：	年　月
日期	记录时间	当前温度	当前湿度	记录人	备注

备注：（1）如果温度不在10℃~30℃或湿度不在35%~75%的范围，须与临床试验监查员联系。（2）本表格复印件一经记录人确认（签字签日期），即与原件具有同样的效力

表 4-9-4　临床试验用药品库存表

项目名称：

方案编号：　　主要研究者：　　药品类型：□受试药品　□参比药品　□对照药品　□其他

药品名称：　　生产厂家：

药品规格：　　药品批号：　　有效期至：

出入库	日期时间	变动数量 / 单位	剩余数量	管理员	备注
□接收　□发放　□回收　□其他					
□接收　□发放　□回收　□其他					
□接收　□发放　□回收　□其他					
□接收　□发放　□回收　□其他					
□接收　□发放　□回收　□其他					
□接收　□发放　□回收　□其他					
□接收　□发放　□回收　□其他					
□接收　□发放　□回收　□其他					
□接收　□发放　□回收　□其他					
□接收　□发放　□回收　□其他					
□接收　□发放　□回收　□其他					
□接收　□发放　□回收　□其他					
□接收　□发放　□回收　□其他					

表 4-9-5 临床试验用药品发放回收记录表

项目名称：
方案编号： 主要研究者： 药品类型：□受试药品 □参比药品 □对照药品 □其他
药品名称： 生产厂家：
药品规格： 药品批号： 有效期至：

试验阶段	发放日期时间	药品编号	总数量	发放人签名日期	核对人签名日期	接收人签名日期	回收日期时间	药品编号数量	总数量	退还人签名日期	回收人签名日期	核对人签名日期	备注

表 4-9-6 临床试验用药品留样记录表

项目名称：
方案编号： 主要研究者：

药品名称	生产厂家	剂型	规格	批号	药品编号	留样数量	留样人签字 / 日期	核对人签字 / 日期	备注

表 4-9-7 临床试验用药品销毁授权书

兹公司，授权 ××× 药品临床试验机构销毁临床试验项目的试验用药品剩余药物和空包装。
详细如下：

药品名称	生产厂家	剂型	规格	批号	药品编号	销毁数量

特此授权

授权方（盖章）：
授权人（签字）：
授权时间：

表 4-9-8 药房来访人员登记表

日期	时间	姓名	单位	联系方式	事由	管理员	备注

表 4-10-1 临床试验必备文件清单

临床试验准备阶段				
	必备文件	**目的**	**研究者 / 临床试验机构**	**申办者**
1	研究者手册	证明申办者已将与试验药物相关的、最新的科研结果和临床试验对人体可能的损害信息提供给了研究者	×	×
2	已签字的临床试验方案（含修订版）、病例报告表样本	证明研究者和申办者同意已签字的临床试验方案（含修订版）、病例报告表样本	×	×
3	提供给受试者的信息（样本）： ● 知情同意书（包括所有适用的译文） ● 其他提供给受试者的任何书面资料 ● 受试者的招募广告（若使用）	证明知情同意 证明受试者获得内容及措辞恰当的书面信息，支持受试者对临床试验有完全知情同意的能力 证明招募受试者的方法是合适的和正当的	×	×
4	临床试验的财务合同	证明研究者和临床试验机构与申办者之间的有关临床试验的财务规定，并签署合同	×	×
5	受试者保险的相关文件（若有）	证明受试者发生与试验相关损害时，可获得补偿	×	×
6	参与临床试验各方之间签署的研究合同（或包括经费合同），包括： ● 研究者和临床试验机构与申办者签署的合同； ● 研究者和临床试验机构与合同研究组织签署的合同； ● 申办者与合同研究组织签署的合同	证明签署合同	× ×	× × （必要时） ×
7	伦理委员会对以下各项内容的书面审查、同意文件，具签名、注明日期： ● 试验方案及其修订版 ● 知情同意书 ● 其他提供给受试者的任何书面资料 ● 受试者的招募广告（若使用） ● 对受试者的补偿（若有） ● 伦理委员会其他审查，同意的文件（如病例报告表样本）	证明临床试验经过伦理委员会的审查、同意。确认文件的版本号和日期	×	×

续表

8	伦理委员会的人员组成	证明伦理委员会的人员组成符合《药物临床试验质量管理规范》要求	×	×
9	药品监督管理部门对临床试验方案的许可、备案	证明在临床试验开始前，获得了药品监督管理部门的许可、备案	×	×
10	研究者签名的履历和其他的资格文件 经授权参与临床试验的医生、护士、药师等研究人员签名的履历和其他资质证明	证明研究者有资质和能力完成该临床试验，和能够对受试者进行医疗监管 证明参与研究人员有资质和能力完成承担该临床试验的相关工作	× ×	× ×
11	在试验方案中涉及的医学、实验室、专业技术操作和相关检测的参考值和参考值范围	证明各项检测的参考值和参考值范围及有效期	×	×
12	医学、实验室、专业技术操作和相关检测的资质证明（资质认可证书或者资质认证证书或者已建立质量控制体系或者外部质量评价体系或者其他验证体系）	证明完成试验的医学、实验室、专业技术操作和相关检测设施和能力能够满足要求，保证检测结果的可靠性	× （必要时）	×
13	试验用药品的包装盒标签样本	证明试验用药品的标签符合相关规定，向受试者恰当的说明用法		×
14	试验用药品及其他试验相关材料的说明（若未在试验方案或研究者手册中说明）	证明试验用药品和其他试验相关材料均给予妥当的贮存、包装、分发和处置	×	×
15	试验用药品及其他试验相关材料的运送记录	证明试验用药品及其他试验相关材料的运送日期、批编号和运送方式。可追踪试验用药品批号、运送状况和可进行问责	×	×
16	试验用药品的检验报告	证明试验用药品的成分、纯度和规格		×
17	盲法试验的揭盲程序	证明紧急状况时，如何识别已设盲的试验药物信息，并且不会破坏其他受试者的盲态	×	×（第三方，若适用）
18	总随机表	证明受试人群的随机化方法		×（第三方，若适用）
19	申办者试验前监查报告	证明申办者所考察的临床试验机构适合进行临床试验		×
20	试验启动监查报告	证明所有的研究者及其团队对临床试验的流程进行了评估	×	×

临床试验进行阶段

	必备文件	目的	研究者/临床试验机构	申办者
1	更新的研究者手册	证明所获得的相关信息被及时反馈给研究者	×	×
2	对下列内容的任何更改： ● 试验方案及其修订版，病例报告表 ● 知情同意书 ● 其他提供给受试者的任何书面资料 ● 受试者招募广告（若使用）	证明临床试验期间，生效文件的修订信息	×	×
3	伦理委员会对以下各项内容的书面审查、同意文件，具签名、注明日期：	证明临床试验修改和/修订的文件经过伦理委员会的审查、同意。确认文件的版本号和日期	×	×

3	● 试验方案修改 ● 下列文件修订本 ● 知情同意书 ● 其他提供给受试者的任何书面资料 ● 受试者招募广告（若使用） ● 伦理委员会任何其他审查，同意的文件 ● 对临床试验的跟踪审查（必要时）	证明临床试验修改和 / 修订的文件经过伦理委员会的审查、同意。确认文件的版本号和日期	×	×
4	药品监督管理部门对试验方案修改及其他文件的许可、备案	证明符合药品监督管理部门的要求	× （必要时）	×
5	研究者更新的履历和其他的资格文件 经授权参与临床试验的医生、护士、药师等研究人员更新的履历和其他资质证明	证明研究者有资质和能力完成该临床试验，和能够对受试者进行医疗监管 证明参与研究人员有资质和能力完成承担该临床试验的相关工作	× ×	× ×
6	更新的医学、实验室、专业技术操作和相关检测的参考值和参考值范围	证明各项修订的检测的参考值和参考值范围及有效期	×	×
7	更新的医学、实验室、专业技术操作和相关检测的资质证明（资质认可证书或者资质认证证书或者已建立质量控制体系或者外部质量评价体系或者其他验证体系）	证明完成试验的医学、实验室、专业技术操作和相关检测设施和能力能够满足要求，保证检测结果的可靠性	× （必要时）	×
8	试验用药品及其他试验相关材料的运送记录	证明试验用药品及其他试验相关材料的运送日期、批编号和运送方式。可追踪试验用药品批号、运送状况和可进行问责	×	×
9	新批号试验用药品的检验报告	证明试验用药品的成分、纯度和规格		×
10	监查访视报告	证明监查员的访视和监查结果		×
11	现场访视之外的相关通讯、联络记录： ● 往来信件 ● 会议记录 ● 电话记录	证明有关临床试验的管理、方案违背、试验实施、不良事件的报告等方面的共识或者重要问题的讨论	×	×
12	签署的知情同意书	证明每个受试者的知情同意是在参加临床试验前，按照《药物临床试验质量管理规范》和试验方案的要求获得的	×	
13	原始医疗文件	证明临床试验中采集受试者数据的真实性和完整性。包括受试者与试验相关的所有源文件、医疗记录和病史	×	×
14	已签署研究者姓名、记录日期和填写完整的病例报告表	证明研究者或者研究团队的人员已确认病例报告表中填写的数值	× （复印件）	× （原件）
15	病例报告表修改记录	证明所有的 CRF 在首次填写记录后，进行的任何修改记录	× （复印件）	× （原件）
16	研究者向申办者报告的严重不良事件	研究者致申办者严重不良事件的报告，及其他相关问题的报告	×	×
17	申办者或者研究者向药品监督管理部门、伦理委员会提交的可疑且非预期严重不良反应及其他安全性资料	申办者或者研究者向药品监督管理部门、伦理委员会提交的可疑且非预期严重不良反应及其他安全性资料	× （必要时）	×
18	申办者向研究者通报的安全性资料	申办者向研究者通报的安全性资料	×	×

续表

19	向伦理委员会和药品监督管理部门提交的阶段性报告	研究者向伦理委员会提交的进展报告；申办者向药品监督管理部门提交的进展报告	×	× （必要时）
20	受试者筛选表	证明进入试验前筛选程序的受试者身份	×	× （必要时）
21	受试者鉴认代码表	研究者和临床试验机构要保存所有入选试验的受试者的名单及其对应的鉴认代码表，以备研究者和临床试验机构对受试者的识别	×	
22	受试者入选表	证明临床试验的受试者是按照时间先后顺序依次入组	×	
23	试验用药品在临床试验机构的登记表	证明试验用药品是按照方案使用的	×	×
24	研究者职责分工及签名页	证明所有参加临床试验研究人员被授权的职责和签名样张，包括填写或修正病例报告表人员的签名	×	×
25	体液 / 组织样本的留存记录（若有）	证明重复分析时，留存样本的存放位置和标识	×	×
临床试验完成后				
	必备文件	**目的**	**研究者 / 临床试验机构**	**申办者**
1	试验用药品在临床试验机构的登记表	证明试验用药品按照试验方案要求使用 证明在临床试验机构所接收的试验用药品的最终计数，包括发放给受试者的计数，从受试者回收的计数，和返还给申办者的计数	×	×
2	试验用药品销毁证明	证明未被使用的试验用药品，由申办者销毁，或临床试验机构销毁	× （若在临床试验机构销毁）	×
3	受试者鉴认代码表	记录所有入组受试者信息的编码表，以便后续随访时使用。编码表应当保密并存放至约定时间	×	
4	稽查证明（若需要）	证明进行过稽查		×
5	试验结束监查报告	证明临床试验所有的工作已完成，试验结束；临床试验必备文件保存妥当		×
6	试验分组和揭盲证明	将所有发生过的揭盲证明返还给申办者		×
7	研究者向伦理委员会提交的试验完成文件	证明试验的完成	×	×
8	临床试验总结报告	证明临床试验的结果和解释	×	×

注：“×”为保存项

表 4-10-2　档案室温、湿度记录表

部门：					年　　月
日期	时间	记录值		记录人	备注
		温度	湿度		

表 4-10-3　存档目录

序号	项目编码	研究名称	期别	科室	主要研究者	申办者	档案存储位置	备注

表 4-10-4　出入档案室登记表

序号	使用日期	使用人签名	使用人所在单位	使用原因	开门人	开门时间	关门人	关门时间	备注

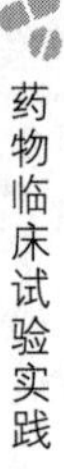

表 4-10-5　药物临床试验相关资料借阅登记表

日期	项目编号	试验名称	借阅内容	借阅用途	借阅时间	借阅人所在单位	借阅人签名	联系方式	归还签名及日期	备注

表 4-10-6　临床试验资料销毁记录表

<table>
<tr><td colspan="3">试验项目名称：</td></tr>
<tr><td colspan="3">申办单位：</td></tr>
<tr><td colspan="2">研究科室：</td><td>主要研究者：</td></tr>
<tr><td colspan="2">项目起始时间：</td><td>项目终止时间：</td></tr>
<tr><td colspan="3">已保存年限：</td></tr>
<tr><td colspan="3">是否通知申办者：☐已通知　　☐无法联系　　☐其他</td></tr>
<tr><td colspan="3">销毁方式：</td></tr>
<tr><td rowspan="4">申办者</td><td>姓名</td><td></td></tr>
<tr><td>职务 / 职称</td><td></td></tr>
<tr><td>联系方式</td><td></td></tr>
<tr><td>意见（附书面材料）</td><td>☐同意　　☐不同意　　☐其他</td></tr>
<tr><td colspan="3">销毁文件清单：

档案室资料销毁人签字：
年　月　日</td></tr>
<tr><td colspan="3">负责科室意见：

科室负责人（或主要研究者）签字：
年　月　日</td></tr>
<tr><td colspan="3">机构办公室意见：

办公室主任签字：
年　月　日</td></tr>
<tr><td colspan="3">机构主任意见：

签字：
年　月　日</td></tr>
</table>

表 4-11-1　受试者筛选入选表

项目名称：
方案编号：　　　　　　　　申办者：　　　　　　　　研究中心：　　　　　　　　主要研究者：

筛选号	受试者姓名缩写	知情同意日期	筛选日期	性别	是否入选	受试者随机号	筛选失败原因	研究者签字	日期
				□男 □女	□是 □否				
				□男 □女	□是 □否				
				□男 □女	□是 □否				
				□男 □女	□是 □否				
				□男 □女	□是 □否				
				□男 □女	□是 □否				
				□男 □女	□是 □否				
				□男 □女	□是 □否				

表 4-11-2　受试者鉴认代码表

项目名称：　　　　　　　　　　　　　　　　分期：□Ⅱ期 / □Ⅲ期 / □Ⅳ期 / □其他
中心名称：　　　　　　　　　　　　　　　　中心编号：

药物编号	受试者姓名	性别	出生年月	姓名缩写	入组日期	联系电话	家庭地址	研究者签字

研究者签字：　　　　　　日期：　　　　　　PI 审核签字：　　　　　　日期：

表 4-11-3　合并用药表

<table>
<tr><td colspan="2" rowspan="2">（项目名称）</td><td colspan="2">中心编号</td><td>随机号</td><td>受试者姓名缩写</td><td rowspan="2">（标记区）</td></tr>
<tr><td colspan="2"></td><td></td><td></td></tr>
<tr><td>药物通用名</td><td>用药原因</td><td>每日总剂量</td><td>用药途径</td><td>开始日期
（年/月/日）</td><td>停药日期
（年/月/日）</td><td>末次就诊仍在使用</td></tr>
<tr><td></td><td></td><td></td><td></td><td></td><td></td><td></td></tr>
<tr><td></td><td></td><td></td><td></td><td></td><td></td><td></td></tr>
<tr><td></td><td></td><td></td><td></td><td></td><td></td><td></td></tr>
<tr><td></td><td></td><td></td><td></td><td></td><td></td><td></td></tr>
<tr><td></td><td></td><td></td><td></td><td></td><td></td><td></td></tr>
<tr><td></td><td></td><td></td><td></td><td></td><td></td><td></td></tr>
<tr><td></td><td></td><td></td><td></td><td></td><td></td><td></td></tr>
<tr><td colspan="7">研究者签字：
日期：</td></tr>
</table>

注：本表只填写除 ×× （适应证）标准治疗以外的合并用药。

表 4-11-4　血样采集处理记录表

<table>
<tr><td>临床试验题目</td><td colspan="12"></td></tr>
<tr><td>临床试验中心</td><td colspan="7"></td><td>中心编号</td><td colspan="4"></td></tr>
<tr><td>申办者</td><td colspan="12"></td></tr>
<tr><td>受试者姓名缩写</td><td colspan="7"></td><td>受试者随机号</td><td colspan="4"></td></tr>
<tr><td>采集点</td><td>采集日期</td><td>采集时间</td><td>采集人签字</td><td>转运日期</td><td>转运时间</td><td>转运人签字</td><td>离心日期</td><td>离心时间</td><td>离心操作人签字</td><td>邮寄日期</td><td>邮寄时间</td><td>邮寄人签字</td></tr>
<tr><td rowspan="2">0wk</td><td>___年
___月
___日</td><td>___时
___分</td><td></td><td>___年
___月
___日</td><td>___时
___分</td><td></td><td>___年
___月
___日</td><td>___时___分
至
___时___分</td><td></td><td>___年
___月
___日</td><td>___时
___分</td><td rowspan="2"></td></tr>
<tr><td colspan="11">血样编盲时间：　年　月　日　时　分
标本代码：
操作人签字：
日期：</td></tr>
<tr><td rowspan="2">12wk</td><td>___年
___月
___日</td><td>___时
___分</td><td></td><td>___年
___月
___日</td><td>___时
___分</td><td></td><td>___年
___月
___日</td><td>___时___分
至
___时___分</td><td></td><td>___年
___月
___日</td><td>___时
___分</td><td rowspan="2"></td></tr>
<tr><td colspan="11">血样编盲时间：　年　月　日　时　分
标本代码：
操作人签字：
日期：</td></tr>
</table>

表 4-11-5　离心机使用记录表

临床试验题目						
临床试验中心				中心编号		
申办者						
离心机型号	使用日期（年月日时分）	样本 / 标本号	离心数量（支）	离心机转速（r/min）	离心时间（min）	使用人签字

表 4-11-6　生命体征检测表

项目名称							
中心名称				中心编号			
筛选号		受试者姓名			身高（cm）		
日期	体温（℃）	心率（次 / 分）	呼吸（次 / 分）	血压（mmHg）	体重（kg）	研究护士签字	备注

表 4-13-1　AE 报告表

受试者自签署 ICF 至末次访视是否发生不良事件？　☐否　☐是，请参照表格下方的编码填写下表											
不良事件											
编号	不良事件名称	开始日期	研究结束时是否持续？		严重程度（1）	采取的措施		与研究药物的关系（4）	AE 转归（5）	是否为 SAE？	
			是	否，结束日期		对研究药物的措施（2）	其他措施（如有），请写明（3）			否	是，SAE 具体类型（6）
		年　月　日	☐	年　月　日						☐	
		年　月　日	☐	年　月　日						☐	

（1）严重程度	（2）对研究药物的措施	（3）其他措施	（4）与研究药物关系	（5）AE 转归	（6）SAE 具体类型
1= 轻度 2= 中度 3= 重度	1= 维持目前治疗 2= 减小剂量 3= 增加剂量 4= 暂停用药 5= 停止用药 6= 未知 7= 不适用	1= 无 2= 有，请记录合并用药表	1= 肯定有关 2= 很可能有关 3= 可能有关 4= 可能无关 5= 肯定无关	1= 无变化 2= 病情恶化 3= 恢复 / 治愈 4= 改善中 / 恢复中 5= 恢复但留有后遗症 6= 死亡 7= 未知	1= 导致死亡 2= 危及生命 3= 需住院或延长住院时间 4= 导致持续的或永久的残疾或能力丧失 5= 导致先天畸形或出生缺陷 6= 其他重要的医学事件
研究者签名： 日期：　　年　　月　　日					

表 4-13-2　严重不良事件报告表（SAE）

新药临床研究批准文号：×××××××					编号：
报告类型		☐首次报告　☐随访报告　☐总结报告			报告时间：___年___月___日
医疗机构及专业名称					电话：
申办单位名称					电话：
试验用药品名称		中文名称：			
		英文名称：			
药品注册分类及剂型		分类：☐中药　☐化学药　☐治疗用生物制品　☐预防用生物制品　☐其他 注册分类：　　　　剂型：			
临床研究分类		☐Ⅰ期　☐Ⅱ期　☐Ⅲ期　☐Ⅳ期 ☐生物等效性试验　☐临床验证			临床试验适应证：
受试者基本情况	姓名拼音缩写：	出生日期：	性别：☐男　☐女	身高（cm）：	体重（kg）：
	合并疾病及治疗：☐有　☐无 1. 疾病：__________　治疗药物：__________　用法用量：__________ 2. 疾病：__________　治疗药物：__________　用法用量：__________ 3. 疾病：__________　治疗药物：__________　用法用量：__________				
SAE 的医学术语（诊断）					
SAE 情况		☐死亡　______年___月___日 ☐导致住院　☐延长住院时间　☐伤残　☐功能障碍 ☐危及生命　☐导致先天畸形　☐其他			

<table>
<tr><td colspan="2">SAE 发生时间：</td><td>研究者获知 SAE 时间：</td></tr>
<tr><td>对试验用药采取的措施</td><td colspan="2">□继续用药 □减小剂量 □药物暂停后又恢复 □停用药物</td></tr>
<tr><td>SAE 转归</td><td colspan="2">□症状消失（后遗症 □ 有 □无） □症状持续</td></tr>
<tr><td>SAE 与试验药的关系</td><td colspan="2">□肯定有关 □可能有关 □可能无关 □肯定无关 □无法判定</td></tr>
<tr><td>SAE 报道情况</td><td colspan="2">国内：□有 □无 □不详； 国外：□有 □无 □不详</td></tr>
<tr><td colspan="3">SAE 发生及处理的详细情况：</td></tr>
<tr><td colspan="3">报告单位名称：
报告人职务 / 职称：
报告人签名：</td></tr>
</table>

表 4-13-3 妊娠报告表

<table>
<tr><td colspan="4">□首次报告 □随访报告</td><td colspan="2">报告日期：</td></tr>
<tr><td colspan="2">方案号</td><td colspan="2">中心编号</td><td colspan="2">受试者编号</td></tr>
<tr><td colspan="2"></td><td colspan="2"></td><td colspan="2"></td></tr>
<tr><td colspan="6">说明：此为临床试验用妊娠报告表格，用于收集临床试验中受试者或其配偶的妊娠信息以及相关胎儿或婴儿的不良事件
日期的填写须遵照格式“年 / 月 / 日”，如 2017/03/27；所有的内容需由研究者或被授权的相关人员填写</td></tr>
<tr><td colspan="6">1. 受试者信息</td></tr>
<tr><td colspan="3">国家：</td><td colspan="3">出生日期：</td></tr>
<tr><td colspan="3">身高（cm）：</td><td colspan="3">体重（kg）：</td></tr>
<tr><td>性别：□男 □女</td><td colspan="5">孕 / 产妇是否为男性受试者的女性伴侣？ □是 □否</td></tr>
<tr><td colspan="6">人种： □亚洲人 □白人 □黑人 □其他
若是“其他”，请明确：</td></tr>
<tr><td colspan="4">2. 受试者相关病史</td><td colspan="2">□无</td></tr>
<tr><td>□病史 □家族史</td><td>开始时间：</td><td colspan="2">结束时间：</td><td colspan="2">□持续中</td></tr>
<tr><td>□病史 □家族史</td><td>开始时间：</td><td colspan="2">结束时间：</td><td colspan="2">□持续中</td></tr>
<tr><td colspan="4">3. 孕 / 产妇相关病史（若孕 / 产妇为受试者女性伴侣）</td><td colspan="2">□无</td></tr>
<tr><td>□病史 □家族史</td><td>开始时间：</td><td colspan="2">结束时间：</td><td colspan="2">□持续中</td></tr>
<tr><td>□病史 □家族史</td><td>开始时间：</td><td colspan="2">结束时间：</td><td colspan="2">□持续中</td></tr>
<tr><td colspan="4">4. 既往妊娠史</td><td colspan="2">□不详</td></tr>
<tr><td>既往妊娠次数： 次</td><td>正常分娩次数： 次</td><td colspan="2">足月产： 次</td><td colspan="2">早产： 次</td></tr>
<tr><td>自发性流产次数： 次</td><td>人工流产次数： 次</td><td colspan="2">死产： 次</td><td colspan="2">—</td></tr>
</table>

<table>
<tr><td colspan="8">其他情况 *（详述）:</td></tr>
<tr><td colspan="8">注：* 其他情况指胎儿畸形、新生儿出生缺陷，或其他疾病</td></tr>
<tr><td colspan="8">5. 研究药物信息（受试者）</td></tr>
<tr><td>药物名称</td><td>适应证</td><td>用药途径</td><td>单次剂量</td><td>用药频率</td><td>开始时间</td><td>首次暴露时间 *</td><td>结束时间</td></tr>
<tr><td></td><td></td><td></td><td></td><td></td><td></td><td></td><td>□继续使用</td></tr>
<tr><td></td><td></td><td></td><td></td><td></td><td></td><td></td><td>□继续使用</td></tr>
<tr><td colspan="6">6. 合并用药信息（受试者）</td><td colspan="2">□无</td></tr>
<tr><td>药物名称</td><td>适应证</td><td>用药途径</td><td>单次剂量</td><td>用药频率</td><td>开始时间</td><td>首次暴露时间 *</td><td>结束时间</td></tr>
<tr><td></td><td></td><td></td><td></td><td></td><td></td><td></td><td>□继续使用</td></tr>
<tr><td></td><td></td><td></td><td></td><td></td><td></td><td></td><td>□继续使用</td></tr>
<tr><td colspan="6">7. 孕 / 产妇合并用药信息（若孕 / 产妇为受试者女性伴侣）</td><td colspan="2">□无</td></tr>
<tr><td>药物名称</td><td>适应证</td><td>用药途径</td><td>单次剂量</td><td>用药频率</td><td>开始时间</td><td>首次暴露时间 *</td><td>结束时间</td></tr>
<tr><td></td><td></td><td></td><td></td><td></td><td></td><td></td><td>□继续使用</td></tr>
<tr><td></td><td></td><td></td><td></td><td></td><td></td><td></td><td>□继续使用</td></tr>
<tr><td colspan="8">注：* 首次暴露时间须填写“怀孕前”“孕早期”“孕中期”或“孕晚期”</td></tr>
<tr><td colspan="8">8. 孕 / 产妇实验室检查</td></tr>
<tr><td colspan="2">项目</td><td colspan="2">日期</td><td colspan="2">结果 *</td><td colspan="2">正常值范围 **</td></tr>
<tr><td colspan="2"></td><td colspan="2"></td><td colspan="2"></td><td colspan="2"></td></tr>
<tr><td colspan="2"></td><td colspan="2"></td><td colspan="2"></td><td colspan="2"></td></tr>
<tr><td colspan="2"></td><td colspan="2"></td><td colspan="2"></td><td colspan="2"></td></tr>
<tr><td colspan="8">注：* 实验结果若有计量单位须注明；** 若正常值范围有计量单位须注明</td></tr>
<tr><td colspan="8">9. 本次妊娠信息</td></tr>
<tr><td colspan="2">胎数</td><td colspan="2"></td><td colspan="4">是否采取避孕措施　□是　□否</td></tr>
<tr><td colspan="2">末次月经时间</td><td colspan="2"></td><td colspan="4">是否为体外受精　□是　□否</td></tr>
<tr><td colspan="2">预产期</td><td colspan="6"></td></tr>
<tr><td colspan="8">10. 妊娠结果</td></tr>
<tr><td colspan="2">□不详</td><td colspan="2">□正在怀孕</td><td colspan="4">□自发性流产</td></tr>
<tr><td colspan="2">□失访
（转至 13）</td><td colspan="2">□正常分娩
（转至 12）</td><td colspan="4">□人工流产（□社会因素 *　□胎儿异常描述：）
□早产　□畸胎
□死产　□宫外孕
时间：　（死产 / 流产时间）
胎龄：　周（死产 / 流产时胎龄）</td></tr>
<tr><td colspan="8">注：* 社会因素：出于非医学因素考虑所致流产，包括计划生育、自行要求等</td></tr>
<tr><td colspan="6">11. 严重不良事件</td><td colspan="2">□否</td></tr>
<tr><td colspan="4">□是（如是，核对以下面所有选项）</td><td colspan="4">导致严重不良事件的可能性</td></tr>
</table>

续表

<table>
<tr><td colspan="2">□死亡</td><td rowspan="6">□与研究药物有关
□其他可能相关的原因：
□与其他治疗有关（伴随治疗或早先治疗）
□与研究医疗操作有关
□其他（意外、新发疾病、并发症等）
□无
详述：</td></tr>
<tr><td rowspan="2">□导致住院 / 住院时间延长</td><td>入院时间：</td></tr>
<tr><td>出院时间：</td></tr>
<tr><td colspan="2">□导致显著或永久的人体伤残或者器官功能的损伤</td></tr>
<tr><td colspan="2">□危及生命</td></tr>
<tr><td colspan="2">□先天性畸形或出生缺陷</td></tr>
<tr><td colspan="2">□重要医学事件</td><td></td></tr>
</table>

<table>
<tr><td colspan="6">12. 新生儿信息</td></tr>
<tr><td>出生日期</td><td></td><td>出生时胎龄（周）</td><td></td><td>若为多胎，活产数</td><td></td></tr>
<tr><td>分娩方式</td><td colspan="5">□顺产
□剖腹产（详述原因）：</td></tr>
<tr><td colspan="6">性别：□男　□女　□未知</td></tr>
<tr><td>身长（cm）</td><td></td><td>体重（kg）</td><td></td><td>头围（cm）</td><td></td></tr>
<tr><td>Apgar 评分（0–10）</td><td></td><td>1 分钟</td><td></td><td>5 分钟</td><td></td><td>10 分钟</td></tr>
<tr><td colspan="6">体格检查结果：□正常范围
□异常（详述）：</td></tr>
<tr><td colspan="6">13. 其他信息（以上未能表达相关信息须填入下栏）</td></tr>
<tr><td colspan="6"></td></tr>
<tr><td colspan="6">14. 报告人信息</td></tr>
<tr><td>报告人获知日期</td><td></td><td>报告人签字与日期</td><td colspan="3"></td></tr>
</table>

表 4-13-4　严重非预期不良反应（SUSAR）报告表

CIOMS 表格

<table>
<tr><td colspan="12" rowspan="3">可疑不良反应报告表</td><td colspan="10"></td></tr>
<tr><td colspan="10"></td></tr>
<tr><td></td><td></td><td></td><td></td><td></td><td></td><td></td><td></td><td></td><td></td></tr>
<tr><td colspan="22">I. 不良反应信息</td></tr>
<tr><td rowspan="2">1. 患者姓名缩写</td><td rowspan="2">1a. 国家</td><td colspan="3">2. 出生日期</td><td rowspan="2">2a. 年龄</td><td rowspan="2">3. 性别</td><td rowspan="2">3a. 体重</td><td colspan="3">4~6 不良反应
开始日期</td><td rowspan="3" colspan="11">8~12 勾选相应严重性标准：
□ 导致死亡
□ 导致住院或住院时间延长
□ 导致持续或严重伤残或功能丧失
□ 危及生命
□ 其他</td></tr>
<tr><td>日</td><td>月</td><td>年</td><td>日</td><td>月</td><td>年</td></tr>
<tr><td colspan="11">7 + 13 不良反应描述（包括相关检查 / 实验室数据）
事件报告术语（首选语）（如有相关症状，以逗号分隔）
病例描述：
（后续内容可见附加信息页）</td></tr>
</table>

续表

II. 怀疑药物信息		
14. 怀疑药物（包括通用名称）：		20. 停药后不良反应是否减轻？ □是　□否　□不适用
15. 每日剂量：	16. 给药途径：	
17. 适应证：		21. 重新用药后不良反应是否再次出现？ □是　□否　□不适用
18. 治疗日期（开始 / 结束）：	19. 治疗持续时间：	
III. 合并用药和病史		
22. 合并用药及给药日期（用于治疗不良反应的药物除外）		
23. 其他相关病史（如诊断、过敏史、妊娠时须提供末次月经） 开始 / 结束日期：　病史类型 / 注释：　描述：		
IV. 生产商信息		
24a. 生产商名称和地址：		26. 备注：
24b. 生产商报告编号：		25b. 报告者姓名和地址：
24c. 生产商收到报告日期：	24d. 报告来源 □研究　□医疗专业人员 □文献　□其他	
报告生成日期：	25a. 报告类型 □首次报告 □随访	

表 4-14-1　违背方案报告

项目名称			
申办单位			
方案版本号		方案版本日期	
知情同意书版本号		知情同意书版本日期	
研究专业组 /PI		主审委员	
一般违背方案	1. 访视 / 观察 / 检查在时间窗外，但不影响受试者按方案继续使用研究药物，或不影响对主要疗效和关键的次要疗效指标评价的有效性：□是，□否 2. 方案规定观察的数据点或实验室参数缺失而导致数据的缺失，但不影响主要疗效或关键的次要疗效或安全性指标结果：□是，□否 3. 观察 / 评价不全，但不影响主要或次要关键疗效或安全结果：□是，□否 4. 研究者不配合监查 / 稽查：□是，□否		
重大违背方案	1. 纳入不符合纳入标准的受试者：□是，□否 2. 研究过程中，符合提前终止研究标准而没有让受试者退出：□是，□否 3. 给予受试者错误的治疗或不正确的剂量：□是，□否 4. 给予受试者方案禁用的合并用药：□是，□否 5. 给受试者安全和权益带来实质性伤害或存在实质性伤害风险：□是，□否 6. 偏离研究特定的程序或评估，从而对受试者的权益、安全和健康，或对研究结果产生显著影响的研究行为：□是，□否		
持续违背方案	不属于上述重大不依从 / 违背方案，但反复多次的不依从 / 违背方案：□是，□否		

<table>
<tr><td colspan="4">违背方案事件的详细描述：</td></tr>
<tr><td colspan="4">违背方案的影响：
是否影响受试者的安全：□是，□否
是否影响受试者的权益：□是，□否
是否对研究结果的科学性产生显著影响：□是，□否</td></tr>
<tr><td colspan="4">不依从的处理措施（请详细描述）：</td></tr>
<tr><td>报告人</td><td></td><td>主要研究者签名</td><td></td></tr>
<tr><td>报告日期</td><td colspan="3"></td></tr>
</table>

表 4-15-1　药物临床试验质控表（项目）

<table>
<tr><td colspan="5">一、项目基本信息（项目结束时需将所有基本信息填写完整）</td></tr>
<tr><td colspan="5">项目名称：</td></tr>
<tr><td colspan="5">申办者：</td></tr>
<tr><td colspan="5">CRO：</td></tr>
<tr><td colspan="5">二、质控计划表（每个临床试验至少检查三次）</td></tr>
<tr><td>检查项目
（知情同意、药物、病历、CRF 等原始记录）</td><td>计划检查时间</td><td>实际质控时间</td><td>项目质控员</td><td>备注</td></tr>
<tr><td></td><td></td><td></td><td></td><td></td></tr>
<tr><td></td><td></td><td></td><td></td><td></td></tr>
<tr><td></td><td></td><td></td><td></td><td></td></tr>
<tr><td></td><td></td><td></td><td></td><td></td></tr>
<tr><td></td><td></td><td></td><td></td><td></td></tr>
<tr><td></td><td></td><td></td><td></td><td></td></tr>
<tr><td></td><td></td><td></td><td></td><td></td></tr>
<tr><td colspan="5">备注：
1. 本质控表记录将贯穿临床试验项目的过程，不必要每次质控都打印质控表，多次质控使用同一个质控表，要如实记录每次质控的内容和时间，本表格用完还需要继续质控的，可以再准备一份继续质控，比如知情同意书质控检查，2019 年 1 月 1 号检查了 10 份，进行了记录，2020 年 5 月 1 号又质控了 10 份，可以接着往下填写。
2. 每个项目启动前，项目质控员需制定质控计划，设定预计检查内容和计划检查的时间，实际时间可以有部分调整，项目质控员也不一定非要指定一个人，要保证谁操作谁签字。
3. 所有的质控记录需由质控员亲笔填写，不得由其他人代为质控或代签字。</td></tr>
<tr><td colspan="5">（一）试验进行情况</td></tr>
<tr><td colspan="2">第________次质控时间（每次质控均填写进行情况）</td><td colspan="3"></td></tr>
<tr><td colspan="2">已筛选例数：</td><td colspan="3">剔除例数：脱落例数：</td></tr>
</table>

续表

已入组例数：	已完成试验例数：
正在进行试验人数：	正在进行的受试者随机号：

（二）临床试验合规性	
发现问题	
整改措施	
整改结果	
质控员签字	年　月　日

三、临床试验相关文件资料

检查项目	是 / 否	检查日期	项目质控员签字	备注
1. 是否有我院临床研究申请表（原件）？申请表中信息是否填写完整？该签字的地方是否都已经签字？	☐			
2. 是否已经备齐申办者（或上市持有人）的资质和 GMP 证书（或提供在 GMP 条件下生产的证明）？ CRO 的资质？是否有申办者委托 CRO 的委托书，以及申办者或 CRO 委托我院进行试验的委托书？	☐			
3. 参加试验人员是否具有相应资质并保存完整、经 GCP 培训并获得证书（近三年）	☐			
4. 是否分工明确（分工表）？ PI—其他研究者（具体分工）—资料管理员—药物管理员—质控员	☐			
5. 参加试验人员是否均参加启动会培训？是否保存培训记录和签名？	☐			
6. 各项资质是否在有效期内？	☐			
7. 是否有 NMPA 批件或临床试验通知，注意批件或通知的内容、时间？批件中或通知中药物的名称、剂型、规格、申报单位是否与项目实施的药物一致？	☐			
8. 是否有组长单位伦理委员会（我院为组长单位的可免）和我院伦理委员会的批件（原件） 我院对此项目的伦理审查的接收方式为：(　　) A．我院为组长单位，会议审查 B：接受组长单位伦理审查，在我院伦理委员会备案 C：不接受组长单位伦理审查，我院单独开伦理审查会	☐			
9. 伦理审查批件中审批的内容（知情同意书、方案、CRF 表、研究病历、研究者手册等）的版本号和签署日期是否与正在用的一致？	☐			
10. 是否有组长单位和我院伦理委员会成员表（原件）？	☐			
11. 我院伦理委员会的审批意见是什么（　　）（A：拒绝接受？ B：同意接受？ C：修改后重新讨论？ ）。 如果是修改后重新讨论，是否有新讨论的伦理审查同意接受的批件？版本号是否对应？	☐			
12. 是否已经签署协议（已签章）（研究者、申办者、合同研究组织），协议签署日期是否在试验开始之前？	☐			
13. 是否有研究者手册，是否有更新件？	☐			
14. 是否有财务规定？（在协议中规定也可）	☐			
15. 是否有保险和赔偿措施或相关文件（在协议中注明也可）	☐			

16. 是否有试验方案及其修正案（原件）？修正案是否通过伦理审查批准、方案的编号与伦理审查通过的方案编号是否一致？	□			
17. 试验方案是否有研究者签名？（试验方案必须至少保存组长单位 PI 的签字和我院 PI 的签字页。）	□			
18. 是否有病例报告表样表？	□			
19. 是否有研究病例样表？	□			
20. 是否有知情同意书样稿（原件）？	□			
21. 是否有研究者履历及相关文件（要求全部研究者的履历、执业证书、GCP 证书）？	□			
22. 是否有受试者招募广告及其他提供给受试者的书面文件？	□			
23. 是否有试验用药品的药检证明？（含对照药、安慰剂，注意药检的批号应与使用、回收中的批号一致）？	□			
24. 是否是设盲试验？如果是，有没有破盲规程？	□			
25. 是否有试验用药品及相关物资的交接单，如果为邮寄或快递则保存单据。接收、使用和回收的药物的规格和批号应该一致，以便核对数量，药物是否在有效期之内？	□			
26. 药物的管理是（□中心药房管理，□专业组卫星药房管理），其接收、验收、保存（温湿度控制）、发放、使用、回收等记录是否符合要求，并记录完整无误	□			
27. 药物的管理：如果中心药房管理，中心药房药物管理员是否在项目中进行了授权？如果是专业组管理，其保存条件是否符合要求，药物管理员是否经过授权？	□			
28. 是否医学或实验室操作的质控证明？可向检验科等相关辅助科室或机构办公室索取。	□			
29. 是否有临床试验有关的实验室检测正常值范围？可向检验科等相关辅助科室或机构办公室索取。	□			
30. 是否有受试者筛选与入选表样表？	□			
31. 是否有研究者签名样张并有任务分工？（包括研究者中文名、英文缩写名和数字签字，试验要求签署英文名，则签英文名和英文缩写）？	□			
32. 是否有签认代码表样表？（包括受试者签名和签数字的字迹）？	□			
33. 是否有相关通信的记录表？	□			
34. 是否有试验用药品发放记录表或药物登记表样表，样表上是否有发药人签名，用药批号，发药数量，发药人签名？	□			
35. 是否有剩余药物回收登记表样表？	□			
36. 是否有完成试验受试者编码目录样表？	□			
37. 是否有 SAE 报告单空白表？	□			
38. 是否有中期或年度报告	□			
39. 是否有申办者致研究者、NMPA、伦理委员会的安全性信息通告	□			
40. 是否有研究者致申办者的严重不良反应事件	□			
41. 是否有新批号试验药物的药检证明	□			
42. 是否有医学、实验室检查的正常值范围更新	□			
43. 是否有相关通信记录（信件、会议记录、电话记录）	□			
44. 是否有启动会培训记录	□			

续表

45. 是否有已签名的知情同意书（原件）： 知情同意书是否由受试者本人签名、并亲笔签署日期和电话？不得由研究者代签？□ 如果由法定监护人签字是否符合要求（只要是患者有行为能力者均不得由别人代签，儿童、智障患者可以由法定监护人代签字）□ 知情同意时间是否在筛选检查日期之前？如果化验单在签署知情同意书之前，方案中是否有规定说明？□ 共____份，是否已经按顺序排列？□	□			
46. 是否有受试者筛选表与入选表 受试者的联系方式可以从哪里找到？ □知情同意书上 □筛选表上 □研究病历上 □其他资料上	□			
47. 是否有受试者签认代码表	□			
48. 是否有研究者签名样张及分工，CRC 也应进行了授权	□			
49. 是否有试验用药品发放、使用登记表，要对应审核批号	□			
50. 受试者的门诊病历或住院病历中是否详细记录了临床试验的详细过程，包括知情同意、筛选记录、入组记录、随机号分配记录、用药记录、随访记录、AE/SAE、合并用药等，相关化验检查是否均有医嘱体现。如果还有原始研究病历及相关记录，是否填写完成无误，如果有修改，是否符合要求，是否是研究者本人签字？（能影响筛选结果和统计结果的主要数据不允许更改，如必须更改必须在修改处备注说明理由）	□			
51. 是否有纸质版病例报告表（已填写，签章，注明日期）。CRC 填写是否签字签日期，需修改的数据是否已由研究者核准，修改是否符合要求，是否是研究者本人签字？（能影响筛选结果和统计结果的主要数据不允许更改，如必须更改必须在修改处备注说明理由）共________份，是否按顺序排列？（如果为 eCRF，则检查 eCRF）□	□			
52. 是否有申办者监查报告，共________份，按时间顺序排列	□			
53. 是否有生物样本（体液或组织样本）留存记录	□			
54. 是否有试验剩余药物的回收记录	□			
55. 是否有试验剩余药物的销毁证明	□			
56. 是否有完成试验受试者编码目录	□			
57. 是否有小结报告	□			
58. 是否有总结报告	□			
四、试验相关文件的修订				
检查项目	是	否	不适用	备注
试验文件与试验相关表格是否有修订，是否递交机构办和研究者，需要递交伦理审查的是否递交并获得批件？	□	□	□	
（1）伦理委员会批件 （版本号，时间________通过的文件及版本号）				
（2）研究者手册 （版本号，修订时间对应的伦理批件）				
（3）试验方案 （版本号，修订时间对应的伦理批件）				
（4）知情同意书 （版本号，修订时间对应的伦理批件）				
（5）CRF （版本号，修订时间对应的伦理批件）				
（6）研究病历 （版本号，修订时间对应的伦理批件）				

<table>
<tr><td colspan="6">（7）其他文件和表格
（版本号，修订时间对应的伦理批件）</td></tr>
<tr><td colspan="6">五、临床试验人员管理和项目启动记录相关检查</td></tr>
<tr><td>发现问题</td><td colspan="5"></td></tr>
<tr><td>整改措施</td><td colspan="5"></td></tr>
<tr><td>整改结果</td><td colspan="5"></td></tr>
<tr><td>质控员签字</td><td colspan="5">年　月　日</td></tr>
<tr><td colspan="6">六、知情同意检查
知情同意检查表（要求知情同意 100% 检查，并列入下表，可附页）</td></tr>
<tr><td>筛选号</td><td>知情同意签署日期</td><td>是否本人签署</td><td>知情同意书的签署是否在筛选之前</td><td colspan="2">是否需填写更新版知情同意书</td></tr>
<tr><td></td><td></td><td></td><td></td><td colspan="2"></td></tr>
<tr><td></td><td></td><td></td><td></td><td colspan="2"></td></tr>
<tr><td></td><td></td><td></td><td></td><td colspan="2"></td></tr>
<tr><td></td><td></td><td></td><td></td><td colspan="2"></td></tr>
<tr><td></td><td></td><td></td><td></td><td colspan="2"></td></tr>
<tr><td></td><td></td><td></td><td></td><td colspan="2"></td></tr>
<tr><td>发现问题</td><td colspan="5"></td></tr>
<tr><td>整改措施</td><td colspan="5"></td></tr>
<tr><td>整改结果</td><td colspan="5"></td></tr>
<tr><td>质控员签字</td><td colspan="5">年　月　日</td></tr>
<tr><td colspan="6">七、药物管理检查
试验用药品信息表</td></tr>
<tr><td>试验用药品（含对照药、安慰剂）名称、批号</td><td>试验用药品接收时间、接收人</td><td>生产日期和有效期</td><td>是否有药检证明</td><td>使用数量</td><td>回收数量</td></tr>
<tr><td></td><td></td><td></td><td></td><td></td><td></td></tr>
<tr><td></td><td></td><td></td><td></td><td></td><td></td></tr>
<tr><td></td><td></td><td></td><td></td><td></td><td></td></tr>
<tr><td></td><td></td><td></td><td></td><td></td><td></td></tr>
<tr><td></td><td></td><td></td><td></td><td></td><td></td></tr>
<tr><td>发现问题</td><td colspan="5"></td></tr>
<tr><td>整改措施</td><td colspan="5"></td></tr>
</table>

续表

整改结果	
质控员签字	年　月　日
八、受试者筛选 / 入组的相关数据链的完整性	
发现问题	
整改措施	
整改结果	
质控员签字	年　月　日
九、临床试验病历、检查化验等原始记录及溯源、CRF 填写等相关检查 **原始病例检查表**（要求检查所有病例的所有页码，可附页）	

筛选号	检查的原始病历内容（病历号、病程记录、医嘱、AE/SAE、用药情况等）	检查日期	项目质控员签字

CRF 检查表

筛选号	检查 CRF 的内容（全部检查，或针对某个环节进行检查）	检查日期	项目质控员签字

发现问题	

整改措施	
整改结果	
质控员签字	年　月　日

十、临床试验方案违背、AE/SAE 相关检查

检查项目	是	否	不适用	备注
1. 受试者发生的不良事件和严重不良事件是否在研究病历和 CRF 表中详细记录，并判定其与药物的相关性？	□	□	□	
2. 对 SAE 是否按照 SOP 进行处理和上报？	□	□	□	
3. SAE 报告首次报告、随访报告和总结报告是否都保存完整	□	□	□	

所有发生的 AE 记入下表

AE 名称	筛选号	发生时间	停止时间	严重程度	与用药的关系	随访结果

所有发生的 SAE 记入下表

结果	筛选号	发生时间	停止时间	结果	与用药的关系	报告时间、报告人
						首次报告
						随访报告
						总结报告
						首次报告
						随访报告
						总结报告
						首次报告
						随访报告
						总结报告

续表

发现问题	
整改措施	
整改结果	
质控员签字	年　月　日
十一、临床试验样本管理及实验室检查化验相关检查	
发现问题	
整改措施	
整改结果	
质控员签字	年　月　日
十二、数据库 / 统计报告 / 总结报告	
发现问题	
整改措施	
整改结果	
质控员签字	年　月　日
十三、临床试验资料的规范性和完整性及相关修订检查	
发现问题	
整改措施	
整改结果	
质控员签字	年　月　日
十四、质控总结：	
项目质控员：　　日期：	

表 4-15-2　药物临床试验质控表（机构）

一、项目基本情况		
档案编号：		
项目名称：		
申办者：		
CRO：		
二、检查计划表		
检查内容	计划检查时间	实际检查时间
项目启动阶段（前期资料准备情况，人员分工培训情况，试验药物及试验场所等）		
项目进行阶段（项目实施的规范性检查）		
项目结束阶段（项目实施的规范性检查，试验资料归档情况）		

三、药物临床试验质控记录表	
药物名称： 第　次检查时间：　　质控员签名： 检查反馈报告发出时间：　　收回时间：	
1. 试验进展情况	
已筛选例数：	剔除例数：
已入组例数：	已完成试验例数：
脱落例数：	正在进行试验人数：

2. 临床试验合规性相关检查结果	
检查结果	整改措施

3. 伦理委员会相关检查结果	
检查结果	整改措施

续表

4. 临床试验人员管理和项目启动记录相关检查结果	
检查结果	整改措施

5. 知情同意检查相关检查结果				
筛选号	知情同意签署日期	是否本人签名和日期	知情是否在筛选之前	是否需填写更新版知情

检查结果	整改措施

6. 试验用药品管理相关检查结果	
检查结果	整改措施

7. 受试者筛选 / 入组的相关数据链的完整性检查结果	
检查结果	整改措施

8. 临床试验病历、检查化验等原始记录及溯源、CRF 填写等相关检查结果

（1）原始病历检查表

检查的原始病历受试者随机号	发现问题	解决办法

（2）CRF 检查表

检查的 CRF 及页码	发现问题	解决办法

续表

9. 临床试验方案违背、AE/SAE 相关检查结果	
检查结果	整改措施
10. 临床试验样本管理及实验室检查化验相关检查结果	
检查结果	整改措施
11. 数据库 / 统计报告 / 总结报告检查结果	
检查结果	整改措施
12. 临床试验资料的规范性和完整性检查	
检查结果	整改措施
13. 项目质控情况检查：	
检查结果	整改措施

表 4-15-3　药物临床试验质控反馈报告

项目名称：		
专业组： 主要研究者：	申办者： CRO：	
质控日期：	机构办质控员：	
检查的内容：		
发现问题	整改建议	整改结果
1.		
2.		

续表

项目质控员意见 签名：　　　　日期
主要研究者意见 签名：　　　　日期
机构办质控员审核意见 签名：　　　　日期
备注：1. 项目进行过程中，质控反馈报告一式两份，一份留科室，一份留机构办。 2. 反馈报告发出 2 周内须交回。

表 4-16-1　付款告知书

尊敬的 ××× 教授：您好！

"×××"试验项目于 ×××× 年 ×× 月 ×× 日在贵中心启动，经过各位研究者的努力，共筛选 ×× 例受试者，入组 ×× 例。根据合同规定，按照实际发生的费用支付临床研究经费。经计算，截止至 ×××× 年 ×× 月 ×× 日，本研究实际发生的临床研究费用为 ×××××× 元（详见附件 1），已经支付贵研究中心 ××××× 元（中文大写金额）（首付款 ×××× 元，第二次支付 ×××× 元），待支付剩余款为 ×××× 元（包含研究经费：×× 元，税款：×× 元）。请您仔细阅读附件 1，确认无误后在附件相应位置签字确认。

如有问题，请随时联系。

×××× 医药股份有限公司（盖单位公章）

监查员：　　PM：

日期：　　日期：

附件：医院付款确认

中心临床研究实际发生费用明细汇总：

1.（略）

以上合计本临床试验现阶段费用为：×××××× 元。

2. 本中心临床研究经费付款明细：

付款次数	详细内容	金额
1	首付款	¥
2	中期款	¥
研究费已付合计：		

3. 待付款：

实际临床研究经费	已支付临床研究经费	待支付金额（不含税）
¥	¥	¥

4. 中心税点　　%，含税待支付金额　　元。

我已核对并确认临床研究经费明细，该笔临床研究经费为年月日前待付款。

专业组秘书：　　PI 签字确认：

日期：　　日期：

表 4-17-1　专业组接待监查 / 稽查任务分工表

序号	任务	具体内容	负责人
1	通知相关人员	通知机构办公室（必要时）	
		通知伦理办公室（必要时）	
		通知试验相关人员，确定陪同人员	
2	预定场地	确定场地，必要时联系相关部门预定会场	
		准备溯源电脑、wifi	
3	资料准备及问题整改	资质文件：机构 GCP 资质证明文件、伦理批件、协议等	
		研究人员管理文件：人员授权书、简历、GCP 证书、项目培训证明	
		受试者管理文件：知情同意书、筛选入选表、受试者鉴认代码表、原始病历、CRF、受试者日记卡	
		药物管理文件	
		物资管理文件	
		设施设备管理文件	
		样本管理文件	
4	核实监查员 / 稽查员身份	检查授权书、通行证、身份证	
5	问题整改报告	根据监查 / 稽查发现问题的整改情况，汇总报告	